세계의 약초와 향신료

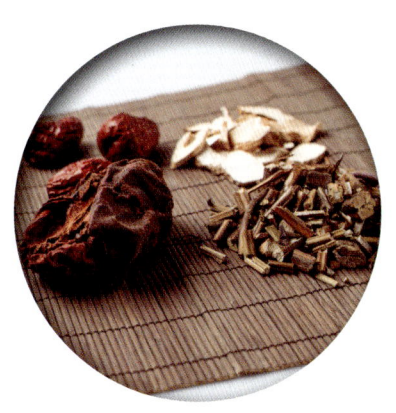

세계의 약초와 향신료

초판인쇄 : 2020년 1월 28일
초판발행 : 2020년 1월 31일

글·사진 | 박종철
펴 낸 이 | 고명흠
펴 낸 곳 | 푸른행복

출판등록 | 2010년 1월 22일 제312-2010-000007호
주 소 | 경기도 고양시 덕양구 통일로 140(동산동)
　　　　　삼송테크노밸리 B동 329호
전 화 | (02)356-8402 / FAX (02)356-8404
E-MAIL | bhappylove@daum.net
홈페이지 | www.munyei.com

ISBN 979-11-5637-110-6 (93510)

※ 이 책의 내용을 저작권자의 허락 없이 복제, 복사, 인용, 무단전재하는 행위는
　법으로 금지되어 있습니다.

※ 이 도서의 국립중앙도서관 출판예정도서목록(CIP)은 서지정보유통지원시스템
　홈페이지(http://seoji.nl.go.kr)와 국가자료종합목록 구축시스템(http://kolis-net.nl.go.kr)
　에서 이용하실 수 있습니다. (CIP제어번호 : CIP2020001258)

세계의 약초와 향신료

글·사진 약학박사 **박종철**
국립순천대학교 한약자원개발학과 교수

푸른행복

펴내는 글

세계의 약초를 찾아서

　필자는 허준박물관의 초청 전시회인 '세계의 약초 특별전'을 2019년 10월 11일부터 2020년 3월 15일까지 박물관 기획전시실에서 열고 있다.
　서울시 가양동에 위치한 허준박물관은 허준 선생의 학문적 업적과 생애를 널리 기리고자 2005년 설립된 서울시 강서구 강서문화원 소속의 공립박물관이다.
　전시 내용은 필자가 15년 동안 아시아·유럽·아메리카·아프리카의 37개 나라에서 수집한 약초 관련 450여 점의 전시품으로 세계의 희귀 약재(육종용, 쇄양, 유향, 침향, 몰약, 혈갈, 아위 등), 약초 활용 의약품과 식품, 세계 약초 도서 및 세계 약초 사진 등을 전시하는 기획 전시회이다.
　그 외 세계의 전통의약 전시실에는 양귀비가 좋아하던 여지, 세계의 인삼(고려인삼, 중국의 전칠, 캐나다의 서양삼, 일본의 죽절삼),《열하일기》와《하멜 표류기》속의 약초, 그리고 인도의 아유르베다 의약, 인도네시아의 자무 의약, 스리랑카의 유나니 의약, 티베트의《사부의전》코너도 마련되어 있다.
　약초 활용 의약품과 식품 코너에는 흰무늬엉겅퀴의 실리마린 성분으로 만든 한국, 크로아티아, 러시아의 간장 질환 치료제, 아르주나 약초를 이용한 인도 아유르베다 의약의 심장약, 티베트 고산 약재인 설련화를 활용한 중국 신장위구르자치구의 미용제품 그리고 담즙 분비를 촉진하는 아티초크를 활용한 베트남 건강차 제품 등을 전시하고 있다.
　25개국에서 수집한 170종의 약초 책자는 한국, 중국, 대만, 티베트, 일본, 몽골의 동아시아, 인도네시아, 태국, 베트남, 미얀마의 동남아시아, 인도, 스리랑카, 방글라데시, 네팔의 남아시아, 프랑스, 오스트리아, 스위스, 독일, 체코의 유럽 책자와 필자가 저술한 10여 권의 약초 도서이다.
　또한 전시 기간 중 매달 2, 4주 토요일 오후 1시부터 1시간 동안 전시자인 필자가 시청각실에서 '세계의 약초'를 강연하고 전시실에서 전시물을 설명하는 도슨트 프로그램도 운영하고 있다.

　외국에서 힘들게 수집한 이 같은 의약 제품과 약초 책자들은 한결같이 필자의 노력과 정성이 들어간 귀한 전시물들이다.

　약초 조사를 위해 필자는 14년간 중국, 일본을 각각 50여 차례 다녀왔으며 동남아시아, 남아시아, 중앙아시아는 물론 유럽의 식물원과 재배지를 찾아 약초 사진을 촬영했다. 이를 정리하면 세계 22개 나라의 147곳 식물원과 재배지에서 약 7,300종의 약초를 카메라에 담은 셈이다. 식물원 표지판의 학명을 컴퓨터에 입력하고 다시 세계적인 식물 학명 홈페이지에서 그 학명을 일일이 대조한 후 촬영 소재지를 기록하여 모두 데이터베이스화했으며 이들 중에서 중요한 약초 사진을 전시회에 출품했다.

　전시회에서 선보이는 약초들은 전시 공간의 제한으로 약효를 자세히 소개하기가 어려웠다. 그래서 직접 촬영한 다양한 약초 사진과 이들의 효능을 상세하게 정리하여 한 권의 책자로 발행하게 되었다. 약초 활용 건강법의 관심이 높아가는 추세를 감안할 때 세계의 약초를 배우는 학생들과 일반인은 물론 실무에 종사하는 제조업자들에게도 실질적인 도움이 되길 기대한다.

　전시회 준비를 위해 수고해 주신 허준박물관의 김쾌정 관장님, 원종방 실장님, 박정영 학예연구사님 외 박물관 직원 선생님들께 고마움을 전한다. 귀한 약재들을 제공해 주신 주영승 우석대 교수님, 최고야 한국한의학연구원 선임연구원님 그리고 원고 정리를 도와준 순천대 소주영, 민하림 석사과정 대학원생, 남민우 학부생에게 감사드린다. '감사의 글'에 전시회와 책자 발간에 도움을 주신 고마운 분들의 성함을 기록해 두었다. 출판을 승낙해 주시고 모든 호의를 베풀어 주신 도서출판 푸른행복 여러분께 감사드린다.

2020년 1월
국립순천대학교 생명산업과학대학
한약자원개발학과 교수
박종철

일러두기

1. '세계의 약초 특별전'에 전시한 약초의 다양한 사진과 이들의 상세한 효능을 정리했습니다.

2. 사진은 필자가 직접 국내외 식물원, 재배지(자생지), 판매점을 13년간(2006. 7.~ 2019. 7.) 방문하여 촬영한 약초 사진입니다.

3. 약초 사진 중 일부는 개인 기증자가 제공한 사진을, 약초의 제품과 책자 사진 중 일부는 허준박물관에서 발행한 《세계의 약초 특별전》 도록에 수록된 사진을 이용했습니다.

4. 국내의 주요 촬영 장소는 우석대 한의학과 본초학교실, 가천대 한의학과 본초학교실, 서울 경동시장, 서울대 약초원, 홍릉수목원 등입니다. 국외는 프랑스, 오스트리아, 스위스, 크로아티아, 독일, 체코, 키르기스스탄, 오만, 인도, 스리랑카, 인도네시아, 중국, 일본 등의 식물원과 재배지에서 촬영했습니다.

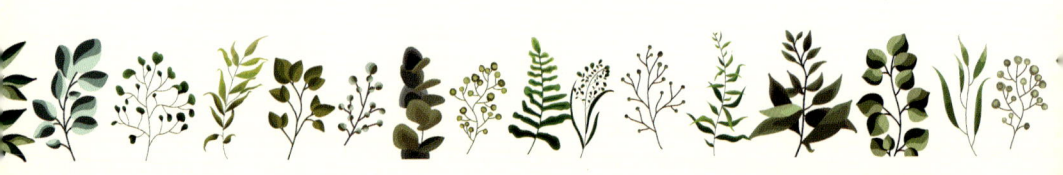

감사의 글

사진과 전시물을 제공해 주시고 '세계의 약초 특별전' 준비와 설치에 도움 주신 분들의 성함을 아래에 기록합니다. 대단히 감사합니다.

● **사진을 제공해 주신 분 (무순)**

- 배기환 명예교수(충남대 약대) : 사프란 지상부
- 황완균 교수(중앙대 약대) : 탕구트대황
- 강영민 책임연구원(한국한의학연구원) : 악마의발톱(하르파고피튬근)
- 허준박물관 : 강황, 코리앤더, 단향, 반대해, 사프란, 산사자, 카더몬, 여지, 유향, 계피, 육두구, 은행나무, 인삼, 팔각회향, 필발, 해당화, 페뉴그리크, 갈랑갈, 나한과, 아티초크, 판단의 제품 사진, 와송, 쇄양, 천문동, 초종용의 약재 사진, 인삼, 침향의 책자 사진

● **한방 자료에 도움 주신 분 (무순)**

- 권동렬 교수(원광대 약대)
- 최고야 선임연구원(한국한의학연구원)

● **전시물을 제공해 주신 분 (무순)**

- 주영승 교수(우석대 한의대) : 육종용, 아위, 호동루의 전형 약재
- 최고야 선임연구원(한국한의학연구원) : 감초(2-07-0043*), 강황(2-16-0472), 계혈등(2-13-0004), 고련피(2-10-0060), 금은화(2-14-0071), 단삼(2-14-0073), 당귀(2-06-0011), 대황(2-07-0002), 만형자(2-11-0060), 목통(2-11-0022), 목향(2-12-0001), 몰약(2-16-0273), 방풍(2-00-0008), 사상자(2-11-0077), 승마(2-11-0109), 식방풍(2-06-0007), 아출(2-16-0179), 용뇌(2-13-0078), 울금(2-08-0013), 육두구(2-16-0008), 일당귀(2-06-0016), 천마(2-10-0064), 침향(2-16-0281), 팔각회향(2-14-0025), 해방풍(2-06-0001), 황금(2-17-0253), 황련(2-17-0132), 황백(2-10-0058), 회향(2-07-0017)의 약재

  * 한국한의약연구원 약재분류번호

- 안삼현 시인(경남) : 마카(중국산)의 제품
- 김종호 사장(부산) : 유향(오만산)의 제품
- 구영돈 회장(서울) : 사프란(터키산)의 제품, 이집트의 책자 2권, 터키의 책자 1권
- 장광진 교수(한국농수산대) : 이집트의 책자 3권
- 이학도 교장(부산) : 네팔의 책자 1권
- P. Sharma 박사(인도 국립동종요법연구소) : 동종요법 약물, 국립동종요법연구소 간행물 2권
- Shariq H. Khan 교수(방글라데시 국립다카대학교 유나니·아유르베다 의대 및 병원) : 방글라데시 약전(The Unani Pharmacopoeia of Bangladesh)의 책자 2권

● **전시회 준비 및 전시물 설치에 도움 주신 분 (무순)**

- 김진호 원장(서울시 강서문화원)
- 김병희 명예원장(서울시 강서문화원)
- 김쾌정 관장(허준박물관)
- 원종방 실장(허준박물관)
- 박정영 학예연구사(허준박물관)
- 장주희, 박정옥, 임요원, 홍승출, 김지현 선생님 (허준박물관)

차 례

- 펴내는 글 • 4
- 일러두기 • 6
- 감사의 글 • 7

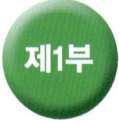
제1부 세계의 약초

약초명(약재명)

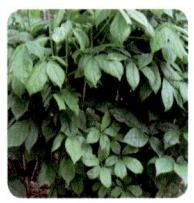
가시오갈피나무
(자오가) • 16

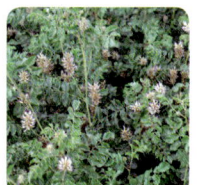
감초(감초) • 18

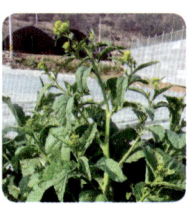
갓(개자) • 22

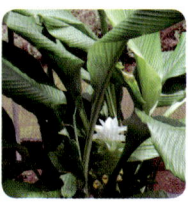
강황(강황, 울금) • 24

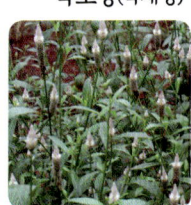
개맨드라미(청상자) • 28

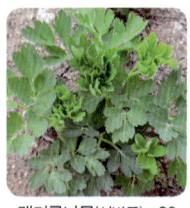
갯기름나물(식방풍) • 30

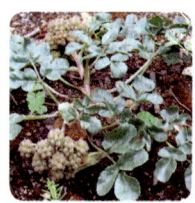
갯방풍(해방풍) • 32

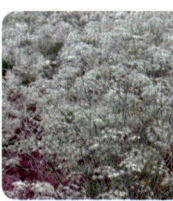
고본(고본) • 34

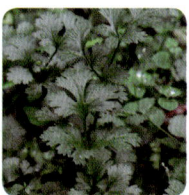
고수(호유자, 코리앤더) • 36

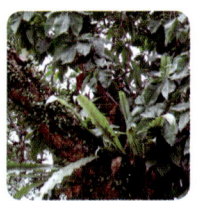
곡궐(골쇄보) • 38

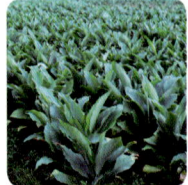
광서아출(아출) • 40

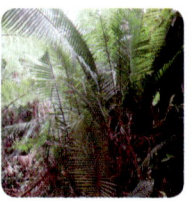
기린갈(혈갈) • 42

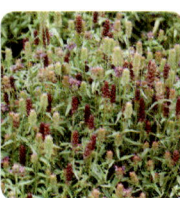
꿀풀(하고초) • 44

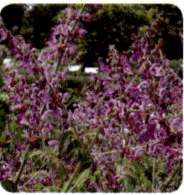
단삼(단삼) • 46

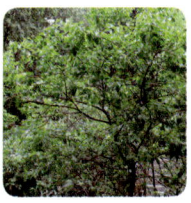
단향(백단향) • 48

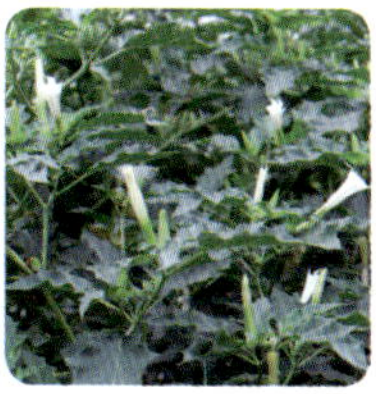

독말풀(다투라) · 50	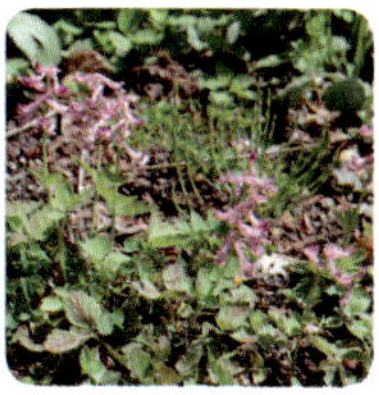 들현호색(현호색) · 52	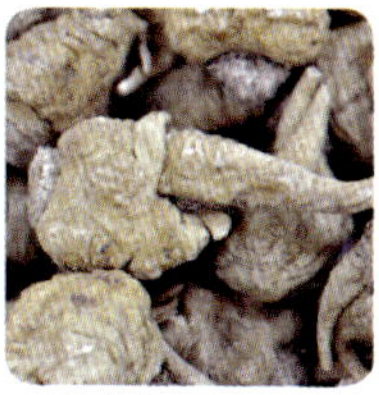 마카(마카) · 56	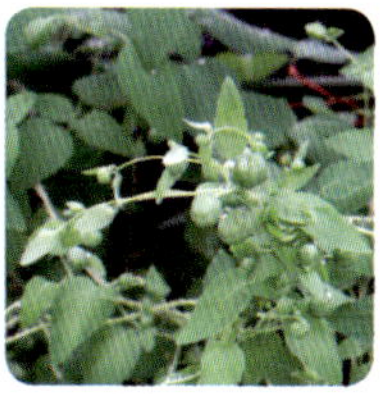 만삼(당삼) · 58	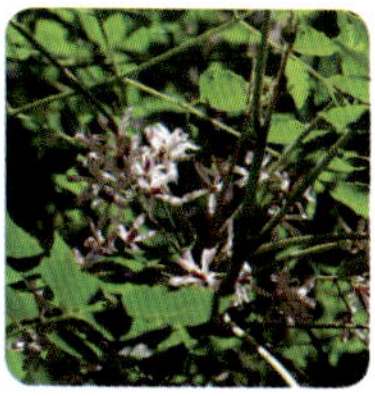 멀구슬나무 (고련피, 천련자) · 60	
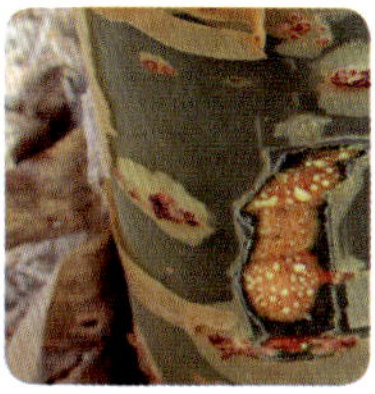 몰약수(몰약) · 64	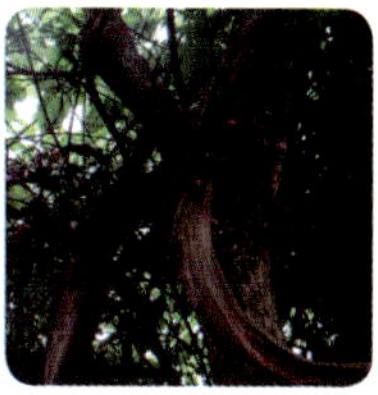 밀화두(계혈등) · 66	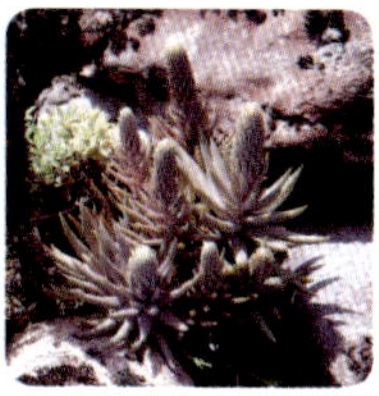 바위솔(와송) · 68	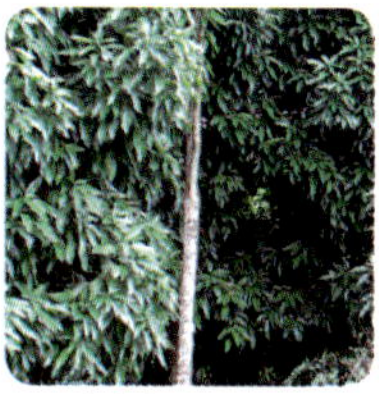 반대해(반대해) · 70	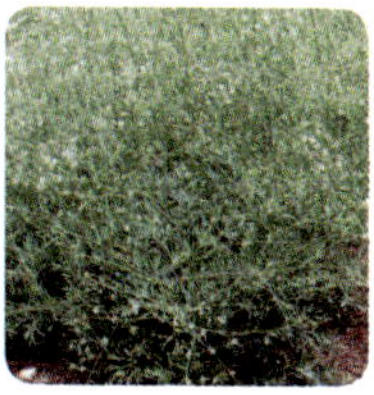 방풍(방풍) · 72	
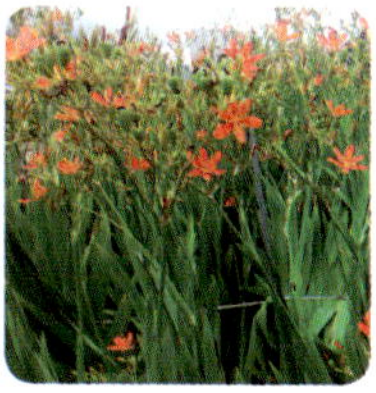 범부채(사간) · 74	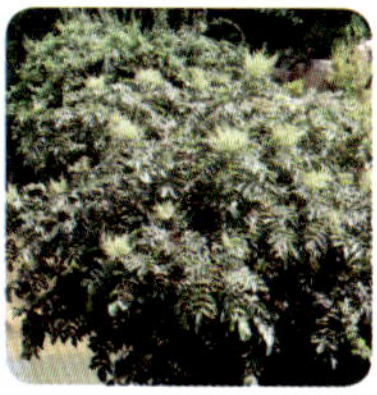 붉나무(오배자) · 76	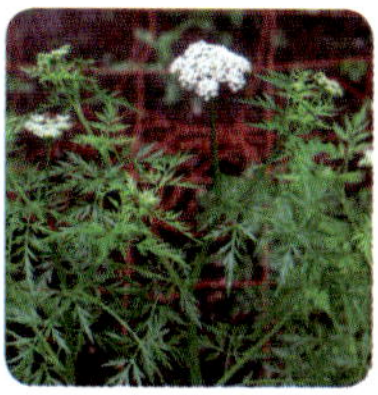 사상자(사상자) · 79	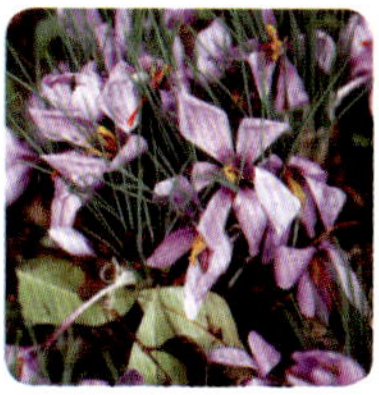 사프란(번홍화) · 82	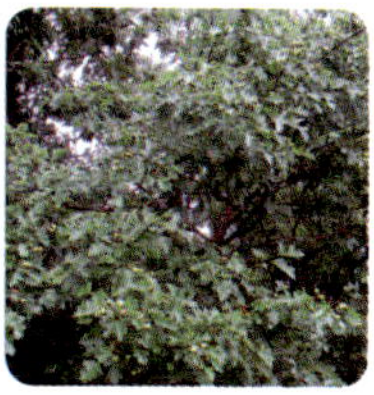 산사나무(산사) · 84	
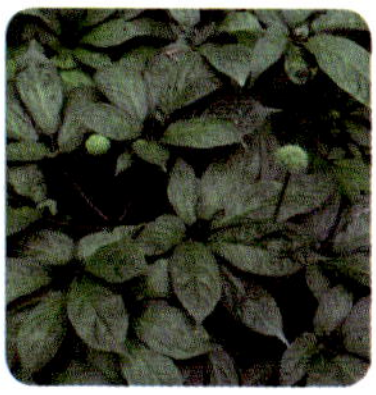 삼칠(삼칠) · 88	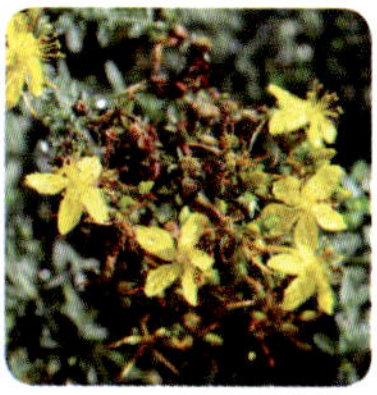 서양고추나물 (히페리시초, 세인트존스워트, 관엽금사도, 관엽연교) · 90	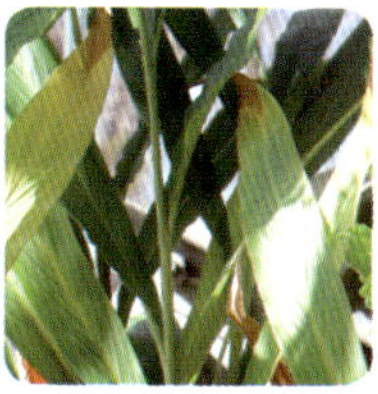 소두구(소두구) · 92	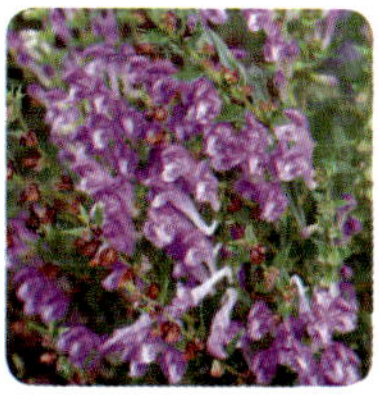 속썩은풀(황금) · 94	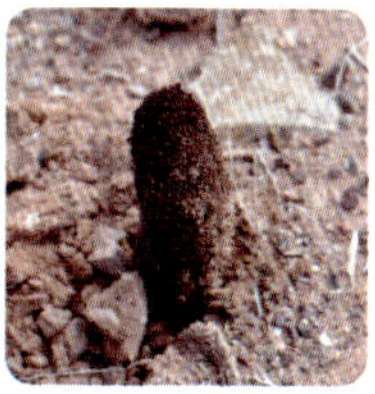 쇄양(쇄양) · 96	

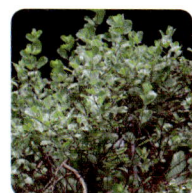
순비기나무(만형자) · 98

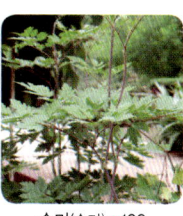
승마(승마) · 100

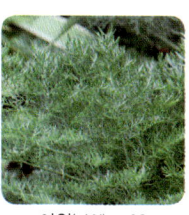
아위(아위) · 102

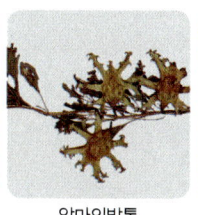
악마의발톱 (하르파고피툼근) · 104

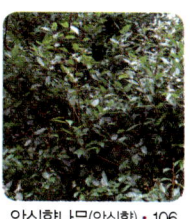
안식향나무(안식향) · 106

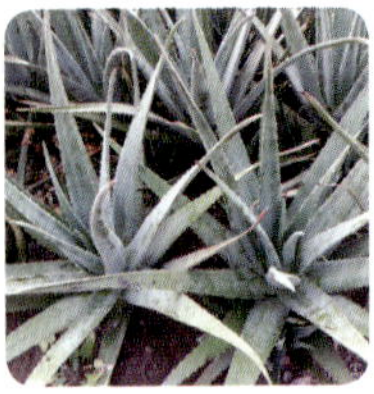

알로에(노회) • 108	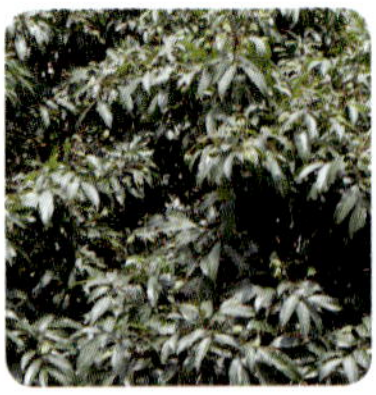 여지(여지핵) • 110	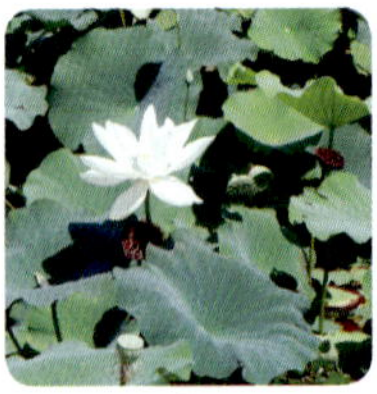 연꽃 (연자심, 연자육, 우절) • 112	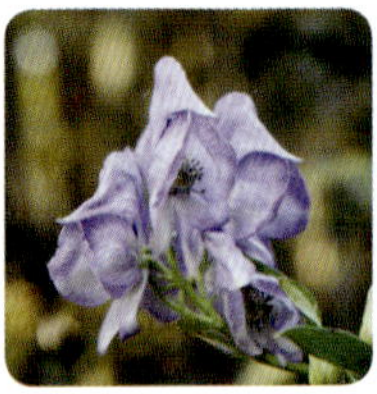 오두(부자, 천오) • 118	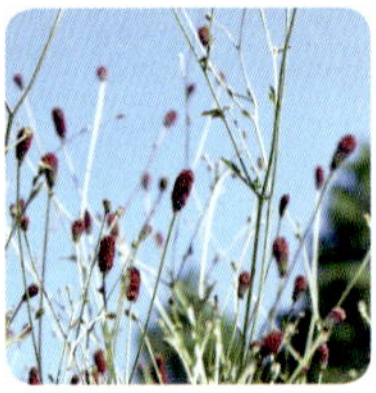 오이풀(지유) • 122	
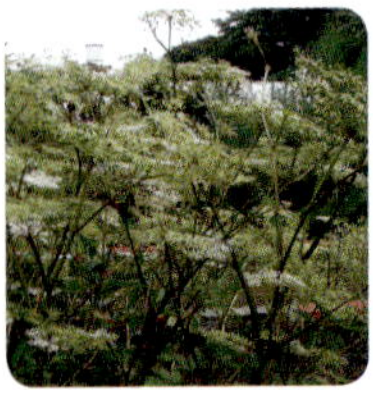 왜당귀(일당귀) • 126	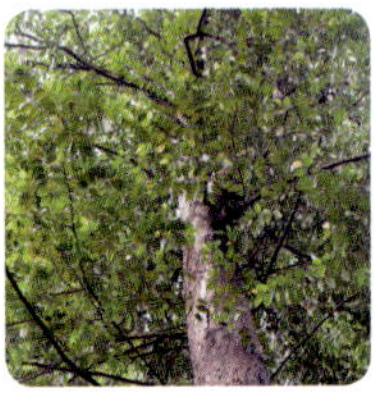 용뇌향(용뇌) • 128	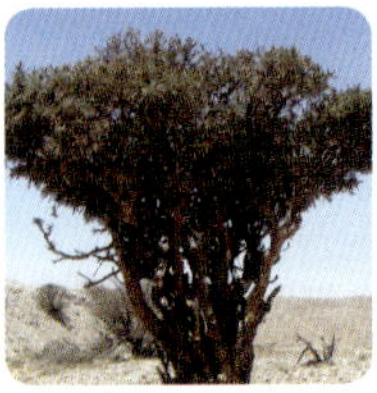 유향나무(유향) • 130	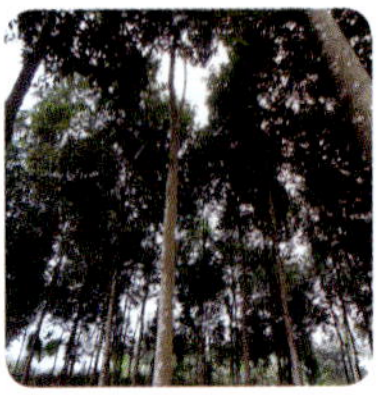 육계(육계) • 132	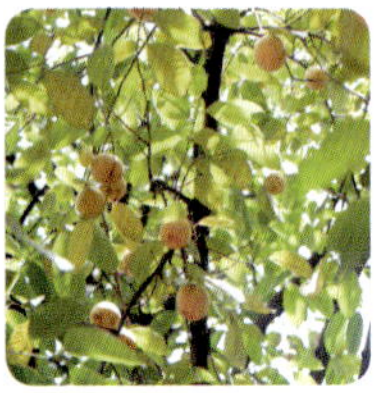 육두구(육두구) • 136	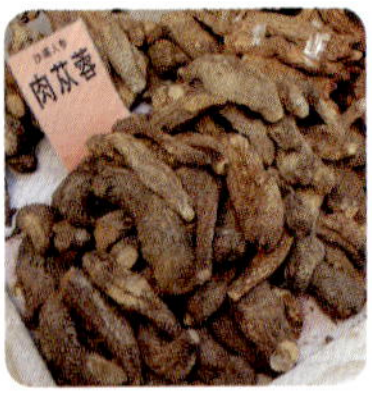
육종용(육종용) • 140	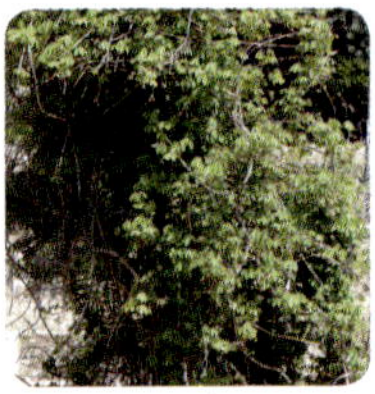 으름덩굴 (목통, 예지자) • 142	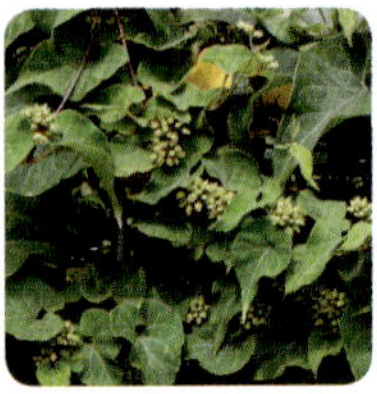 은조롱(백수오) • 146	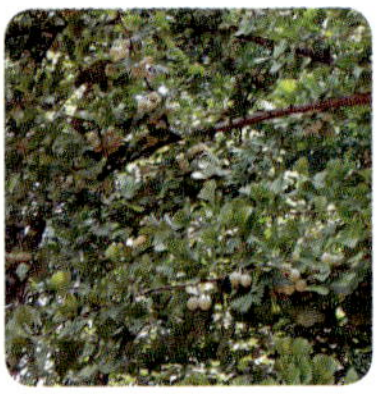 은행나무 (백과, 은행엽) • 149	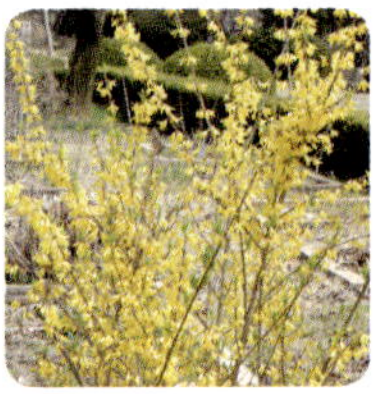 의성개나리(연교) • 153	
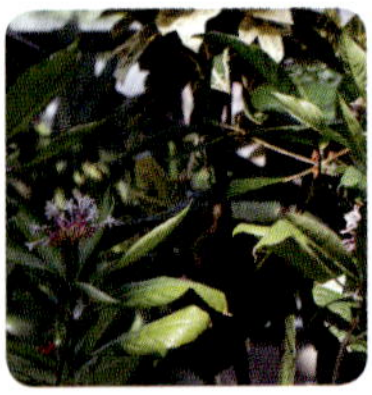 인도사목(인도사목) • 156	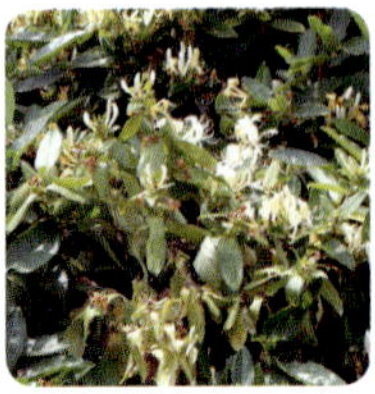 인동덩굴(금은화) • 158	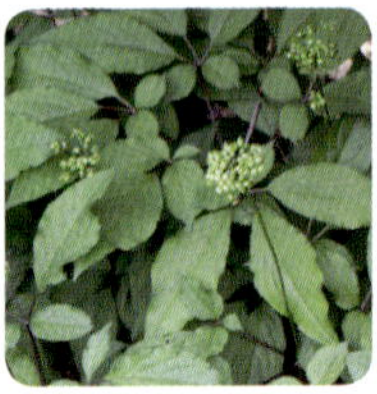 인삼(인삼, 홍삼) • 160	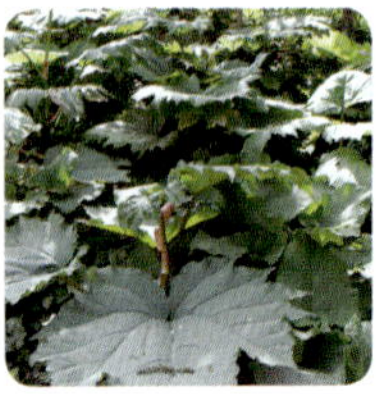 장엽대황(대황) • 164	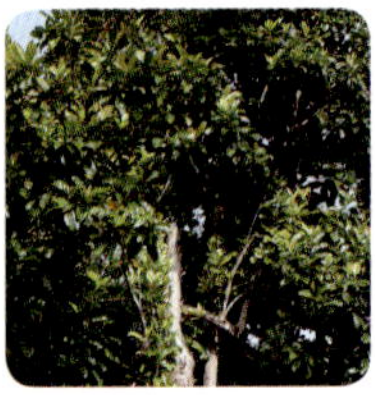 정향(정향) • 168	

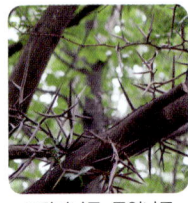
조각자나무, 주엽나무
(조각자, 조협) • 171

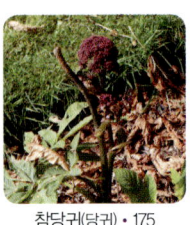
참당귀(당귀) • 175

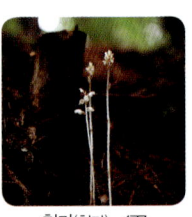
천마(천마) • 177

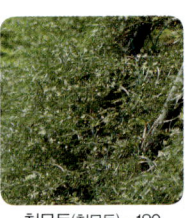
천문동(천문동) • 180

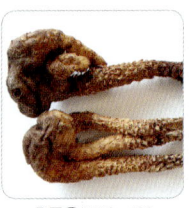
초종용(열당) • 182

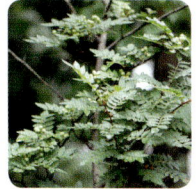 초피나무(산초) • 184
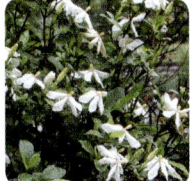 치자나무(치자) • 188
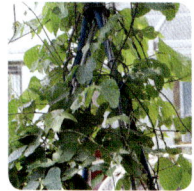 칡(갈근, 갈화) • 190
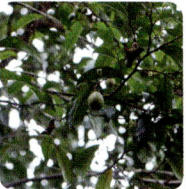 침향나무(침향) • 194
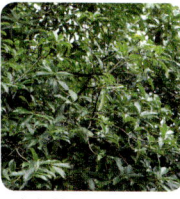 팔각회향(팔각회향) • 198

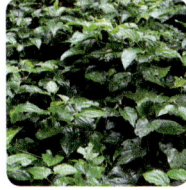 필발(필발) • 200
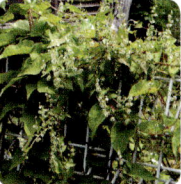 하수오(하수오) • 202
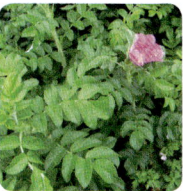 해당화(매괴화) • 206
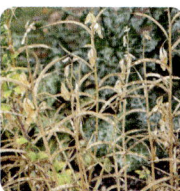 호로파(호로파) • 208
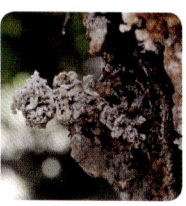 호양(호동루) • 210

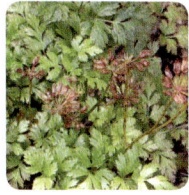 황련(황련) • 212
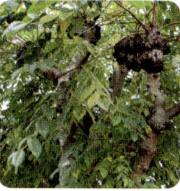 황벽나무(황백) • 215
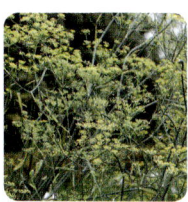 회향(회향) • 218
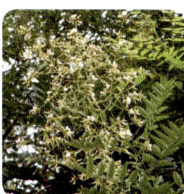 회화나무(괴각, 괴화) • 220
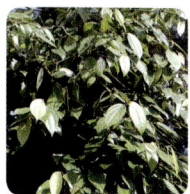 후추(후추) • 224

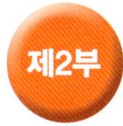

제2부 세계의 향신료와 열대과일

약초명(약초 이명)

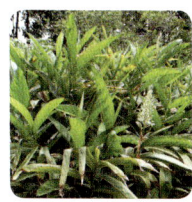 갈랑갈 (대고량강, 홍두구) • 228
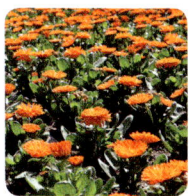 금잔화(마리골드) • 230
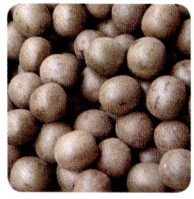 나한과 • 232
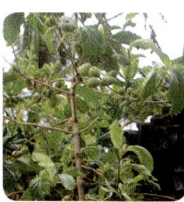 노니 • 234
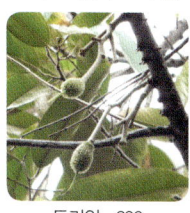 두리안 • 236

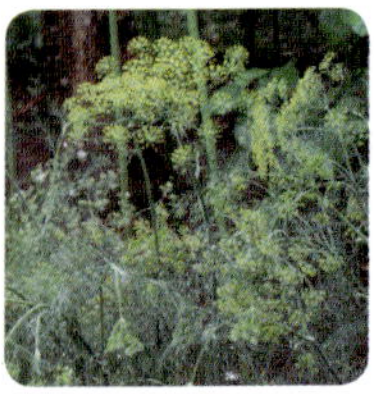

딜(시라) • 238 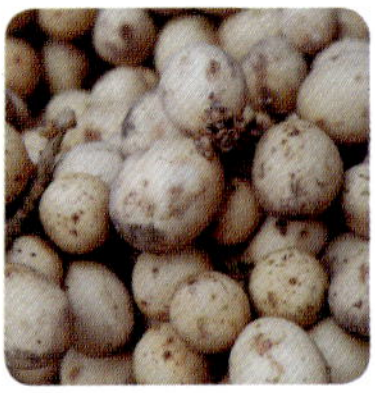　　랑삿(두쿠) • 240 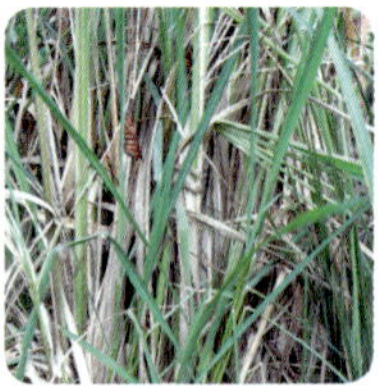　　레몬그라스 • 242 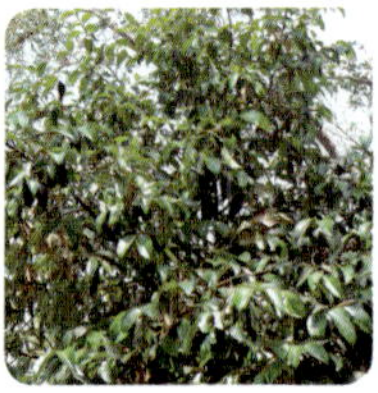　　망고스틴 • 244 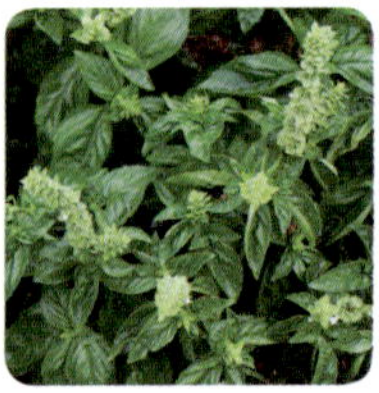　　바질 • 246

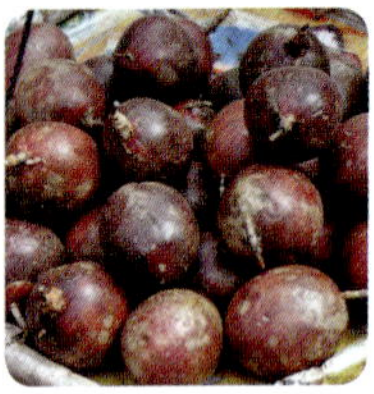

백향과(패션프루트) • 248 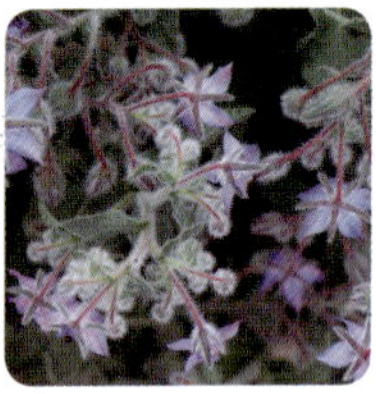　　보리지 • 250 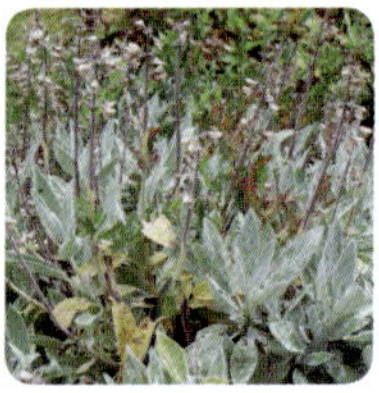　　세이지 • 252 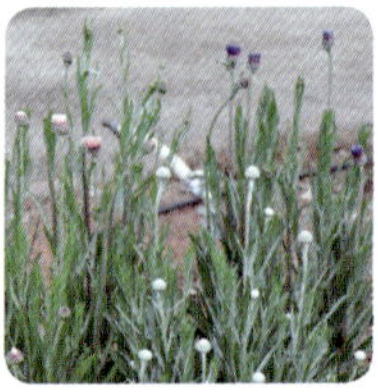　　수레국화(팔랑개비국화) • 254　　아티초크 • 256

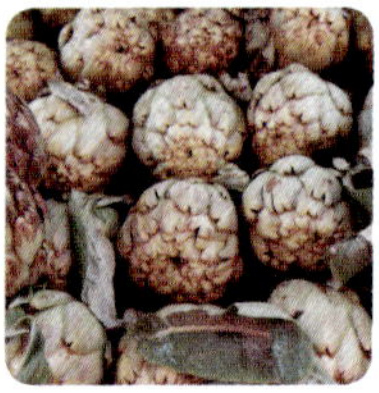

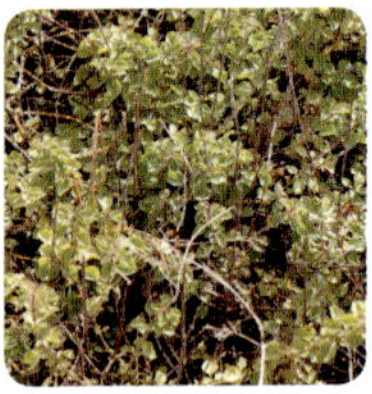

오레가노 • 258 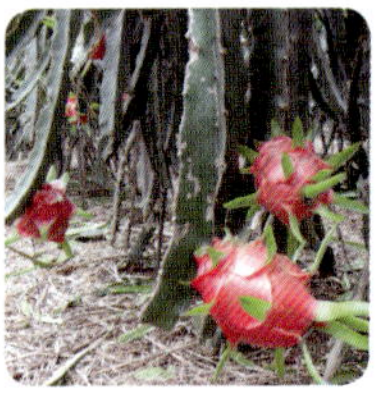　　용과 • 260 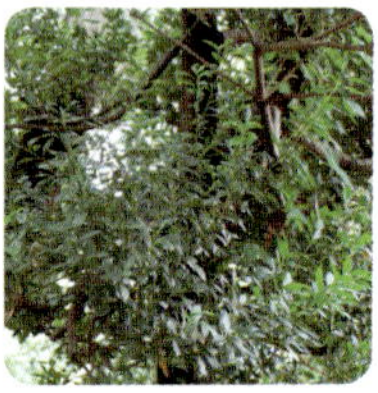　　월계수 • 262 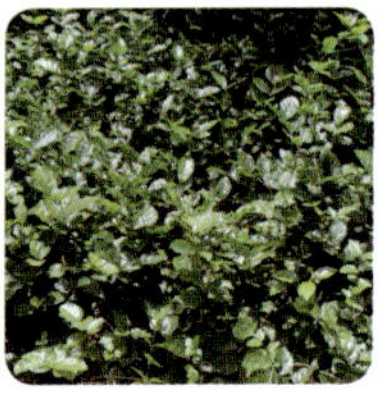　　재스민 • 264 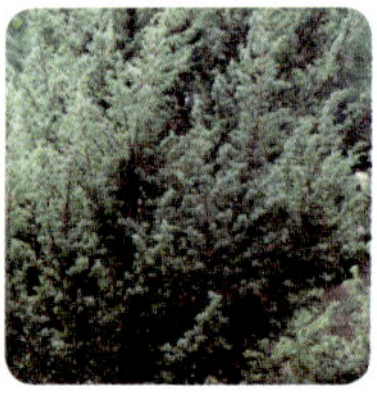　　주니퍼(노간주나무) • 266

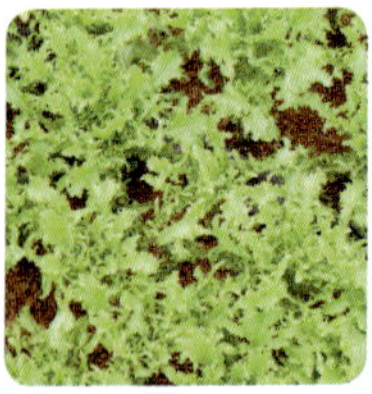

치커리 • 268 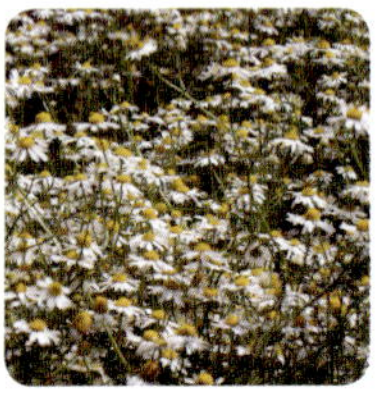　　캐모마일 • 270 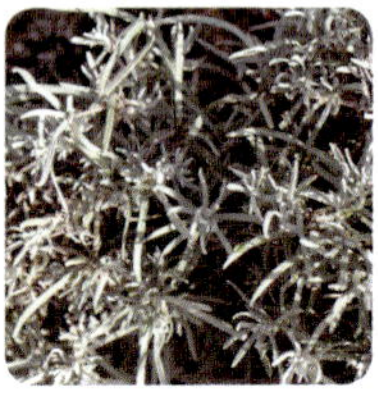　　커리플랜트 • 272 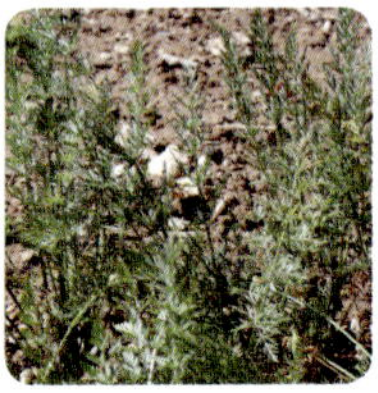　　커민 • 274 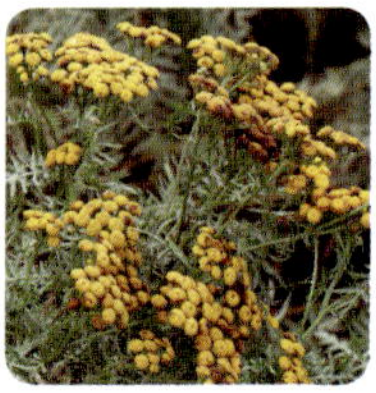　　탠지(쓴국화) • 276

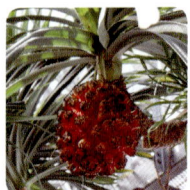
판단(아단) • 278

12

제3부 세계의 식물원

유럽
1. 체코의 카를대학교 식물원 • 282
2. 체코의 프라하 시립식물원 • 283
3. 독일의 뒤셀도르프대학교 식물원 • 284
4. 오스트리아의 잘츠부르크대학교 식물원 • 285
5. 오스트리아의 빈대학교 식물원 • 286
6. 크로아티아의 자그레브식물원 • 287
7. 스위스의 제네바식물원 • 288
8. 스위스의 베른대학교 식물원 • 289
9. 프랑스의 파리식물원 • 290

동남아시아
14. 인도네시아의 보고르식물원 • 295
15. 인도네시아의 발리식물원 • 296

남아시아
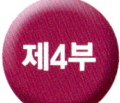
10. 인도의 자와할랄 네루 열대식물원 및 연구소 • 291
11. 인도의 케랄라산림연구소 식물원 • 292
12. 스리랑카의 로열식물원 • 293
13. 스리랑카의 시타와카식물원 • 294

동아시아
16. 한국의 서울대학교 약학대학 약초원 • 297
17. 한국의 홍릉수목원 • 298
18. 중국의 광시약용식물원 • 299
19. 중국의 시샹반나열대식물원 • 300
20. 중국의 투르판사막식물원 • 301
21. 일본의 도쿄도약용식물원 • 302
22. 일본의 호시약과대학 약용식물원 • 303
23. 일본의 유메노시마 열대식물관 • 304

제4부 세계의 약초 특별전

전시회 개요 • 306

전시회 내용 • 308
1부 세계의 약초·약재, 세계의 희귀 약초 • 308
2부 약초를 활용한 의약품 및 식품 • 313
3부 세계의 약초 도서 • 314
4부 세계의 약초 사진 • 315
5부 세계의 전통의약 • 319

- 참고문헌 • 326
- 찾아보기 • 328

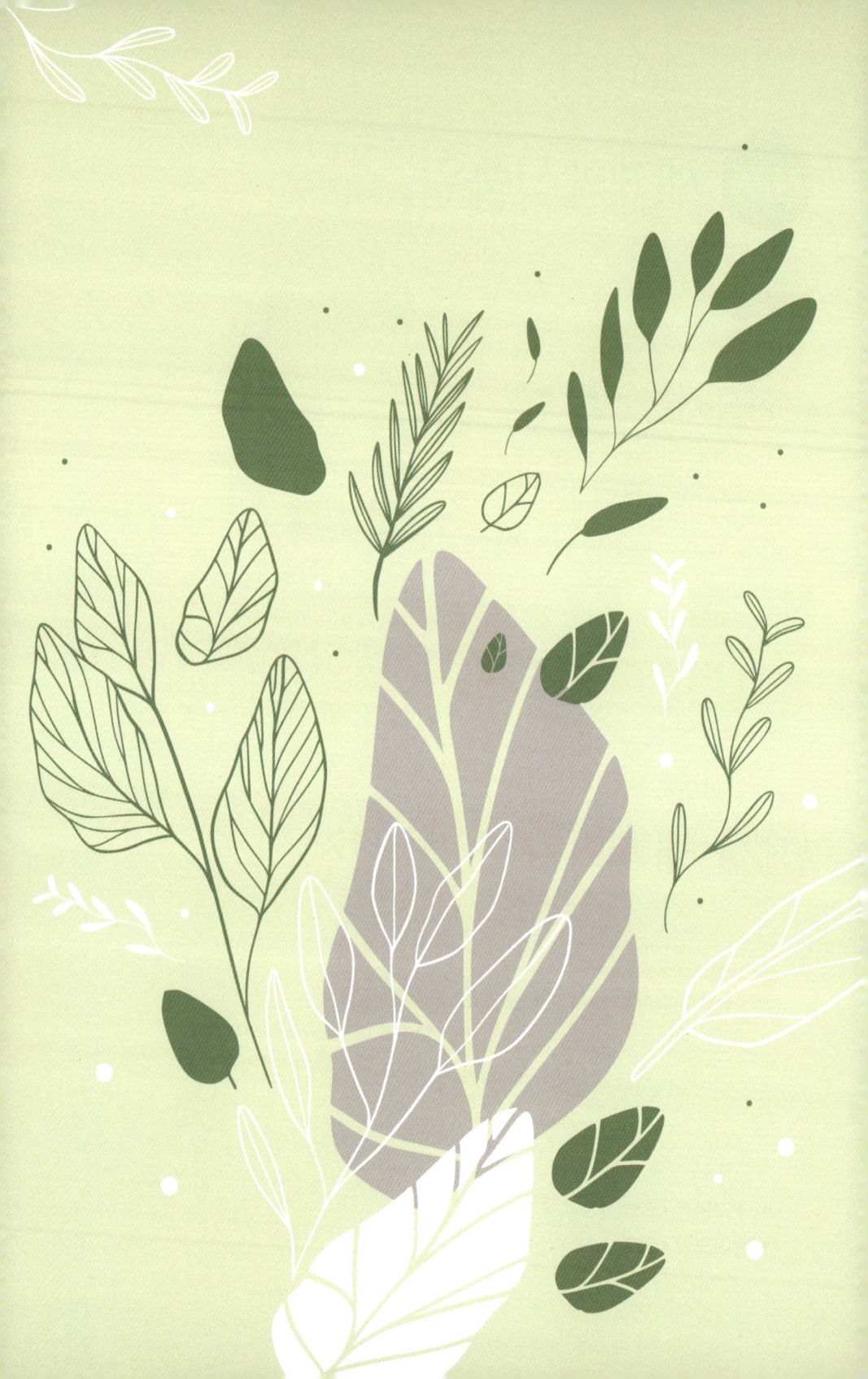

제1부
세계의 약초

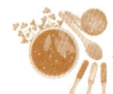

가시오갈피나무 | 자오가

- **식물명 및 학명** : 가시오갈피나무 *Acanthopanax senticosus* Harms
- **과명** : 두릅나무과
- **약재명** : 자오가(刺五加)
- **약용부위** : 뿌리 및 뿌리줄기
- **약재 저장법** : 밀폐용기

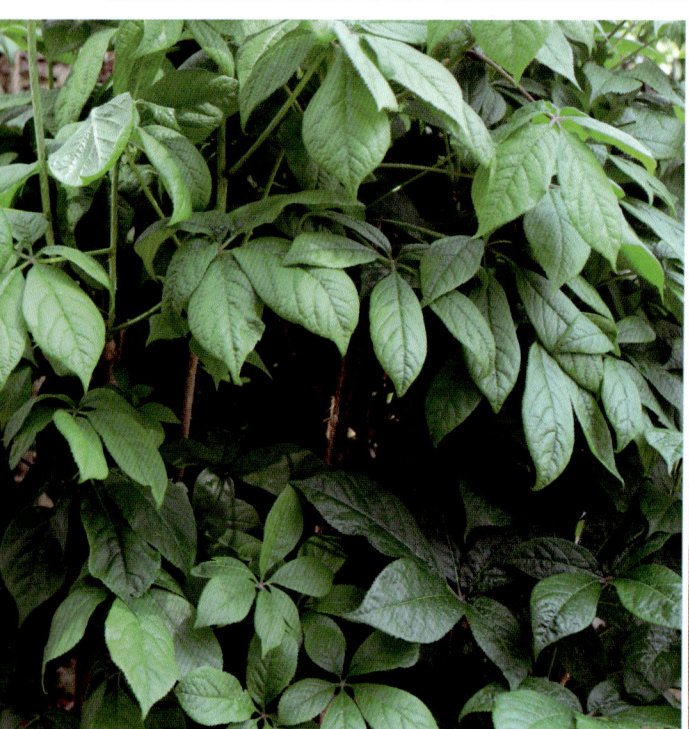

▲ 가시오갈피나무_ 나무모양

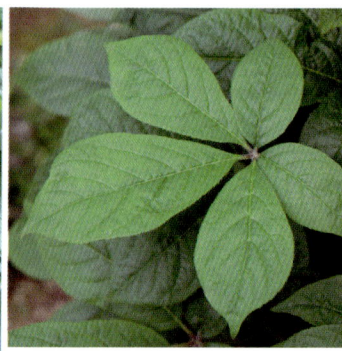

▲ 가시오갈피나무_ 잎

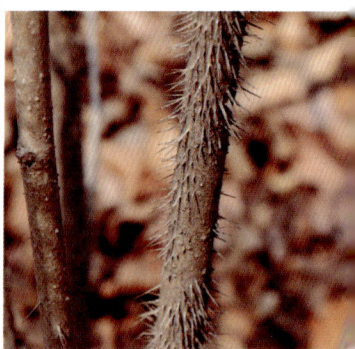

▲ 가시오갈피나무_ 줄기

| 약재의 기원 |

이 약(자오가)은 가시오갈피나무 *Acanthopanax senticosus* Harms(두릅나무과 Araliaceae)의 뿌리 및 뿌리줄기이다.

| 한방 효능 |

- 익기건비(益氣建脾) : 원기를 보충하고 비(脾)를 건강하게 한다.

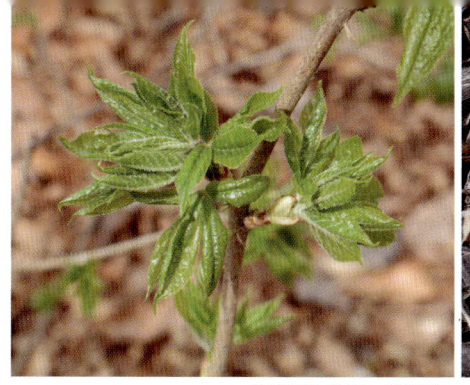
▲ 가시오갈피나무_ 어린잎

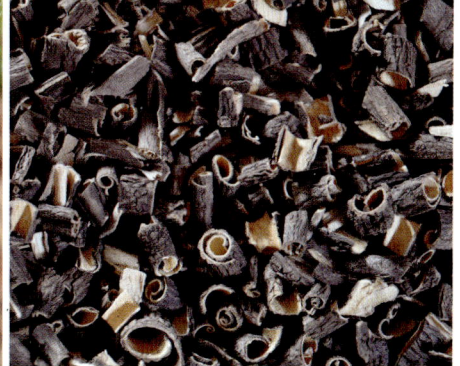
▲ 자오가(약재, 절단)

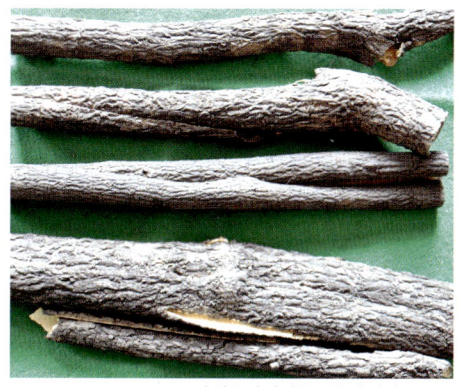
▲ 가시오갈피나무_ 줄기껍질(전형)

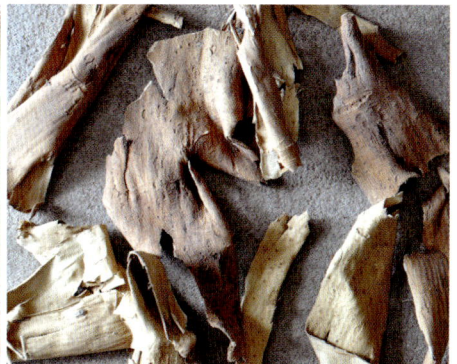
▲ 가시오갈피나무_ 껍질의 내피

- 보신안신(補腎安神) : 신(腎)을 보하고 정신을 안정시킨다.

약효 해설

- 신체가 허약할 때 기력을 높인다.
- 잠이 잘 오지 않고 꿈이 많아서 숙면을 취하지 못하는 증상에 사용한다.
- 오랫동안 낫지 않는 기침을 치료한다.
- 발기부전에 유효하다.
- 요통(腰痛), 각기, 식욕부진 치료에 효과가 있다.

북한의 효능

피로, 저혈압, 심장신경증, 신경쇠약증, 위십이지장궤양, 당뇨병에 쓴다.

약용법

가시오갈피나무의 뿌리 및 뿌리줄기(약재명: 자오가) 9~27g을 물 800mL에 넣고 달여서 반으로 나누어 아침저녁으로 마신다.

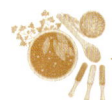

감초 | 감초

- **식물명 및 학명** : 감초 *Glycyrrhiza uralensis* Fischer
- **과명** : 콩과
- **약용부위** : 뿌리 및 뿌리줄기로서 그대로 또는 주피를 제거한 것
- **약재명** : 감초(甘草)
- **약재 저장법** : 밀폐용기

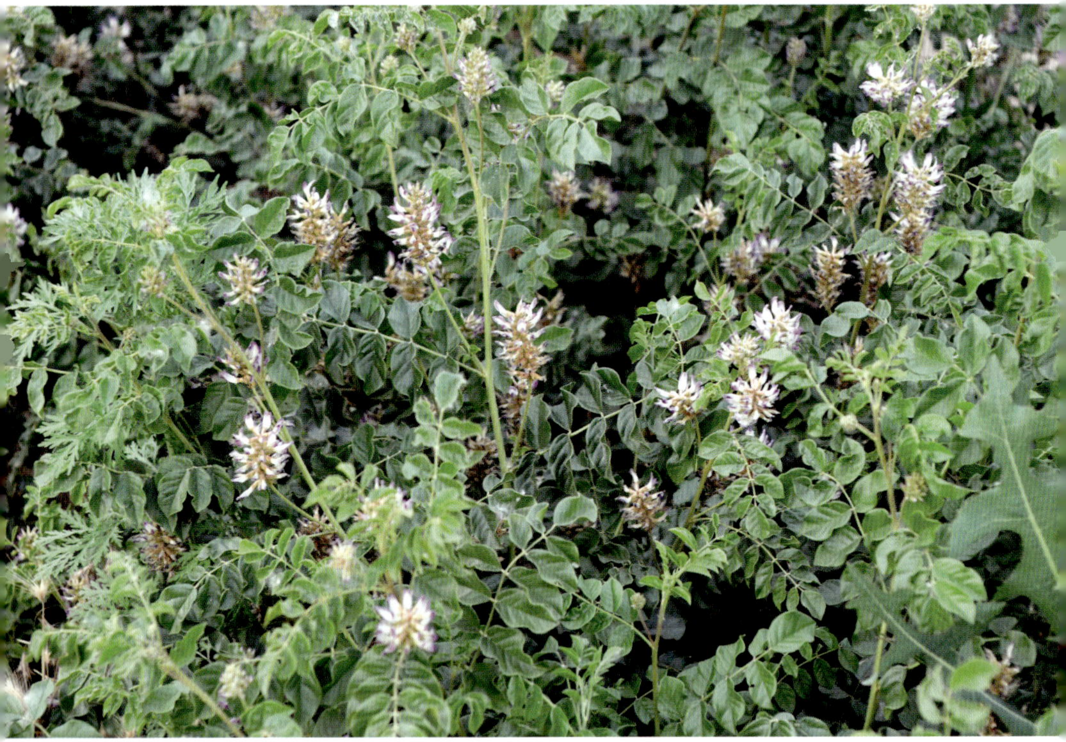

▲ 감초(*Glycyrrhiza uralensis*)_ 지상부(키르기스스탄)

| 약재의 기원 |

이 약(감초)은 감초 *Glycyrrhiza uralensis* Fischer, 광과감초(光果甘草) *Glycyrrhiza glabra* Linné 또는 창과감초(脹果甘草) *Glycyrrhiza inflata* Batal.(콩과 Leguminosae)의 뿌리 및 뿌리줄기로서 그대로 또는 주피를 제거한 것이다.

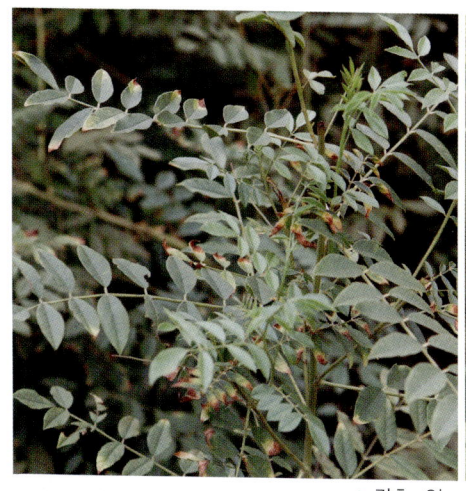
▲ 감초_ 잎

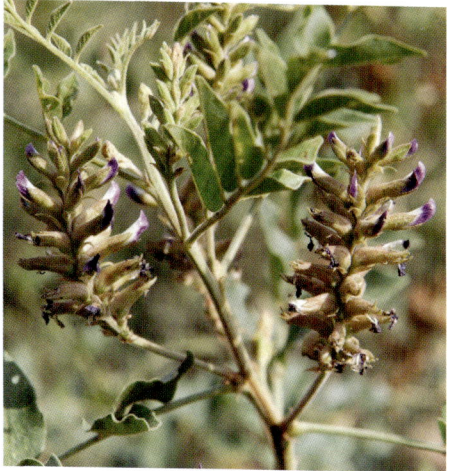
▲ 감초_ 꽃

| 한방 효능 |

- 보비익기(補脾益氣) : 비(脾)를 보하고 원기를 보충한다.
- 청열해독(淸熱解毒) : 열독(熱毒)을 해소한다.
- 거담지해(祛痰止咳) : 담(痰)을 제거하고 기침을 멎게 한다.
- 사화해독(瀉火解毒) : 화독(火毒)을 없앤다.
- 조화제약(調和諸藥) : 여러 약물을 조화롭게 한다.

| 약효 해설 |

- 비위(脾胃) 허약에 사용하고 원기를 돕는 효능이 있다.
- 가슴이 두근거리며 호흡이 얕고 힘이 없으며 숨이 차는 증상에 사용한다.
- 가래가 많은 기침을 제거한다.
- 복부의 동통, 식욕부진 증상에 유효하다.
- 팔다리의 근육 경련을 풀어준다.
- 약물과 식품의 중독에 쓰인다.
- 부신피질호르몬과 유사한 작용이 있다.

| 북한의 효능 |

만성위염, 위십이지장궤양, 위경련, 기관지천식, 심기부족으로 인한 가슴두

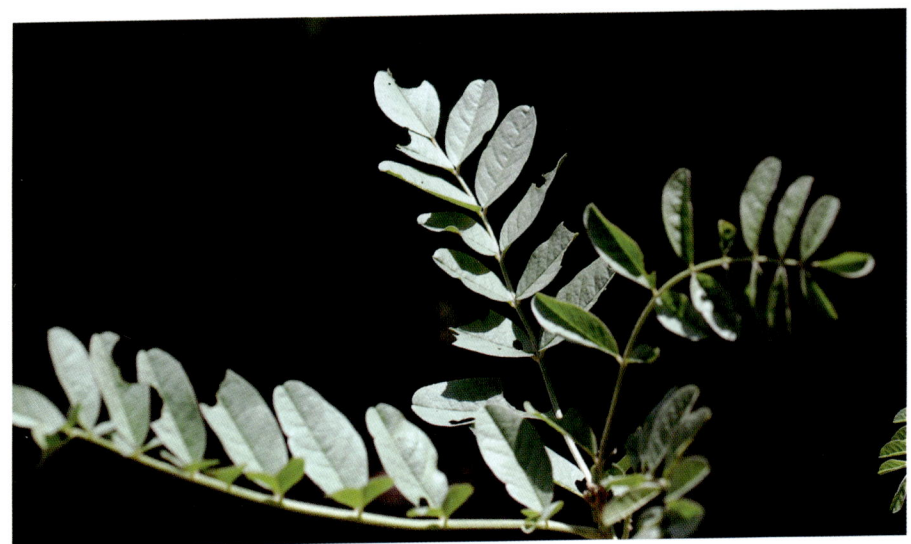
▲ 광과감초_ 잎

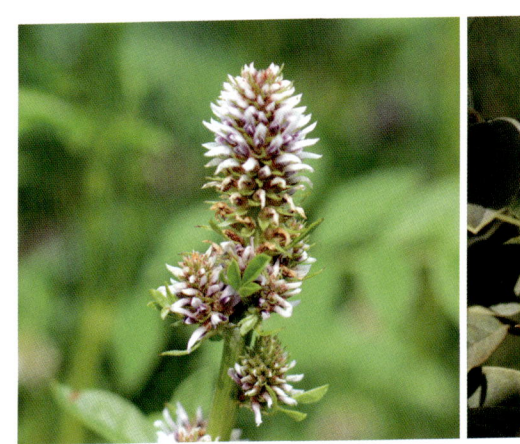
▲ 광과감초_ 꽃

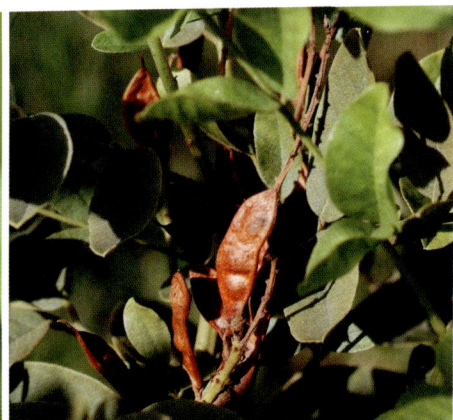
▲ 광과감초_ 열매

근거림, 부정맥, 약물중독, 급성 및 만성 B형 간염, 인두염, 후두염, 편도염, 만성신상선피질기능부전증, 습진에 쓴다.

| 동의보감 효능 |

감초(甘草)의 성질은 평(平)하고 맛이 달며[甘] 독이 없다. 온갖 약의 독을 풀어준다. 아홉 가지 흙의 기운을 받아 72종의 광물성 약재와 1,200종의 식물

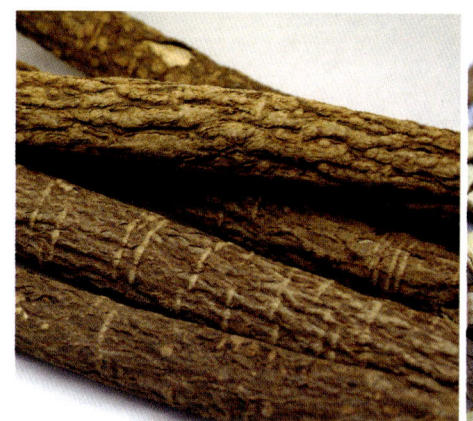
▲ 감초(약재, 전형)

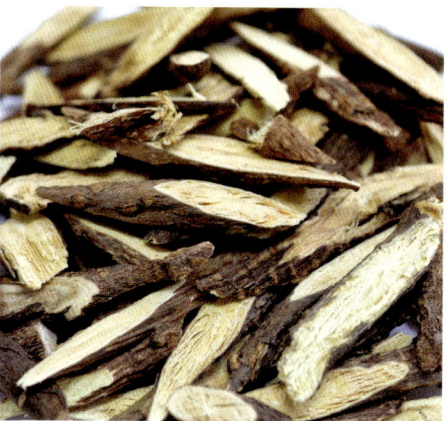
▲ 감초(약재, 절편)

성 약재를 조화시킨다. 여러 약을 조화시켜 약효를 나게 하므로 국로(國老)라고 한다. 오장육부(五臟六腑)의 한열과 사기[寒熱邪氣]에 주로 쓴다. 몸에 있는 9개의 구멍을 통하게 하고 모든 혈맥을 잘 돌게 한다. 근육과 뼈를 튼튼하게 하고 살찌게 한다. 구워서 쓰면 비위(脾胃)를 조화시키고 생으로 쓰면 화(火)를 내린다[탕액]. 구토하거나 속이 그득하거나 술을 즐기는 사람은 오랫동안 먹거나 많이 먹으면 안 된다[정전].

| 약용법 |

감초의 뿌리 및 뿌리줄기(약재명: 감초) 2~10g을 물 800mL에 넣고 달여서 반으로 나누어 아침저녁으로 마신다. 외용할 때는 적당량을 분말로 하여 환부에 붙인다.

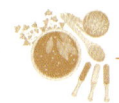

갓 | 개자

- 식물명 및 학명 : 갓 *Brassica juncea* Czern. et Coss.
- 과명 : 십자화과
- 약용부위 : 건조한 잘 익은 씨
- 약재명 : 개자(芥子)
- 약재 저장법 : 기밀용기

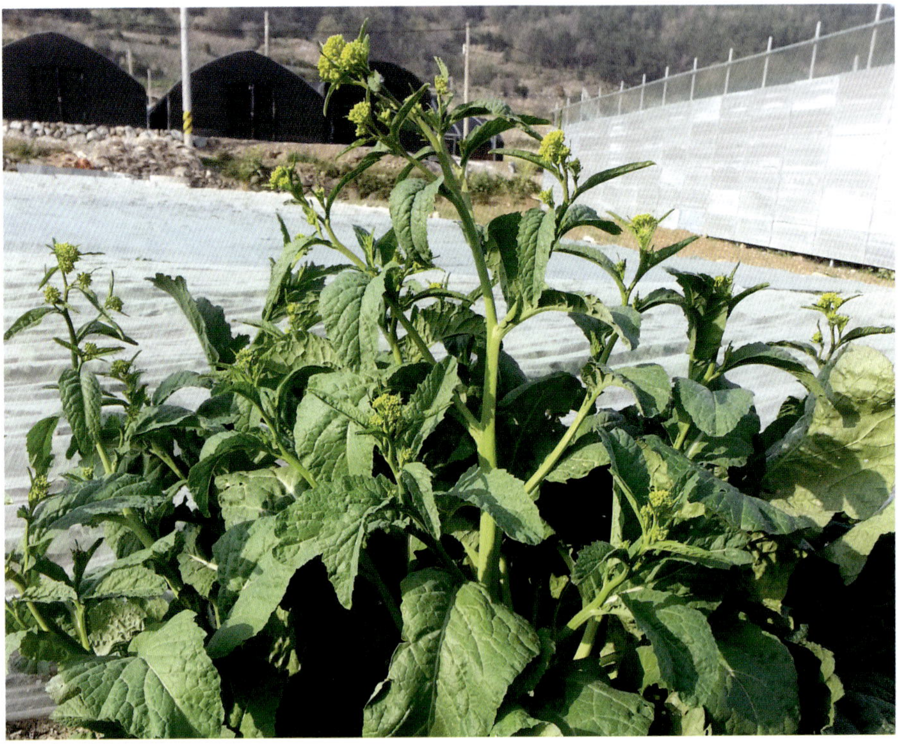

▲ 갓_ 지상부

약재의 기원

이 약(개자)은 갓 *Brassica juncea* Czern. et Coss. 또는 그 변종(십자화과 Cruciferae)의 건조한 잘 익은 씨이다.

한방 효능

- 온중산한(溫中散寒) : 배 속을 따뜻하게 하여 추위를 없앤다.

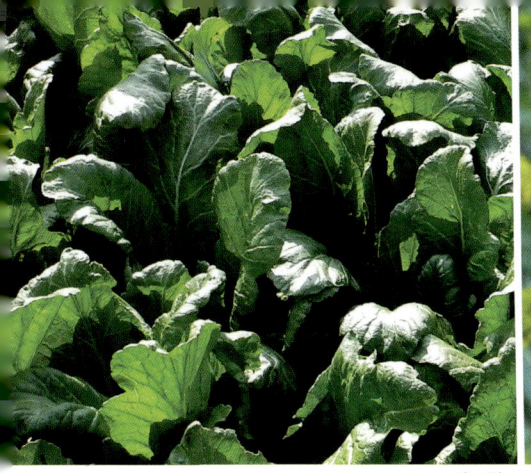
▲ 갓_잎

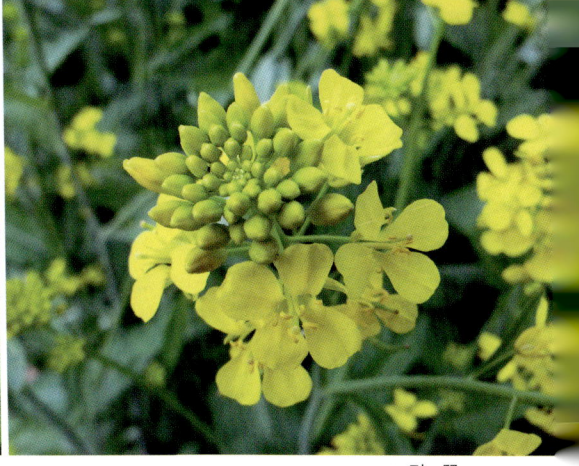
▲ 갓_꽃

- 활담이규(豁痰利竅) : 담음(痰飮)을 제거하여 정신을 맑게 한다.
- 통락소종(通絡消腫) : 경락을 잘 통하게 하고 종기를 가라앉힌다.

약효 해설

- 가래가 많은 기침 증상에 효과가 있다.
- 팔다리의 감각 기능이 제대로 발휘되지 못하는 병증에 사용한다.
- 관절의 마비, 동통을 풀어준다.
- 가슴과 배가 차면서 아픈 증상에 유효하다.
- 급성 인후염으로 목이 부은 통증에 쓰인다.

동의보감 효능

개자(芥子, 갓의 씨)는 풍독증(風毒證)으로 붓고 마비된 것, 부딪히거나 맞아서 생긴 어혈, 허리가 아픈 것, 신(腎)이 찬 것[冷], 가슴이 아픈 것을 치료한다.

약용법

갓의 씨(약재명: 개자) 3~9g을 물 800mL에 넣고 달여서 반으로 나누어 아침저녁으로 마시거나 외용으로 적당량 사용한다.

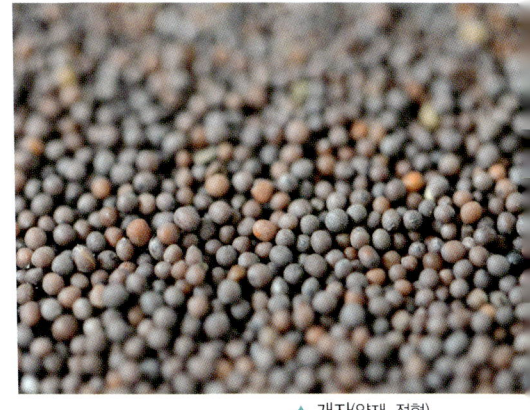
▲ 개자(약재, 전형)

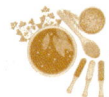

강황 | 강황, 울금

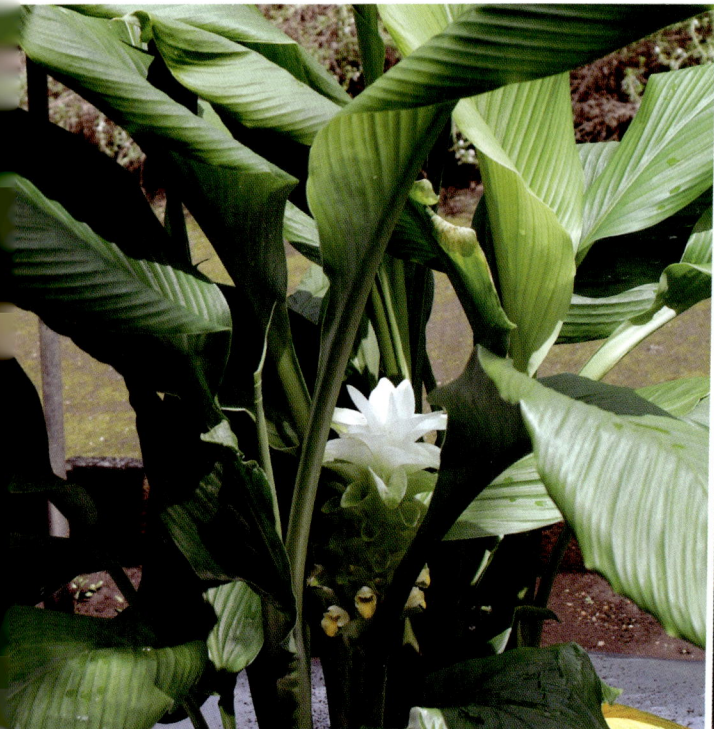

▲ 강황_ 지상부

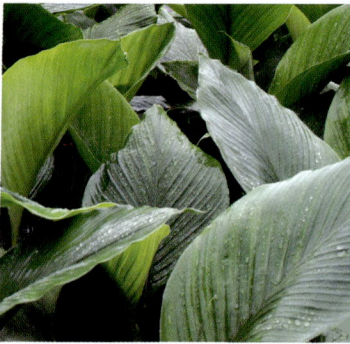

▲ 강황_ 잎

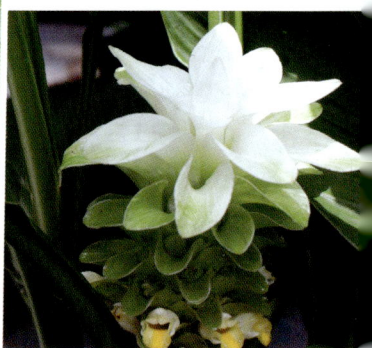

▲ 강황_ 꽃

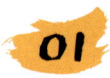 **약재명 강황**

- 식물명 및 학명 : 강황(薑黃) *Curcuma longa* Linné
- 과명 : 생강과
- 약재명 : 강황(薑黃)
- 약용부위 : 뿌리줄기로서 속이 익을 때까지 삶거나 쪄서 말린 것
- 약재 저장법 : 밀폐용기

| 약재의 기원 |

이 약(강황)은 강황(薑黃) *Curcuma longa* Linné(생강과 Zingiberaceae)의 뿌리줄기로서 속이 익을 때까지 삶거나 쪄서 말린 것이다.

| 한방 효능 |

- 파혈행기(破血行氣) : 어혈을 깨뜨려 기운이 잘 통하게 한다.
- 통경지통(通經止痛) : 경락을 잘 통하게 하여 통증을 멎게 한다.

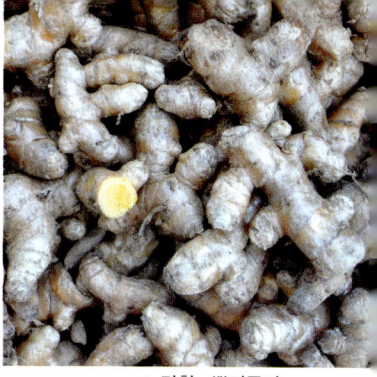
▲ 강황_ 뿌리줄기

| 약효 해설 |

- 가슴이 막히는 듯하면서 아픈 것을 위주로 하는 병증에 유효하다.
- 관절통에 효과가 있다.
- 출산 후에 어혈이 막아 복통이 있는 증상을 치료한다.
- 담즙분비 촉진, 혈압강하 작용이 있다.
- 건위(健胃), 식욕증진 작용이 있다.

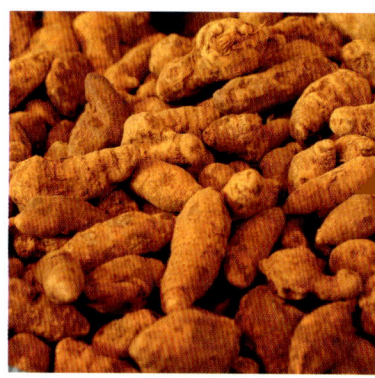
▲ 강황(약재, 시장 판매품)

| 북한의 효능 |

무월경, 심와부(명치)아픔, 옆구리아픔, 배가 불어나며 아픈 데, 간염, 담석증에 쓴다.

| 동의보감 효능 |

강황(薑黃)의 성질은 뜨겁고[熱] 맛은 맵고 쓰며[辛苦] 독이 없다. 배 속에 생긴 덩어리, 혈액이 체내에서 정체해 응고된 덩어리, 옹종(癰腫)을 치료한다. 월경을 통하게 하고 넘어지거나 맞아서 멍든 것을 풀어준다. 찬 기운과 바람의 기운을 없애고 기가 정체되어서 배가 부풀어 오르는 증상을 낫게 한다.

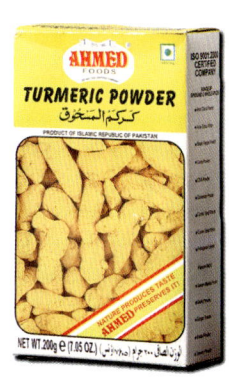
▲ 강황 제품(네팔)

| 약용법 |

강황의 뿌리줄기(약재명: 강황) 3~10g을 물 800mL에 넣고 달여서 반으로 나누어 아침저녁으로 마시거나 또는 가루나 환(丸)으로 만들어 복용한다. 외용할 때는 적당량을 분말로 하여 환부에 붙인다.

| 주의사항 |

임신부에게는 쓰지 않는다.

 약재명 울금

- **식물명 및 학명** : 강황(薑黃) *Curcuma longa* Linné
- **과명** : 생강과
- **약용부위** : 덩이뿌리로서 그대로 또는 주피를 제거하고 쪄서 말린 것
- **약재명** : 울금(鬱金)
- **약재 저장법** : 밀폐용기

| 약재의 기원 |

이 약(울금)은 온울금(溫鬱金) *Curcuma wenyujin* Y. H. Chen et C. Ling., 강황(薑黃) *Curcuma longa* Linné, 광서아출(廣西莪朮) *Curcuma kwangsiensis* S. G. Lee et C. F. Liang 또는 봉아출(蓬莪朮) *Curcuma phaeocaulis* Val.(생강과 Zingiberaceae)의 덩이뿌리로서 그대로 또는 주피를 제거하고 쪄서 말린 것이다.

| 한방 효능 |

- 활혈지통(活血止痛) : 혈액순환을 촉진하고 통증을 멎게 한다.
- 행기해울(行氣解鬱) : 기운을 잘 소통시켜 울체된 것을 풀어준다.
- 청심양혈(淸心凉血) : 심열(心熱)과 혈열(血熱)을 식힌다.
- 이담퇴황(利膽退黃) : 담즙분비를 촉진하여 황달을 가라앉힌다.

| 약효 해설 |

- 열병(熱病)으로 정신이 혼미한 병증에 유효하다.
- 가슴이 막히는 듯하면서 아픈 증상에 쓰인다.
- 가슴과 양 옆구리의 찌르는 듯한 통증을 없애준다.
- 유방이 팽창하면서 아픈 병증에 사용한다.
- 담(膽)의 기능을 원활하게 하여 황달을 치료한다.
- 토혈, 코피, 혈뇨(血尿)를 멎게 한다.

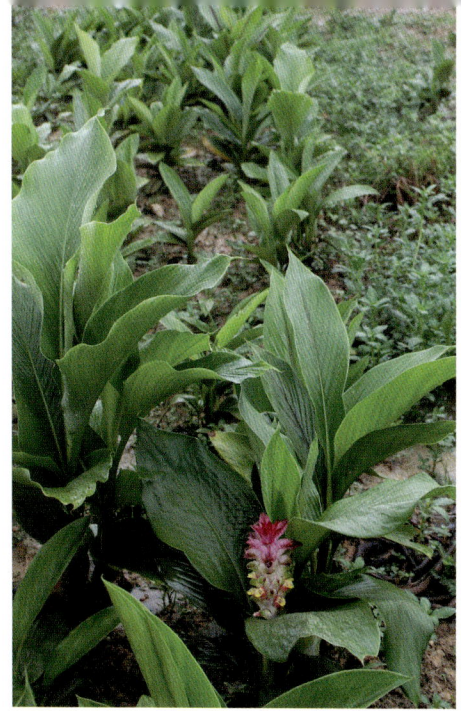
▲ 광서아출_ 지상부

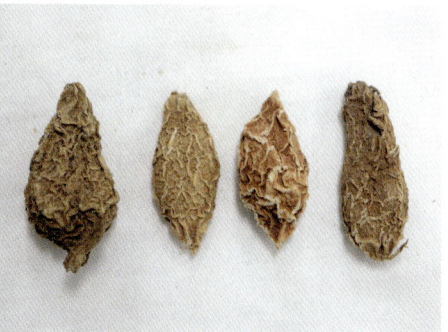
▲ 온울금_ 전초

▲ 울금(약재, 전형)

| 북한의 효능 |

월경이 고르지 않은 데, 심와부(명치)아픔, 배가 불어나며 아픈 데, 옆구리아픔, 황달, 간염, 담석증, 담낭염, 담도염에 쓴다.

| 동의보감 효능 |

울금(鬱金)의 성질은 차며[寒] 맛은 맵고 쓰며[辛苦] 독이 없다. 피가 엉기어 맺혀서 생긴 덩어리를 없앤다. 기를 내리고 소변에 피가 섞여 나오는 임증, 혈뇨(血尿)을 낫게 한다. 쇠붙이에 다친 상처를 치료하고 혈기로 가슴이 아픈 것을 낫게 한다[본초].

| 약용법 |

강황의 덩이뿌리(약재명: 울금) 3~10g을 물 800mL에 넣고 달여서 반으로 나누어 아침저녁으로 마신다.

| 주의사항 |

임신부에게는 쓰지 않는다.

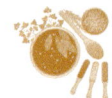

개맨드라미 | 청상자

- **식물명 및 학명** : 개맨드라미 *Celosia argentea* Linné
- **과명** : 비름과
- **약용부위** : 씨
- **약재명** : 청상자(靑葙子)
- **약재 저장법** : 밀폐용기

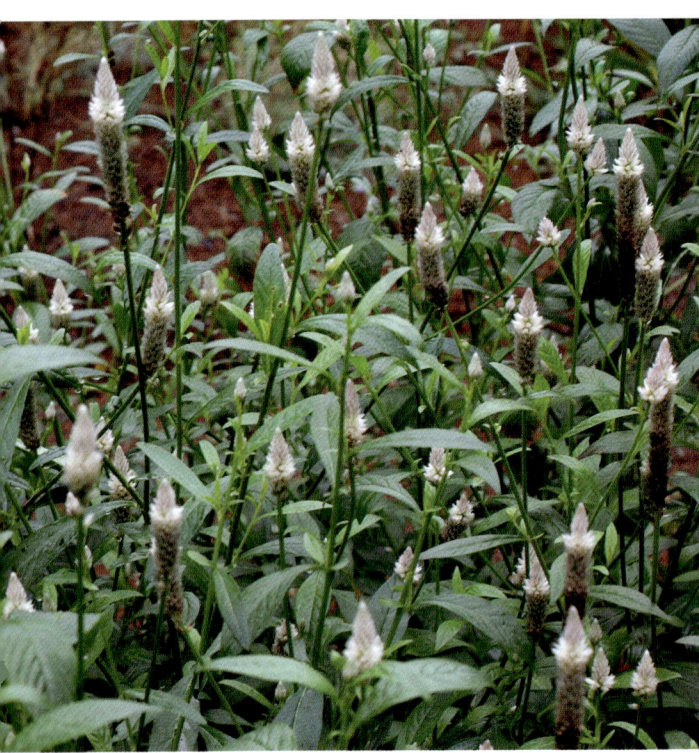

▲ 개맨드라미_ 지상부

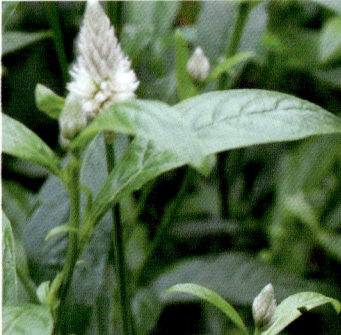

▲ 개맨드라미_ 잎

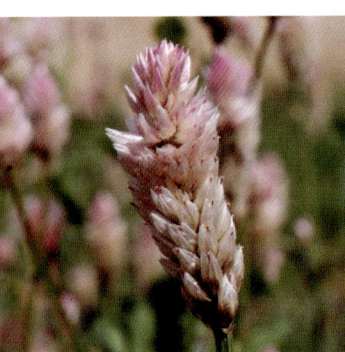

▲ 개맨드라미_ 꽃

| 약재의 기원 |

이 약(청상자)은 개맨드라미 *Celosia argentea* Linné(비름과 Amaranthaceae)의 씨이다.

| 한방 효능 |

- 거풍열(祛風熱) : 풍사(風邪)와 열사(熱邪)를 제거한다.

- 청간화(淸肝火) : 간화(肝火)를 식힌다.
- 명목퇴예(明目退翳) : 눈을 밝게 하고 눈에 막이 낀 듯 가려서 잘 보이지 않는 것을 제거한다.

약효 해설

- 각막이 뿌옇게 흐려지는 증상에 사용한다.
- 물체가 뚜렷이 보이지 않는 증상을 치료한다.
- 간열(肝熱)로 인해 눈이 붉게 된 증상에 유효하다.
- 간화(肝火)가 치밀어 올라 정신이 아찔아찔하고 어지러운 증상을 낫게 한다.

북한의 효능

간열로 눈이 벌게지면서 붓고 아픈 데, 머리가 어지러우면서 아픈 데, 예막, 청맹, 가려움증, 고혈압, 코피, 장출혈, 자궁출혈에 쓴다.

동의보감 효능

청상자(靑箱子, 개맨드라미 씨)의 성질은 약간 차고[微寒] 맛은 쓰며[苦] 독이 없다. 간의 열독(熱毒)이 눈으로 치고 올라와서 눈이 충혈되고 잘 보이지 않는 것을 낫게 한다. 예막이 생기고 부은 것을 치료한다. 풍으로 몸이 가려운 것을 낫게 하고 삼충(三蟲)을 죽인다. 악창(惡瘡)과 음부가 헌 것을 치료한다. 귀와 눈을 밝게 하고 간의 기운을 진정시킨다.

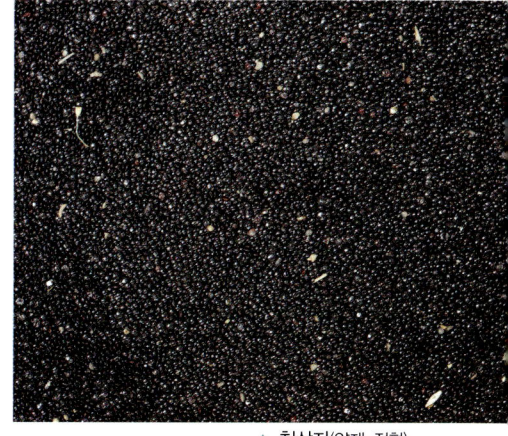

▲ 청상자(약재, 전형)

약용법

개맨드라미의 씨(약재명: 청상자) 9~15g을 물 800mL에 넣고 달여서 반으로 나누어 아침저녁으로 마신다.

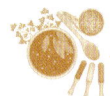

갯기름나물 | 식방풍

- **식물명 및 학명** : 갯기름나물 *Peucedanum japonicum* Thunberg
- **과명** : 산형과
- **약재명** : 식방풍(植防風)
- **약용부위** : 뿌리
- **약재 저장법** : 밀폐용기

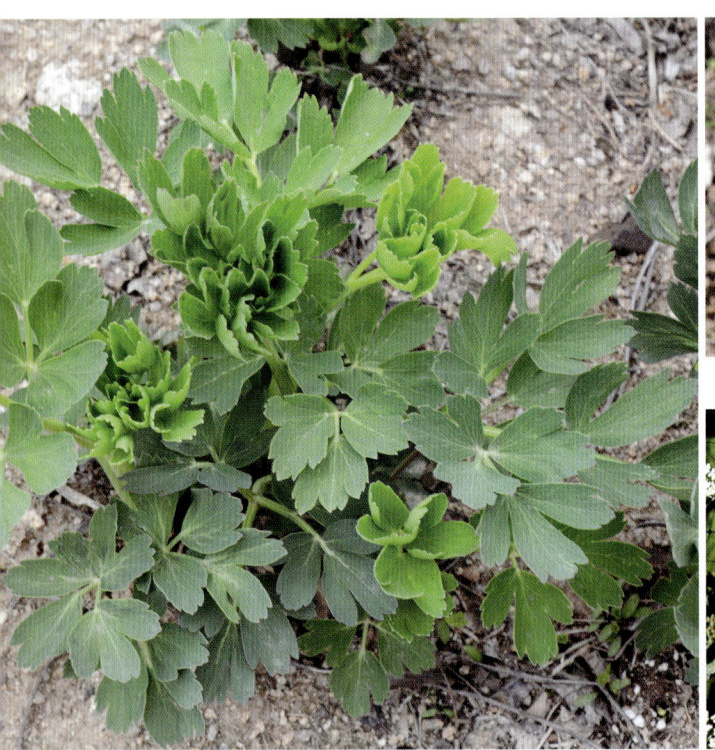

▲ 갯기름나물_ 지상부

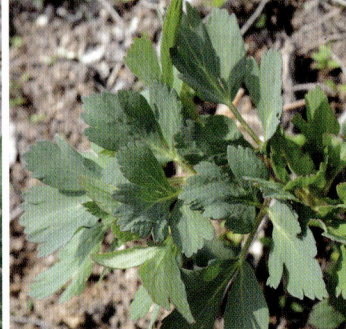

▲ 갯기름나물_ 어린잎

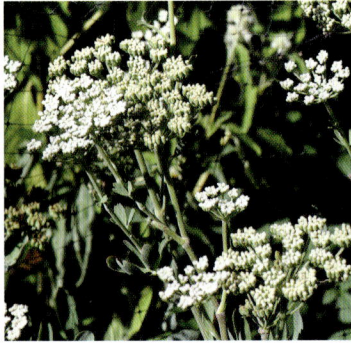

▲ 갯기름나물_ 꽃

| 약재의 기원 |

이 약(식방풍)은 갯기름나물 *Peucedanum japonicum* Thunberg(산형과 Umbelliferae)의 뿌리이다.

| 한방 효능 |

- 청열지해(淸熱止咳) : 열기를 식히고 기침을 멎게 한다.

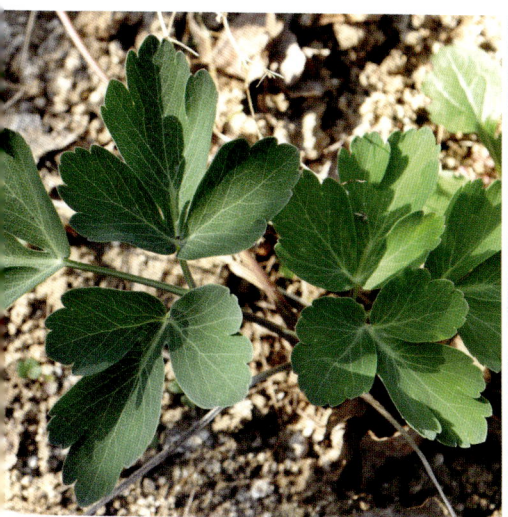
▲ 갯기름나물_ 잎

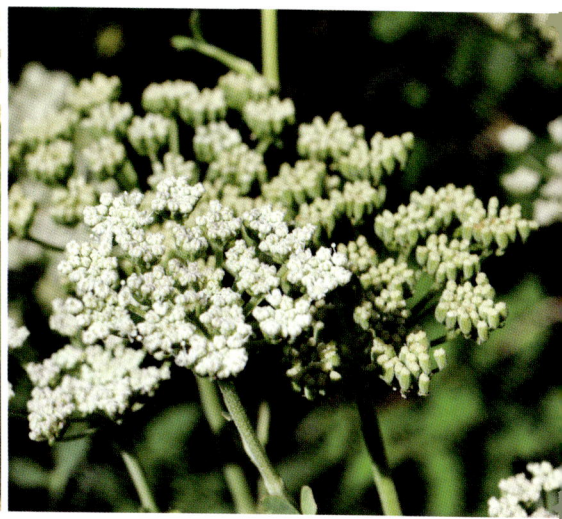
▲ 갯기름나물_ 꽃봉오리

- 이뇨해독(利尿解毒) : 소변을 잘 나오게 하고 해독한다.

| 약효 해설 |

- 폐에 생긴 열증(熱證)으로 기침이 나는 증상을 없앤다.
- 이뇨, 해독 작용이 있다.
- 요로 감염증 치료에 도움된다.

| 약용법 |

갯기름나물의 뿌리(약재명: 식방풍) 6~15g을 물 800mL에 넣고 달여서 반으로 나누어 아침저녁으로 마시거나 외용으로 적당량 사용한다.

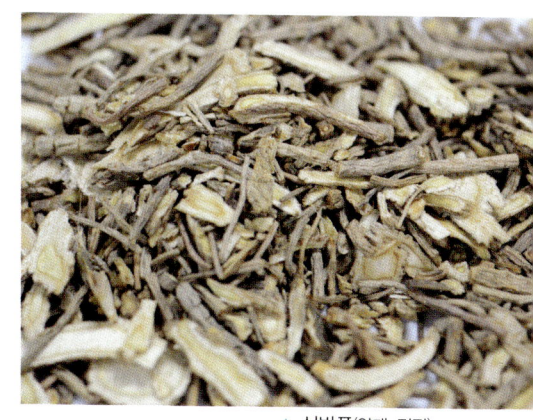
▲ 식방풍(약재, 절편)

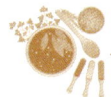

갯방풍 | 해방풍

- ■ 식물명 및 학명 : 갯방풍 *Glehnia littoralis* Fr. Schmidt ex Miquel
- ■ 과명 : 산형과
- ■ 약재명 : 해방풍(海防風)
- ■ 약용부위 : 뿌리
- ■ 약재 저장법 : 밀폐용기

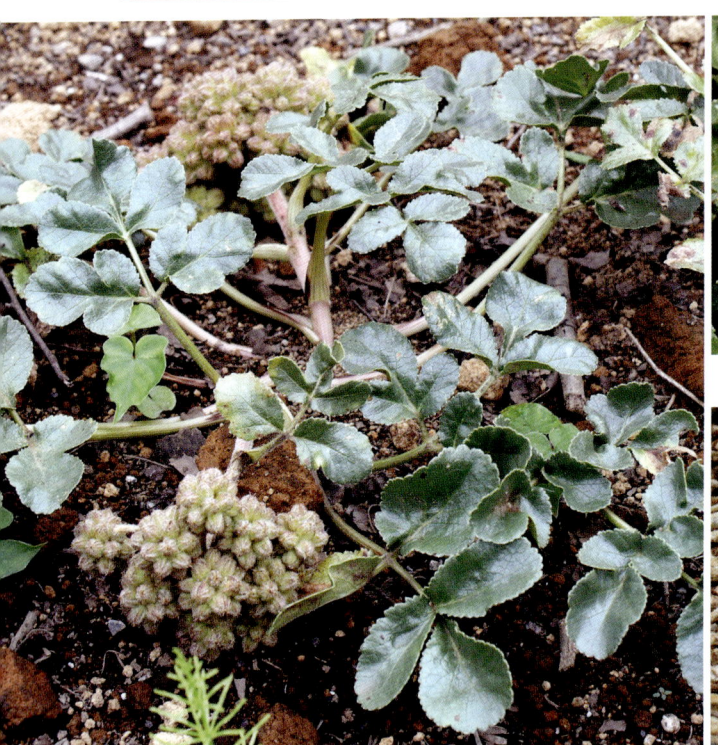

▲ 갯방풍_ 지상부

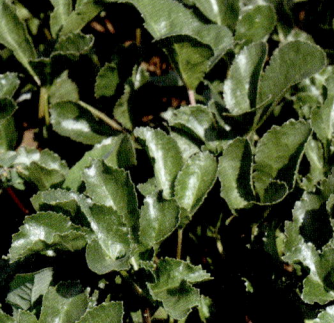

▲ 갯방풍_ 잎

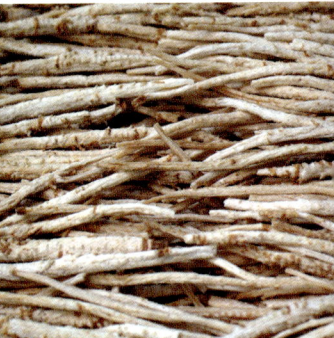

▲ 해방풍(약재, 전형)

| 약재의 기원 |

이 약(해방풍)은 갯방풍 *Glehnia littoralis* Fr. Schmidt ex Miquel(산형과 Umbelliferae)의 뿌리이다.

| 한방 효능 |

- 양음청폐(養陰淸肺) : 진액을 보충하고 폐열(肺熱)을 식힌다.

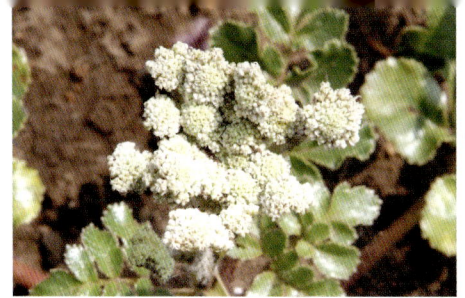
▲ 갯방풍_ 꽃

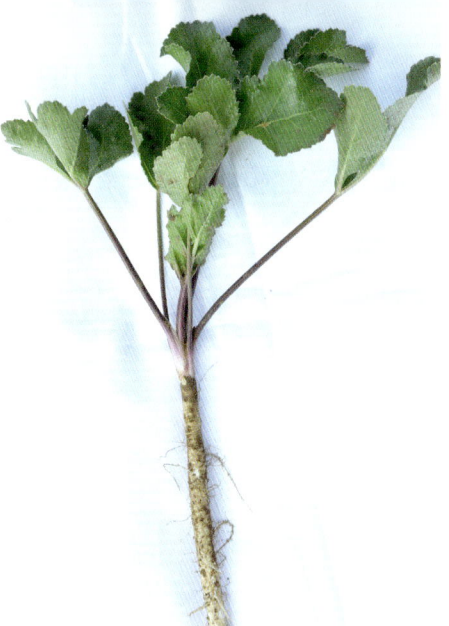
▲ 갯방풍_ 전초(채취품)

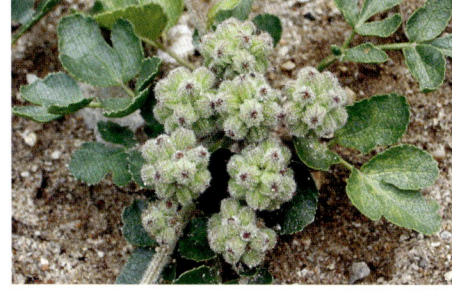
▲ 갯방풍_ 열매

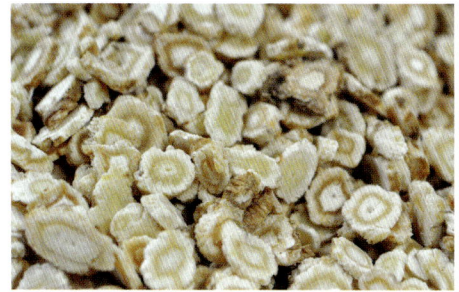
▲ 해방풍(약재, 절편)

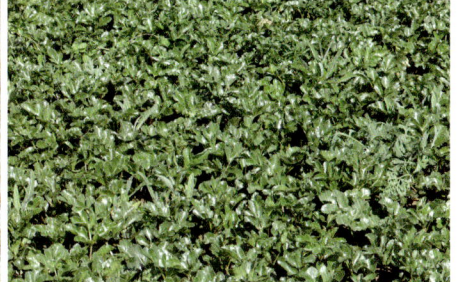
▲ 갯방풍_ 재배지

- 익위생진(益胃生津) : 위기(胃氣)를 보충하고 진액 생성을 촉진한다.

| 약효 해설 |

- 폐의 열로 생기는 마른기침을 제거한다.
- 가래에 피가 섞여 나오는 증상에 유효하다.
- 목이 마르고 갈증을 느끼는 증상에 쓰인다.
- 메스꺼움, 구토, 소화장애를 치료한다.

| 약용법 |

갯방풍의 뿌리(약재명: 해방풍) 5~12g을 물 800mL에 넣고 달여서 반으로 나누어 아침저녁으로 마신다.

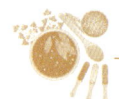

고본 | 고본

- **식물명 및 학명** : 고본 *Ligusticum tenuissimum* Kitagawa
- **과명** : 산형과
- **약재명** : 고본(藁本)
- **약용부위** : 뿌리줄기 및 뿌리
- **약재 저장법** : 밀폐용기

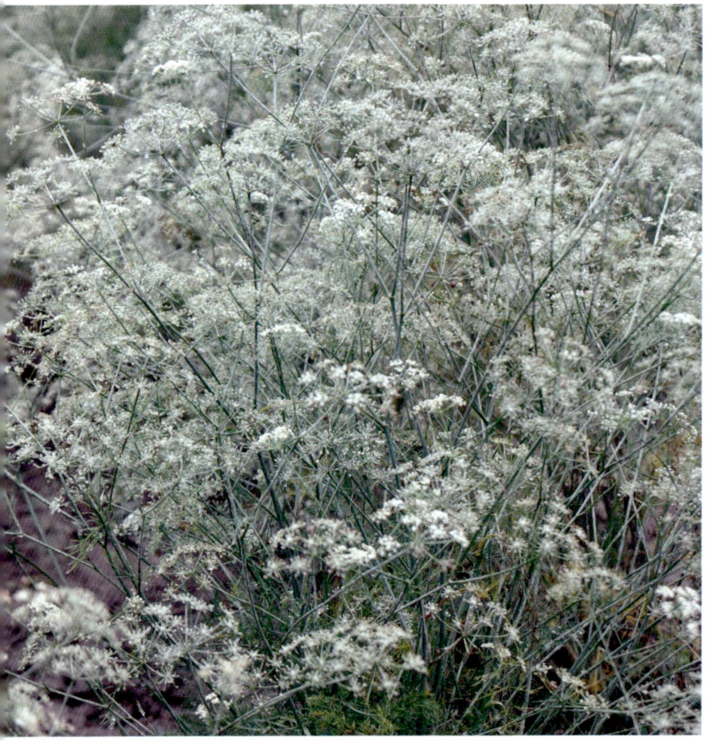

▲ 고본_ 잎

▲ 고본_ 재배지

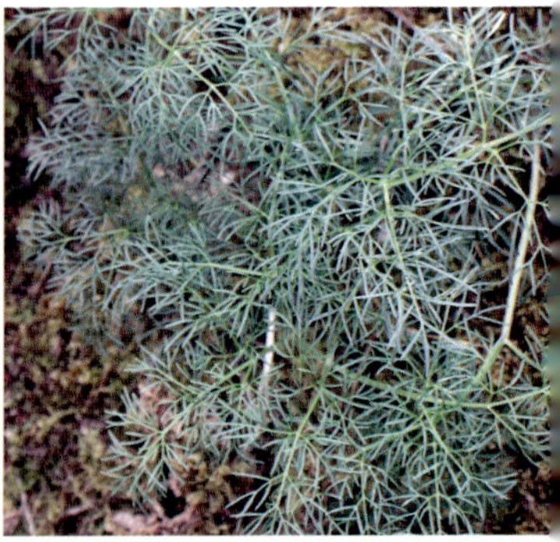

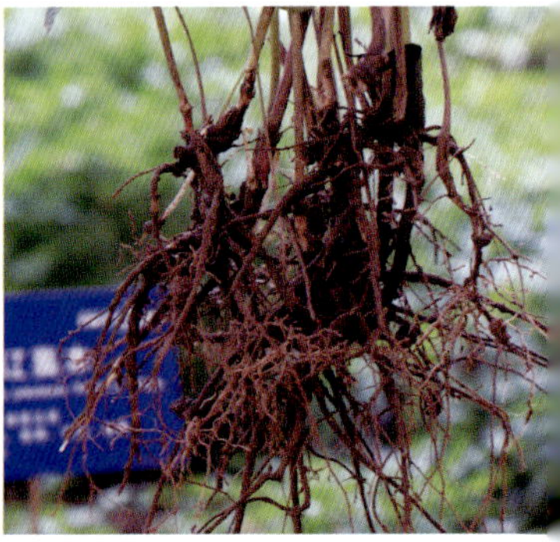

▲ 요고본_ 뿌리(채취품)

| 약재의 기원 |

이 약(고본)은 고본 *Ligusticum tenuissimum* Kitagawa, 중국고본(中國藁本) *Ligusticum sinense* Oliv. 또는 요고본(遼藁本) *Ligusticum jeholense* Nakai et Kitagawa(산형과 Umbelliferae)의 뿌리줄기 및 뿌리이다.

한방 효능

- 소풍제습(疏風除濕) : 풍사(風邪)를 흩어지게 하고 축축하고 습한 기운을 없앤다.
- 산한지통(散寒止痛) : 한사(寒邪)를 없애고 통증을 멎게 한다.

약효 해설

- 팔다리를 잘 쓰지 못하고 마비되며 아픈 증상에 사용한다.
- 눈이 갑자기 붓고 붉어지며 아픈 증상에 쓰인다.
- 피부 진균을 억제하는 작용이 있다.
- 두통, 발열, 콧물 증상에 유효하다.

북한의 효능

풍한표증, 머리아픔에 쓴다.

동의보감 효능

고본(藁本)의 성질은 약간 따뜻하고[微溫] (약간 차다[微寒]고도 한다) 맛은 맵고 쓰며 [辛苦] 독이 없다. 160가지의 악풍(惡風)을 낫게 하고 바람[風]으로 생긴 두통을 낫게 한다. 안개와 이슬에 상한 것을 물리치고 풍사로 몸이 고달픈 것과 쇠붙이에 다친 상처를 치료한다. 살과 피부를 잘 자라게 하고 안색을 좋게 한다. 주근깨[奸, 간], 주사비[酒齄], 여드름을 없애준다. 목욕하는 약과 얼굴에 바르는 약으로 만들 수 있다.

약용법

고본의 뿌리줄기 및 뿌리(약재명: 고본) 3~10g을 물 800mL에 넣고 달여서 반으로 나누어 아침저녁으로 마신다.

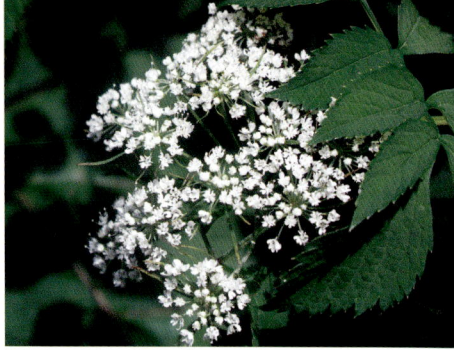

▲ 중국고본_ 꽃

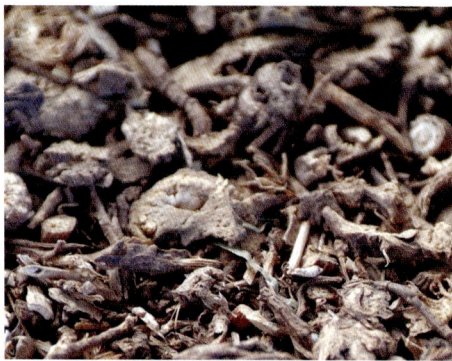

▲ 중국고본(약재, 절편)

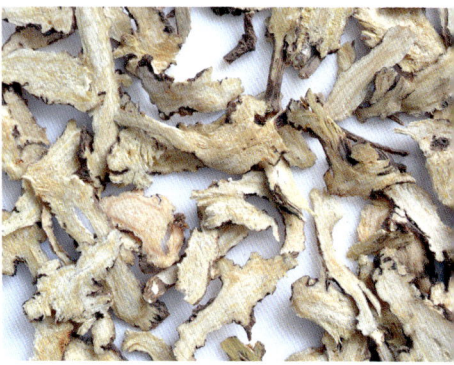

▲ 고본(약재, 절편)

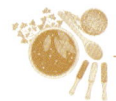

고수 | 호유자, 코리앤더

- **식물명 및 학명** : 고수 *Coriandrum sativum* Linné
- **과명** : 산형과
- **약용부위** : 열매
- **약재명** : 호유자(胡荽子)
- **약재 저장법** : 밀폐용기

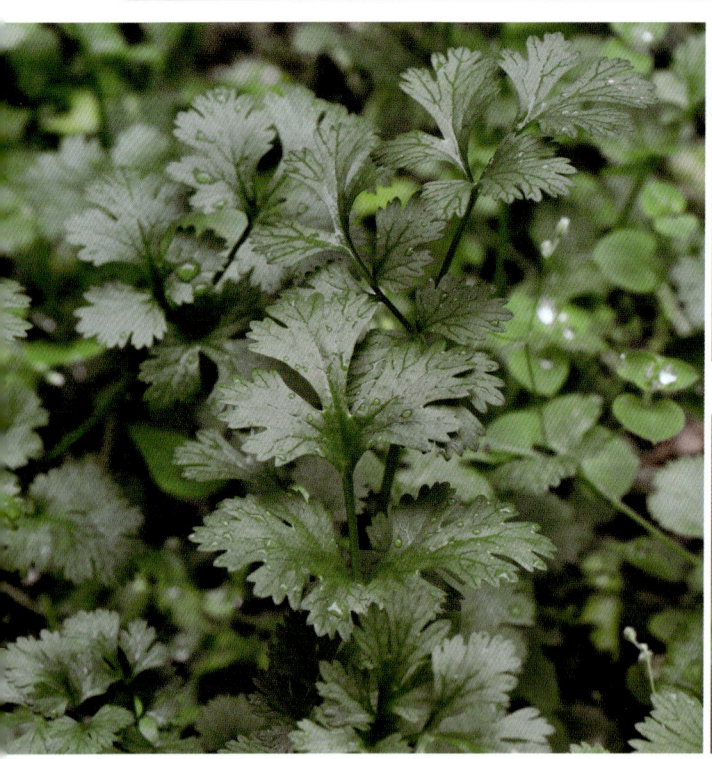

▲ 고수_ 잎

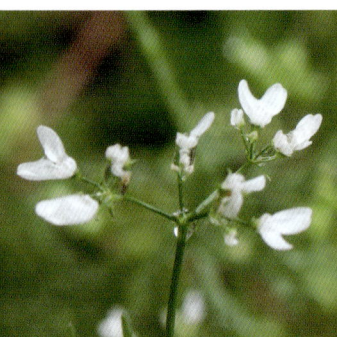

▲ 고수_ 꽃

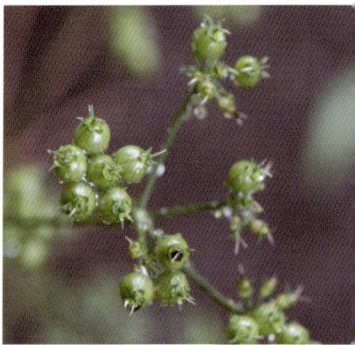

▲ 고수_ 열매

| 약재의 기원 |

이 약(호유자)은 고수 *Coriandrum sativum* Linné(산형과 Umbelliferae)의 열매이다.

| 한방 효능 |

- 건위소적(健胃消積) : 위장을 튼튼하게 하여 음식물이 소화되지 않고 위장

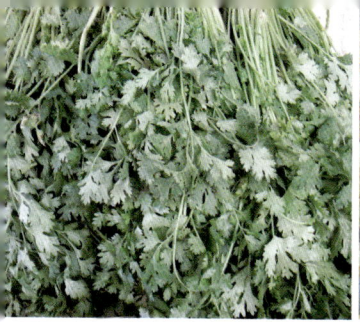
▲ 고수_ 지상부(시장 판매품)

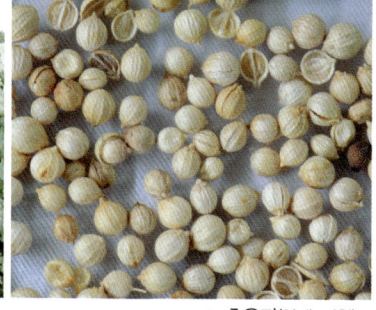
▲ 호유자(약재, 전형)

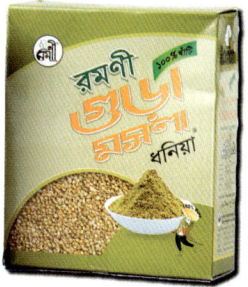
▲ 호유자 제품(방글라데시)

관에 남아 있는 식적(食積)을 소화시킨다.
- 이기지통(理氣止痛) : 기 순환을 촉진시켜 통증을 멈추게 한다.
- 투진해독(透疹解毒) : 발진을 잘 돋게 하고 독성을 없앤다.

| 약효 해설 |

- 식욕부진에 사용한다.
- 복부가 부르고 통증이 있는 증상에 유효하다.
- 가슴이 답답하고 그득하며 불편한 증상에 쓰인다.
- 치질로 인하여 배변할 때 피가 나오는 증상을 낫게 한다.
- 고환이나 음낭이 커지면서 아랫배가 켕기고 아픈 병증에 활용한다.
- 두통, 치통을 없앤다.
- 유럽에서는 열매를 '코리앤더(coriander)'로 부르며 향신료로 이용한다.
- 잎은 '고수'로 부르며 특이한 냄새가 나서 향신료로 쓴다.
- 이명으로 '향채(香菜)'로 부른다.

| 동의보감 효능 |

호유자(胡荽子, 고수 열매)는 소아의 머리에 난 상처가 짓물러 머리카락이 끊어지거나 빠지는 것 그리고 다섯 가지 치질[五痔]에 주로 쓴다. 고기를 먹고 생긴 식중독으로 하혈(下血)하는 것을 치료하고 창진(瘡疹)이 잘 내돋지 않는 것을 내돋게 한다[본초].

| 약용법 |

고수의 열매(약재명: 호유자) 6~12g을 물 800mL에 넣고 달여서 반으로 나누어 아침저녁으로 마시거나 또는 가루나 환(丸)으로 만들어 복용한다. 외용할 때는 적당량을 사용한다.

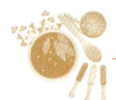

곡궐 | 골쇄보

- 식물명 및 학명 : 곡궐(槲蕨) *Drynaria fortunei* J. Smith
- 과명 : 고란초과
- 약용부위 : 뿌리줄기로서 그대로 또는 비늘조각을 태워 제거한 것
- 약재명 : 골쇄보(骨碎補)
- 약재 저장법 : 밀폐용기

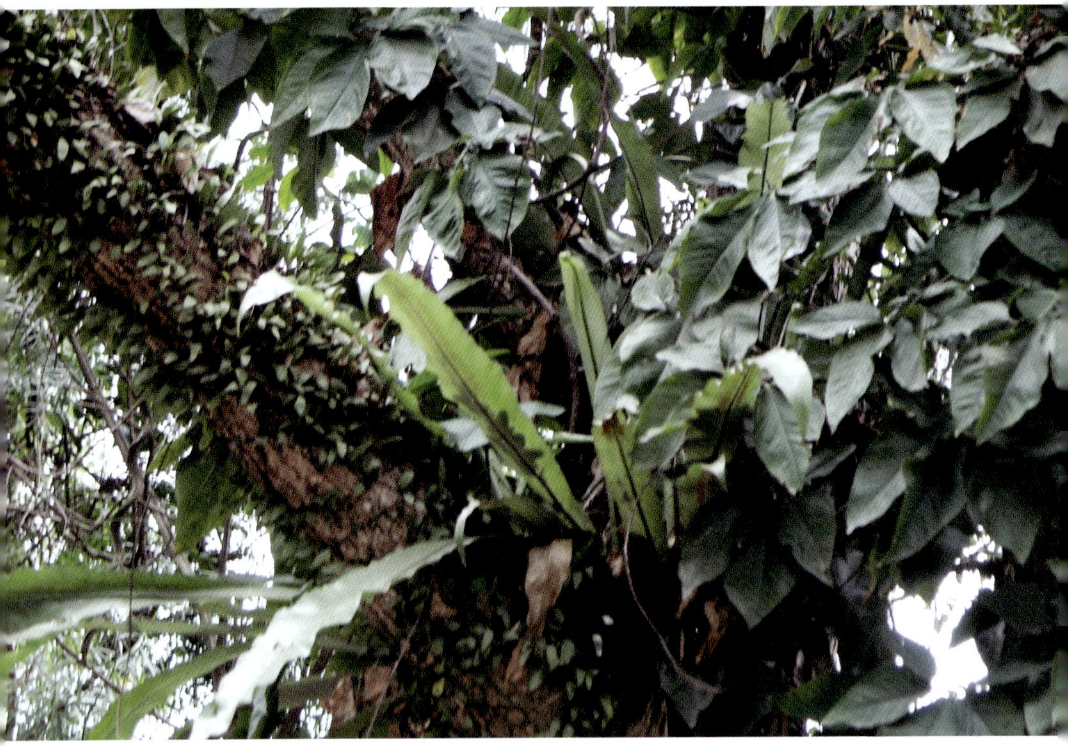

▲ 곡궐_ 지상부(중국)

| 약재의 기원 |

이 약(골쇄보)은 곡궐(槲蕨) *Drynaria fortunei* J. Smith(고란초과 Polypodiaceae)의 뿌리줄기로서 그대로 또는 비늘조각을 태워 제거한 것이다.

한방 효능

- 보신강골(補腎强骨) : 신(腎)을 보하고 뼈를 튼튼하게 한다.
- 활혈지통(活血止痛) : 혈액순환을 촉진하고 통증을 멎게 한다.

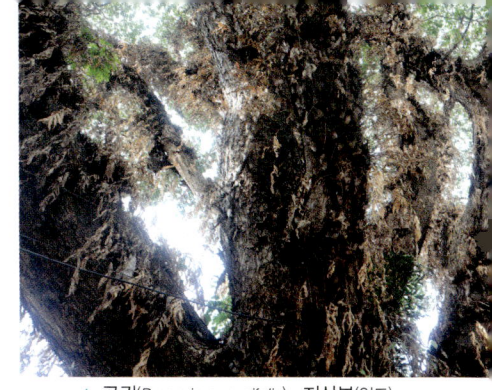

▲ 곡궐(*Drynaria quercifolia*)_ 지상부(인도)

약효 해설

- 힘줄과 뼈가 부러진 것을 낫게 한다.
- 신장의 기능이 허약해져서 나타나는 요통(腰痛) 치료에 좋다.
- 귀울림과 소리를 듣지 못하는 증상이 함께 일어나는 것에 사용한다.
- 잇몸이 패어서 치아 뿌리가 드러나고 이가 흔들리면서 아픈 증상에 효과가 있다.
- 치통, 원형탈모증에 쓰인다.
- 만성설사 치료에 도움이 된다.
- 살갗이 색소가 빠져 하얗게 되는 병증에 외용(外用)한다.

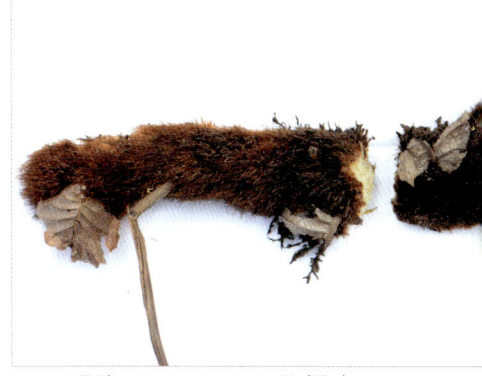

▲ 곡궐(*Drynaria quercifolia*)_ 뿌리줄기(인도)

동의보감 효능

골쇄보(骨碎補)의 성질은 따뜻하고[溫] (보통[平]이라고도 한다) 맛은 쓰며[苦] 독이 없다. 어혈을 깨뜨리고 지혈시키며 부러진 것을 이어지게 한다. 피부가 헐어 아프고 가려우며 벌겋게 부어 곪는 것을 낫게 한다. 충을 죽인다.

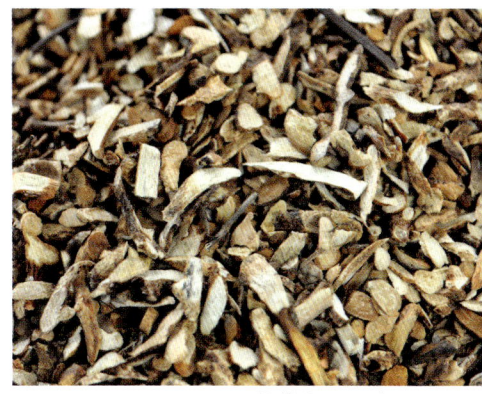

▲ 골쇄보(약재, 절편)

약용법

곡궐의 뿌리줄기(약재명: 골쇄보) 3~9g을 물 800mL에 넣고 달여서 반으로 나누어 아침저녁으로 마신다.

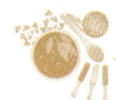

광서아출 | 아출

- 식물명 및 학명 : 광서아출(廣西莪朮) *Curcuma kwangsiensis* S. G. Lee et C. F. Liang
- 과명 : 생강과
- 약용부위 : 뿌리줄기를 그대로 또는 수증기로 쪄서 말린 것
- 약재명 : 아출(莪朮)
- 약재 저장법 : 밀폐용기

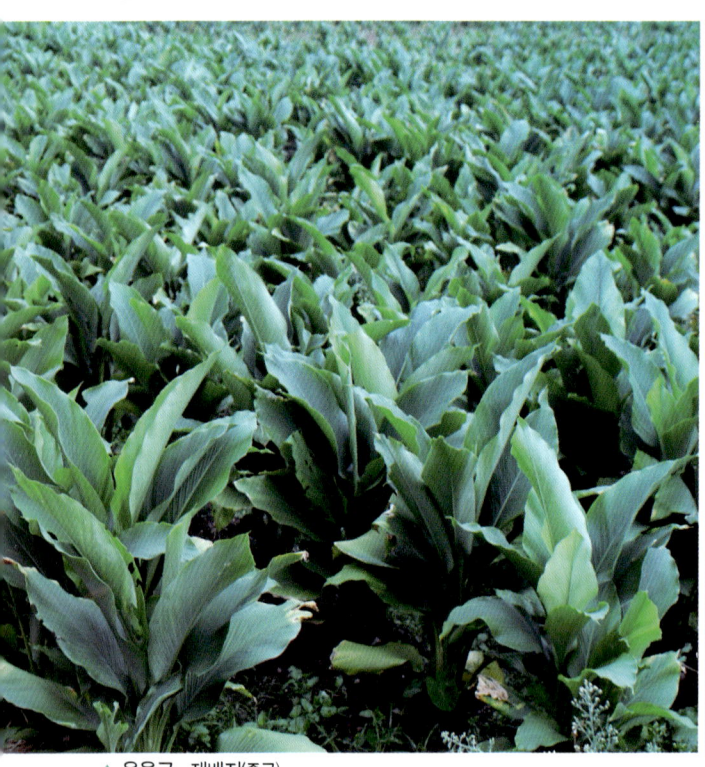

▲ 온울금_ 재배지(중국)

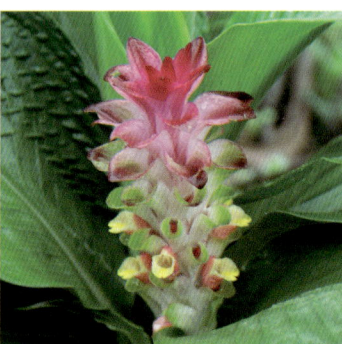

▲ 광서아출_ 꽃

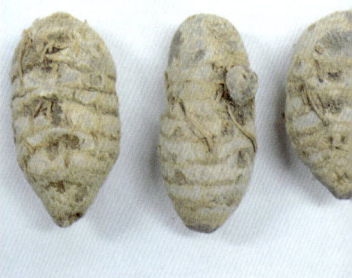

▲ 아출(약재, 전형)

약재의 기원

이 약(아출)은 봉아출(蓬莪朮) *Curcuma phaeocaulis* Val., 광서아출(廣西莪朮) *Curcuma kwangsiensis* S. G. Lee et C. F. Liang 또는 온울금(溫鬱金) *Curcuma wenyujin* Y. H. Chen et C. Ling(생강과 Zingiberaceae)의 뿌리줄기를 그대로 또는 수증기로 쪄서 말린 것이다.

| 한방 효능 |

- 행기파혈(行氣破血) : 기운을 잘 소통시키고 어혈을 없앤다.
- 소적지통(消積止痛) : 배 속에 덩어리가 생겨 아픈 증상을 가라앉히고 통증을 멎게 한다.

| 약효 해설 |

- 어혈이 정체되어 생기가 없고 통증이 심한 증상을 없앤다.
- 소화가 잘 안되고 헛배가 부른 증상을 치료한다.
- 체한 음식을 제거하고 아픈 병증을 완화시킨다.
- 건위(健胃), 항종양의 약리작용이 있다.

| 북한의 효능 |

기혈이 막혀 명치 부위나 배가 아픈 데, 무월경, 월경아픔, 징가, 적취, 현벽, 소화장애, 타박상, 자궁경부암, 피부암 등에 쓴다.

| 동의보감 효능 |

봉아술(蓬莪茂, 광서아출의 뿌리줄기)의 성질은 따뜻하고[溫] 맛은 쓰고 매우며[苦辛] 독이 없다. 모든 기를 잘 돌게 하고 월경을 통하게 한다. 어혈을 깨뜨리고 명치 아픈 것을 멎게 한다. 옆구리 부위에 덩어리가 생긴 것을 깨뜨리고 아랫배에서 생긴 통증이 명치까지 치밀어 오르는 것을 낫게 한다.

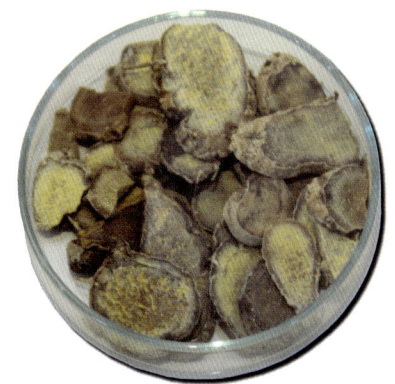

▲ 아출(약재, 절편)

| 약용법 |

광서아출의 뿌리줄기(약재명 : 아출)
6~9g을 물 800mL에 넣고 달여서 반으로 나누어 아침저녁으로 마신다.

| 주의사항 |

임신부에게는 쓰지 않는다.

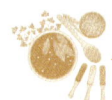

기린갈 | 혈갈

- **식물명 및 학명** : 기린갈(麒麟竭) *Daemonorops draco* Blume
- **과명** : 종려과
- **약용부위** : 열매에서 삼출된 수지(樹脂, 식물체로부터의 분비물 또는 상처로부터의 유출물)를 가열 압착하여 만든 덩어리
- **약재명** : 혈갈(血竭)
- **약재 저장법** : 밀폐용기

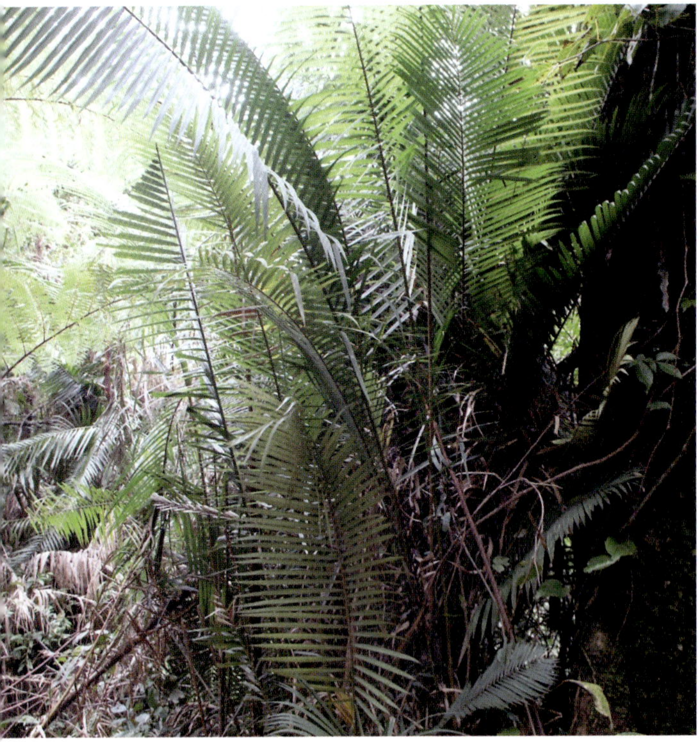

▲ 기린갈_ 잎(인도네시아)

▲ 기린갈_ 나무모양(인도네시아)

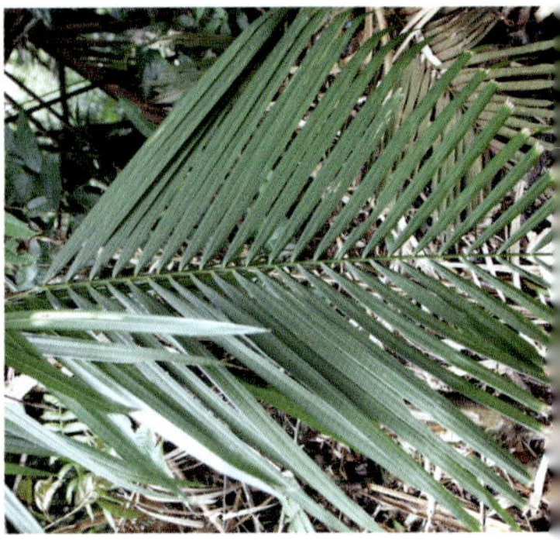

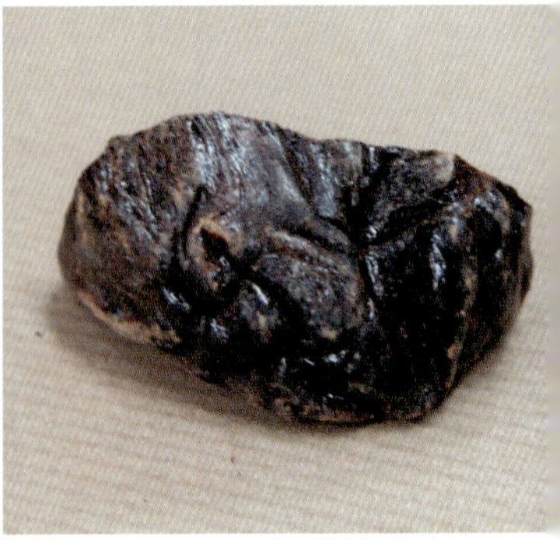

▲ 혈갈(약재)

| 약재의 기원 |

이 약(혈갈)은 기린갈(麒麟竭) *Daemonorops draco* Blume 또는 기타 동속 식물(종려과 Palmae)의 열매에서 삼출된 수지를 가열 압착하여 만든 덩어리이다.

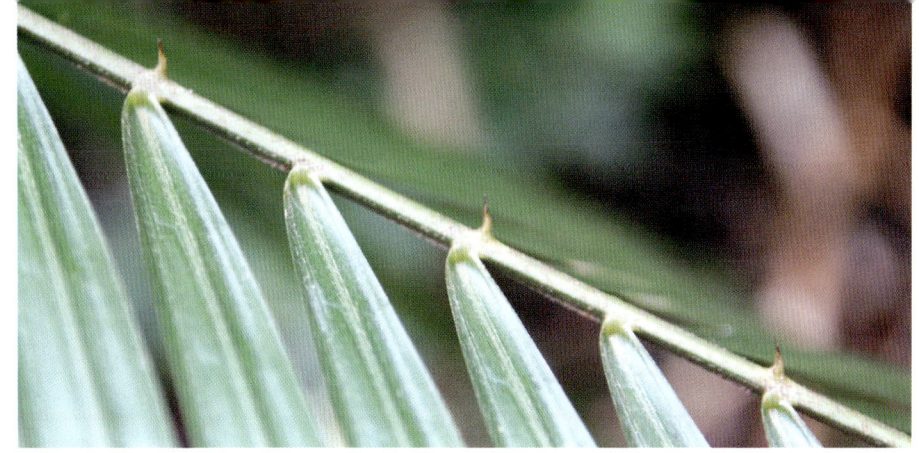

▲ 기린갈_ 줄기의 가시(인도네시아)

| 한방 효능 |

- 활혈정통(活血定痛) : 혈액순환을 촉진하고 통증을 없앤다.
- 화어지혈(化瘀止血) : 어혈을 없애고 지혈시킨다.
- 생기염창(生肌斂瘡) : 새살을 돋게 하고 상처를 아물게 한다.

| 약효 해설 |

- 새로운 피부 조직의 재생을 촉진시킨다.
- 외상출혈이 멎지 않는 증상을 치료한다.
- 타박상으로 인한 어혈을 풀어준다.
- 피부궤양이 오래도록 치유되지 않을 때 사용한다.
- 치루의 동통으로 참기 어려울 때 환부에 혈갈 가루를 외용(外用)한다.

| 동의보감 효능 |

혈갈(血竭, 기린갈 열매에서 삼출된 수지를 가열 압착하여 만든 덩어리)은 피부가 헐어 아프고 가려우며 벌겋게 부어 곪는 것과 개선에 주로 쓴다. 쇠붙이에 다친 상처를 치료한다. 지혈시키고 진통시키며 살을 돋게 한다. 다만 성질이 급하기 때문에 많이 사용할 수 없다. 많이 사용하면 오히려 고름이 생기게 된다.

| 약용법 |

기린갈의 수지(약재명: 혈갈) 1~1.5g을 분말로 하여 내복한다. 또는 산제(散劑) 또는 환제(丸劑)로 복용한다. 외용할 때는 분말 적당량을 환부에 붙인다.

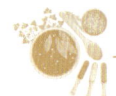

꿀풀 | 하고초

- 식물명 및 학명 : 꿀풀 *Prunella vulgaris* Linné var. *lilacina* Nakai
- 과명 : 꿀풀과
- 약용부위 : 꽃대[花穗]
- 약재명 : 하고초(夏枯草)
- 약재 저장법 : 밀폐용기

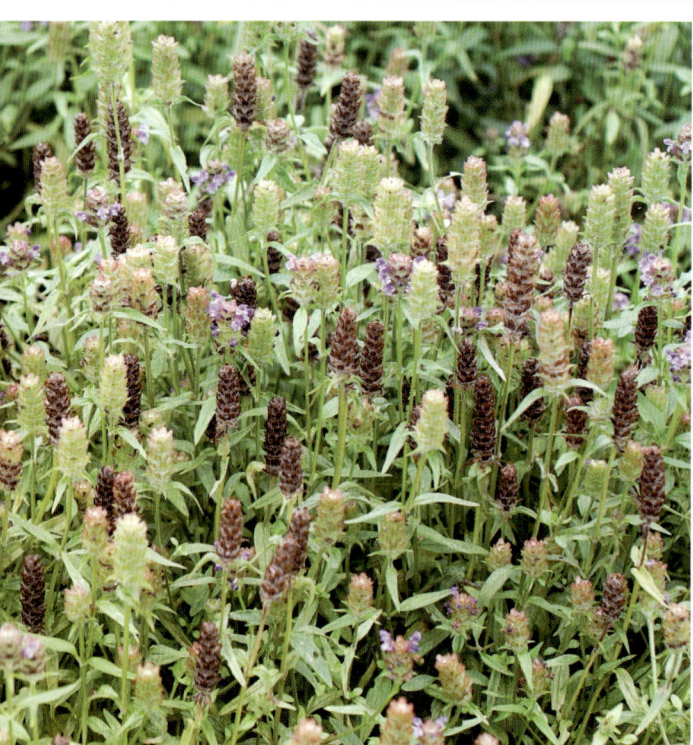

▲ 꿀풀_ 지상부

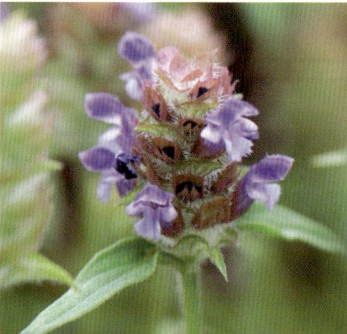

▲ 꿀풀_ 꽃

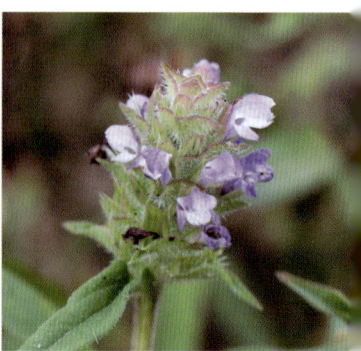

▲ 하고초_ 꽃

| 약재의 기원 |

이 약(하고초)은 꿀풀 *Prunella vulgaris* Linné var. *lilacina* Nakai 또는 하고초(夏枯草) *Prunella vulgaris* Linné(꿀풀과 Labiatae)의 꽃대[花穗]이다.

| 한방 효능 |

- 청간사화(淸肝瀉火) : 간화(肝火)를 식힌다.

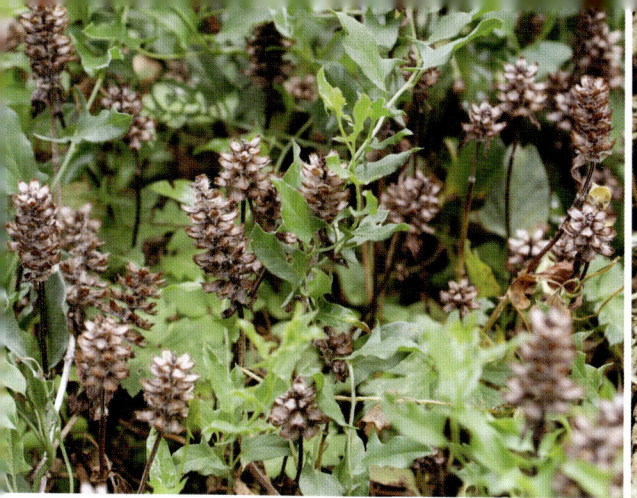
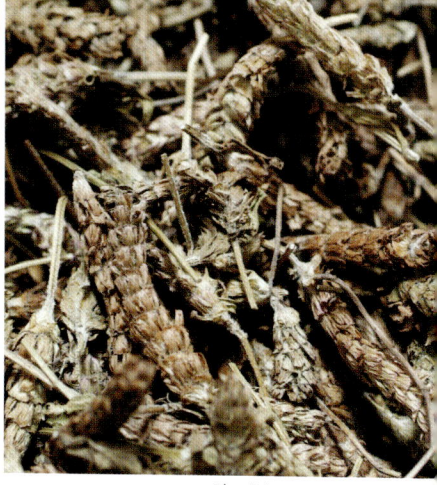

▲ 하고초_ 지상부   ▲ 하고초(약재, 전형)

- 명목(明目) : 눈을 밝게 한다.
- 산결소종(散結消腫) : 뭉친 것을 풀고 종기를 가라앉힌다.

| 약효 해설 |

- 눈이 충혈되면서 붓고 아픈 증상에 유효하다.
- 머리가 아프고 정신이 흐리고 혼미하여지는 증상을 없앤다.
- 유방이 팽창하면서 터질 듯이 아픈 병증에 사용한다.
- 각혈과 자궁에서 분비물이 나오는 증상을 치료한다.

| 북한의 효능 |

련주창(부스럼의 일종), 영류, 젖앓이, 간열로 눈이 피지고 붓고 아픈 데, 고혈압, 부종, 옹종에 쓴다.

| 동의보감 효능 |

하고초(夏枯草, 꿀풀의 꽃대)의 성질은 차고[寒] 맛은 쓰며 맵고[苦辛] 독이 없다. 추웠다 열이 났다 하는 것, 나력(瘰癧), 서루(鼠瘻), 머리의 피부질환을 치료한다. 배 속에 생긴 덩어리를 깨뜨리고 영류로 기가 몰린 것을 흩으며 눈 아픈 것[目疼, 목동]을 낫게 한다.

| 약용법 |

꿀풀의 꽃대(약재명: 하고초) 9~15g을 물 800mL에 넣고 달여서 반으로 나누어 아침저녁으로 마신다.

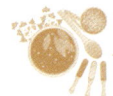

단삼 | 단삼

- ■ **식물명 및 학명** : 단삼 *Salvia miltiorrhiza* Bunge
- ■ **과명** : 꿀풀과
- ■ **약재명** : 단삼(丹參)
- ■ **약용부위** : 뿌리
- ■ **약재 저장법** : 밀폐용기

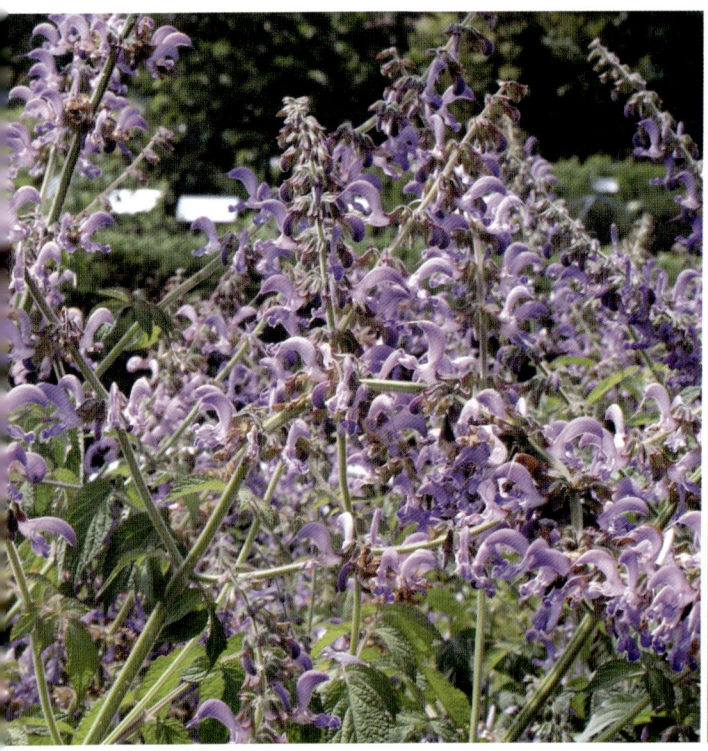

▲ 단삼_ 지상부

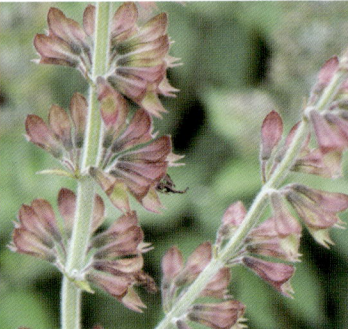

▲ 단삼_ 꽃봉오리

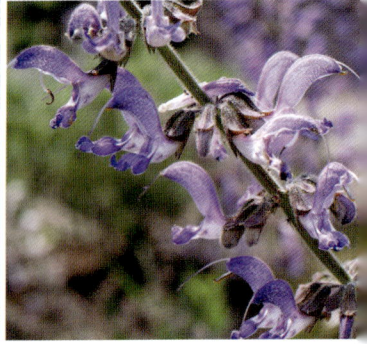

▲ 단삼_ 꽃

| 약재의 기원 |

이 약(단삼)은 단삼 *Salvia miltiorrhiza* Bunge(꿀풀과 Labiatae)의 뿌리이다.

| 한방 효능 |

- 활혈거어(活血祛瘀) : 혈액순환을 촉진하고 어혈을 없앤다.
- 통경지통(通經止痛) : 경락을 잘 통하게 하여 통증을 멎게 한다.

- 청심제번(淸心除煩) : 심열(心熱)을 식히고 마음이 답답한 것을 없앤다.

약효 해설

- 가슴이 답답하여 잠을 못 자는 증상에 사용한다.
- 가슴 속이 달아오르면서 초조 불안한 증상을 낫게 한다.
- 가슴이 막히는 듯하면서 아픈 증상을 치료한다.
- 관절이 벌겋게 붓고 달아오르면서 온몸에 열이 나고 아픈 증상에 유효하다.
- 월경불순 치료에 도움된다.
- 산후 어혈복통에 쓰인다.

북한의 효능

월경장애, 무월경, 월경아픔, 산후배아픔, 징가, 팔다리마비, 신경쇠약으로 오는 잠장애, 협심증, 간부종, 간염, 간경변, 비장부종, 뇌혈전, 고혈압, 혈전성혈관염, 옹종에 쓴다.

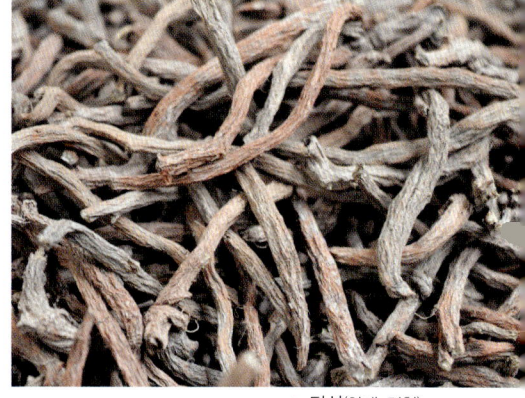

▲ 단삼(약재, 전형)

동의보감 효능

단삼(丹蔘)의 성질은 약간 차고[微寒][평(平)하다고도 한다] 맛이 쓰며[苦] 독이 없다. 다리가 약하면서 저리고 아픈 것, 팔다리를 쓰지 못하는 것을 치료한다. 또는 고름을 빼고 통증을 멈추며 살찌게 한다. 오래된 어혈을 깨뜨리며 새로운 혈(血)을 보한다. 안태시키며 죽은 태아를 나오게 한다. 또 월경을 고르게 하고 여성의 부정기 자궁출혈, 자궁에서 분비물이 나오는 것을 멎게 한다.

약용법

단삼의 뿌리(약재명: 단삼) 10~15g을 물 800mL에 넣고 달여서 반으로 나누어 아침저녁으로 마신다.

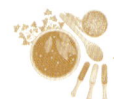

단향 | 백단향

- **식물명 및 학명** : 단향(檀香) *Santalum album* Linné
- **과명** : 단향과
- **약재명** : 백단향(白檀香)
- **약용부위** : 나무줄기의 심재
- **약재 저장법** : 밀폐용기

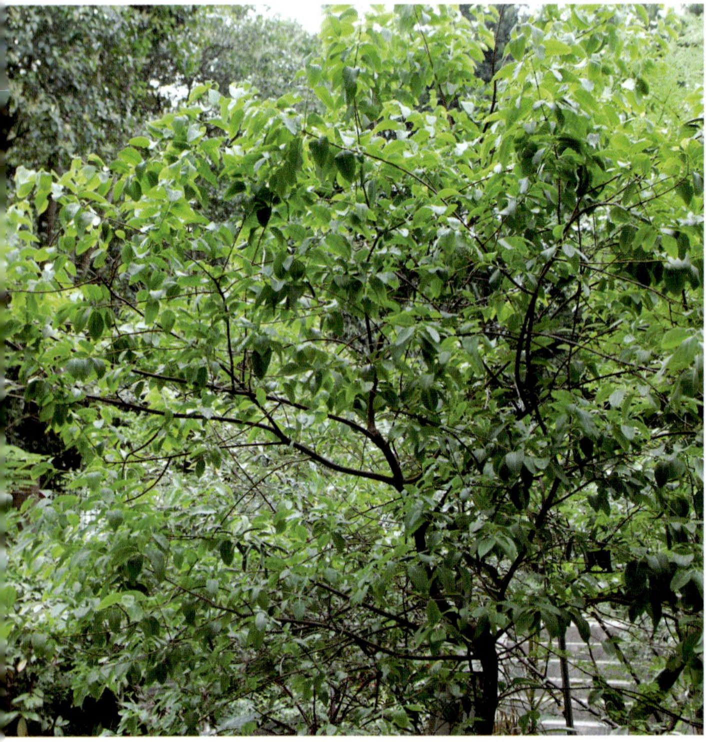

▲ 단향_ 나무모양

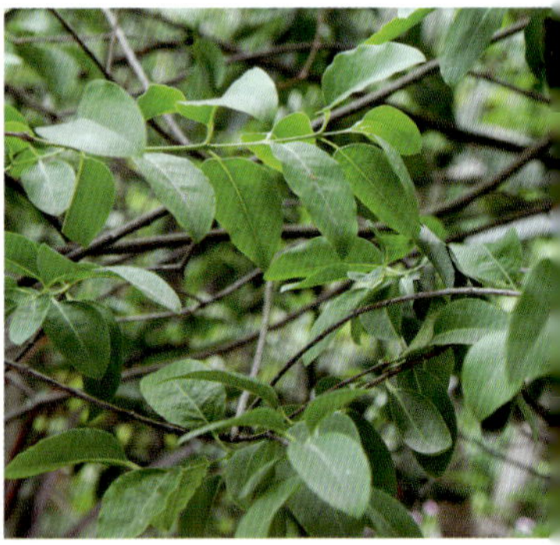

▲ 단향_ 잎

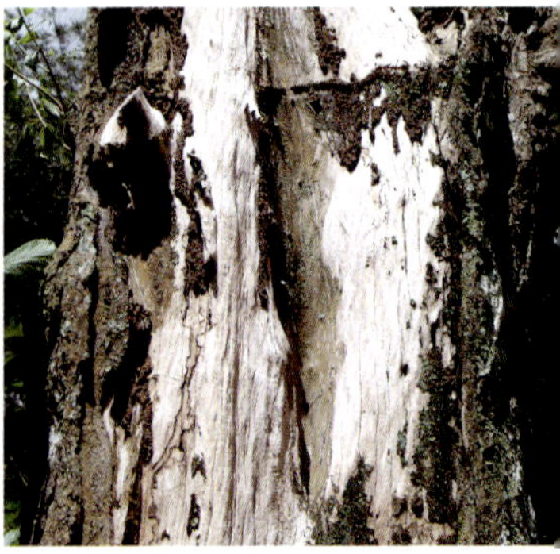

▲ 단향_ 나무껍질(인도네시아)

| 약재의 기원 |

이 약(백단향)은 단향(檀香) *Santalum album* Linné(단향과 Santalaceae)의 나무줄기의 심재이다.

| 한방 효능 |

- 행기온중(行氣溫中) : 기운을 잘 소통시키고 배 속을 따뜻하게 한다.

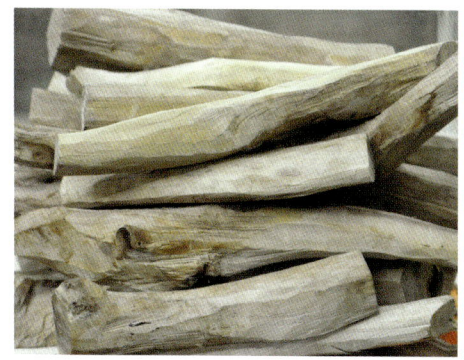
▲ 백단향(약재, 전형)

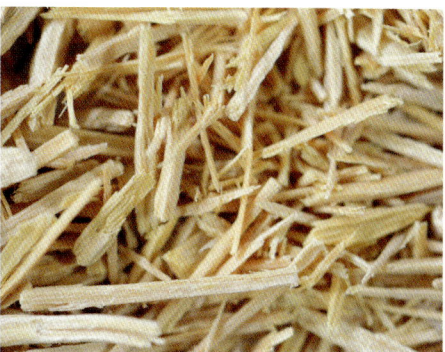
▲ 백단향(약재, 절편)

- 개위지통(開胃止痛) : 위장 기능을 활발하게 하고 통증을 멎게 한다.

| 약효 해설 |

- 관상동맥경화증, 협심증 치료에 효과가 있다.
- 흉복부의 동통을 없앤다.
- 식도암으로 인한 구토를 치료한다.
- 건위(健胃), 진통약으로 쓰인다.
- 백단유(油)는 피부암 예방에 도움이 된다.

| 동의보감 효능 |

백단향(白檀香)의 성질은 따뜻하며[溫] 맛은 맵고[辛] 독이 없다. 열로 부은 것을 삭이고 신기(腎氣)로 오는 복통을 치료한다. 명치가 아픈 것, 음식이 체하여 구토하고 설사하는 것, 중악(中惡, 중풍의 일종), 헛것에 들린 것을 낫게 한다. 벌레를 죽인다[본초].

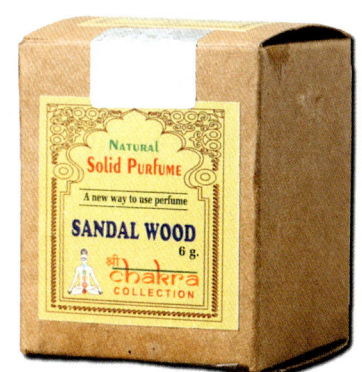
▲ 단향 향수 제품(티베트)

| 약용법 |

단향 나무줄기의 심재(약재명: 백단향) 2~5g을 물 800mL에 넣고 달여서 반으로 나누어 아침저녁으로 마신다.

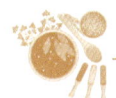

독말풀 | 다투라

- **식물명 및 학명** : 독말풀 *Datura stramonium* Linné
- **과명** : 가지과
- **약재명** : 다투라[曼陀羅葉]
- **약용부위** : 꽃 필 때의 잎
- **약재 저장법** : 밀폐용기

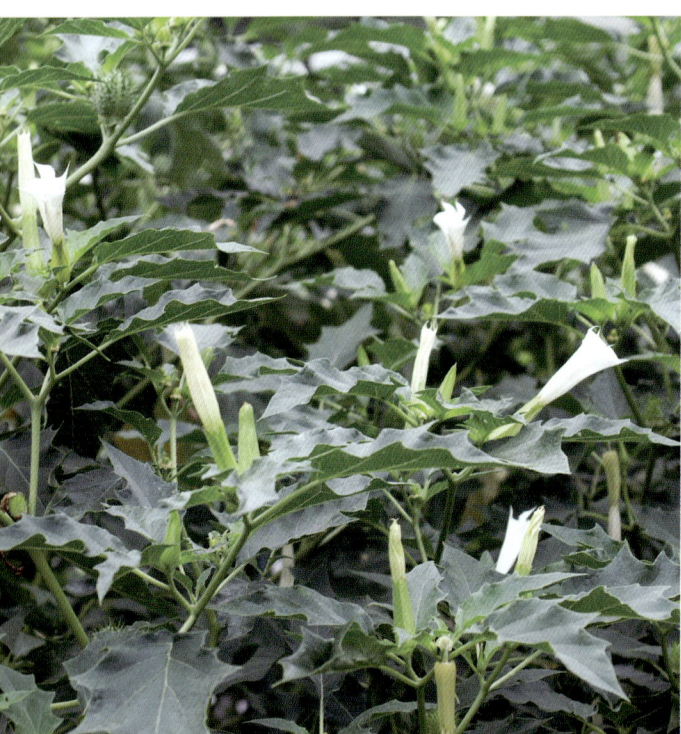

▲ 독말풀_ 지상부

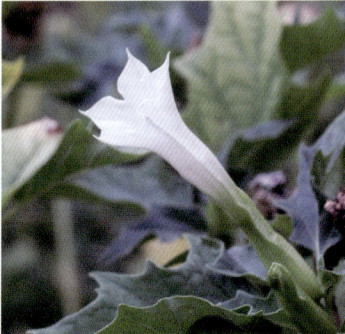

▲ 독말풀_ 꽃

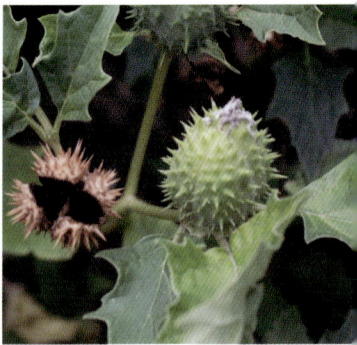

▲ 독말풀_ 열매

| 약재의 기원 |

이 약(다투라)은 독말풀 *Datura stramonium* Linné, 흰독말풀 *Datura metel* Nees 또는 기타 동속 근연식물(가지과 Solanaceae)의 꽃 필 때의 잎이다.

| 한방 효능 |

- 진해평천(鎭咳平喘) : 기침과 천식을 진정시킨다.

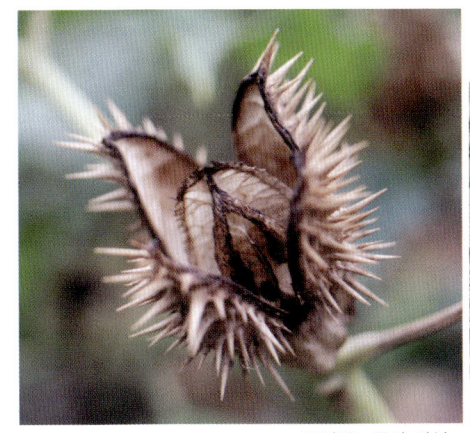
▲ 독말풀_ 종자 결실

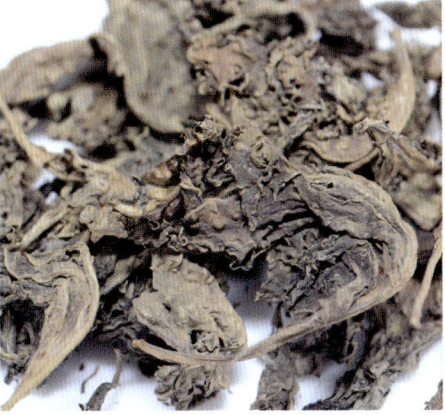
▲ 다투라(약재, 전형)

- 지통발농(止痛拔膿) : 통증을 멎게 하고 고름 배출을 촉진한다.

| 약효 해설 |

- 숨이 차면서 기침하는 증상을 치료한다.
- 저리고 통증이 있는 증상을 낫게 한다.
- 각기병에 쓰인다.
- 천식, 위산과다, 월경통에 효과가 있다.

| 북한의 효능 |

기관지천식, 경련성 기침, 위장관의 경련성 아픔, 심장병으로 인한 서맥, 멀미, 상기도수술을 할 때 침분비를 적게 하는 데 쓴다.

| 약용법 |

독말풀의 잎(약재명: 다투라) 0.3~0.6g을 물 800mL에 넣고 달여서 반으로 나누어 아침저녁으로 마시거나 외용으로 적당량 사용한다.

| 주의사항 |

독성이 있으므로 주의하여 사용한다.

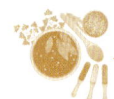

들현호색 | 현호색

- **식물명 및 학명** : 들현호색 *Corydalis ternata* Nakai
- **과명** : 양귀비과
- **약재명** : 현호색(玄胡索)
- **약용부위** : 덩이줄기
- **약재 저장법** : 밀폐용기

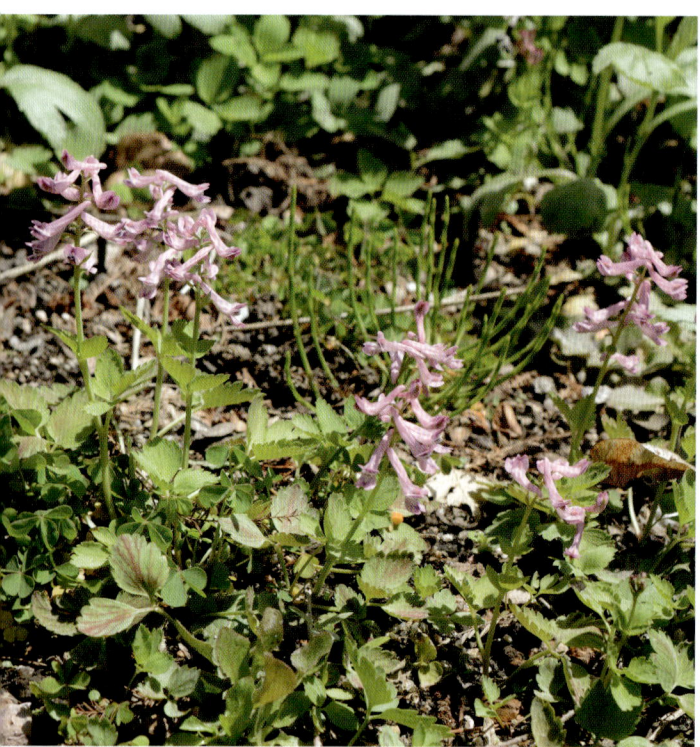

▲ 들현호색_ 지상부

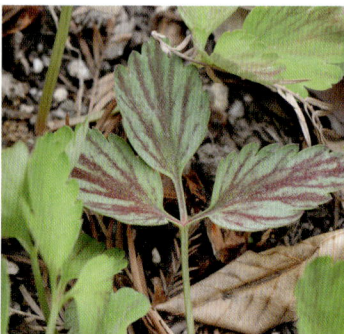

▲ 들현호색_ 잎

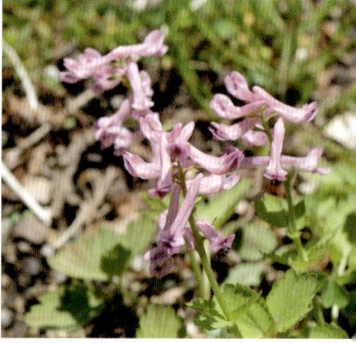

▲ 들현호색_ 꽃

| 약재의 기원 |

이 약(현호색)은 들현호색 *Corydalis ternata* Nakai 또는 연호색(延胡索) *Corydalis yanhusuo* W.T.Wang(양귀비과 Papaveraceae)의 덩이줄기이다.

| 한방 효능 |

- 활혈(活血) : 혈액순환을 촉진한다.

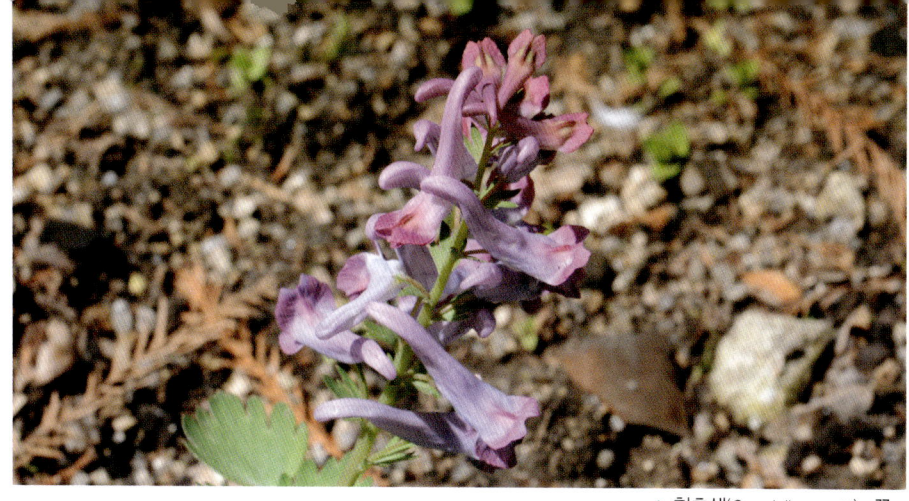

▲ 현호색(*Corydalis remota*)_ 꽃

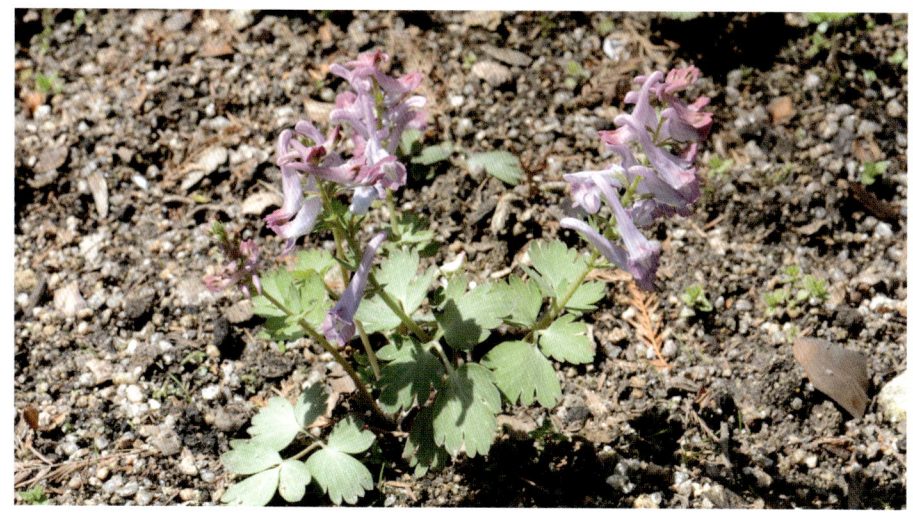

▲ 현호색(*Corydalis remota*)_ 지상부

- 행기(行氣) : 기운을 잘 소통시킨다.
- 지통(止痛) : 통증을 멎게 한다.

| 약효 해설 |

- 복부, 양 옆구리의 통증 제거에 쓰인다.
- 가슴이 막히는 듯하면서 아픈 증상에 유효하다.
- 산후(産後)에 머리가 찡찡하고 어지러운 증상을 치료한다.
- 월경불순, 여성의 부정기 자궁출혈에 사용한다.
- 외상 또는 넘어져서 붓고 아픈 증상을 낫게 한다.

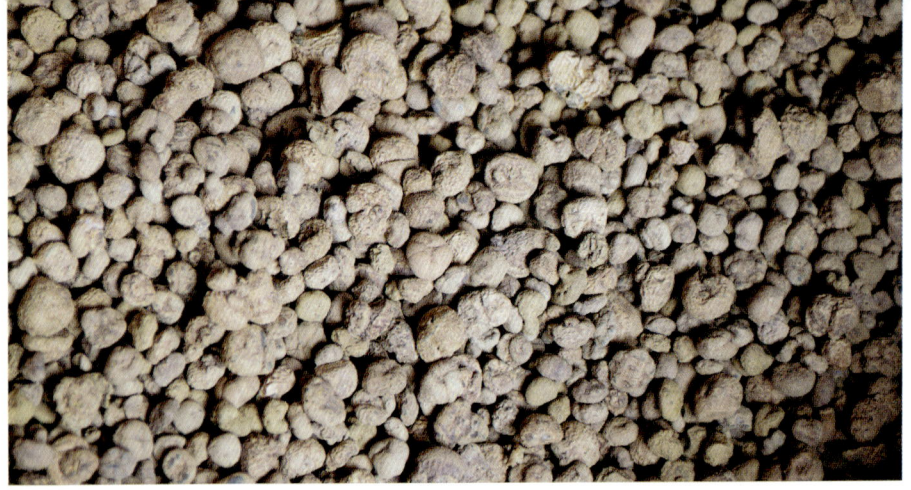

▲ 현호색(약재, 전형)

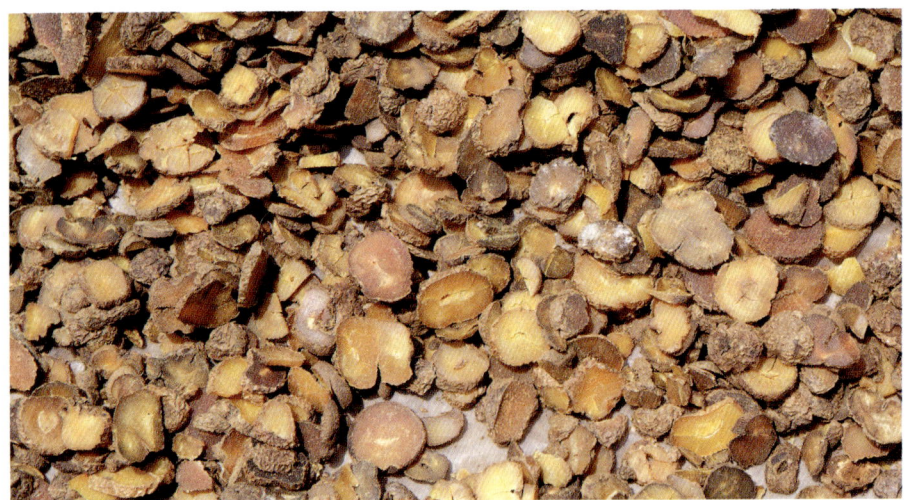

▲ 현호색(약재, 절편)

| 북한의 효능 |

월경부조, 월경아픔, 산후 배아픔, 기혈이 막혀 명치부위가 아픈 데, 배아픔, 관절아픔, 신경통, 협심증, 타박상, 잠장애에 쓴다.

| 동의보감 효능 |

현호색(玄胡索)의 성질은 따뜻하고[溫] 맛은 매우며[辛](쓰다[苦]고도 한다) 독이 없다. 산후에 혈로 인한 여러 가지 병을 낫게 한다. 월경이 고르지 못한 것, 배 속에 있는 덩어리, 여성의 부정기 자궁출혈, 산후에 출혈이 심하여 정신이 흐리고 혼미해지는 증상을 낫게 한다. 다쳐서 멍든 것을 치료하고

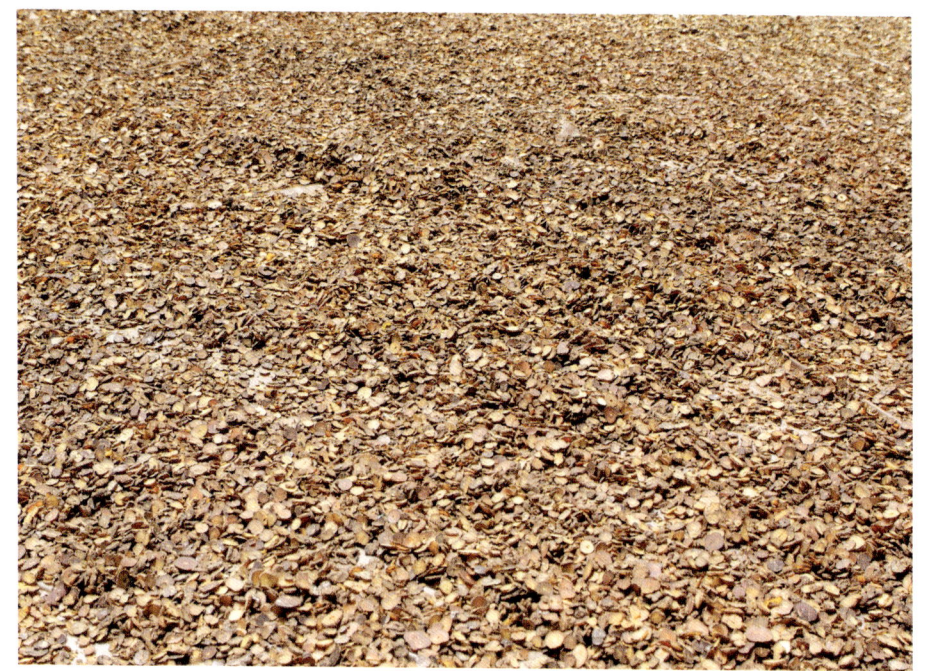

▲ 건조 중인 현호색

유산시킨다. 배 속에 생긴 덩어리, 옆구리 부위에 생긴 덩어리, 어혈을 깨뜨린다. 기병(氣病), 가슴앓이, 아랫배가 아픈 것을 매우 잘 치료한다.

| 약용법 |

들현호색의 덩이줄기(약재명: 현호색) 3~10g을 물 800mL에 넣고 달여서 반으로 나누어 아침저녁으로 마신다. 또는 가루나 환(丸)으로 만들어 복용한다.

| 주의사항 |

임신부에게는 쓰지 않는다.

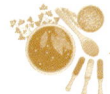

마카 | 마카

- **식물명 및 학명** : 마카 *Lepidium meyenii* Walp. (= *Lepidium peruvianum* G. Chacón)
- **과명** : 십자화과
- **약용부위** : 뿌리
- **약재명** : 마카(瑪卡), Maca, 남미인삼(南美人蔘), 페루인삼(Peruvian ginseng)
- **약재 저장법** : 밀폐용기

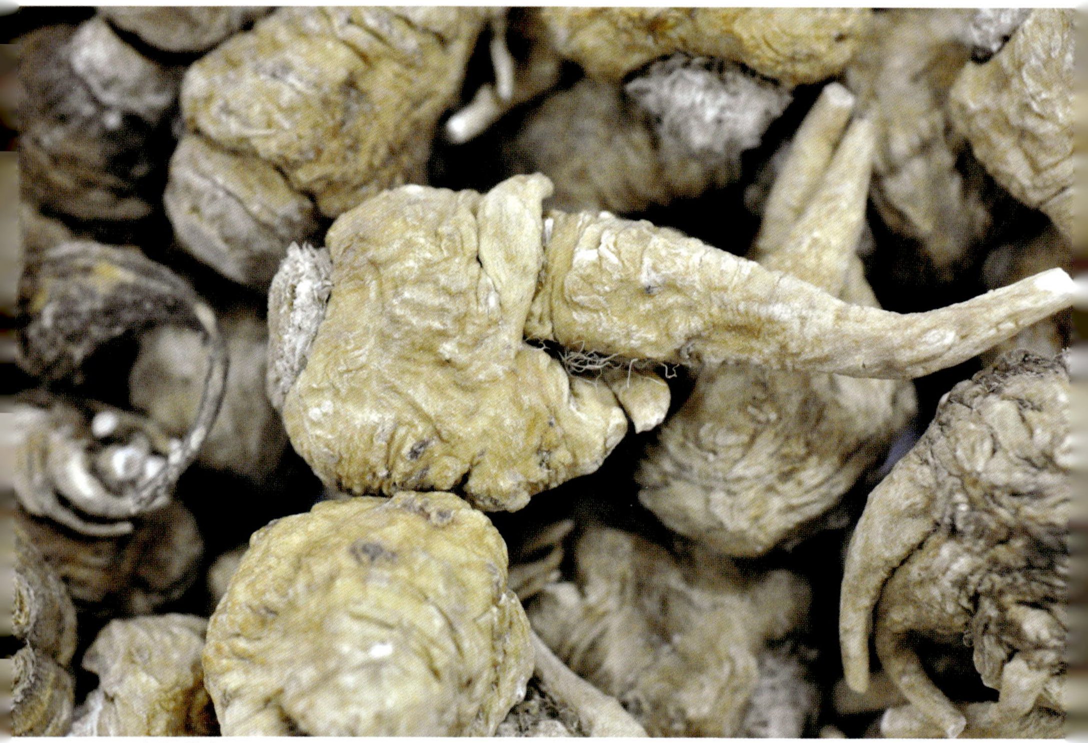

▲ 마카_ 뿌리

| 약재의 기원 |

이 약(마카)은 마카 *Lepidium meyenii* Walp.(십자화과 Brassicaceae)의 뿌리이다.

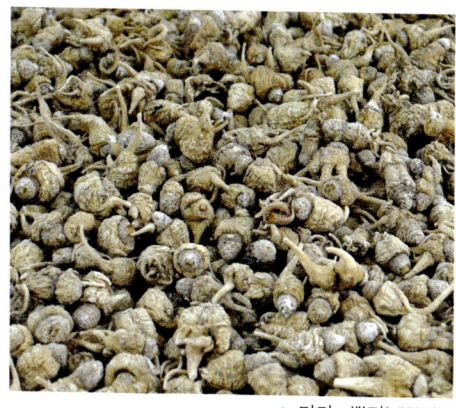
▲ 마카_ 뿌리(채취품)

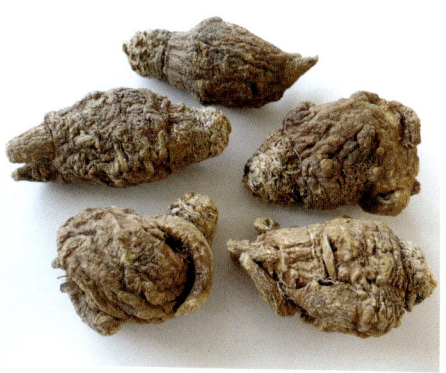
▲ 마카(약재, 전형)

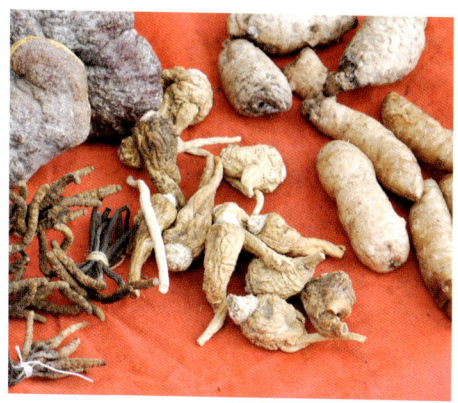
▲ 마카(약재, 시장 판매품)

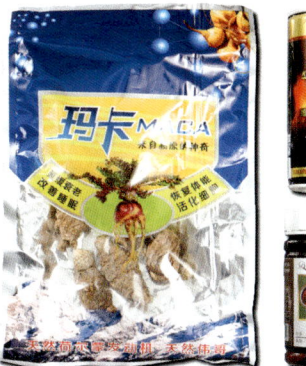
▲ 마카 제품(중국 샹그릴라, 우루무치)

| 약효 해설 |

- 피로회복 효능이 있다.
- 갱년기 증상의 완화에 도움된다.
- 항비만 작용이 있다.
- 남미 페루가 원산지인 식용 및 약용식물이다.
- 우리나라 《식품공전》에 '마카(Maca)' 이름으로 '식품에 제한적으로 사용할 수 있는 식물성 원료'로 수재되어 있다.

| 약용법 |

마카의 뿌리(약재명: 마카)를 가루 내어 먹는다.

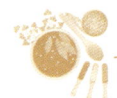

만삼 | 당삼

- **식물명 및 학명** : 만삼 *Codonopsis pilosula* Nannfeldt
- **과명** : 초롱꽃과
- **약재명** : 당삼(黨參)
- **약용부위** : 뿌리
- **약재 저장법** : 밀폐용기

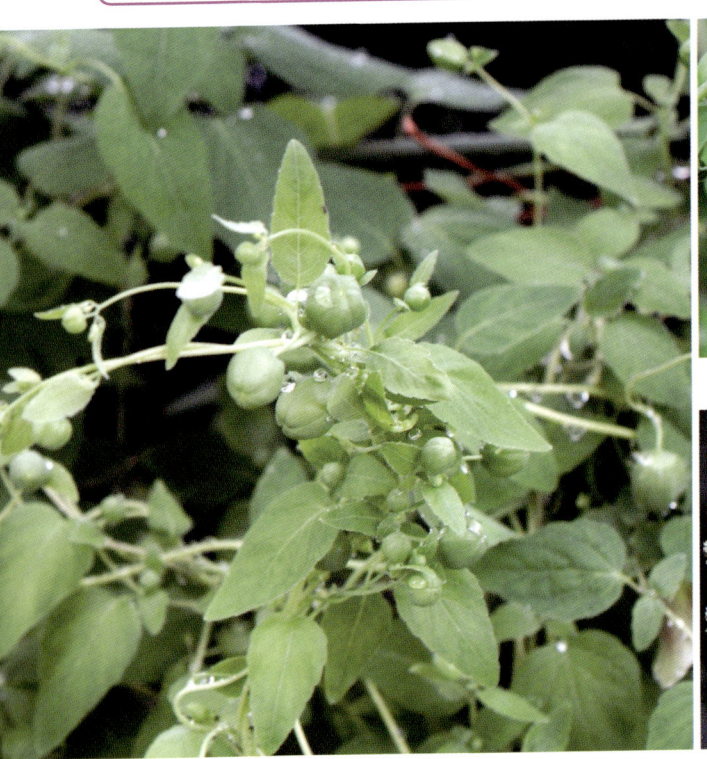

▲ 만삼_ 지상부

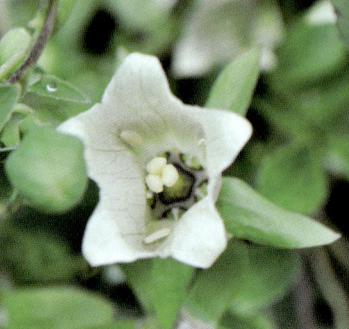

▲ 소화당삼_ 꽃

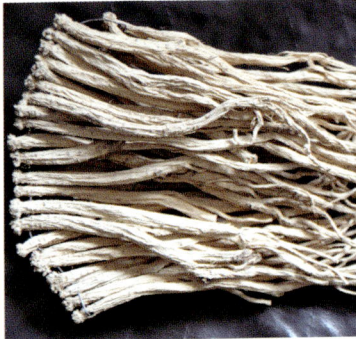

▲ 당삼(약재, 전형)

약재의 기원

이 약(당삼)은 만삼 *Codonopsis pilosula* Nannfeldt, 소화당삼(素花黨參) *Codonopsis pilosula* Nannfeldt var. *modesta* L. T. Shen 또는 천당삼(川黨參) *Codonopsis tangshen* Oliver(초롱꽃과 Campanulaceae)의 뿌리이다.

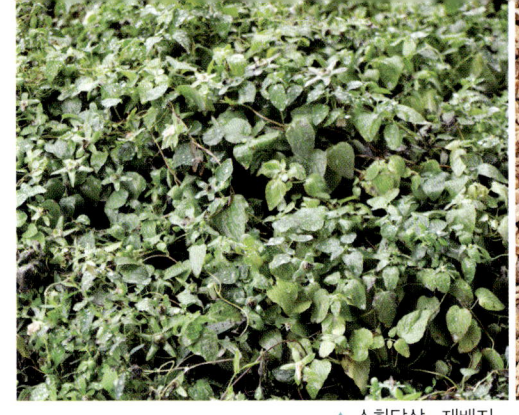
▲ 소화당삼_ 재배지

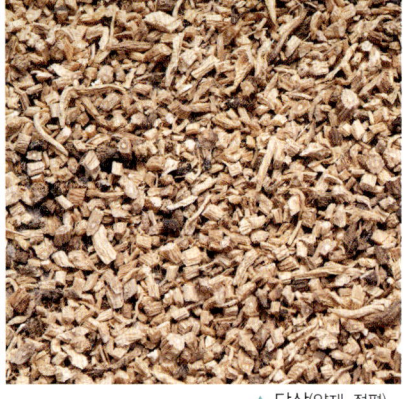
▲ 당삼(약재, 절편)

| 한방 효능 |

- 건비익폐(健脾益肺) : 비(脾)의 기능을 강하게 하고 폐(肺)를 보익(補益)한다.
- 양혈생진(凉血生津) : 혈열(血熱)을 식히고 진액 생성을 촉진한다.

| 약효 해설 |

- 약해진 비(脾)와 폐(肺)의 기능을 강하게 한다.
- 몸이 권태롭고 힘이 없는 증상을 치료한다.
- 팔다리에 힘이 없을 때 쓰면 효과가 있다.
- 강장약으로 쓰인다.
- 가슴이 두근거리면서 불안하고 호흡이 얕고 힘이 없는 증상에 사용한다.
- 폐가 허(虛)해서 숨이 차고 기침하는 증상을 낫게 한다.
- 몸 안의 열기로 인한 소갈증(消渴證) 치료에 효과가 있다.

| 북한의 효능 |

몸이 허약하고 기운이 없는 데, 비기허증, 폐기허증, 만성위염, 빈혈, 백혈구감소증에 쓴다.

| 약용법 |

만삼의 뿌리(약재명: 당삼) 9~30g을 물 800mL에 넣고 달여서 반으로 나누어 아침저녁으로 마신다.

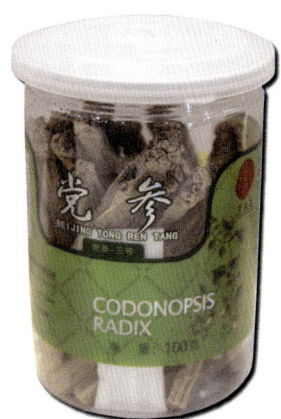
▲ 당삼 제품(중국)

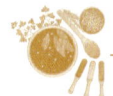

멀구슬나무 | 고련피, 천련자

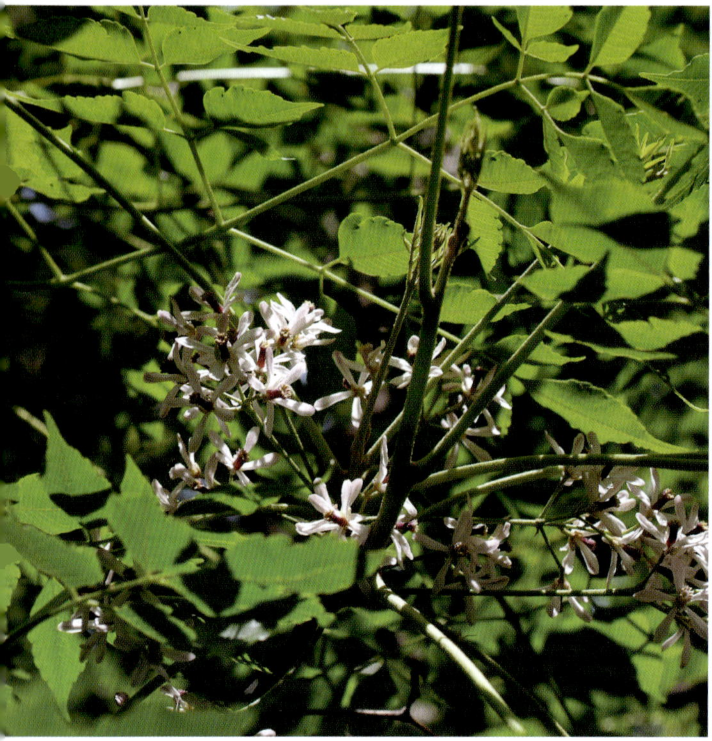

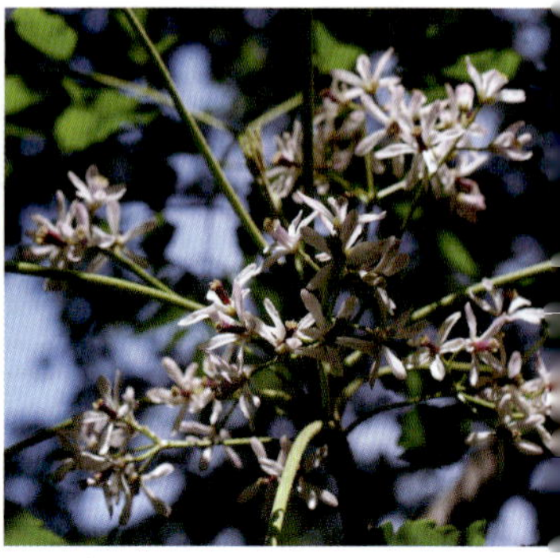

▲ 멀구슬나무_ 꽃

▲ 멀구슬나무_ 꽃과 잎

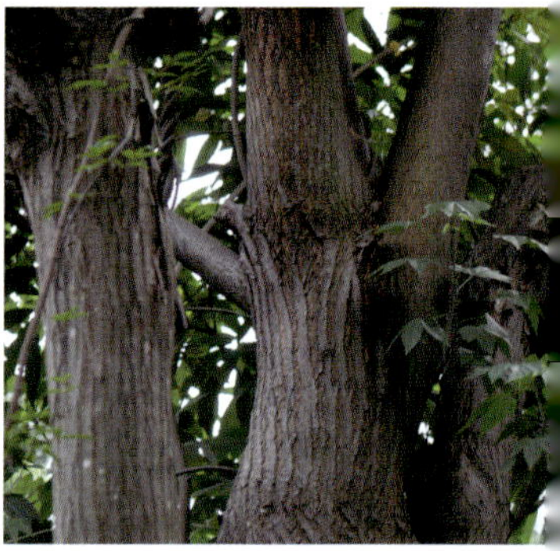

▲ 멀구슬나무_ 나무껍질

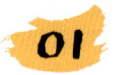 **약재명 고련피**

- **식물명 및 학명** : 멀구슬나무 *Melia azedarach* Linné
- **과명** : 멀구슬나무과
- **약재명** : 고련피(苦楝皮)
- **약용부위** : 나무껍질 또는 뿌리껍질
- **약재 저장법** : 밀폐용기

약재의 기원

이 약(고련피)은 멀구슬나무 *Melia azedarach* Linné 또는 천련(川楝) *Melia toosendan* Sieb. et Zucc.(멀구슬나무과 Meliaceae)의 나무껍질 또는 뿌리껍질이다.

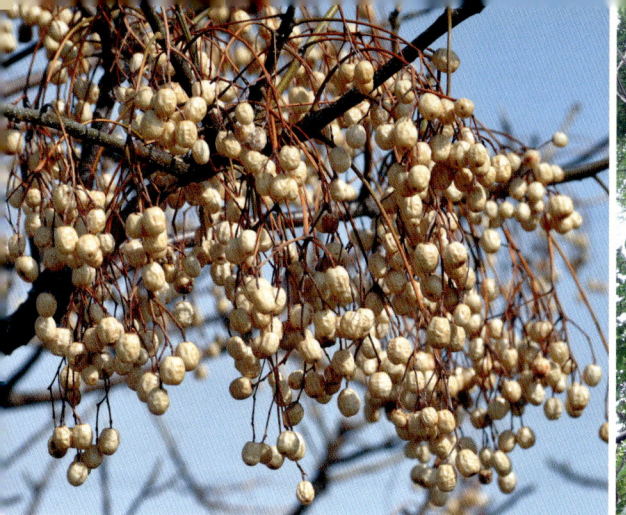
▲ 멀구슬나무_ 열매

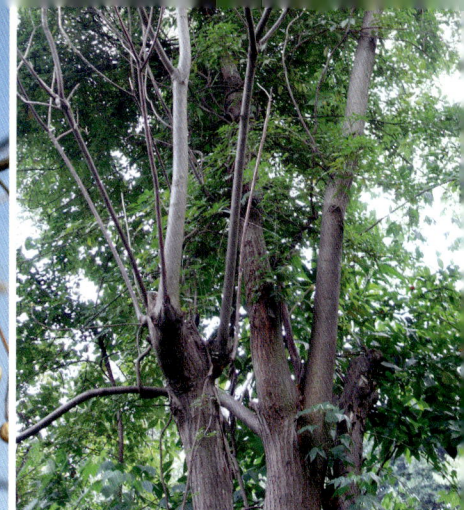
▲ 멀구슬나무_ 나무모양

식약처 공정서의 기원식물 검토

KHP(대한민국약전외한약(생약)규격집)에서 기원종을 '멀구슬나무 *Melia azedarach* Linné 또는 천련(川楝) *Melia toosendan* Sieb. et Zucc.'로 하고 있는데, 최근 연구에서 이 두 종은 동일종으로 밝혀졌으므로, 선취권 우선에 따라 멀구슬나무(*M. azedarach* L.)로 통일해야 한다. (참고논문: 박종철, 최고야. 한약정보연구회지. 2016;4(2):9-35)

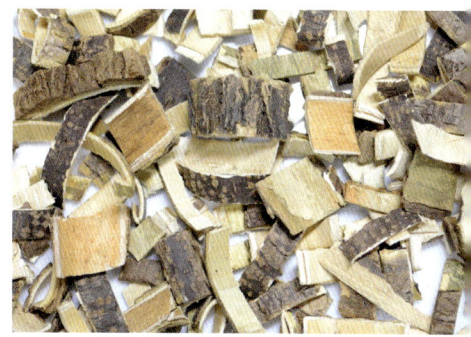
▲ 고련피(약재, 절편)

한방 효능

- 살충(殺蟲) : 기생충을 죽인다.
- 요양(療痒) : 가려움증을 없앤다.

약효 해설

- 구충, 항말라리아 작용이 있다.
- 피임의 약리작용이 있다.

동의보감 효능

연근(楝根, 멀구슬나무 뿌리)의 성질은 약간 차며[微寒] 맛은 쓰고[苦] 독이 약간 있다. 여러 가지 충을 죽이고 대장을 돕는다.

| 약용법 |

멀구슬나무의 나무껍질 또는 뿌리껍질(약재명: 고련피) 3~6g을 물 800mL에 넣고 달여서 반으로 나누어 아침저녁으로 마신다.

 약재명 천련자

- **식물명 및 학명** : 멀구슬나무 *Melia azedarach* Linné
- **과명** : 멀구슬나무과
- **약재명** : 천련자(川楝子)
- **약용부위** : 열매
- **약재 저장법** : 밀폐용기

| 약재의 기원 |

이 약(천련자)은 천련(川楝) *Melia toosendan* Siebold et Zuccarini 또는 멀구슬나무 *Melia azedarach* Linné(멀구슬나무과 Meliaceae)의 열매이다.

| 식약처 공정서의 기원식물 검토 |

KHP(대한민국약전외한약(생약)규격집)에서 기원종을 '천련(川楝) *Melia toosendan* Siebold et Zuccarini 또는 멀구슬나무 *Melia azedarach* Linné'로 하고 있는데, 최근 연구에서 이 두 종은 동일종으로 밝혀졌으므로, 선취권 우선에 따라 멀구슬나무(*M. azedarach* L.)로 통일해야 한다. (참고논문: 박종철, 최고야. 한약정보연구회지, 2016;4(2):9-35)

| 한방 효능 |

- 소간설열(疏肝泄熱) : 간열(肝熱)을 해소한다.
- 행기지통(行氣止痛) : 기운을 잘 소통시키고 통증을 멎게 한다.
- 살충(殺蟲) : 기생충을 죽인다.

| 약효 해설 |

- 복부가 부르고 그득하며 통증이 있는 증상에 사용한다.
- 고환이나 음낭이 커지면서 아랫배가 아픈 증상에 유효하다.
- 회충으로 인한 복통을 치료한다.

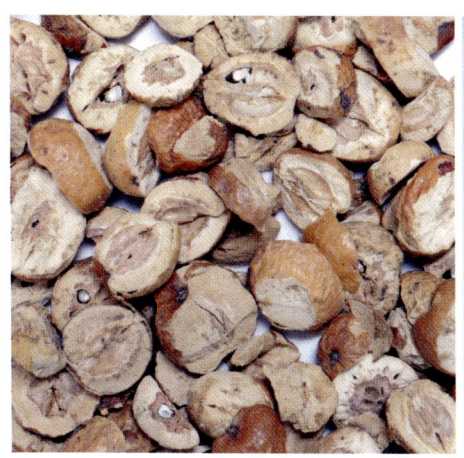 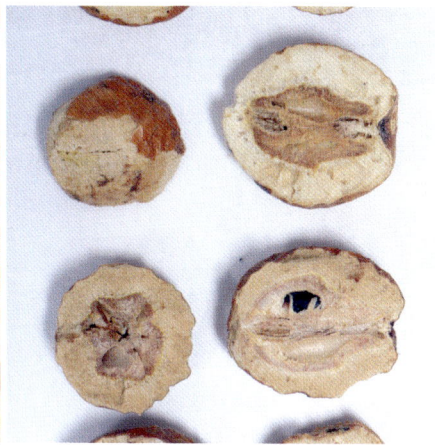

▲ 천련자(약재, 절편) ▲ 천련자(약재, 절단면)

| 동의보감 효능 |

연실(楝實, 멀구슬나무 열매)의 성질은 차고[寒] 맛이 쓰며[苦] 독이 없다. 온병(溫病), 상한(傷寒)으로 열이 심하고 답답해 미칠 것 같은 데 주로 쓴다. 소변을 잘 나오게 하고 삼충(三蟲)을 죽이며 옴과 헌데를 치료한다.

| 약용법 |

멀구슬나무의 열매(약재명: 천련자) 5~10g을 물 800mL에 넣고 달여서 반으로 나누어 아침저녁으로 마시거나 외용으로 적당량 사용한다.

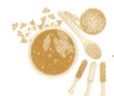

몰약수 | 몰약

- 식물명 및 학명 : 몰약수(沒藥樹) *Commiphora myrrha* Engler
- 과명 : 감람나무과
- 약재명 : 몰약(沒藥)
- 약용부위 : 고무수지
- 약재 저장법 : 밀폐용기

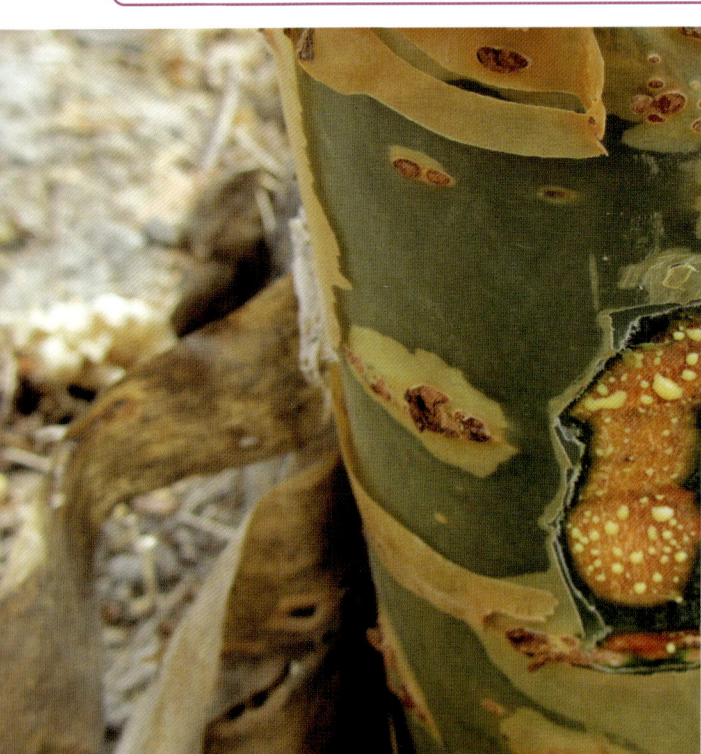

▲ 몰약수_ 나무껍질(오만)

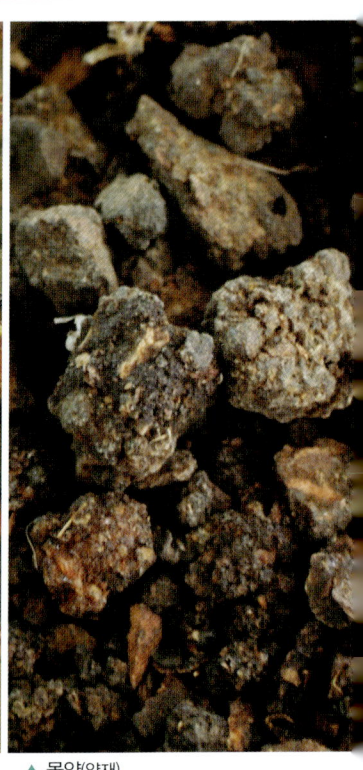

▲ 몰약(약재)

약재의 기원

이 약(몰약)은 몰약수(沒藥樹) *Commiphora myrrha* Engler 또는 합지수(哈地樹) *Commiphora molmol* Engler(감람나무과 Burseraceae)에서 얻은 고무수지이다. 전자를 천연몰약(天然沒藥) Gum Myrrh이라 하고, 후자를 교질몰약(膠質沒藥) Gum Opoponax이라 한다.

식약처 공정서의 기원식물 검토

KP(대한민국약전)에서 기원식물로 '몰약수(沒藥樹) *Commiphora myrrha* Engler 또는 합지수(哈地樹) *Commiphora molmol* Engler'를 제시하고 있으나, 이 두 종은 식물학적으로 동일종으로서 정명은 *Commiphora myrrha* (Nees) Engl.이며 *Commiphora molmol* (Engl.) Engl. ex Tschirch은 그 이명이다. 따라서 몰약의 기원식물은 '몰약나무 *Commiphora myrrha* (Nees) Engl.'로 규정하는 것이 옳다. (참고논문: 박종철, 최고야. 한약정보연구회지. 2016:4(2):9-35)

한방 효능

- 산어정통(散瘀定痛) : 어혈을 없애고 통증을 멎게 한다.
- 소종생기(消腫生肌) : 종기를 가라앉히고 새살이 돋게 한다.

약효 해설

- 눈이 충혈되고 아픈 병증을 낫게 한다.
- 팔다리를 잘 쓰지 못하고 마비되며 아픈 증상을 치료한다.
- 생리통, 무월경에 사용한다.
- 타박상 치료에 효과가 있다.

동의보감 효능

몰약(沒藥, 몰약수 또는 합지수에서 얻은 고무수지)의 성질은 보통이며[平](따뜻하다[溫]고도 한다) 맛은 쓰고[苦](맵다[辛]고도 한다) 독이 없다. 배 속에 생긴 덩어리와 어혈이 뭉친 것을 깨뜨리고 통증을 멈춘다. 타박상, 근육과 뼈가 상하거나 부러져 어혈이 생기고 아픈 것, 쇠붙이에 다친 상처, 매맞아 다친 것을 치료한다. 피부가 헐어 아프고 가려우며 벌겋게 부어 곪는 것, 치루를 낫게 한다. 독성이 있는 종기를 삭이고 갑자기 하혈(下血)하는 것을 멎게 한다. 눈에 예막이 생기면서 어지럽고 아프며 피부가 붉은 것을 치료한다.

약용법

몰약수의 고무수지(약재명: 몰약) 3~10g을 물 800mL에 넣고 달여서 반으로 나누어 아침저녁으로 마시거나 또는 가루나 환(丸)으로 만들어 복용한다. 외용할 때는 적당량을 가루 내어 피부에 바른다.

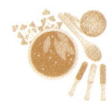

밀화두 | 계혈등

- **식물명 및 학명** : 밀화두(密花豆) *Spatholobus suberectus* Dunn
- **과명** : 콩과
- **약재명** : 계혈등(鷄血藤)
- **약용부위** : 덩굴성 줄기
- **약재 저장법** : 밀폐용기

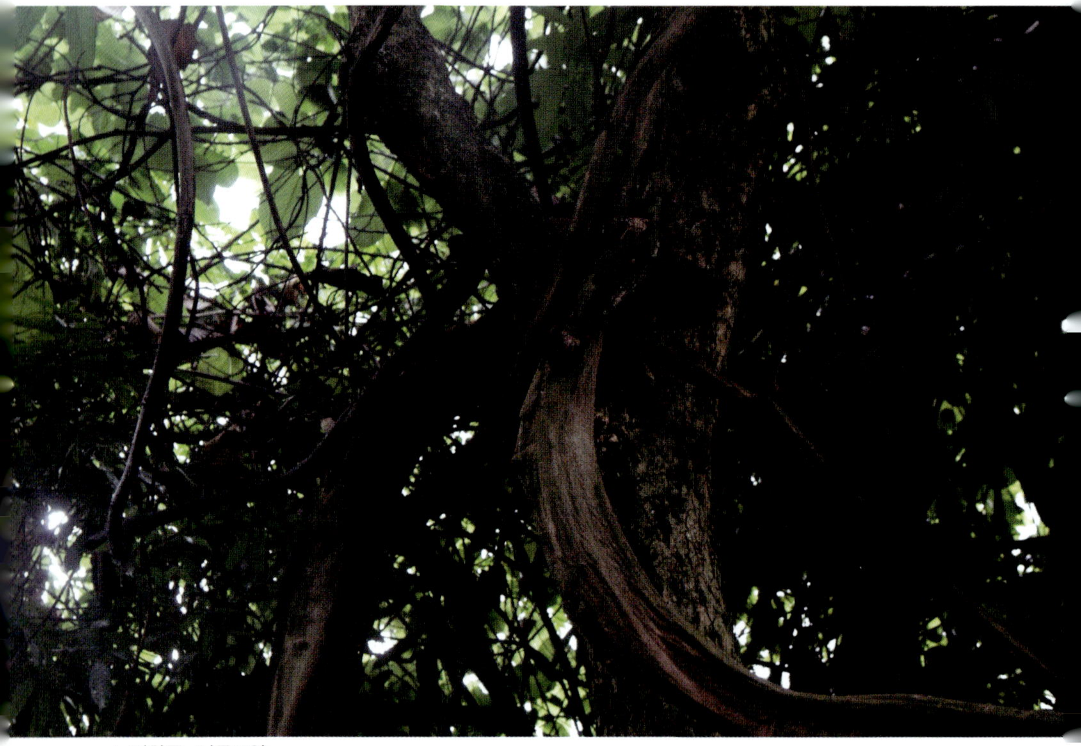

▲ 밀화두_ 나무모양

| 약재의 기원 |

이 약(계혈등)은 밀화두(密花豆) *Spatholobus suberectus* Dunn(콩과 Leguminosae)의 덩굴성 줄기이다.

| 한방 효능 |

- 활혈보혈(活血補血) : 혈액순환을 촉진하고 혈액을 보충한다.

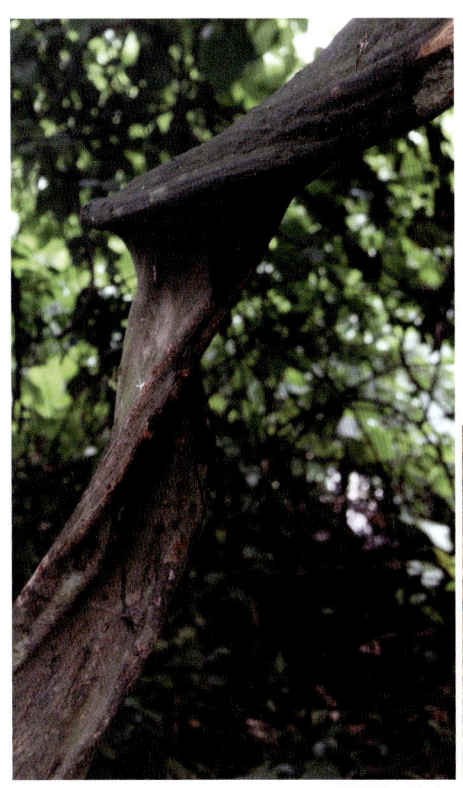
▲ 밀화두_ 줄기

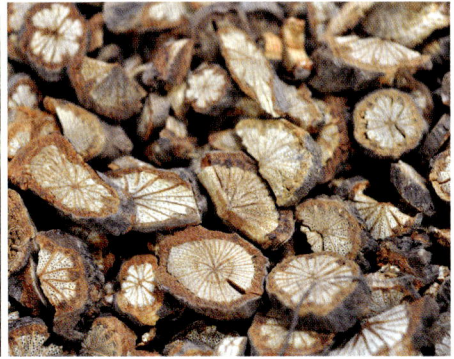
▲ 계혈등(약재, 절편)

▲ 계혈등의 위품(가짜)인 대혈등

- 조경지통(調經止痛) : 월경을 순조롭게 하고 통증을 멎게 한다.
- 서근활락(舒筋活絡) : 근육을 이완시키고 경락을 소통시킨다.

| 약효 해설 |

- 류머티즘 관절염에 쓰인다.
- 피부에 감각이 없으면서 팔다리를 쓰지 못하는 병증에 활용한다.
- 반신불수, 월경불순에 사용한다.
- 근육을 이완시켜 혈맥과 경락이 잘 통하게 한다.

| 약용법 |

밀화두의 덩굴성 줄기(약재명: 계혈등) 9~15g을 물 800mL에 넣고 달여서 반으로 나누어 아침저녁으로 마신다.

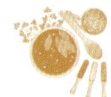

바위솔 | 와송

- **식물명 및 학명** : 바위솔 *Orostachys japonicus* A. Berger
- **과명** : 돌나물과
- **약재명** : 와송(瓦松)
- **약용부위** : 전초(全草)
- **약재 저장법** : 밀폐용기

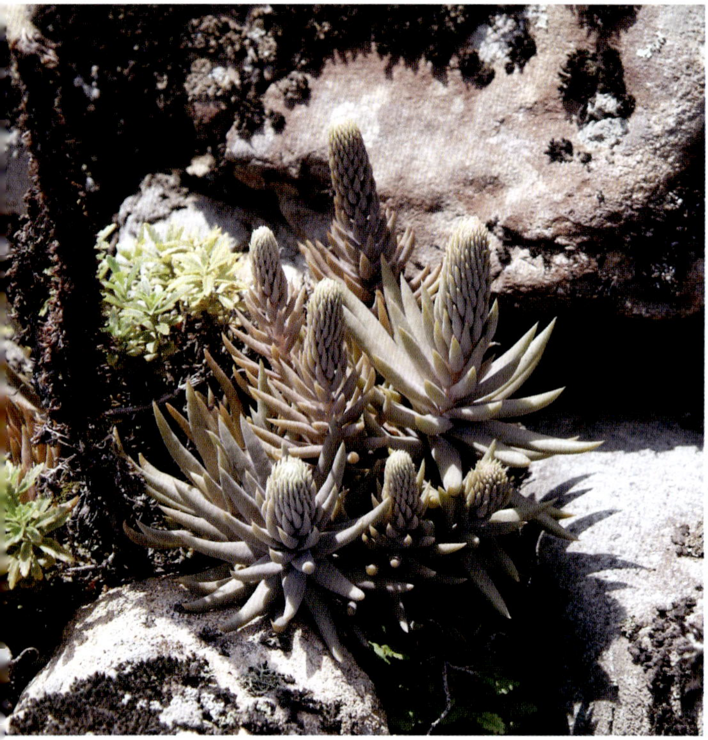

▲ 바위솔_ 지상부(중국 지린성 지안)

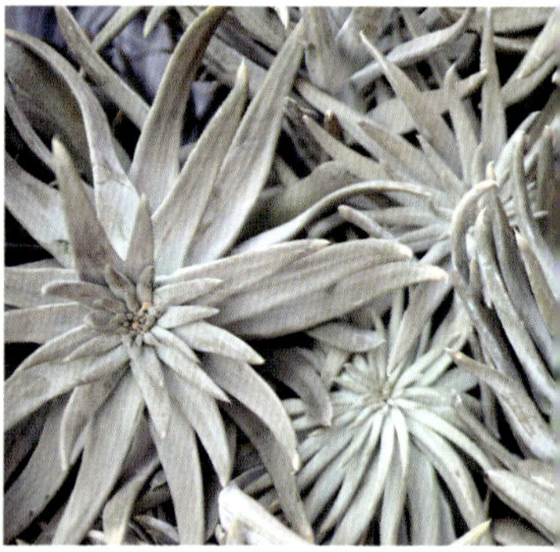

▲ 바위솔_ 싹

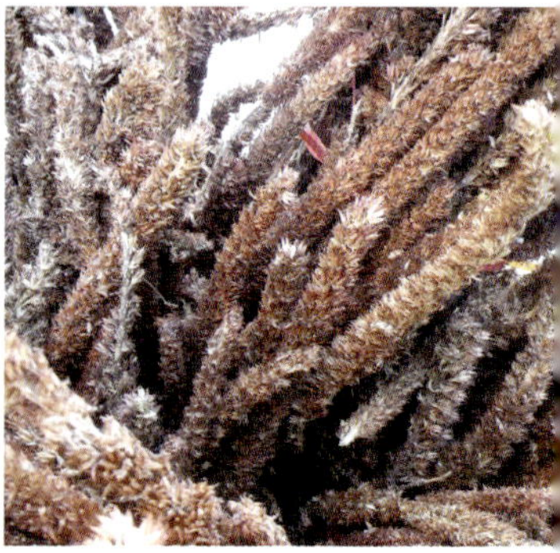

▲ 바위솔_ 싹(채취품)

약재의 기원

이 약(와송)은 바위솔 *Orostachys japonicus* A. Berger 또는 기타 동속식물(돌나물과 Crassulaceae)의 전초이다.

한방 효능

- 양혈지혈(凉血止血) : 혈열(血熱)을 식히고 지혈한다.

- 청열해독(淸熱解毒) : 열독(熱毒)을 해소한다.
- 수습염창(收濕斂瘡) : 습기를 거두어들이고 상처를 아물게 한다.

약효 해설

- 간염, 폐렴, 말라리아를 치료한다.
- 월경불순을 낫게 한다.
- 소변이 우유와 같은 백탁(白濁)한 증상에 효과가 있다.
- 코피, 토혈, 혈변(血便)에 유효하다.
- 치질, 습진, 화상에 외용(外用)한다.
- 간독성 보호, 알코올 해독의 약리작용이 있다.

동의보감 효능

작엽하초(昨葉荷草, 바위솔의 전초)의 성질은 평(平)하고 맛은 시며[酸] 독이 없다. 음식이 소화되지 않고 점액과 함께 나오는 설사병[水穀痢, 수곡리]과 대변에 피가 섞여 나오는 것을 낫게 한다. 오랜 기와 지붕 위에서 자란다. 멀리서 바라보면 소나무 비슷하기 때문에 일명 와송(瓦松)이라고도 한다. 음력 6월, 7월에 캐서 햇볕에 말린다[본초].

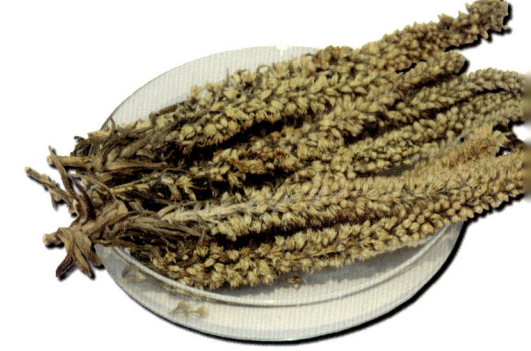
▲ 와송(약재, 전형)

약용법

바위솔의 전초(약재명: 와송) 5~15g을 물 800mL에 넣고 달여서 반으로 나누어 아침저녁으로 마시거나 또는 가루나 환(丸)으로 만들어 복용한다. 외용할 때는 적당량을 짓찧거나 가루 내어 환부에 붙인다.

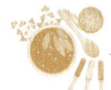

반대해 | 반대해

- **식물명 및 학명** : 반대해(胖大海) *Sterculia lychnophora* Hance
- **과명** : 벽오동과
- **약용부위** : 씨
- **약재명** : 반대해(胖大海)
- **약재 저장법** : 밀폐용기

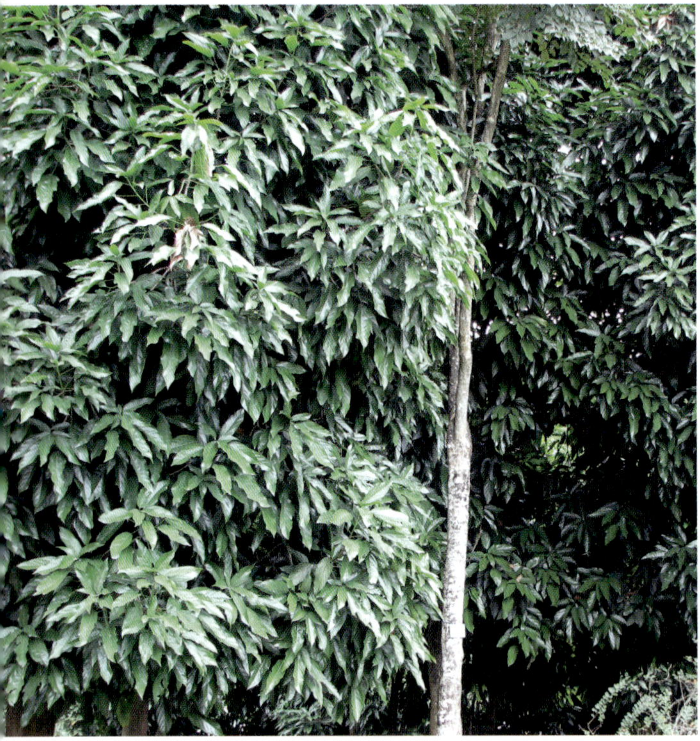

▲ 반대해_ 잎

▲ 반대해(*Sterculia lychnophora*)_ 나무모양

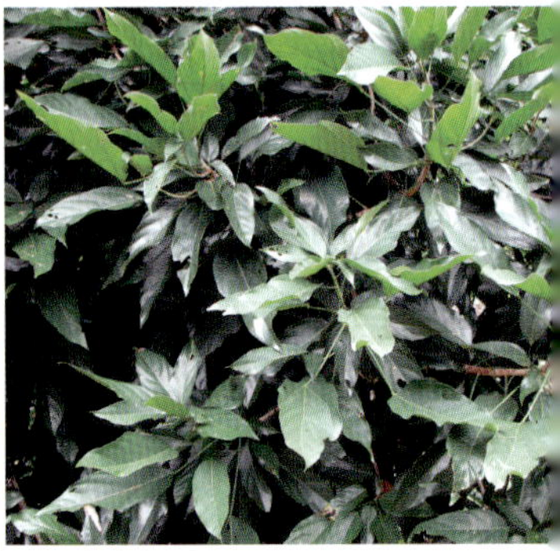

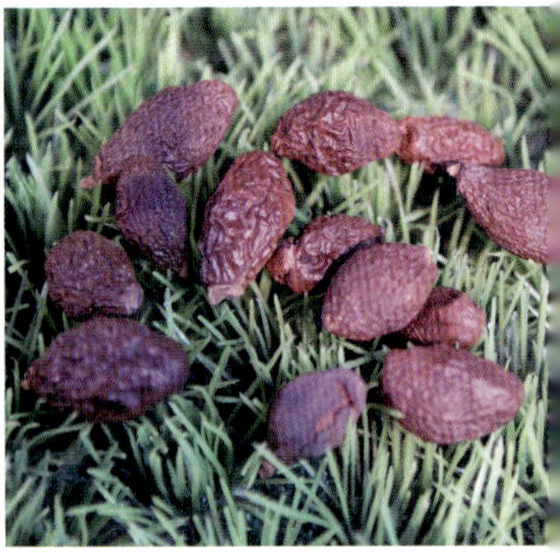

▲ 반대해(약재, 전형)

약재의 기원

이 약(반대해)은 반대해(胖大海) *Sterculia lychnophora* Hance(벽오동과 Sterculiaceae)의 씨이다.

식약처 공정서의 기원식물 검토

KHP(대한민국약전외한약(생약)규격집)에서 기원식물이 '반대해(胖大海)

Sterculia lychnophora Hance.(벽오동과 Sterculiaceae)'로 되어 있는데, 일단 반대해의 학명은 '*Scaphium affine* (Mast.) Pierre'가 정명이며, '*Sterculia lychnophora* Hance'는 그 이명이다. 또한 APG II 이후의 최신 분류체계에서는 벽오동과가 아욱과 (Malvaceae)로 통합되었다. (참고논문: 박종철, 최고야, 한약정보연구회지, 2016;4(2):9-35)

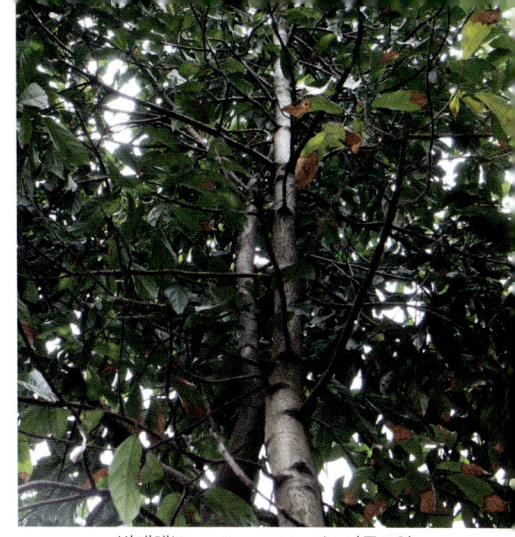

▲ 반대해(*Sterculia scaphigera*)_ 나무모양

한방 효능

- 청열윤폐(淸熱潤肺) : 열기를 식히고 폐를 촉촉하게 한다.
- 이인해독(利咽解毒) : 목구멍을 편안하게 하고 해독한다.
- 윤장통변(潤腸通便) : 대변이 잘 나오게 한다.

약효 해설

- 열을 내리고 열기로 고갈된 폐의 진액을 보충하여 윤택하게 한다.
- 눈이 충혈되고 머리가 아플 때 유효하다.
- 목구멍이 건조하면서 아픈 증상을 낫게 한다.
- 담이 없는 마른기침을 치료한다.
- 두통, 치통을 없애준다.

약용법

반대해의 씨(약재명: 반대해) 2~4개를 물 800mL에 넣고 달여서 반으로 나누어 아침저녁으로 마신다. 또는 씨의 양을 반으로 줄여서 가루 내어 복용해도 좋다.

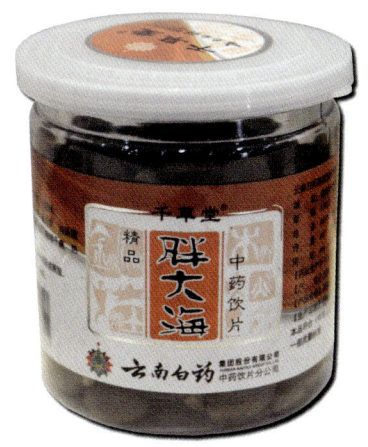

▲ 반대해 제품(중국)

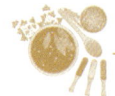

방풍 | 방풍

- 식물명 및 학명 : 방풍(防風) *Saposhnikovia divaricata* Schischkin
- 과명 : 산형과
- 약용부위 : 뿌리
- 약재명 : 방풍(防風)
- 약재 저장법 : 밀폐용기

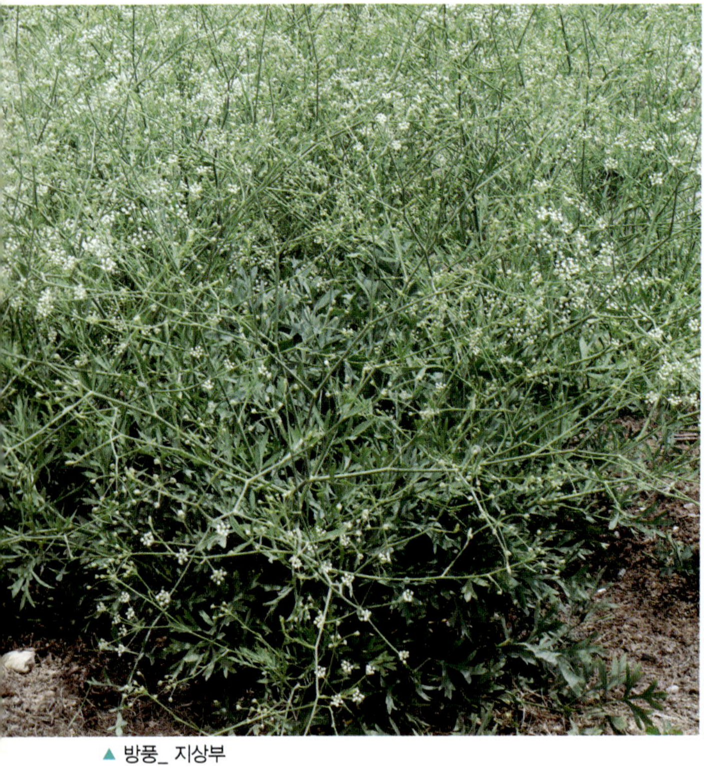

▲ 방풍_ 지상부

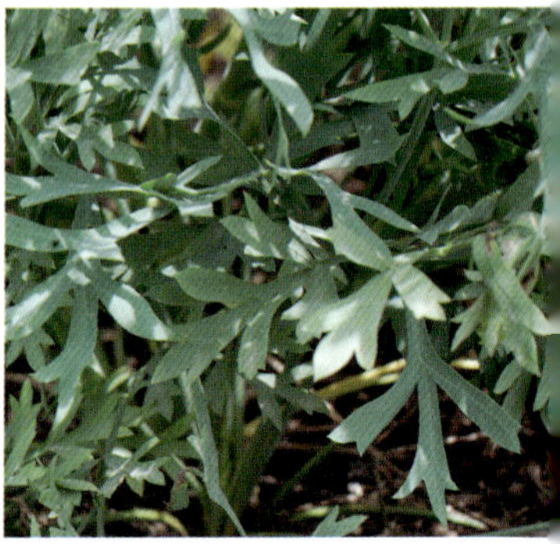

▲ 방풍_ 잎

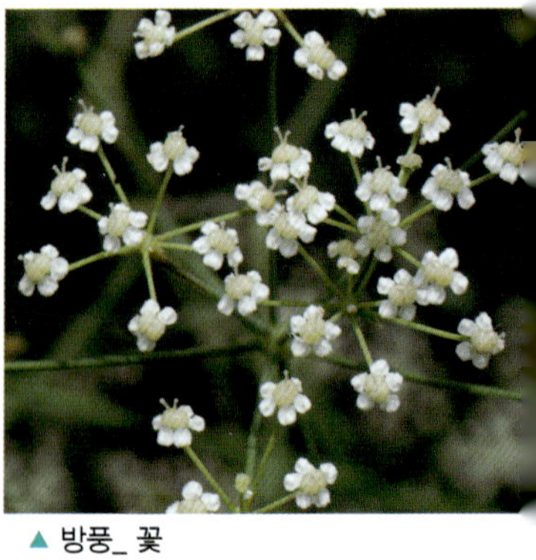

▲ 방풍_ 꽃

| 약재의 기원 |

이 약(방풍)은 방풍(防風) *Saposhnikovia divaricata* Schischkin(산형과 Umbelliferae)의 뿌리이다.

| 한방 효능 |

- 거풍해표(祛風解表) : 체표에 머물러 있는 풍사(風邪)를 제거한다.

- 승습지통(勝濕止痛) : 축축하고 습한 기운을 없애고 통증을 멎게 한다.
- 지경(止痙) : 경련을 멎게 한다.

약효 해설

- 팔다리를 잘 쓰지 못하고 마비되며 아픈 증상에 사용한다.
- 관절이 시리고 아픈 증상을 낫게 한다.
- 목이 뻣뻣한 증상, 사지경련을 치료한다.
- 해열, 진통, 소염 작용이 있다.

북한의 효능

풍한표증, 풍한감기, 돌림감기, 풍한습비, 팔다리 가드라들기(뻣뻣하게 되면서 오그라드는 증상), 파상풍에 쓴다.

동의보감 효능

방풍(防風)의 성질은 따뜻하며[溫] 맛이 달고 매우며[甘辛] 독이 없다. 36가지 풍증을 치료하며 오장(五藏)을 좋게 하고 맥풍(脈風)을 몰아내며 어지럼증, 통풍(痛風), 눈이 충혈되고 눈물이 나는 것, 온몸의 관절이 아프고 저린 것을 치료한다. 식은땀을 멈추고 마음과 정신을 안정시킨다.

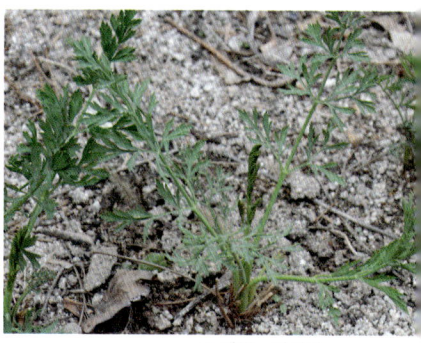
▲ 방풍_ 어린잎

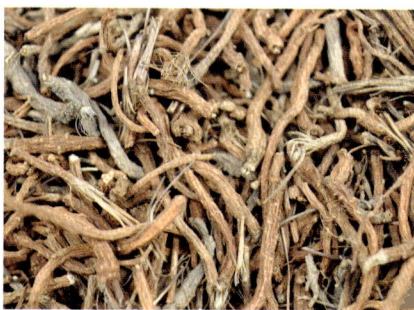
▲ 방풍(약재, 전형)

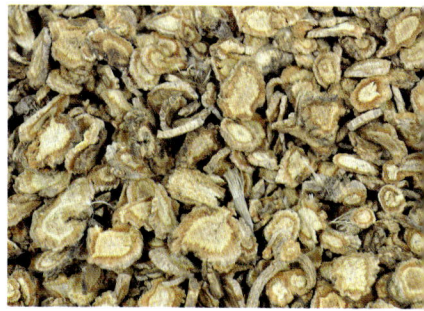
▲ 방풍(약재, 절편)

약용법

방풍의 뿌리(약재명: 방풍) 5~10g을 물 800mL에 넣고 달여서 반으로 나누어 아침저녁으로 마신다.

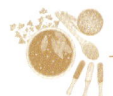

범부채 | 사간

- **식물명 및 학명** : 범부채 *Belamcanda chinensis* Leman.
- **과명** : 붓꽃과
- **약재명** : 사간(射干)
- **약용부위** : 뿌리줄기
- **약재 저장법** : 밀폐용기

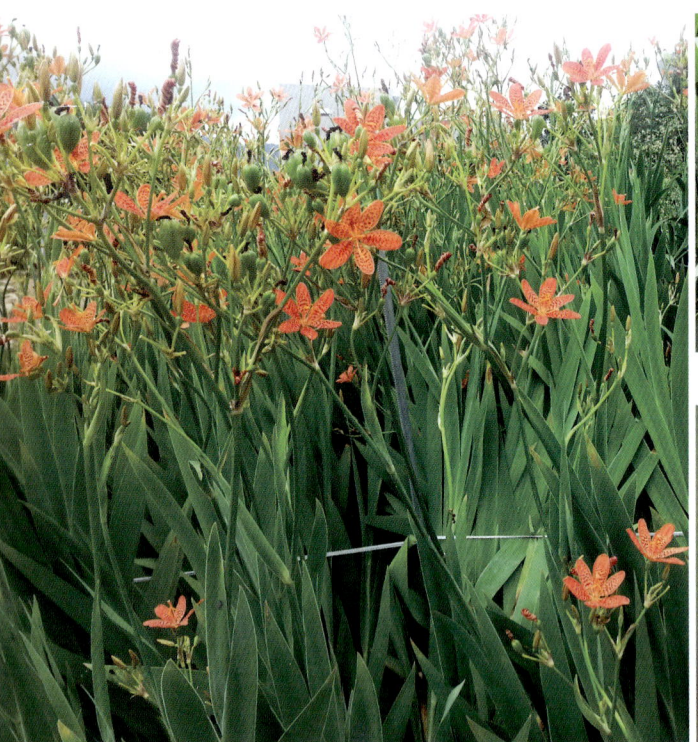

▲ 범부채_ 지상부

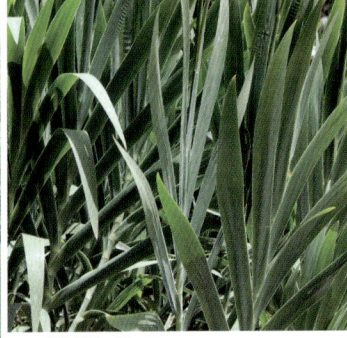

▲ 범부채_ 잎

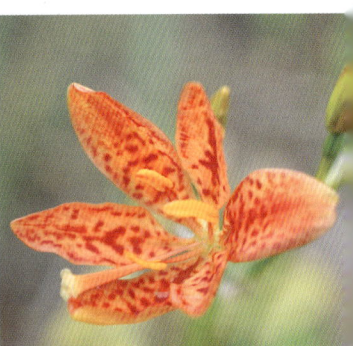

▲ 범부채_ 꽃

| 약재의 기원 |

이 약(사간)은 범부채 *Belamcanda chinensis* Leman.(붓꽃과 Iridaceae)의 뿌리줄기이다.

| 한방 효능 |

- 청열해독(淸熱解毒) : 열독(熱毒)을 해소한다.

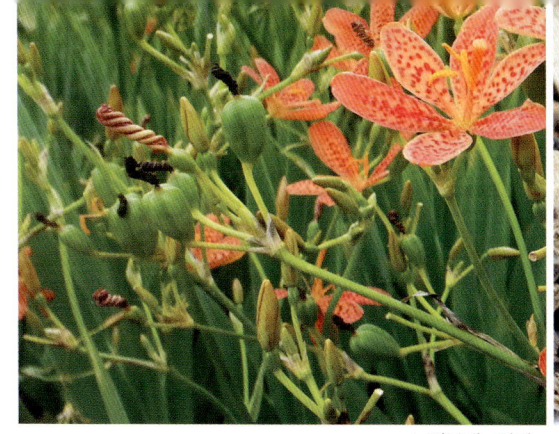
▲ 범부채_ 열매

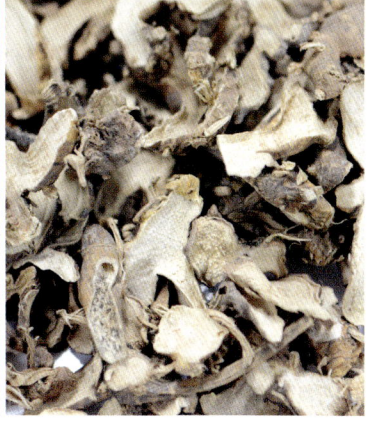
▲ 사간(약재, 절편)

- 소담(消痰) : 담(痰)을 삭인다.
- 이인(利咽) : 목구멍을 편안하게 한다.

| 약효 해설 |

- 목이 붓고 아픈 병증을 치료한다.
- 기침할 때 숨은 가쁘나 가래 끓는 소리가 없는 증상을 낫게 한다.
- 가래[痰]나 침이 가슴에 몰려 있는 증상을 풀어준다.
- 혈압강하의 약리작용이 있다.

| 북한의 효능 |

편도염, 인후두가 붓고 아픈 데, 기관지염, 기관지천식, 입냄새, 옹종에 쓴다.

| 동의보감 효능 |

사간(射干, 범부채 뿌리줄기)의 성질은 평(平)하고 맛은 쓰며[苦] 독이 조금 있다. 목 안이 벌겋게 붓고 아프며 막힌 감이 있는 것, 목 안이 아픈 것, 물이나 미음을 넘기지 못하는 것을 낫게 한다. 오랜 어혈이 심비(心脾)에 있어서 기침하고 침 뱉는 것, 말할 때 입냄새 나는 것을 낫게 한다. 뭉친 담을 없애고 멍울을 삭인다.

| 약용법 |

범부채의 뿌리줄기(약재명: 사간) 3~10g을 물 800mL에 넣고 달여서 반으로 나누어 아침저녁으로 마신다.

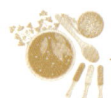

붉나무 | 오배자

- 동물명 및 학명 : 오배자면충 *Schlechtendalia chinensis* Bell
- 과명 : 면충과
- 약용부위 : 숙주식물의 잎 위에 기생하여 만든 벌레집
- 숙주식물의 식물명, 학명 및 과명 : 붉나무 *Rhus javanica* Linné(옻나무과)
- 약재명 : 오배자(五倍子)
- 약재 저장법 : 밀폐용기

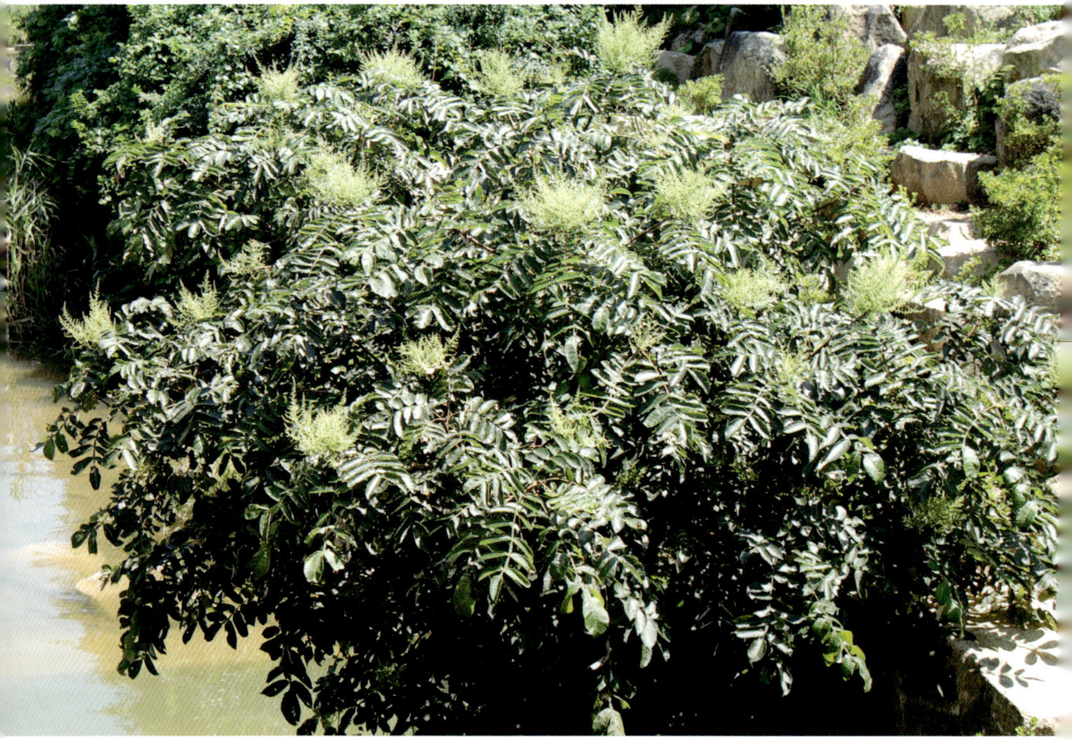

▲ 붉나무_ 나무모양

| 약재의 기원 |

이 약(오배자)은 붉나무 *Rhus javanica* Linné, 청부양(靑麩楊) *Rhus potaninii* Maximowicz 또는 홍부양(紅麩楊) *Rhus punjabensis* Stew. var. *sinica* Rehder et Wilson(옻나무과 Anacardiaceae)의 잎 위에 주로 오배자면충 *Schlechtendalia chinensis* Bell(면충과 Pemphigidae)이 기생하여 만든 벌레

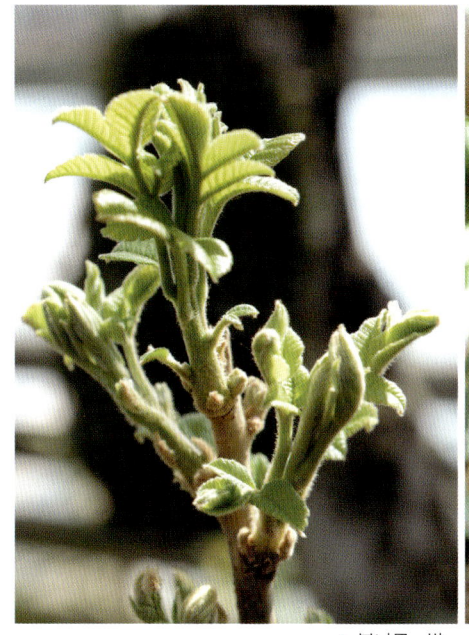
▲ 붉나무_ 싹

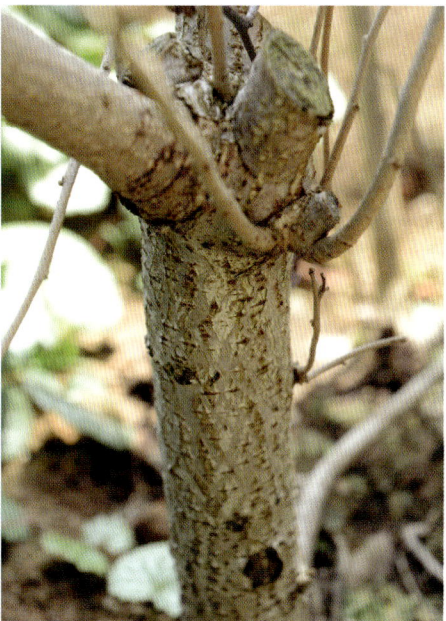
▲ 붉나무_ 나무껍질

집이다. 외형에 따라 두배(肚倍)와 각배(角倍)로 나뉜다.

| 한방 효능 |

- 염폐강화(斂肺降火) : 폐(肺)의 기운을 수렴시키고 발열을 내린다.
- 삽장지사(澁腸止瀉) : 장을 튼튼히 하여 설사를 멎게 한다.
- 염한(斂汗) : 땀 배출을 억제한다.
- 지혈(止血) : 출혈을 멎게 한다.
- 수습염창(收濕斂瘡) : 습기를 거두어들이고 상처를 아물게 한다.

| 약효 해설 |

- 몸이 허약하여 잠자는 사이에 또는 깨어 있는 상태에서 저절로 땀이 나는 증상을 낫게 한다.
- 무의식중에 정액이 몸 밖으로 나오는 증상에 유효하다.
- 폐허(肺虛)로 인한 오래된 기침에 쓰인다.
- 탈항(脫肛), 혈변(血便), 코피를 치료한다.

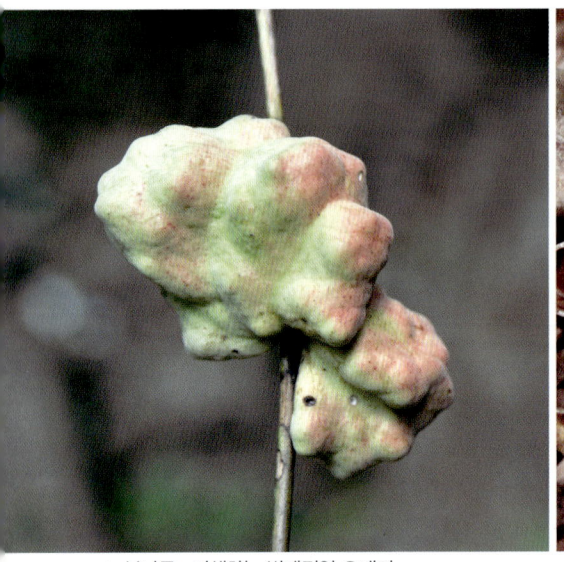 ▲ 붉나무_ 기생하는 벌레집인 오배자
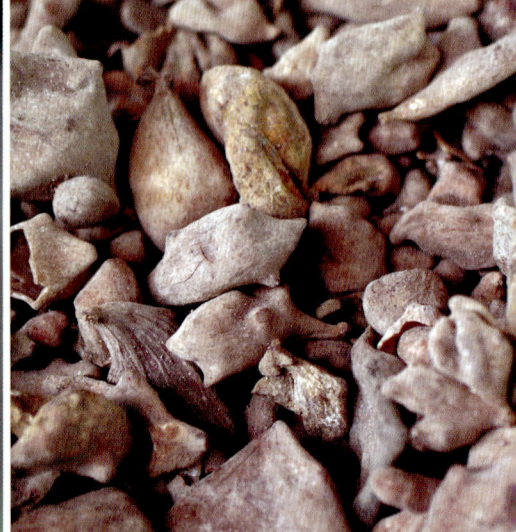 ▲ 오배자(약재, 전형)

- 수렴지사 작용이 있다.
- 만성설사와 만성이질에 사용한다.

| 북한의 효능 |

설사, 리질, 대장염, 점막의 염증, 궤양, 위장출혈, 탈홍, 저절로 땀나기, 식은땀나기, 옹종, 덴 데, 습진에 쓴다.

| 동의보감 효능 |

오배자(五倍子, 붉나무 잎에 오배자면충이 기생하여 만든 벌레집)의 성질은 평(平)하며 맛은 쓰고 시며[苦酸] 독이 없다. 이뿌리가 드러나는 것, 감닉창을 낫게 한다. 폐에 풍독(風毒)이 있어 피부병[瘡癬, 창선]이 생기고 가려우며 고름이 나오는 것을 치료한다. 다섯 가지 치질[五痔]로 계속 하혈(下血)하는 것, 소아의 얼굴과 코의 감창(疳瘡), 어른의 입안이 헌 것을 낫게 한다.

| 약용법 |

붉나무의 벌레집(약재명: 오배자) 3~6g을 물 800mL에 넣고 달여서 반으로 나누어 아침저녁으로 마시거나 외용으로 적당량 사용한다.

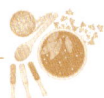

사상자 | 사상자

- ■ 식물명 및 학명 : 사상자(蛇床子) *Torilis japonica* (Houtt.) DC.
- ■ 과명 : 산형과
- ■ 약용부위 : 열매
- ■ 약재명 : 사상자(蛇床子)
- ■ 약재 저장법 : 밀폐용기

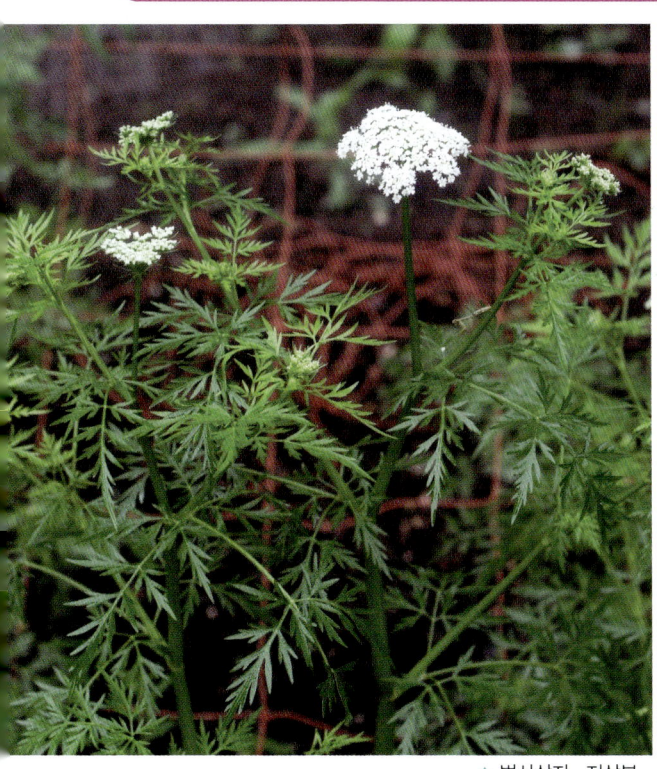

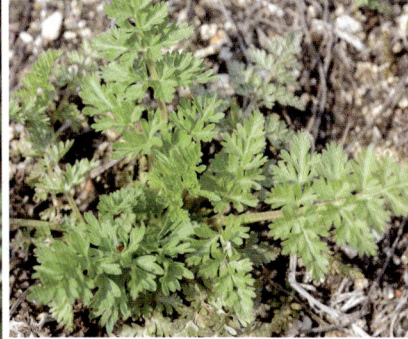

▲ 벌사상자_ 어린잎

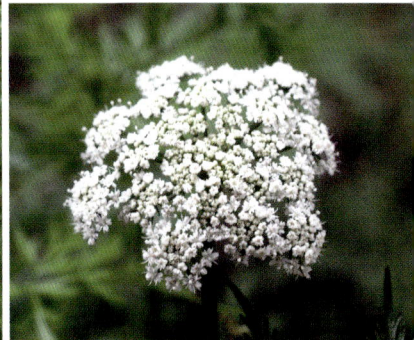

▲ 벌사상자_ 꽃

▲ 벌사상자_ 지상부

| 약재의 기원 |

이 약(사상자)은 벌사상자 *Cnidium monieri* (L). Cussion 또는 사상자 *Torilis japonica* (Houtt.) DC.(산형과 Umbelliferae)의 열매이다.

| 한방 효능 |

- 조습거풍(燥濕祛風) : 습기를 말리고 풍(風)을 없앤다.

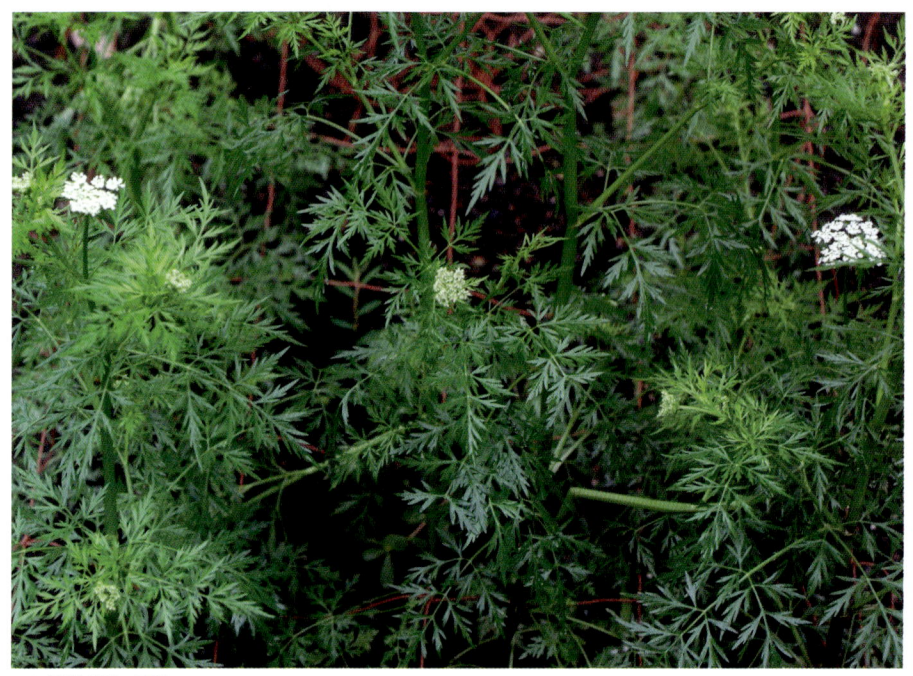

▲ 벌사상자_ 무리

- 살충지양(殺蟲止痒) : 기생충을 죽이고 가려움증을 멎게 한다.
- 온신장양(溫腎壯陽) : 신양(腎陽)를 보충한다.

| 약효 해설 |

- 발기부전을 치료한다.
- 양기(陽氣)를 강건하게 하는 효능이 있다.
- 자궁에서 분비물이 나오는 것과 음부 소양증을 치료한다.
- 자궁이 차서 임신하지 못하는 증상에 활용한다.
- 몸과 팔다리가 무겁고 부으며 피부 감각이 둔해지고 관절이 아픈 증상을 치료한다.
- 살충 작용이 있다.

| 북한의 효능 |

트리코모나스성 질염, 음부 가려움증, 이슬, 습진에 쓴다.

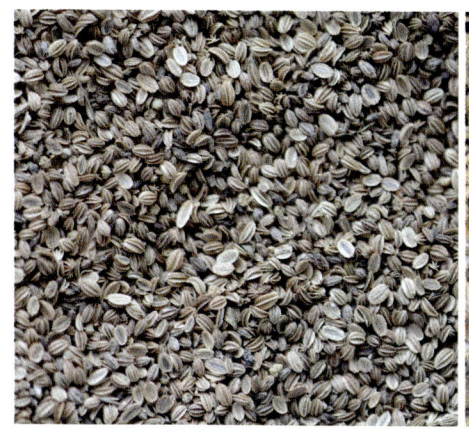 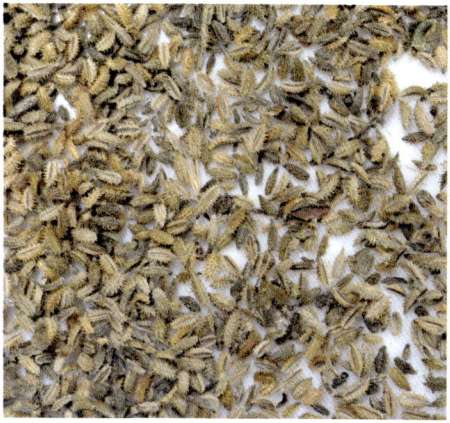

▲ 사상자(약재, 전형). 벌사상자의 씨이다.　　　　▲ 사상자(약재, 전형). 사상자의 씨이다.

| 동의보감 효능 |

사상자(蛇床子)의 성질은 평(平)하고(따뜻하다[溫]고도 한다) 맛은 쓰며 맵고 달며[苦辛甘] 독이 없다(독이 조금 있다고도 한다). 부인의 음부가 붓고 아픈 것, 남자의 음경이 잘 발기되지 않는 것, 사타구니가 축축하고 가려운 데 쓴다. 속을 따뜻하게 하고 기운을 내린다. 자궁을 덥게 하고 양기를 세게 한다. 남녀의 생식기를 씻으면 풍랭(風冷)을 없앤다. 성욕을 세게 하며 허리가 아픈 것, 사타구니에 땀이 나는 것, 습선(濕癬)을 치료한다. 소변을 줄이며 적백대하를 낫게 한다.

| 약용법 |

사상자의 열매(약재명: 사상자) 3~10g을 물 800mL에 넣고 달여서 반으로 나누어 아침저녁으로 마신다.

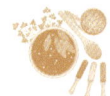

사프란 | 번홍화

- **식물명 및 학명** : 사프란 *Crocus sativus* Linné
- **과명** : 붓꽃과
- **약용부위** : 암술머리
- **약재명** : 번홍화(蕃紅花)
- **약재 저장법** : 차광한 밀폐용기

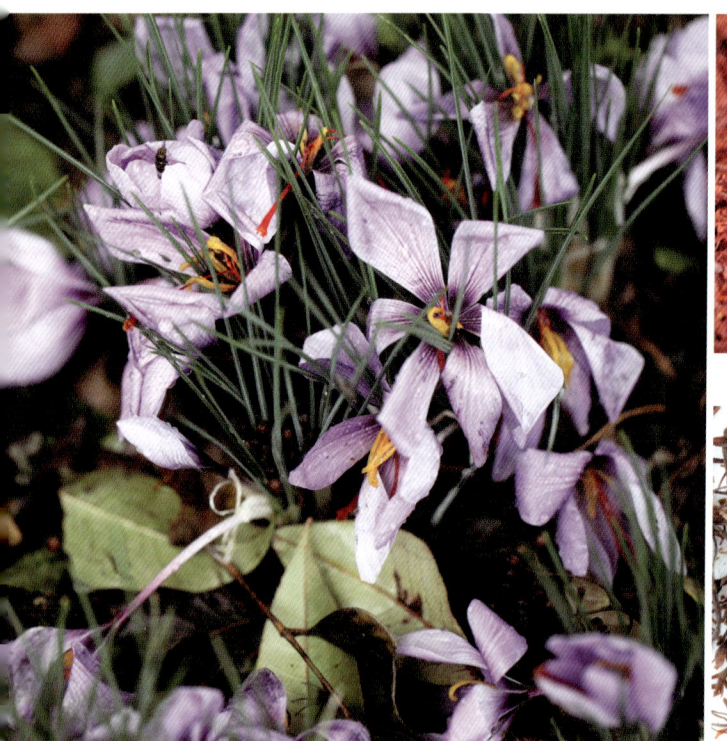

▲ 사프란_ 지상부(일본 도야마대학 약초원)

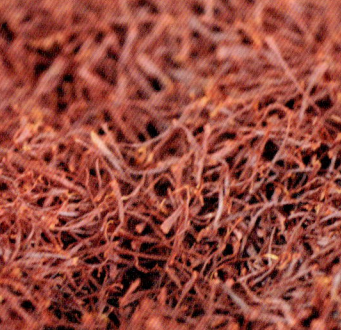

▲ 사프란_ 암술머리(채취품)

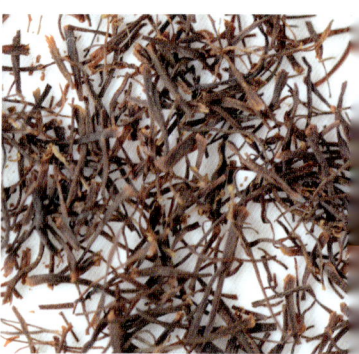

▲ 사프란(약재, 절단)

| 약재의 기원 |

이 약(번홍화)은 사프란 *Crocus sativus* Linné(붓꽃과 Iridaceae)의 암술머리이다.

| 한방 효능 |

- 활혈화어(活血化瘀) : 혈액순환을 촉진하고 어혈(瘀血)을 없앤다.

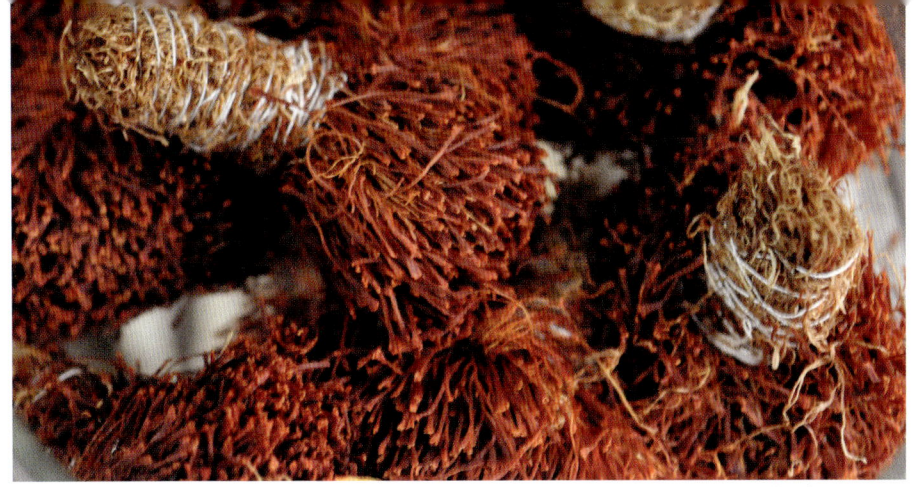

▲ 사프란(약재, 전형)

- 양혈해독(凉血解毒) : 혈열(血熱)을 식히고 해독한다.
- 해울안신(解鬱安神) : 기운이 울체된 것을 풀어주고 정신을 안정시킨다.

| 약효 해설 |

- 통경, 진정, 진통제로 쓴다.
- 혈액순환을 촉진하여 어혈을 없앤다.
- 마음을 안정시킨다.
- 산후 어혈로 인한 복통을 치료한다.
- 사프란의 홍색 색소 성분은 crocin이다.
- 세계에서 가장 비싼 향신료이다.

| 약용법 |

사프란의 암술머리(약재명: 번홍화) 1~3g을 물에 넣고 달여서 마신다.

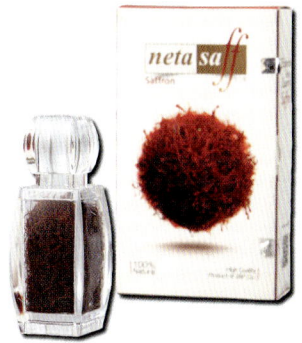

▲ 사프란 향신료 제품(터키)

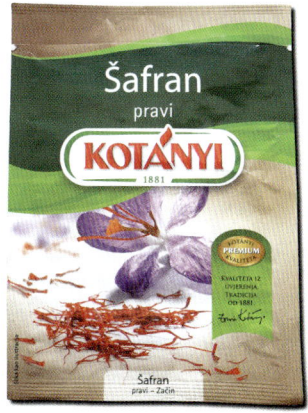

▲ 사프란 향신료 제품(크로아티아)

사프란 | 번홍화 · 83

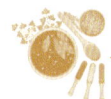

산사나무 | 산사

- **식물명 및 학명** : 산사나무 *Crataegus pinnatifida* Bunge
- **과명** : 장미과
- **약재명** : 산사(山楂)
- **약용부위** : 잘 익은 열매
- **약재 저장법** : 밀폐용기

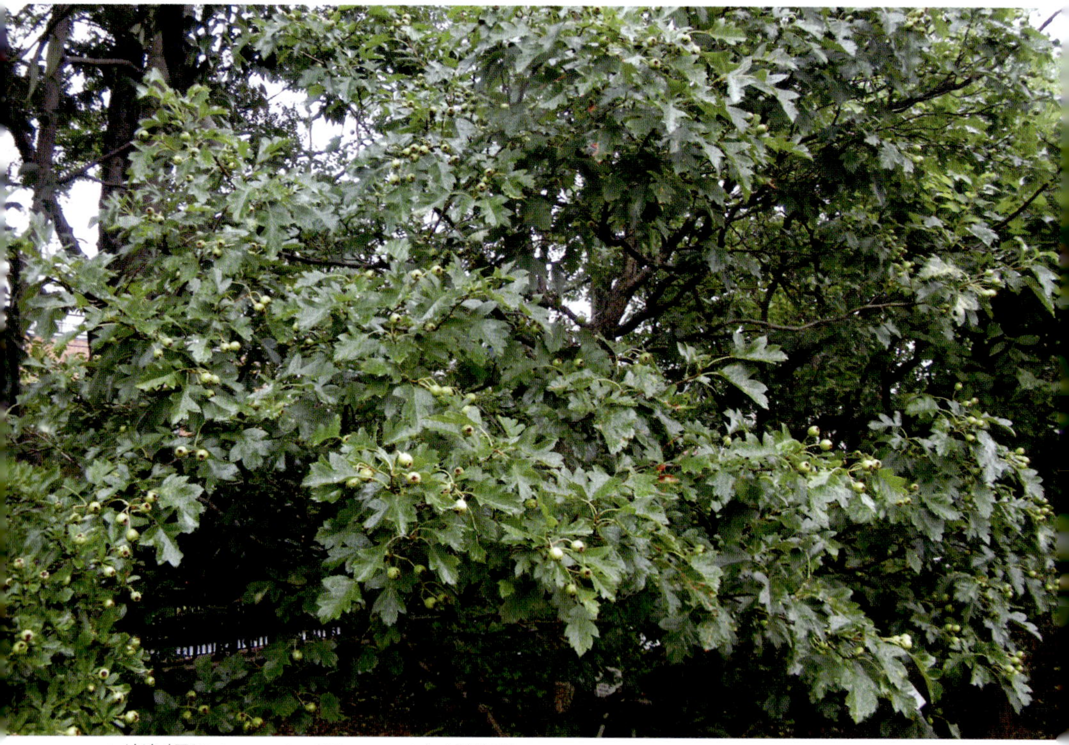

▲ 산사나무(*Crataegus pinnatifida* var. *major*)_ 나무모양

| 약재의 기원 |

이 약(산사)은 산사나무 *Crataegus pinnatifida* Bunge 및 그 변종(장미과 Rosaceae)의 잘 익은 열매이다.

| 한방 효능 |

- 소식건비(消食健脾) : 소화를 촉진하고 비(脾)를 건강하게 한다.

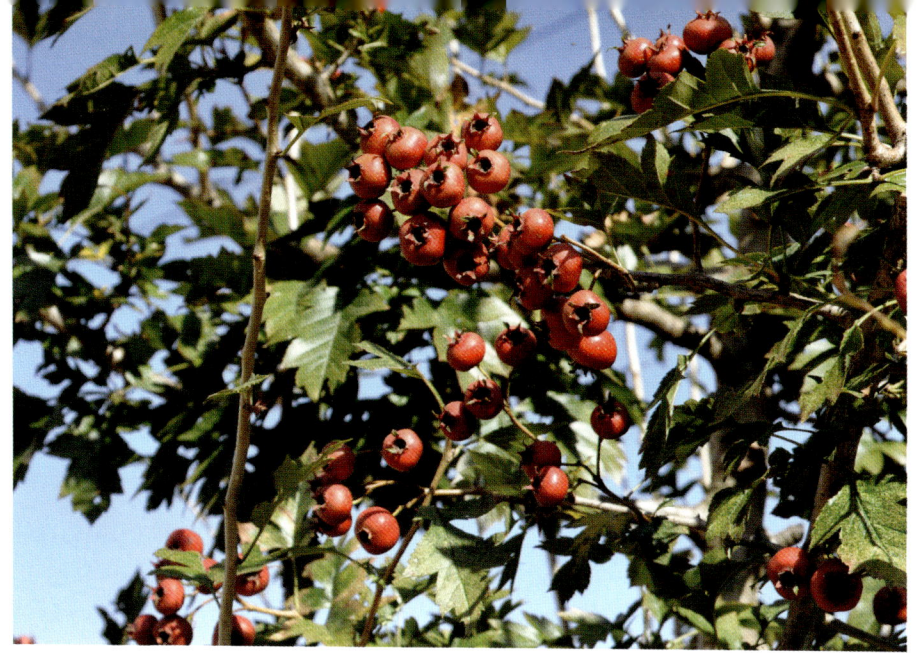

▲ 산사나무(*Crataegus pinnatifida* var. *typica*)_ 나무모양

- 행기산어(行氣散瘀) : 기운을 잘 소통시키고 어혈을 없앤다.

| 약효 해설 |

- 배가 몹시 부풀어 오르면서 속이 그득한 감을 주는 증상을 치료한다.
- 가슴과 배에 바늘로 찌르는 듯한 통증을 없애준다.
- 설사하며 복통이 있는 증상을 낫게 한다.
- 소화불량에 쓰인다.
- 설사, 요통(腰痛) 치료에 유효하다.
- 고지혈증에 사용한다.

| 북한의 효능 |

소화불량, 음식에 체한 데 특히 고기를 먹고 체한 데, 산후 배아픔, 징가, 리질, 고혈압 초기, 고지혈증, 동맥경화증, 신경쇠약, 부정맥, 관상혈관 피순환장애, 혈관신경증에 쓴다.

| 동의보감 효능 |

산사자(山楂子, 산사나무의 열매)는 식적(食積)과 오랜 체기를 풀어주고 기가 맺힌 것을 잘 돌아가게 한다. 적괴(積塊), 담괴(痰塊), 혈액이 체내에서 정체

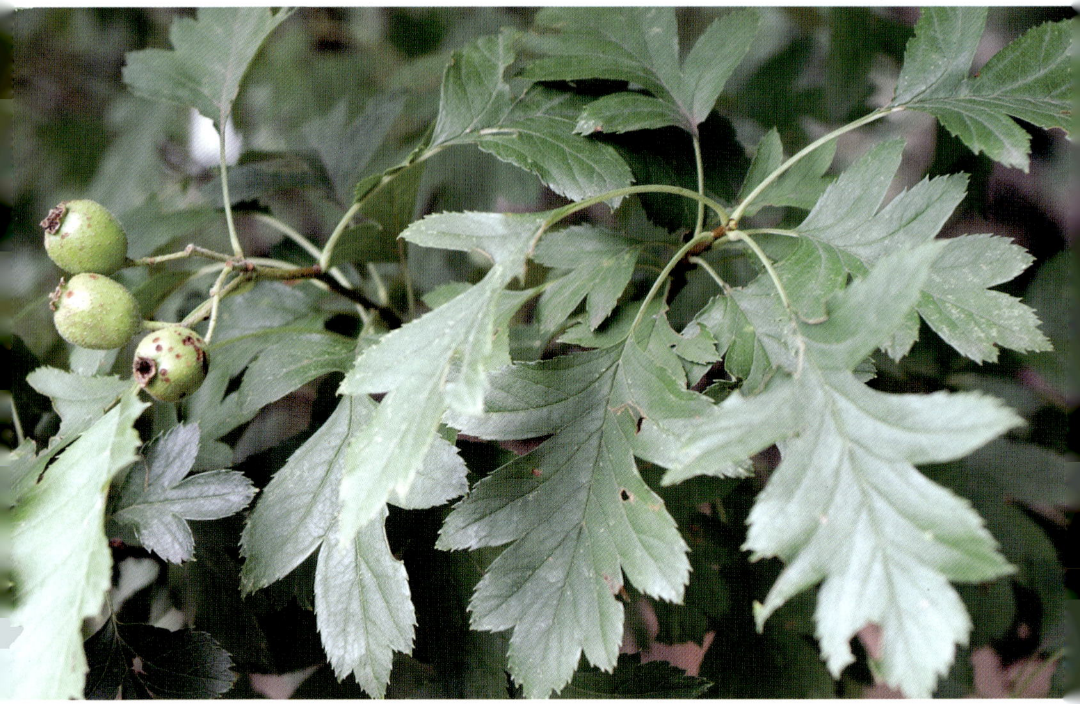

▲ 산사나무(*Crataegus pinnatifida* var. *major*)_ 잎

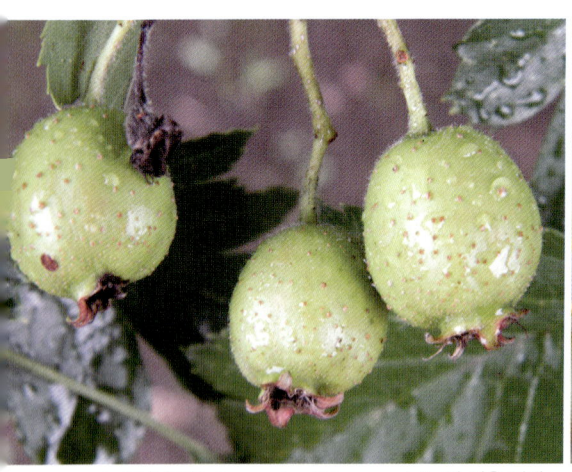

▲ 산사나무(*Crataegus pinnatifida* var. *major*)_ 덜 익은 열매

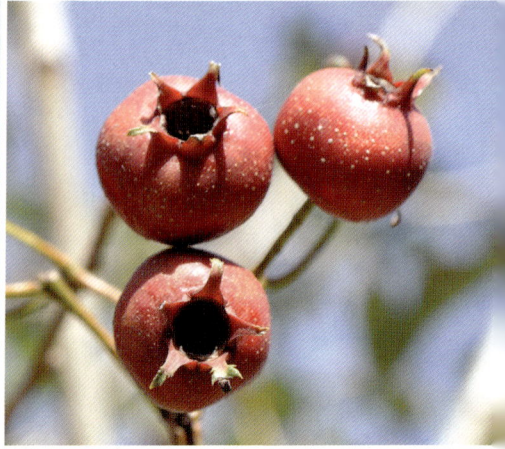

▲ 산사나무(*Crataegus pinnatifida* var. *typica*)_ 익은 열매

해 응고된 덩어리를 없앤다. 비(脾)를 튼튼하게 하며 가슴을 시원하게 한다[開膈, 개격]. 이질을 치료하며 종기를 빨리 삭게 한다.

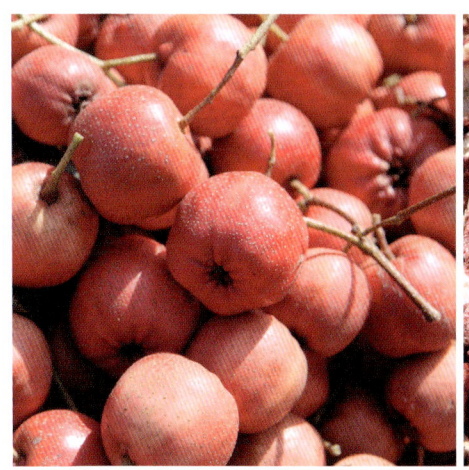
▲ 산사나무_ 열매(채취품)

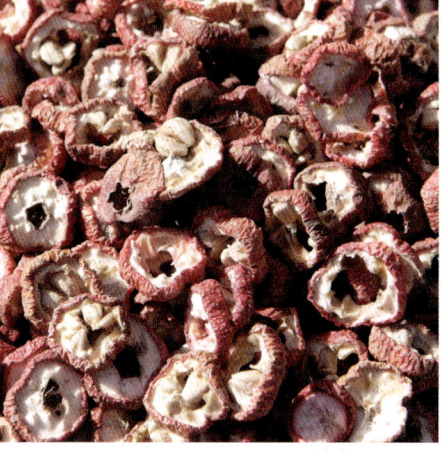
▲ 산사(약재, 절편)

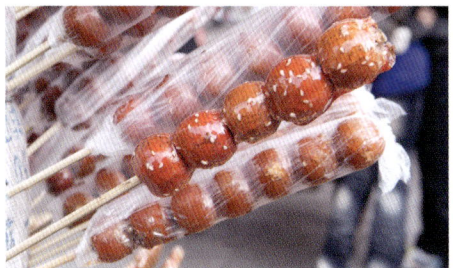
▲ 산사 식품(중국)

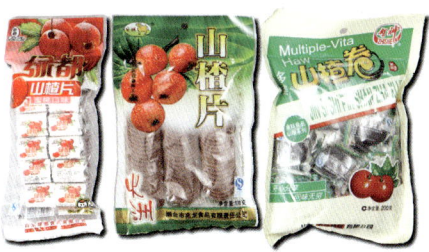
▲ 산사 제품(중국)

| 약용법 |

산사나무의 열매(약재명: 산사) 9~12g을 물 800mL에 넣고 달여서 반으로 나누어 아침저녁으로 마신다.

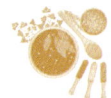

삼칠 | 삼칠

- **식물명 및 학명** : 삼칠(三七) *Panax notoginseng* (Burk) F. H. Chen
- **과명** : 두릅나무과
- **약재명** : 삼칠(三七)
- **약용부위** : 뿌리 및 뿌리줄기
- **약재 저장법** : 밀폐용기

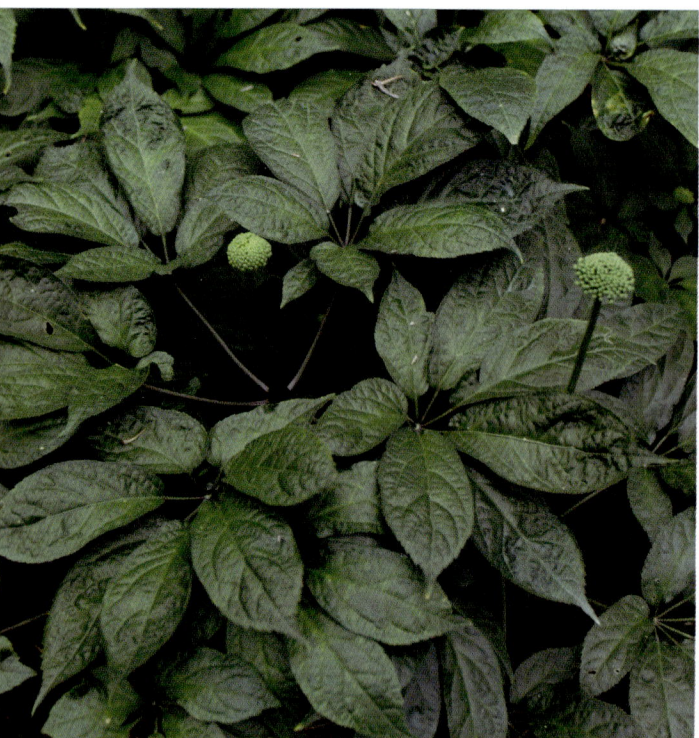

▲ 삼칠_ 지상부

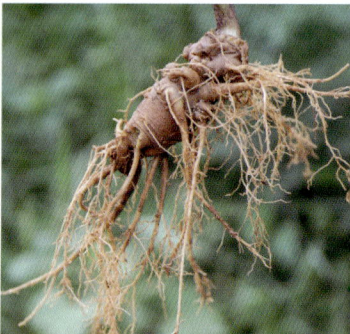

▲ 삼칠_ 뿌리(채취품)

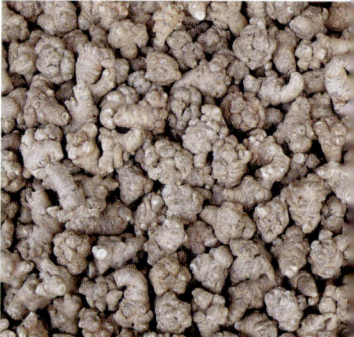

▲ 삼칠(약재, 전형)

| 약재의 기원 |

이 약(삼칠)은 삼칠(三七) *Panax notoginseng* (Burk) F. H. Chen(두릅나무과 Araliaceae)의 뿌리 및 뿌리줄기이다.

| 한방 효능 |

- 산어지혈(散瘀止血) : 어혈을 없애고 출혈을 멎게 한다.

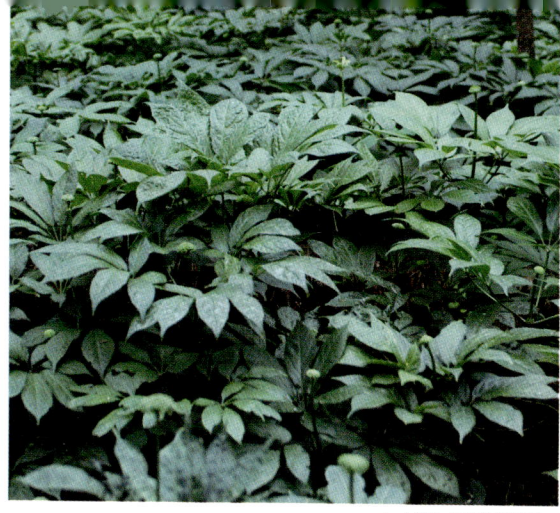
▲ 삼칠_ 재배지(중국)

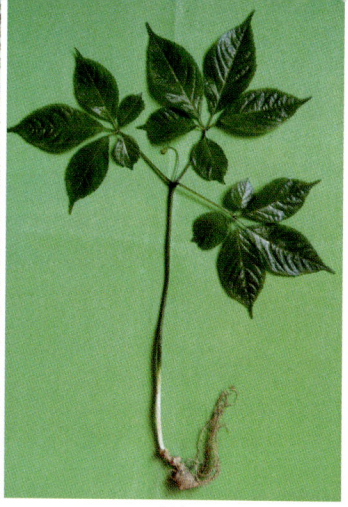
▲ 삼칠_ 전초(채취품, 표본)

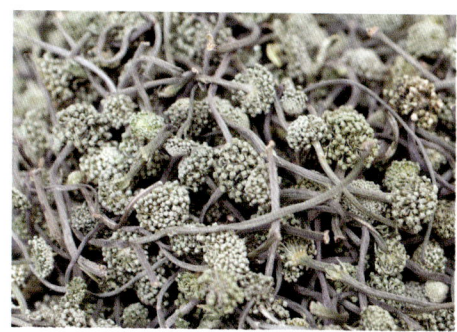
▲ 삼칠_ 꽃(약재, 전형)

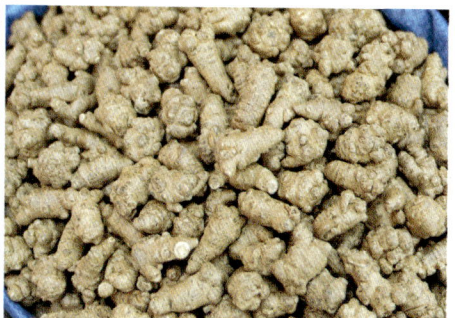
▲ 삼칠(약재, 시장 판매품)

- 소종정통(消腫定痛) : 종기를 가라앉히고 통증을 멎게 한다.

| 약효 해설 |

- 어혈(瘀血)을 제거하고 지혈하는 효능이 있다.
- 각혈, 토혈, 혈변(血便) 같은 각종 출혈에 내복 또는 외용(外用)한다.
- 타박상과 골절상으로 붓고 아픈 것을 그치게 한다.
- 가슴과 배가 찌르듯 아픈 증상의 치료에 사용한다.
- 부정기 자궁출혈에 쓰인다.
- 소종(消腫), 진통, 소염 작용이 있다.

| 약용법 |

삼칠의 뿌리 및 뿌리줄기(약재명: 삼칠) 3~9g을 물 800mL에 넣고 달여서 반으로 나누어 아침저녁으로 마신다.

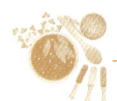

서양고추나물

| 히페리시초, 세인트존스워트, 관엽금사도, 관엽연교

- **식물명 및 학명** : 서양고추나물 *Hypericum perforatum* Linné
- **과명** : 물레나물과
- **약용부위** : 지상부
- **약재명** : 히페리시초, 세인트존스워트(Saint John's wort), 관엽금사도(貫葉金絲桃), 관엽연교(貫葉連翹)

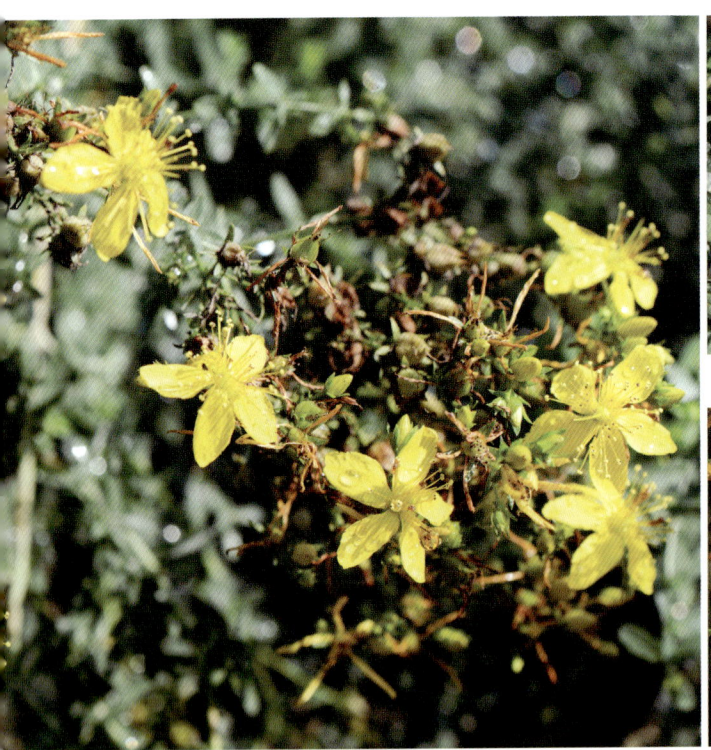

▲ 서양고추나물_ 지상부

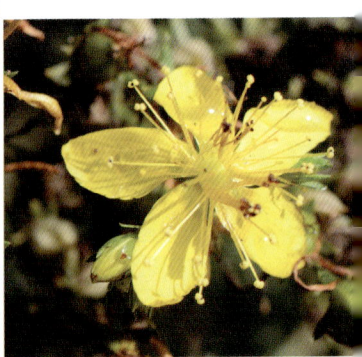

▲ 서양고추나물_ 잎

▲ 서양고추나물_ 꽃

| 약재의 기원 |

이 약(히페리시초, 세인트존스워트, 관엽금사도, 관엽연교)은 서양고추나물

Hypericum perforatum Linné(물레나물과 Hypericaceae)의 전초이다.

한방 효능

- 소간해울(疏肝解鬱) : 간기(肝氣)가 뭉친 것을 해소한다.
- 청열이습(淸熱利濕) : 열기를 식히고 습기를 배출시킨다.
- 소종통유(消腫通乳) : 종기를 가라앉히고 젖이 잘 나오게 한다.

약효 해설

- 항우울 작용이 있다. 독일에서는 히페리시초 추출물을 가벼운 우울 증상에 처방하기도 한다.
- 국내 시판의 히페리시초 의약품은 불안, 무기력 상태의 완화 그리고 가볍고 일시적인 우울 증상의 완화를 적응증으로 판매되고 있다.
- 상처치유 작용과 방부 작용이 있다.
- 황달, 요로감염 치료에 효과 있다.
- 지혈 작용이 있다.
- 눈이 충혈되면서 붓고 아픈 증상을 치료한다.
- 주요 성분은 hyperforin, hypericin 이다.

약용법

서양고추나물의 지상부(약재명: 히페리시초, 세인트존스워트, 관엽금사도, 관엽연교) 2~3g을 물 800mL에 넣고 달여서 반으로 나누어 아침저녁으로 마시거나 적당량을 외용한다.

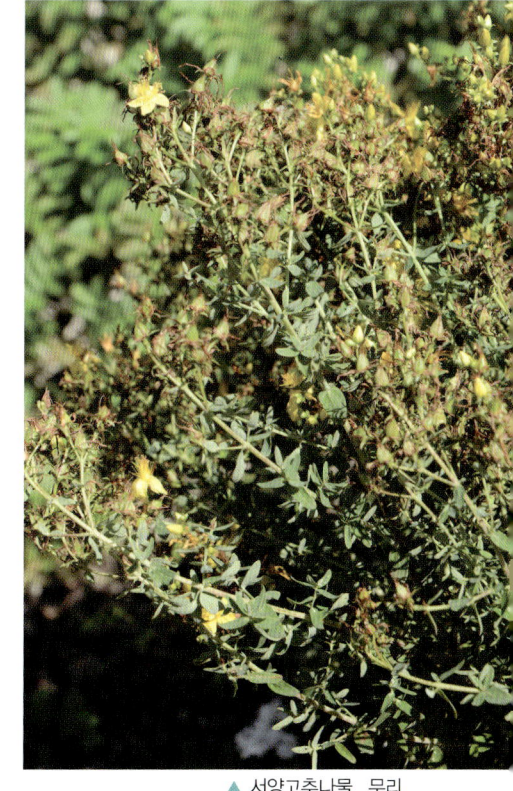

▲ 서양고추나물_ 무리

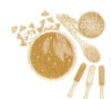

소두구 | 소두구

- **식물명 및 학명** : 소두구 *Elettaria cardamomum* Maton
- **과명** : 생강과
- **약재명** : 소두구(小豆蔻)
- **약용부위** : 잘 익은 열매
- **약재 저장법** : 밀폐용기

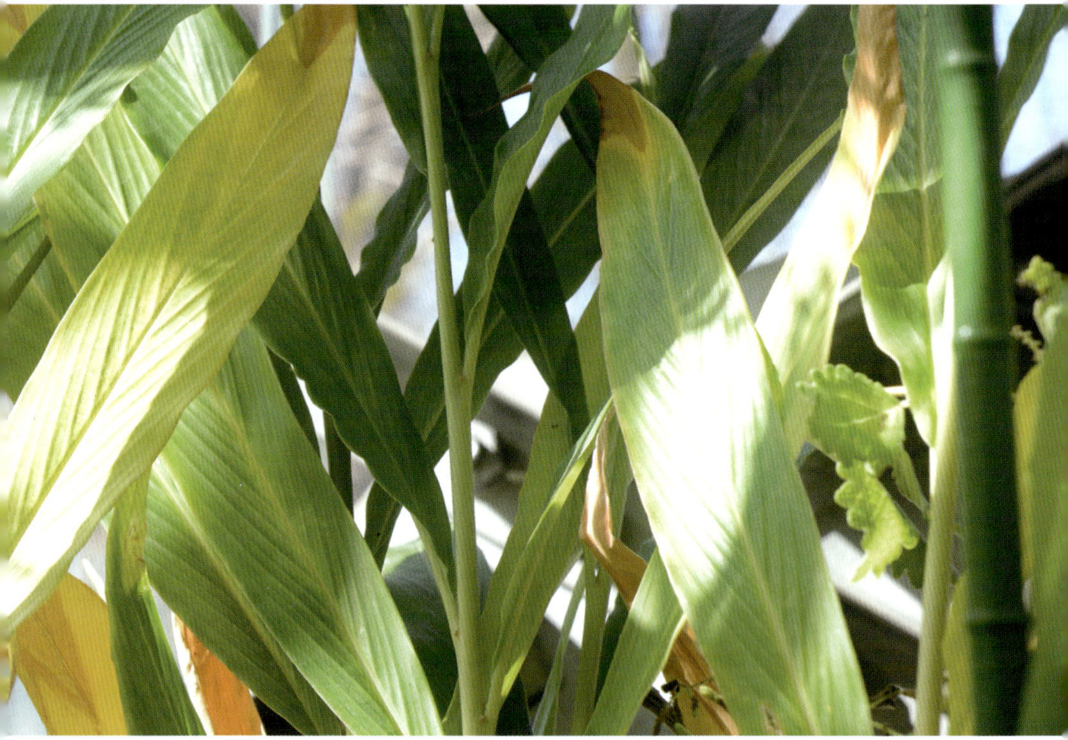

▲ 소두구_ 잎과 줄기(일본)

| 약재의 기원 |

이 약(소두구)은 소두구 *Elettaria cardamomum* Maton(생강과 Zingiberaceae)의 잘 익은 열매이다. 쓸 때에는 씨만을 쓴다.

| 약효 해설 |

- 강장, 최음 작용이 있다.

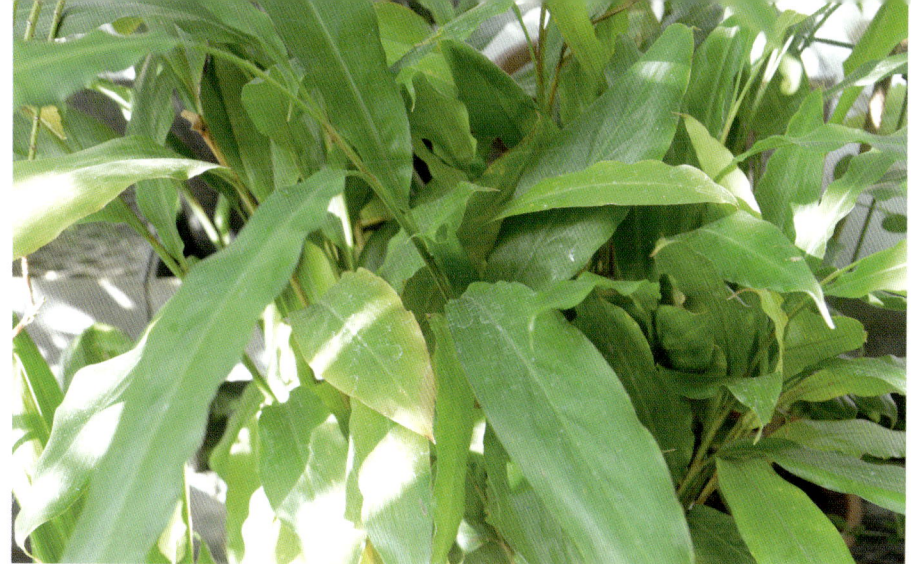

▲ 소두구_ 잎(일본)

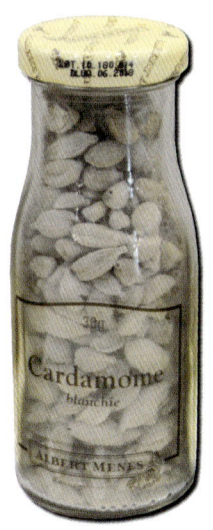

▲ 소두구 향신료 제품(프랑스)

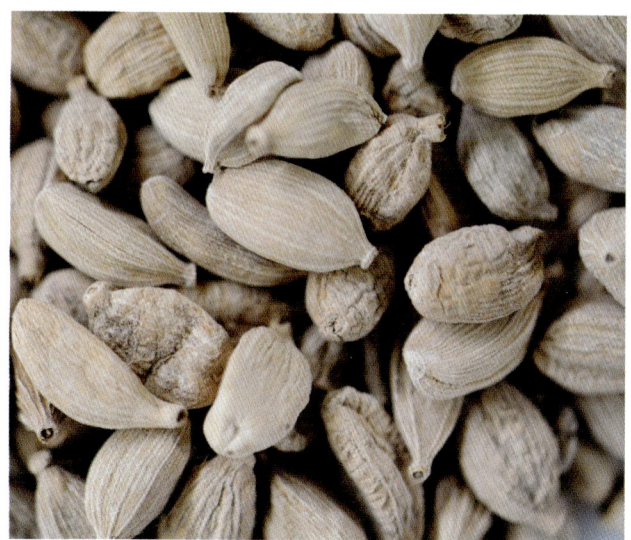

▲ 소두구(약재, 전형)

- 담즙분비를 촉진시키는 작용이 있다.
- 식욕증진, 구강청량의 효능이 있다.
- 방향성 건위제(芳香性健胃劑)로 사용한다.
- '카더몬(cardamon)'으로 불리며 향신료로 사용한다.

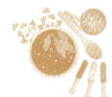

속썩은풀 | 황금

- **식물명 및 학명** : 속썩은풀 *Scutellaria baicalensis* Georgi
- **과명** : 꿀풀과
- **약재명** : 황금(黃芩)
- **약용부위** : 뿌리로서 그대로 또는 주피를 제거한 것
- **약재 저장법** : 밀폐용기

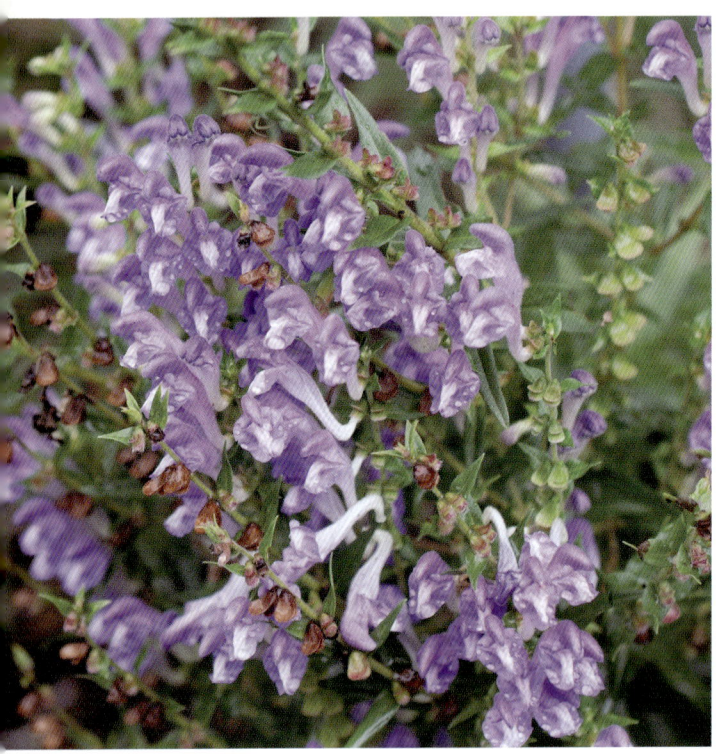

▲ 속썩은풀_ 지상부

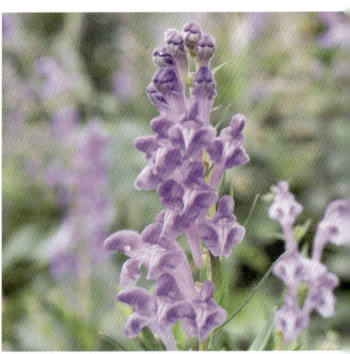

▲ 속썩은풀_ 잎

▲ 속썩은풀_ 꽃

약재의 기원

이 약(황금)은 속썩은풀 *Scutellaria baicalensis* Georgi(꿀풀과 Labiatae)의 뿌리로서 그대로 또는 주피를 제거한 것이다.

한방 효능

- 청열조습(淸熱燥濕) : 열기를 식히고 습기를 말린다.

- 사화해독(瀉火解毒) : 화독(火毒)을 없앤다.
- 지혈(止血) : 출혈을 멎게 한다.
- 안태(安胎) : 태아를 안정시킨다.

| 약효 해설 |

- 심한 열로 인해 가슴이 답답하고 갈증이 나는 증상을 치료한다.
- 폐열로 기침이 나는 증상을 제거한다.
- 황달, 설사에 유효하다.
- 임산부와 태아를 안정시킨다.

| 북한의 효능 |

폐열기침, 설사, 리질, 황달, 간열로 눈이 붉어지고 붓고 아픈 데, 열림, 태동불안, 위장염, 간염, 방광염, 뇨도염에 쓴다.

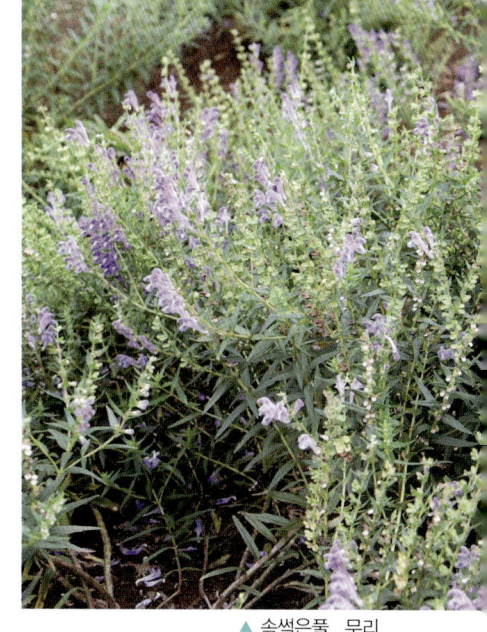
▲ 속썩은풀_ 무리

| 동의보감 효능 |

황금(黃芩, 속썩은풀 뿌리)의 성질은 차고[寒] 맛은 쓰며[苦] 독이 없다. 열독(熱毒), 몸이 허약하여 뼛속이 후끈후끈 달아오르는 것, 추웠다 열이 났다 하는 것을 치료하고 열로 나는 갈증을 푼다. 황달(黃疸), 이질, 설사, 담열(痰熱), 위열(胃熱)을 치료하고 소장을 잘 통하게 한다. 젖멍울[乳癰, 유옹], 등에 종기가 난 것, 피부가 헐어 아프고 가려우며 벌겋게 부어 곪는 것, 유행성 열병[天行熱疾]을 낫게 한다.

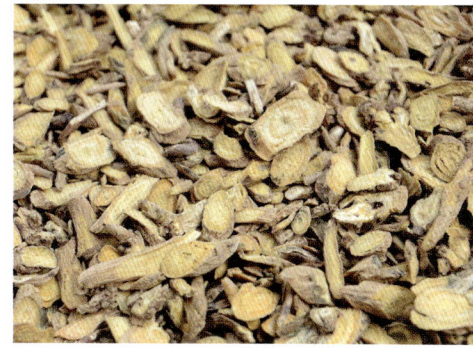
▲ 황금(약재, 절편)

| 약용법 |

속썩은풀의 뿌리(약재명: 황금) 3~10g을 물 800mL에 넣고 달여서 반으로 나누어 아침저녁으로 마신다.

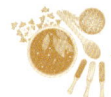

쇄양 | 쇄양

- ■ 식물명 및 학명 : 쇄양(鎖陽) *Cynomorium songaricum* Ruprecht
- ■ 과명 : 쇄양과
- ■ 약재명 : 쇄양(鎖陽)
- ■ 약용부위 : 육질경(肉質莖)
- ■ 약재 저장법 : 밀폐용기

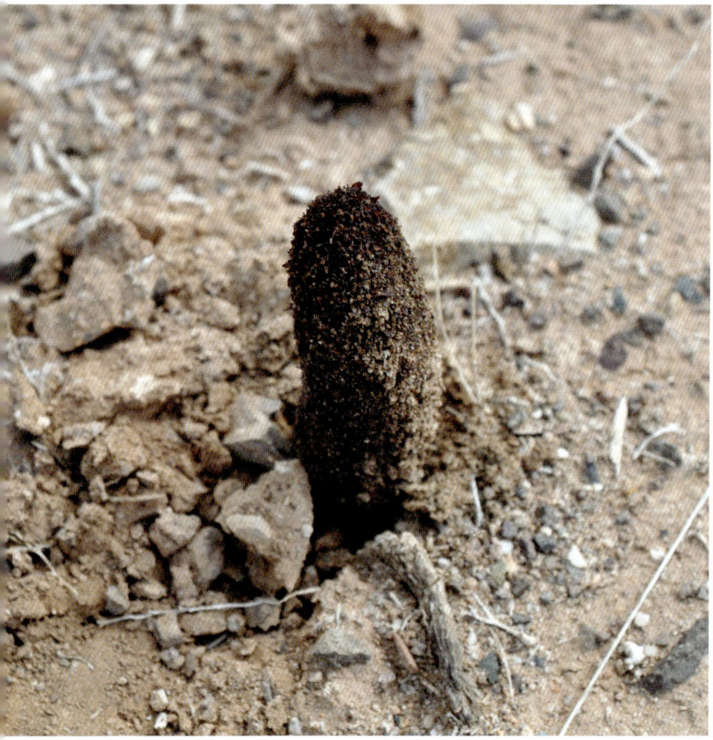

▲ 쇄양_ 꽃대(키르기스스탄)

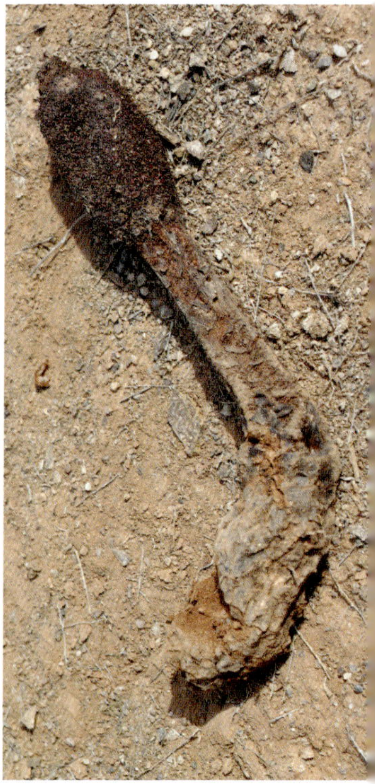

▲ 쇄양_ 전초(채취품, 키르기스스탄)

| 약재의 기원 |

이 약(쇄양)은 쇄양(鎖陽) *Cynomorium songaricum* Ruprecht(쇄양과 Cynomoriaceae)의 육질경이다.

| 한방 효능 |

- 보신양(補腎陽) : 신(腎)의 양기(陽氣)를 보한다.

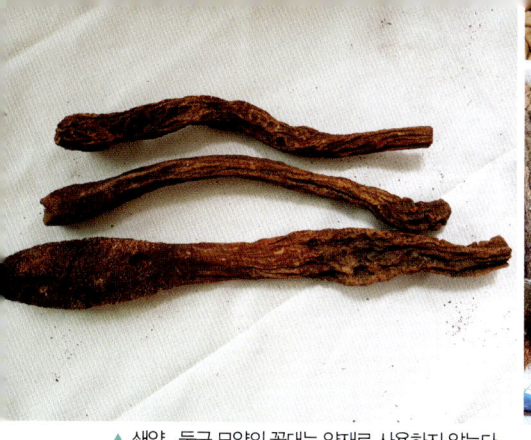
▲ 쇄양_ 둥근 모양의 꽃대는 약재로 사용하지 않는다.

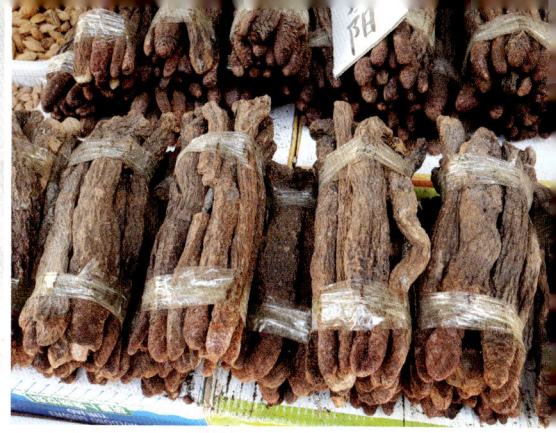
▲ 쇄양(약재, 시장 판매품, 중국 우루무치)

- 익정혈(益精血) : 정(精)과 혈(血)을 보충한다.
- 윤장통변(潤腸通便) : 대변이 잘 나오게 한다.

| 약효 해설 |

- 양기 부족, 발기부전에 유효하다.
- 허리와 무릎을 쓰지 못하고 심하면 근육이 위축되는 병증에 사용한다.
- 혈뇨(血尿) 증상을 치료한다.
- 장(腸)의 진액이 부족하여 대변을 보기 어려운 증상에 좋다.

| 동의보감 효능 |

쇄양(瑣陽)의 성질은 따뜻하며[溫] 맛이 달고[甘] 차며[寒] 독이 없다. 무의식중에 정액이 몸 밖으로 나오는 것, 꿈을 꾸면서 정액이 배설되는 것을 멎게 하며 음을 보한다. 기가 허하여 대변이 마른 사람에게 좋다. 삶아서 죽으로 만들어 먹는다. 이것은 육종용의 뿌리이다.

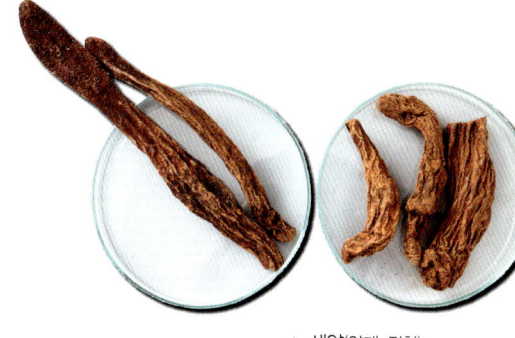
▲ 쇄양(약재, 전형)

| 약용법 |

쇄양의 육질경(약재명: 쇄양) 5~15g을 물 800mL에 넣고 달여서 반으로 나누어 아침저녁으로 마시거나 또는 가루나 환(丸)으로 만들어 복용한다.

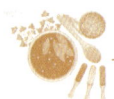

순비기나무 | 만형자

- 식물명 및 학명 : 순비기나무 *Vitex rotundifolia* Linné fil.
- 과명 : 마편초과
- 약재명 : 만형자(蔓荊子)
- 약용부위 : 잘 익은 열매
- 약재 저장법 : 밀폐용기

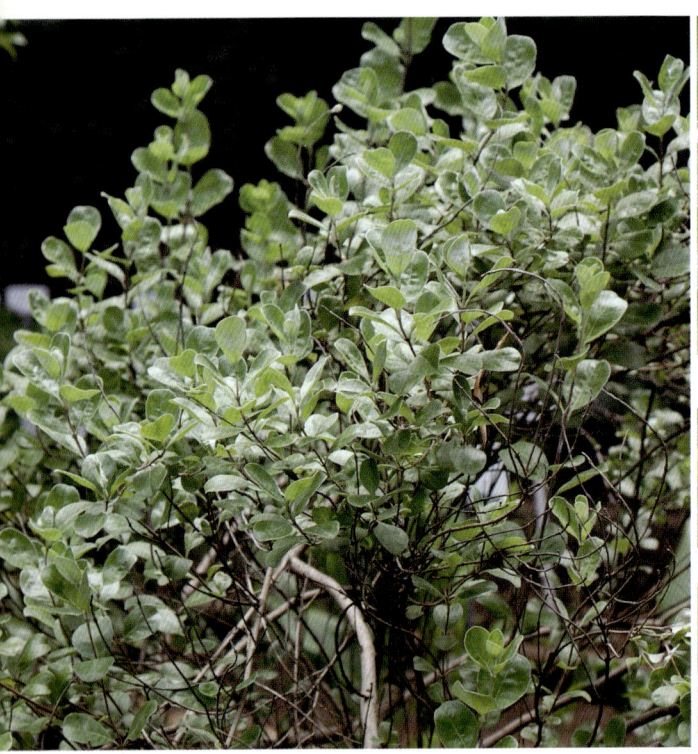

▲ 순비기나무_ 나무모양

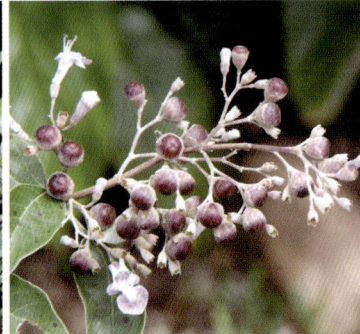

▲ 만형_ 열매

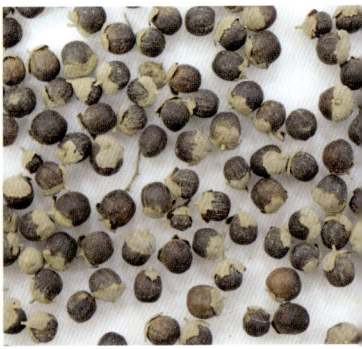

▲ 만형자(약재, 전형)

| 약재의 기원 |

이 약(만형자)은 순비기나무 *Vitex rotundifolia* Linné fil. 또는 만형(蔓荊) *Vitex trifolia* Linné(마편초과 Verbenaceae)의 잘 익은 열매이다.

| 한방 효능 |

- 소산풍열(消散風熱) : 풍열(風熱)을 해소한다.

- 청리두목(淸利頭目) : 머리와 눈의 발열을 해소한다.

약효 해설

- 눈이 충혈되고 눈물을 많이 흘리는 증상을 치료한다.
- 눈이 어둡고 잘 보이지 않는 증상의 치료에 좋다.
- 머리가 어지럽고 눈앞이 아찔한 증상에 활용된다.
- 잇몸이 붓고 아픈 증상을 낫게 한다.
- 편두통, 치통을 멎게 한다.

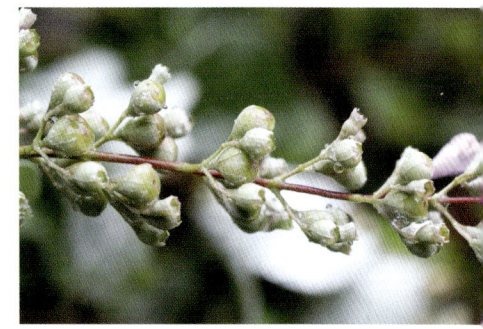
▲ 순비기나무_ 꽃봉오리

북한의 효능

풍열표증, 풍열감기, 머리아픔, 눈이 아프고 눈물이 나는 데 쓴다.

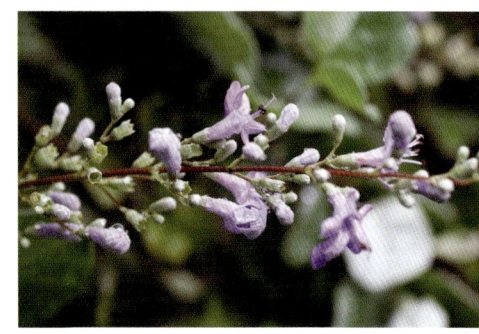
▲ 순비기나무_ 꽃

동의보감 효능

만형실(蔓荊實, 순비기나무 열매)의 성질은 약간 차며[微寒][평(平)하다고도 한다] 맛이 쓰고 맵고[苦辛] 독이 없다. 풍(風)으로 머리가 아프며 뇌에서 소리가 나는 것, 눈물이 나는 것을 낫게 한다. 눈을 밝게 하고 치아를 튼튼히 한다. 감각기관의 기능을 정상화하고 수염과 머리카락을 잘 자라게 한다. 습한 기운으로 인해 뼈마디가 저리고 쑤시는 것, 경련이 이는 것을 치료한다. 백충(白蟲), 장충(長蟲)을 없앤다.

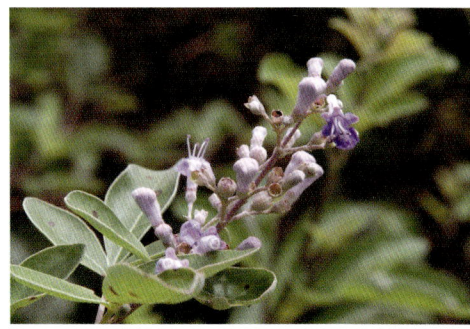
▲ 만형_ 꽃

약용법

순비기나무의 열매(약재명: 만형자) 5~10g을 물 800mL에 넣고 달여서 반으로 나누어 아침저녁으로 마신다.

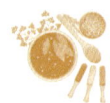

승마 | 승마

- **식물명 및 학명** : 승마(升麻) *Cimicifuga heracleifolia* Komarov
- **과명** : 미나리아재비과
- **약재명** : 승마(升麻)
- **약용부위** : 뿌리줄기
- **약재 저장법** : 밀폐용기

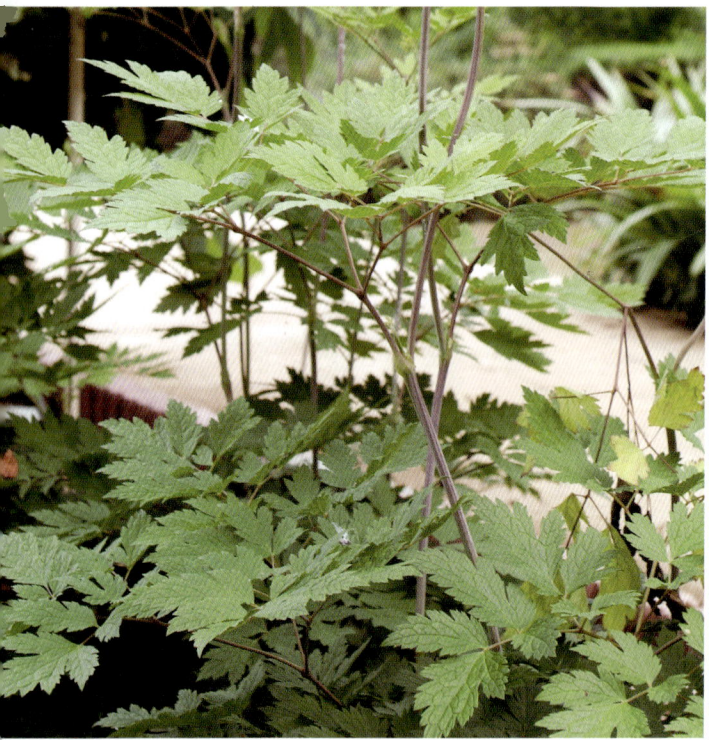

▲ 승마_ 지상부

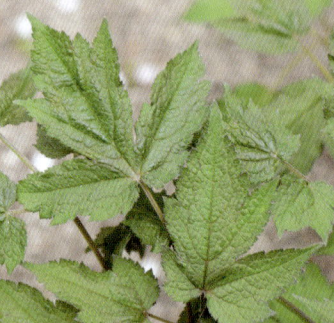

▲ 승마_ 잎

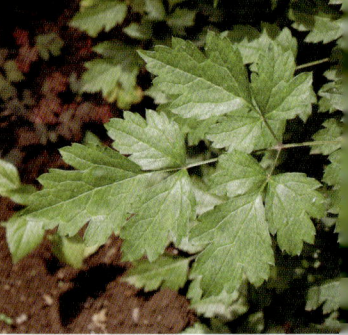

▲ 촛대승마_ 잎

| 약재의 기원 |

이 약(승마)은 승마 *Cimicifuga heracleifolia* Komarov, 촛대승마 *Cimicifuga simplex* Wormskjord, 눈빛승마 *Cimicifuga dahurica* Maximowicz 또는 황새승마 *Cimicifuga foetida* Linné(미나리아재비과 Ranunculaceae)의 뿌리줄기이다.

한방 효능

- 발표투진(發表透疹) : 땀을 내어 체표에 있는 사기(邪氣)를 없애고 발진을 촉진한다.
- 청열해독(淸熱解毒) : 열독(熱毒)을 해소한다.
- 승거양기(升擧陽氣) : 양기(陽氣)를 끌어올린다.

약효 해설

- 입안이 허는 병증에 쓰인다.
- 목 안이 붓고 아픈 증상을 낫게 한다.
- 두통, 치통에 유효하다.
- 만성설사, 만성이질, 탈항(脫肛)을 치료한다.
- 급성 전염병에 사용한다.

북한의 효능

풍열표증, 풍열감기, 머리아픔, 홍역, 이슬, 입안염, 인두염, 후두염에 쓴다.

동의보감 효능

승마(升麻)의 성질은 평(平)하고(약간 차다[微寒]고도 한다) 맛이 달며 쓰고[甘苦] 독이 없다. 모든 독을 풀어주고 온갖 헛것에 들린 것을 없앤다. 급성 전염병과 장기(瘴氣)를 물리친다. 고독(蠱毒)과 풍으로 붓는 것[風腫], 여러 가지 독으로 목 안이 아픈 것, 입안이 헌 것을 치료한다[본초].

약용법

승마의 뿌리줄기(약재명: 승마) 3~10g을 물 800mL에 넣고 달여서 반으로 나누어 아침저녁으로 마신다.

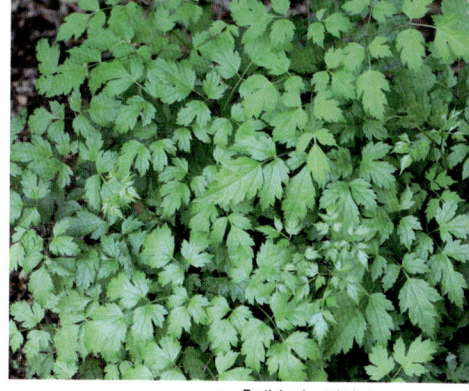

▲ 촛대승마_ 지상부

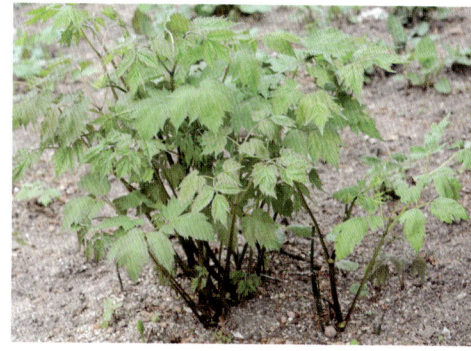

▲ 승마_ 어린 지상부

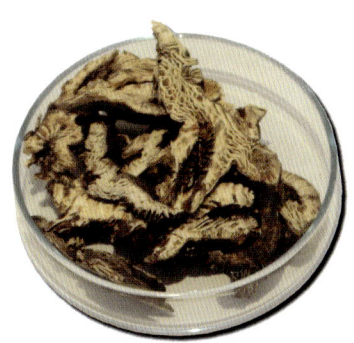

▲ 승마(약재, 절편)

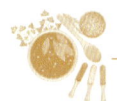

아위 | 아위

- **식물명 및 학명** : 아위(阿魏) *Ferula assafoetida* Linné
- **과명** : 산형과
- **약용부위** : 줄기를 자른 부위에서 삼출된 수지(樹脂, 식물체로부터의 분비물 또는 상처로부터의 유출물)
- **약재명** : 아위(阿魏)
- **약재 저장법** : 밀폐용기

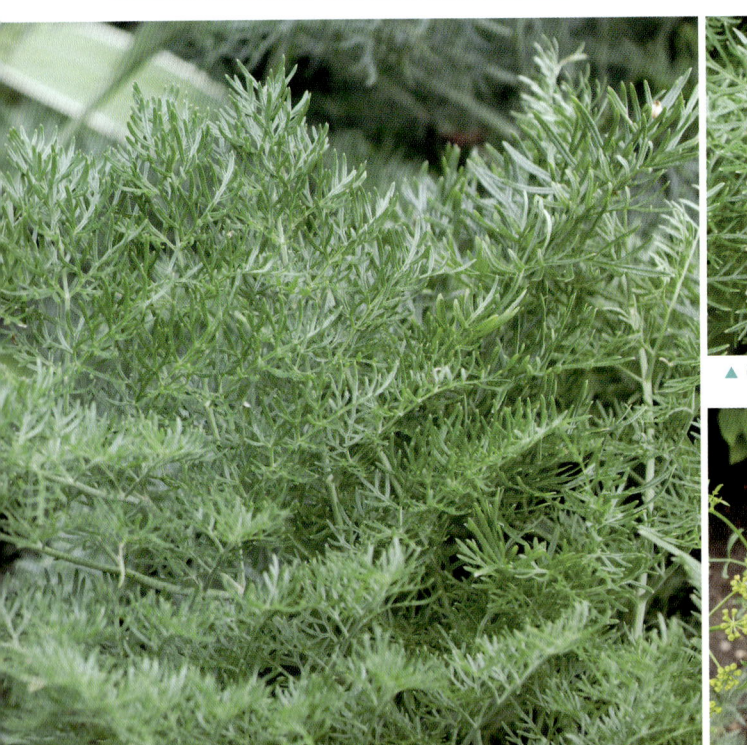

▲ 아위_ 지상부

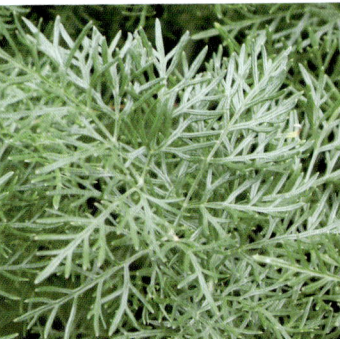

▲ 아위_ 잎

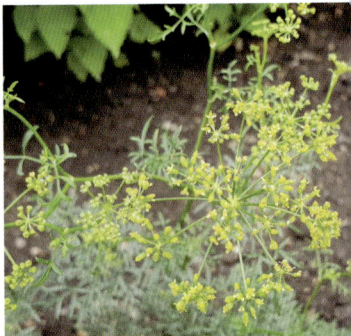

▲ 아위_ 꽃(체코)

약재의 기원

이 약(아위)은 아위(阿魏) *Ferula assafoetida* Linné 또는 기타 동속 근연식물(산형과 Umbelliferae)의 줄기를 자른 부위에서 삼출된 수지이다.

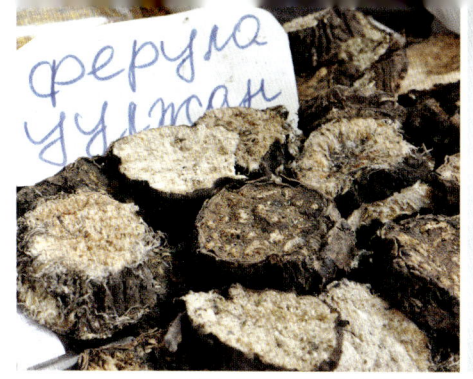
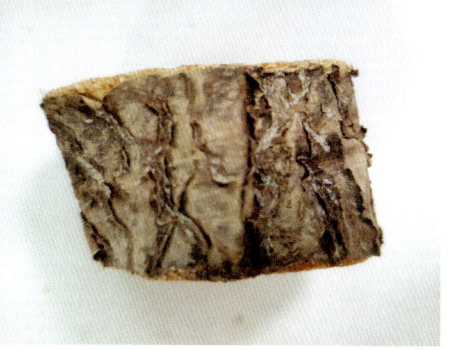

▲ 아위_ 뿌리줄기(약재, 키르기스스탄)　　　　▲ 아위_ 나무껍질

| 한방 효능 |

- 소적(消積) : 배가 더부룩하거나 아픈 병증인 적취(積聚)를 가라앉힌다.
- 산비(散痹) : 관절이 아프고 저린 비증(痹症)을 없앤다.
- 절학(截瘧) : 말라리아[瘧疾]를 억제한다.
- 살충(殺蟲) : 기생충을 죽인다.

| 약효 해설 |

- 말라리아, 이질을 치료한다.
- 몸이 찰 때 찬 음식을 먹으면 명치 끝이 아프고 심한 설사를 일으키는 증상에 사용한다.
- 식체(食滯)에 쓴다.

| 동의보감 효능 |

아위(阿魏)의 성질은 따뜻하고[溫](뜨겁다[熱]고도 한다) 맛은 매우며[辛] 독이 없다. 폐결핵[傳尸, 전시]을 낫게 하며 나쁜 기운을 없앤다. 징가[癥]와 배 속에 생긴 덩어리를 깨뜨리며 말라리아[瘧]를 낫게 하고 온갖 작은 곤충을 죽인다. 자체에서 강한 냄새가 나면서 다른 냄새를 없애는 묘한 약이다.

| 약용법 |

아위의 수지(약재명: 아위) 1~1.5g을 가루 또는 환(丸)으로 만들어 복용하거나 외용으로 적당량 사용한다.

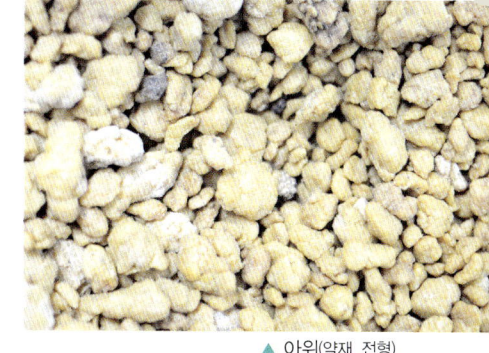

▲ 아위(약재, 전형)

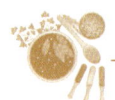

악마의발톱 | 하르파고피튬근

- 식물명 및 학명 : 악마의발톱 *Harpagophytum procumbens* DC.
- 과명 : 참깨과
- 약재명 : 악마의발톱(Devil's Claw), 하르파고피튬근
- 약용부위 : 뿌리
- 약재 저장법 : 밀폐용기

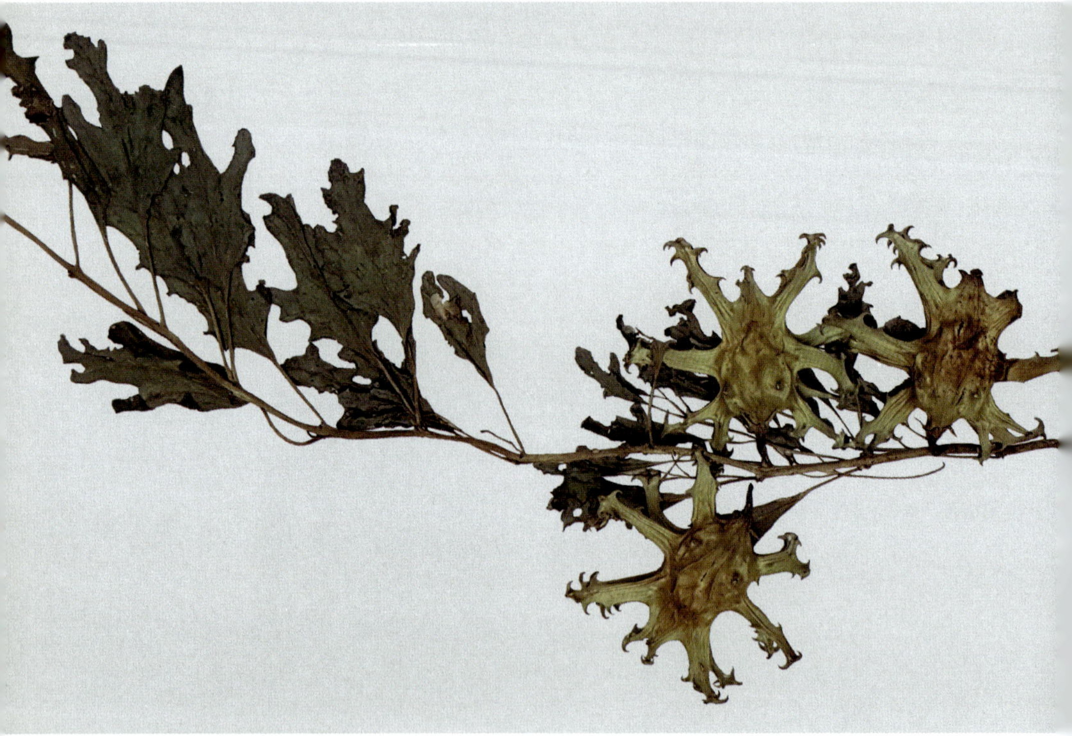

▲ 악마의발톱_ 표본(남아프리카공화국)

| 약재의 기원 |

이 약(하르파고피튬근)은 악마의발톱 *Harpagophytum procumbens* DC.(참깨과 Pedaliaceae)의 뿌리이다.

| 약효 해설 |

- 무릎의 통증 치료에 도움이 된다.

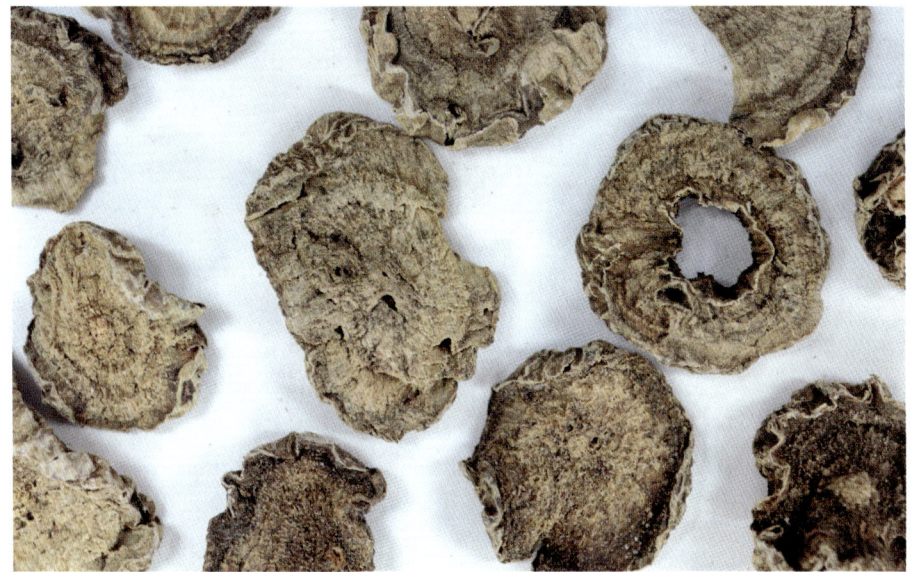

▲ 하르파고피툼근(약재, 절단)

• 소염, 진통 작용이 있다.

| 약용법 |

악마의발톱 뿌리(약재명: 하르파고피툼근) 2~3g을 물 800mL에 넣고 달여서 반으로 나누어 아침저녁으로 마신다.

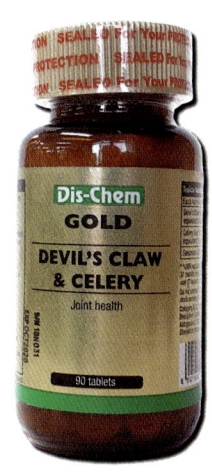

▲ 악마의발톱 제품(남아프리카공화국)

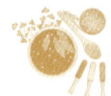

안식향나무 | 안식향

- **식물명 및 학명** : 안식향나무 *Styrax benzoin* Dryander
- **과명** : 때죽나무과　　● **약용부위** : 수지(樹脂, 식물체로부터의 분비물 또는 상처로부터의 유출물)
- **약재명** : 안식향(安息香)　　● **약재 저장법** : 밀폐용기

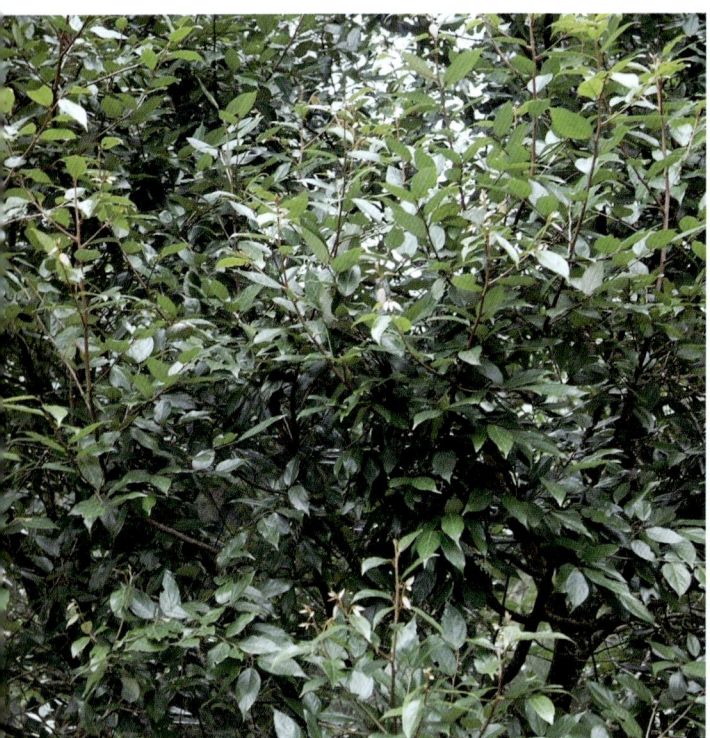

▲ 안식향나무_ 나무모양

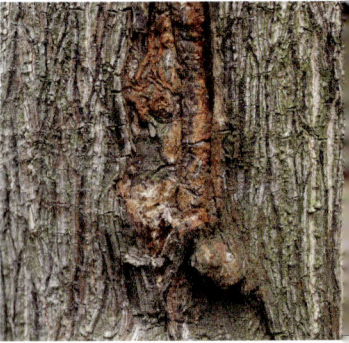

▲ 안식향나무_ 잎

▲ 안식향나무_ 나무껍질

| 약재의 기원 |

이 약(안식향)은 안식향나무 *Styrax benzoin* Dryander 또는 백화수(白花樹) *Styrax tonkinensis* Craib ex Hart.(때죽나무과 Styracaceae)에서 얻은 수지이다.

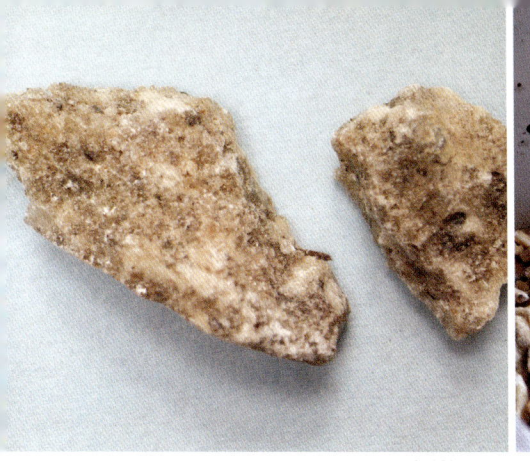 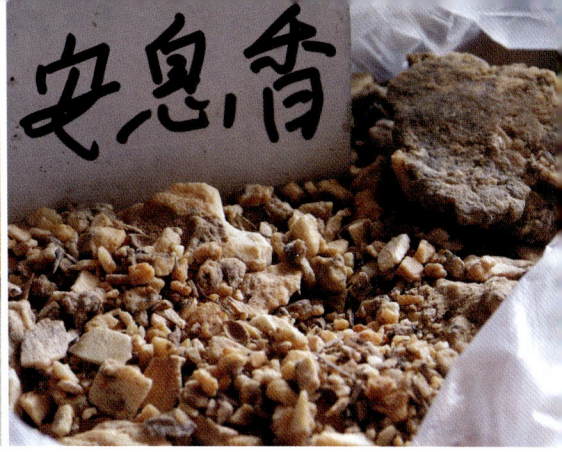

▲ 안식향(약재) ▲ 안식향(약재, 시장 판매품)

| 한방 효능 |

- 개규성신(開竅醒神) : 감각기관의 기능을 정상화하고 정신을 차리게 한다.
- 행기활혈(行氣活血) : 기운과 혈액을 잘 소통시킨다.
- 지통(止痛) : 통증을 멎게 한다.

| 약효 해설 |

- 뇌혈관 장애로 인한 기억 상실, 의지력 약화를 치료한다.
- 가슴과 배의 통증을 없앤다.
- 갑작스레 졸도하여 정신이 혼몽할 때 유효하다.
- 산후(産後)에 정신이 흐리고 혼미해지는 증상에 사용한다.

| 동의보감 효능 |

안식향(安息香, 안식향나무 또는 백화수의 수지)의 성질은 보통이며[平] 맛은 맵고 쓰며[辛苦] 독이 없다. 명치의 악기(惡氣)와 귀주(鬼疰)에 주로 쓴다. 나쁜 기운, 헛것에 들려 귀태(鬼胎)가 된 것을 치료한다. 고독(蠱毒), 급성 전염병[瘟疫, 온역]을 물리치며 신기통(腎氣痛), 구토하고 설사하는 것을 낫게 한다. 부인의 월경이 중단된 것, 산후 출혈이 심하여 정신이 흐리고 혼미해지는 증상을 치료한다.

| 약용법 |

안식향나무의 수지(약재명: 안식향) 0.3~1.5g을 갈아서 복용하거나 환(丸)으로 만들어 복용한다.

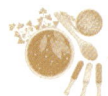

알로에 | 노회

- 식물명 및 학명 : 알로에 *Aloe barbadensis* Linne
- 과명 : 백합과
- 약재명 : 노회(蘆薈)
- 약용부위 : 잎에서 얻은 액즙(液汁)을 건조한 것
- 약재 저장법 : 밀폐용기

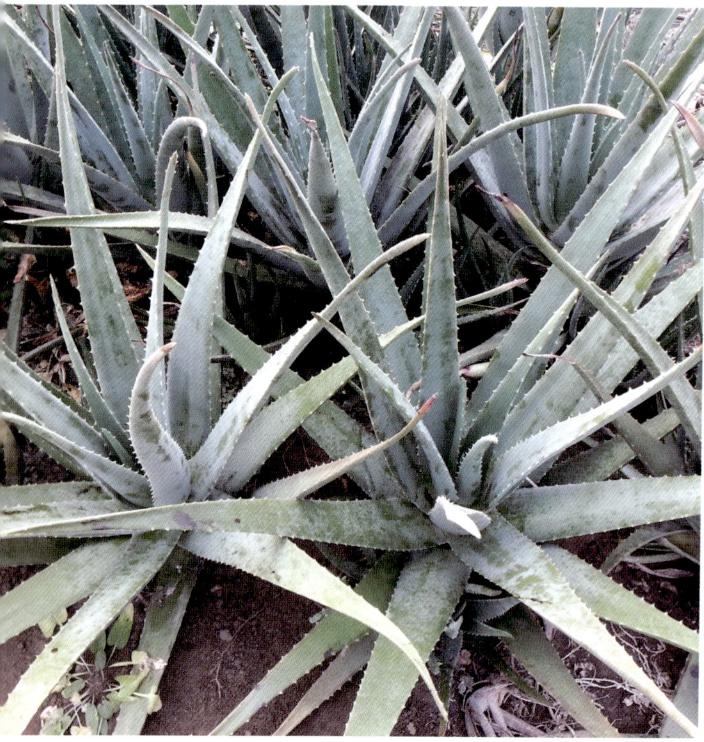

▲ 알로에(*Aloe barbadensis*)_ 지상부

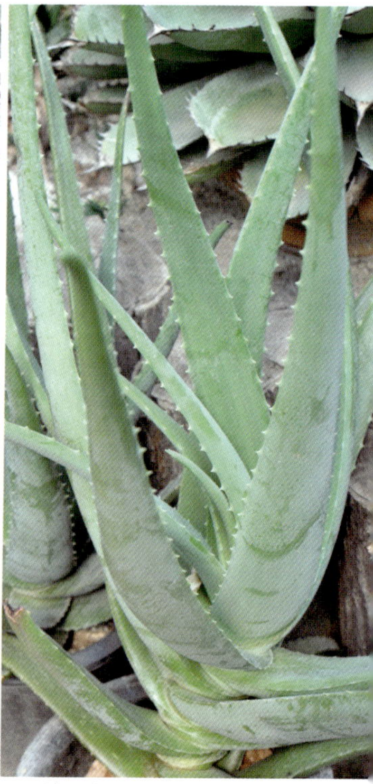

▲ 알로에(*Aloe barbadensis*)_ 잎

약재의 기원

이 약(노회)은 *Aloe barbadensis* Linne, *Aloe ferox* Miller, *Aloe africana* Miller 또는 *Aloe spicata* Baker의 잡종(백합과 Lilliaceae)의 잎에서 얻은 액즙(液汁)을 건조한 것이다.

| 한방 효능 |

- 사하통변(瀉下通便) : 설사시키고 대변을 잘 나오게 한다.
- 청간사화(淸肝瀉火) : 간화(肝火)를 식힌다.
- 살충(殺蟲) : 기생충을 죽인다.

| 약효 해설 |

- 변비 치료에 도움이 된다.
- 상처치유 작용이 있다.
- 강장 작용이 있다.

| 북한의 효능 |

변비, 눈이 붉어지고 붓고 아픈 데, 어린이경풍, 어린이감질, 련주창(부스럼의 일종), 창양, 화농, 동상, 만성위염, 위십이지장궤양, 신경통에 쓴다.

| 동의보감 효능 |

노회(蘆薈)의 성질은 차고[寒] 맛은 쓰며[苦] 독이 없다. 소아의 오감(五疳)을 낫게 하고 삼충(三蟲)을 죽인다. 항문 주위에 구멍이 생긴 것, 옴과 버짐, 소아가 열이 나면서 놀라는 것을 낫게 한다[본초].

| 약용법 |

알로에의 건조한 액즙(약재명: 노회) 0.6~1.5g을 가루나 환(丸)으로 만들어 복용한다. 외용할 때는 적당량 사용한다.

| 주의사항 |

임신부에게는 쓰지 않는다.

▲ 알로에(*Aloe barbadensis*)_ 재배지

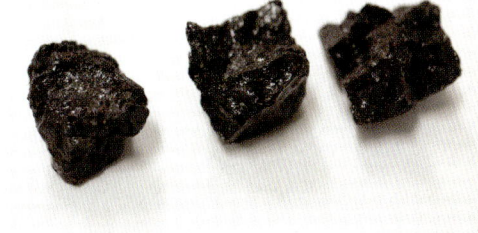

▲ 노회(약재)

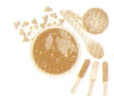

여지 | 여지핵

- **식물명 및 학명** : 여지 *Litchi chinensis* Sonnerat
- **과명** : 무환자나무과
- **약재명** : 여지핵(荔枝核)
- **약용부위** : 씨
- **약재 저장법** : 밀폐용기

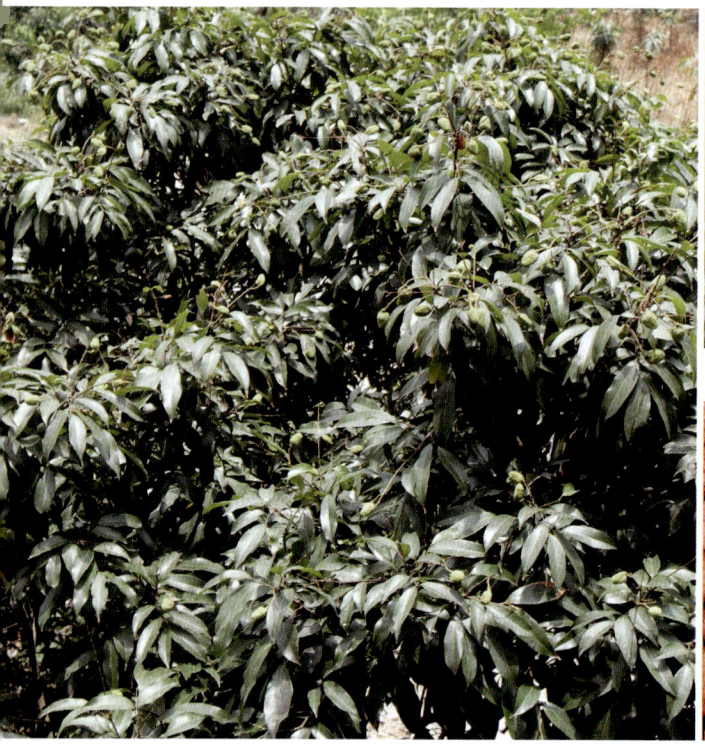

▲ 여지_ 나무모양

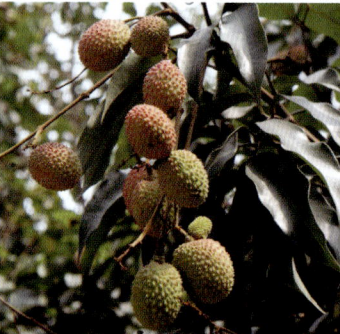

▲ 여지_ 어린 열매와 잎

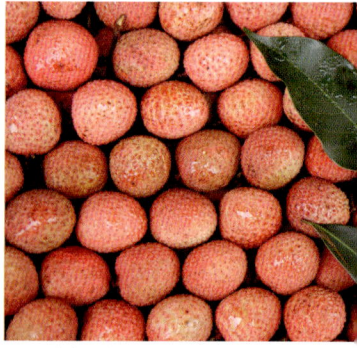

▲ 여지_ 열매(채취품)

| 약재의 기원 |

이 약(여지핵)은 여지 *Litchi chinensis* Sonnerat(무환자나무과 Sapindaceae)의 씨이다.

| 한방 효능 |

- 행기산결(行氣散結) : 기운을 잘 소통시키고 뭉친 것을 풀어준다.

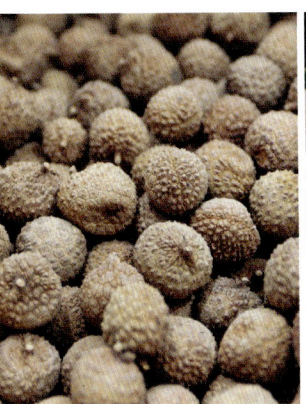
▲ 여지_ 건조한 열매

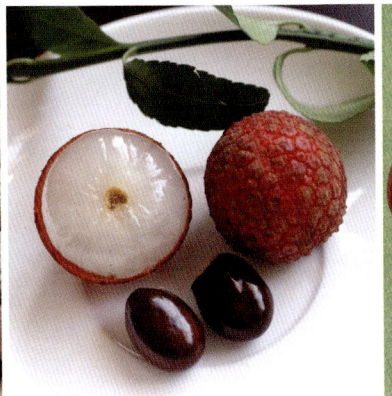
▲ 여지_ 열매와 씨

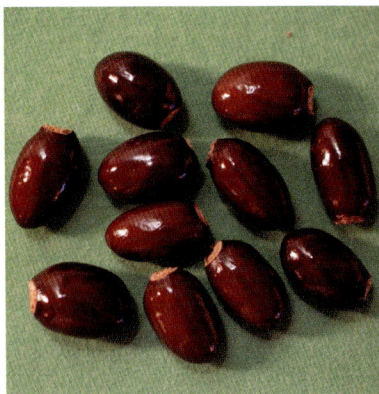
▲ 여지핵(약재, 전형)

- 거한지통(祛寒止痛) : 한(寒)으로 인한 통증을 멎게 한다.

약효 해설

- 가슴이 답답하고 갈증이 나는 증상을 치료한다.
- 배꼽 주위가 짜는 듯이 아프고 손발이 차가워지는 병증을 낫게 한다.
- 복부에 통증이 오래 지속되는 증상에 유효하다.
- 고환이 붓고 아픈 증상에 사용한다.

동의보감 효능

여지(荔枝, 여지 과육)의 성질은 보통이고[平](약간 따뜻하다[微溫]고도 한다) 맛은 달며[甘](달면서 시다[甘酸]고도 한다) 독이 없다. 정신을 깨끗하게 하고 지혜를 더한다[益智]. 답답하고 목마른 것을 멎게 하고 안색을 좋게 한다.
여지핵(荔枝核, 여지 씨)은 가슴앓이[心痛]와 소장산기(小腸疝氣)를 치료한다. 태워서 가루 낸 다음 따뜻한 술에 타 먹는다[입문].

약용법

여지의 씨(약재명: 여지핵) 5~10g을 물 800mL에 넣고 달여서 반으로 나누어 아침저녁으로 마신다.

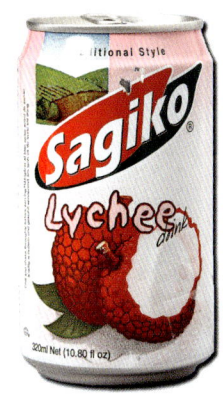
▲ 여지 드링크(베트남)

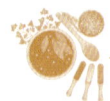

연꽃 | 연자심, 연자육, 우절

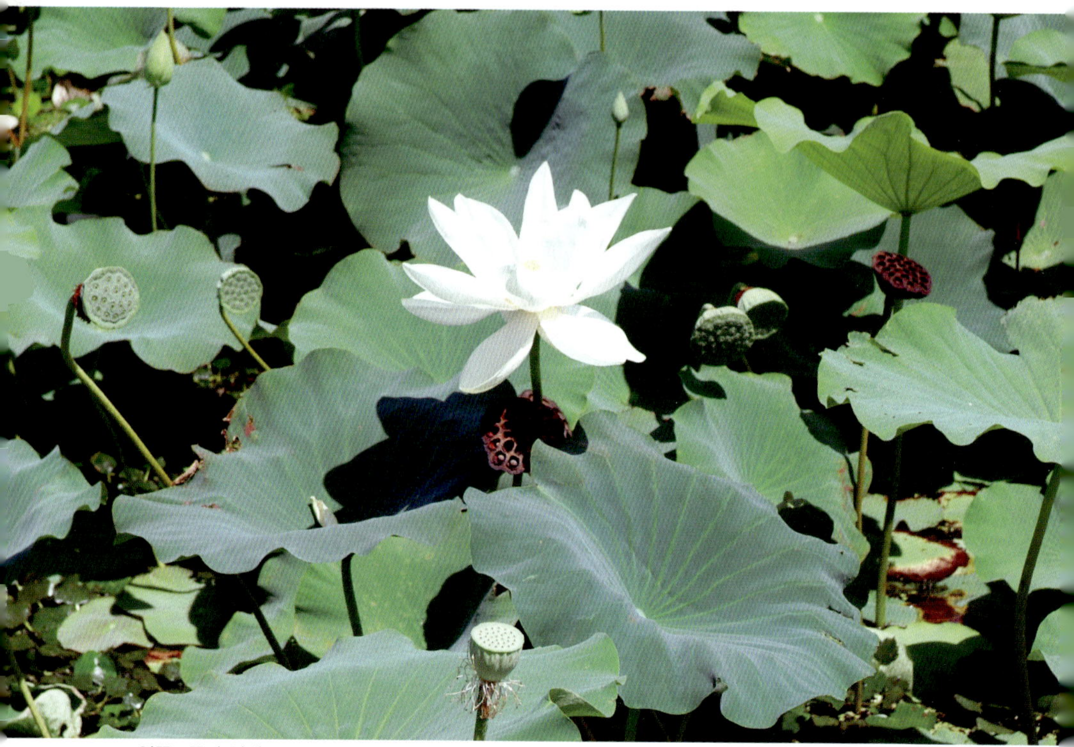

▲ 연꽃_ 꽃과 열매

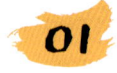 약재명 **연자심**

- ■ 식물명 및 학명 : 연꽃 *Nelumbo nucifera* Gaertner
- ■ 과명 : 수련과
- ■ 약재명 : 연자심(蓮子心)
- ■ 약용부위 : 잘 익은 씨 중의 어린잎 및 배근
- ■ 약재 저장법 : 밀폐용기

| 약재의 기원 |

이 약(연자심)은 연꽃 *Nelumbo nucifera* Gaertner(수련과 Nymphaeaceae)의 잘 익은 씨 중의 어린잎 및 배근이다.

| 한방 효능 |

- 청심안신(淸心安神) : 심열(心熱)을 식히고 정신을 안정시킨다.
- 교통심신(交通心腎) : 심(心)과 신(腎)의 기운이 잘 통하게 한다.
- 삽정지혈(澁精止血) : 정액이 새어나가지 않게 하고 출혈을 멎게 한다.

| 약효 해설 |

- 가슴 속이 달아오르면서 답답하고 잠이 잘 오지 않는 증상에 사용한다.
- 정신이 맑지 못하거나 의식이 없으며 헛소리하는 증상 치료에 유효하다.
- 현기증에 효과가 있다.
- 무의식중에 정액이 몸 밖으로 나오는 증상에 쓰인다.

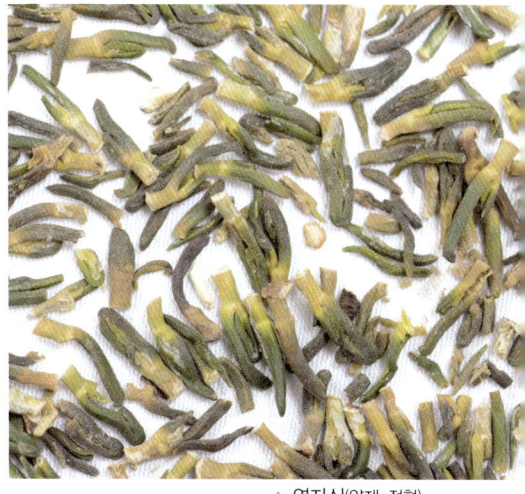

▲ 연자심(약재, 전형)

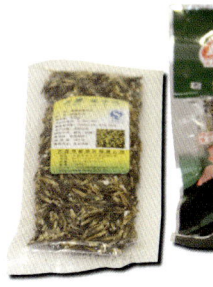 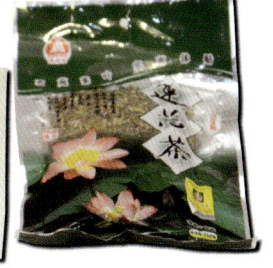

▲ 연자심 제품(중국)

| 동의보감 효능 |

연의(蓮薏)는 연밥 속에 있는 녹색 배아를 의(薏)라고 한다. 맛이 매우 쓴데, 먹으면 구토하고 설사를 일으킨다[본초]. 의는 연자심(蓮子心)이다. 심열(心熱)과 혈병으로 나는 갈증, 여름철에 음식이 체하여 구토와 설사하는 것[霍亂, 곽란]을 치료한다[국방].

| 약용법 |

연꽃의 어린잎 및 배근(약재명: 연자심) 2~5g을 물 800mL에 넣고 달여서 반으로 나누어 아침저녁으로 마신다.

02 약재명 연자육

- ■ 식물명 및 학명 : 연꽃 *Nelumbo nucifera* Gaertner
- ■ 과명 : 수련과
- ■ 약재명 : 연자육(蓮子肉)
- ■ 약용부위 : 잘 익은 씨로서 그대로 또는 연심을 제거한 것
- ■ 약재 저장법 : 밀폐용기

| 약재의 기원 |

이 약(연자육)은 연꽃 *Nelumbo nucifera* Gaertner(수련과 Nymphaeaceae)의 잘 익은 씨로서 그대로 또는 연심을 제거한 것이다.

| 한방 효능 |

- 보비지사(補脾止瀉) : 비(脾)를 보하고 설사를 멎게 한다.
- 지대(止帶) : 냉을 멎게 한다.
- 익신삽정(益腎澁精) : 신기(腎氣)를 보충하고 정액 배출을 억제한다.
- 양심안신(養心安神) : 심(心)을 보양하고 정신을 안정시킨다.

| 약효 해설 |

- 가슴이 두근거리면서 불안해하며 잠이 오지 않는 증상에 유효하다.
- 무의식중에 정액이 몸 밖으로 나오는 증상을 치료한다.

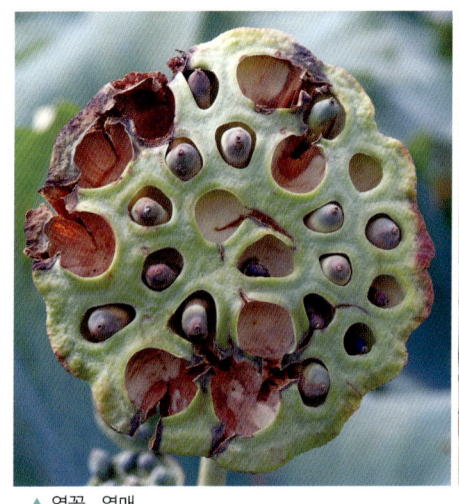
▲ 연꽃_ 열매

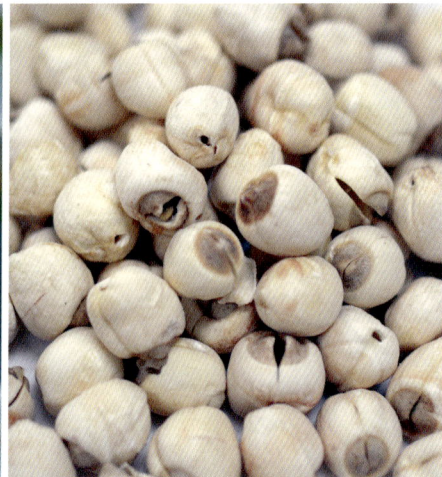
▲ 연자육(거피한 약재)

- 마음을 안정시키고 진정시킨다.
- 자궁출혈과 자궁에서 분비물이 나오는 증상에 사용한다.

| 북한의 효능 |

비허설사, 유정, 가슴두근거림, 잠장애에 쓴다.

| 동의보감 효능 |

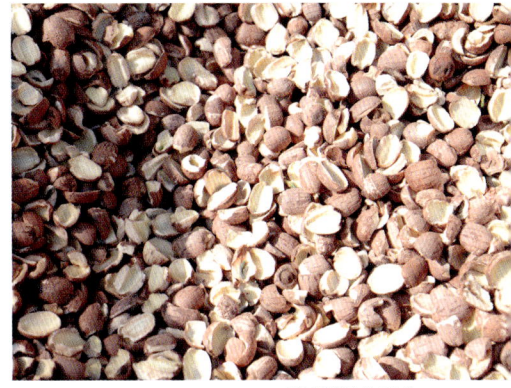

▲ 연자육(약재, 절단)

연실(蓮實, 연꽃의 씨)의 성질은 평(平)하고 차며[寒] 맛이 달고[甘] 독이 없다. 기력을 도와[養氣力] 온갖 병을 없애고 오장(五藏)을 보한다. 갈증과 이질[痢]을 멎게 하고 정신을 좋게 하며 마음을 안정시킨다. 많이 먹으면 기분이 좋아진다[본초].

| 약용법 |

연꽃의 씨(약재명: 연자육) 6~15g을 물 800mL에 넣고 달여서 반으로 나누어 아침저녁으로 마신다.

 약재명 우절

- **식물명 및 학명** : 연꽃 *Nelumbo nucifera* Gaertner
- **과명** : 수련과
- **약재명** : 우절(藕節)
- **약용부위** : 뿌리줄기의 마디
- **약재 저장법** : 밀폐용기

| 약재의 기원 |

이 약(우절)은 연꽃 *Nelumbo nucifera* Gaertner(수련과 Nymphaeaceae)의 뿌리줄기의 마디이다.

| 한방 효능 |

- 산어지혈(散瘀止血) : 어혈을 없애고 출혈을 멎게 한다.

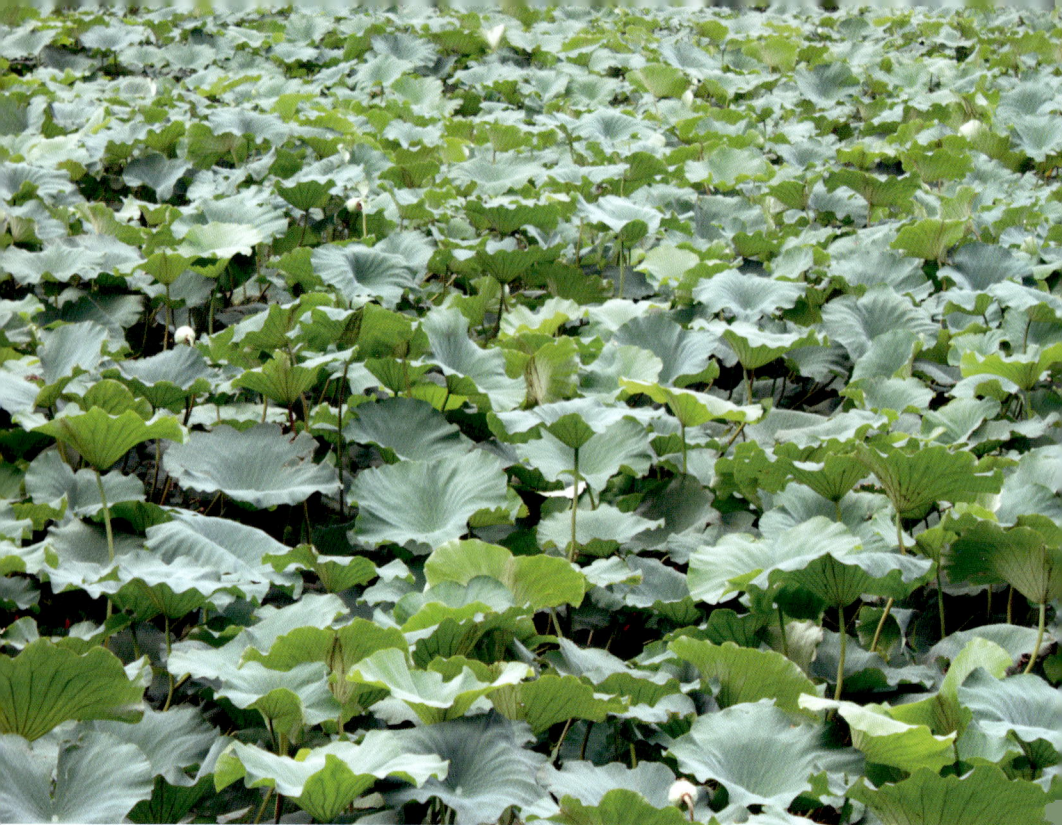

▲ 연꽃_ 무리

| 약효 해설 |

- 혈변(血便), 토혈을 치료한다.
- 월경 주기가 아닌데도 갑자기 출혈이 있는 병증에 사용한다.
- 소변이 껄끄럽고 아프면서 피가 섞여 나오는 증상에 유효하다.

| 북한의 효능 |

코출혈, 각혈, 피오줌누기, 위장출혈, 자궁출혈, 혈림, 혈리에 쓴다.

| 동의보감 효능 |

우즙(藕汁, 연뿌리를 짜낸 즙)은 성질이 따뜻하고[溫] 맛은 달며[甘] 독이 없다. 우(藕)라는 것은 연뿌리이다. 토혈(吐血)을 멎게 하고 어혈(瘀血)을 풀어준다. 생것으로 먹으면 곽란(霍亂) 후에 허하여 생기는 갈증을 치료한다. 쪄서 먹으면 오장(五藏)을 크게 보하고 하초(下焦)를 튼튼하게 한다. 연뿌리와 꿀을 함께 먹으면 배에 살이 붙으면서도 충(蟲)이 생기지 않는다. 답답한 것을 없

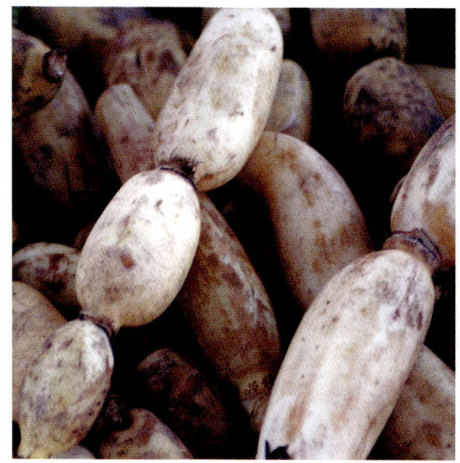
▲ 연꽃_ 뿌리줄기의 마디

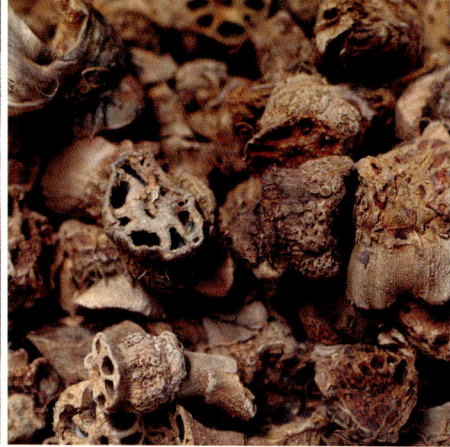
▲ 우절(약재, 절단)

애고 설사를 멎게 한다. 술독을 풀고 식후나 병을 앓고 난 뒤에 열나고 목마른 것을 멎게 한다.
우절(연뿌리 마디)은 성질이 차므로[冷] 열독을 풀고 어혈을 깨뜨린다.

| 약용법 |

연꽃 뿌리줄기의 마디(약재명: 우절) 9~15g을 물 800mL에 넣고 달여서 반으로 나누어 아침저녁으로 마신다.

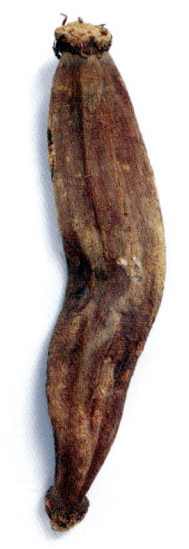
▲ 우절(약재, 전형)

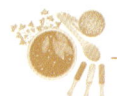

오두 | 부자, 천오

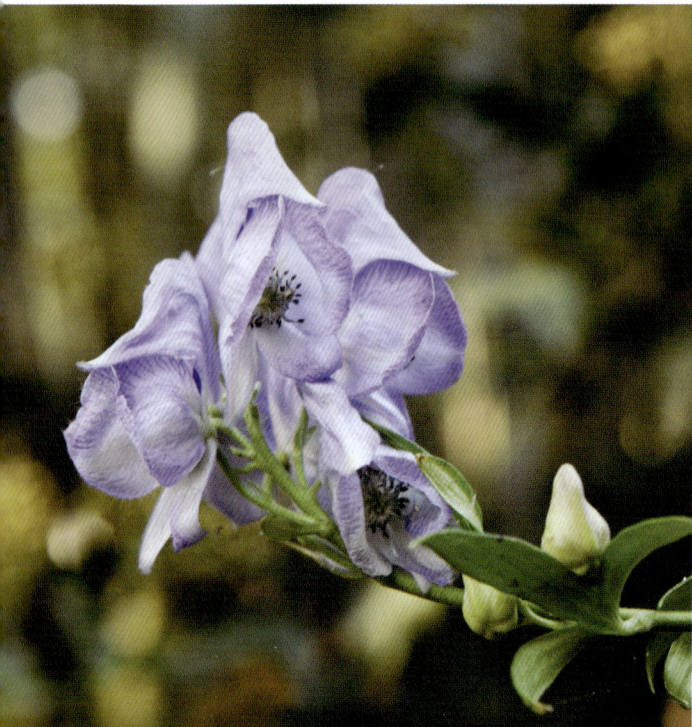

▲ 오두_ 꽃

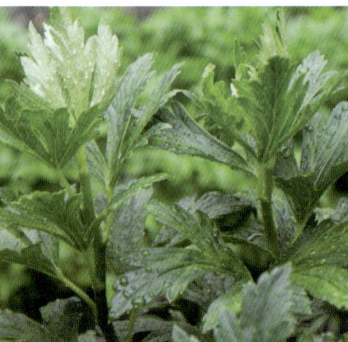

▲ 오두_ 잎

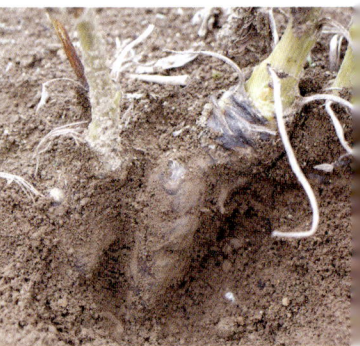

▲ 오두_ 뿌리

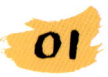 약재명 **부자**

- **식물명 및 학명** : 오두(烏頭) *Aconitum carmichaeli* Debeaux
- **과명** : 미나리아재비과
- **약재명** : 부자(附子)
- **약용부위** : 자근(子根)을 가공한 것
- **약재 저장법** : 밀폐용기

| 약재의 기원 |

이 약(부자)은 오두(烏頭) *Aconitum carmichaeli* Debeaux(미나리아재비과 Ranunculaceae)의 자근(子根)을 가공하여 만든 염부자(鹽附子), 부자편(附子

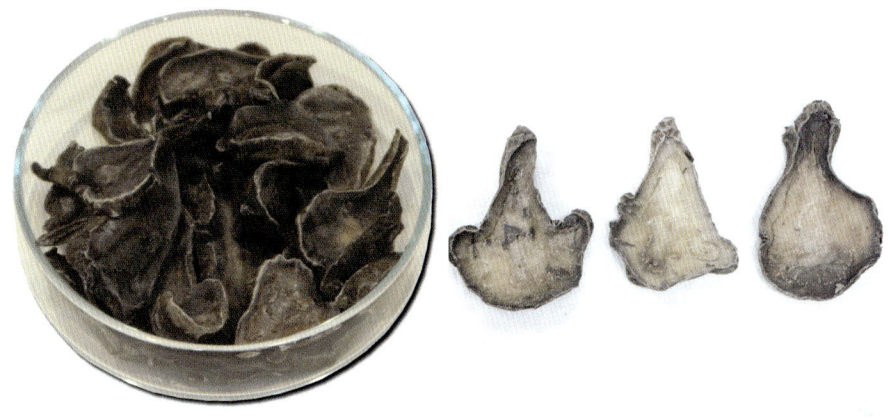

▲ 부자(약재, 전형)　　　　　　　　　▲ 부자(약재, 절편)

片) 및 포부자(炮附子)이다.

식약처 공정서의 기원식물 검토

KP(대한민국약전)에서 기원식물 오두의 학명을 'Aconitum carmichaeli Debeaux'로 하고 있는데, 여기서 종소명 carmichaeli는 carmichaelii의 오류이다(어미의 −i가 누락). (참고논문: 박종철. 최고야. 한약정보연구회지. 2016;4(2):9−35)

한방 효능

- 회양구역(回陽救逆) : 양기(陽氣)를 회복시켜 위급한 상황에서 구해낸다.
- 보화조양(補火助陽) : 화를 보하여 양기(陽氣)를 돕는다.
- 산한지통(散寒止痛) : 한사(寒邪)를 없애고 통증을 멎게 한다.

약효 해설

- 발기부전을 치료한다.
- 남성은 음낭이 차고 여성은 아랫배가 늘 차면서 생기는 성(性) 장애를 낫게 한다.
- 팔다리를 잘 쓰지 못하고 마비되며 아픈 증상에 사용한다.
- 가슴과 배가 차면서 아픈 증상에 활용한다.
- 강심제, 진통제, 신진대사기능 항진제로 쓰인다.

- 부자에는 맹독성 알칼로이드 성분인 aconitine이 함유되어 있다.

| 북한의 효능 |

신양허로 손발이 찬 데, 비위가 허한하여 배가 차고 아프며 설사하는 데, 허리와 무릎이 시리고 아픈 데, 음위증, 풍한습비, 류마치스성 관절염, 신경통, 쇼크에 쓴다.

| 동의보감 효능 |

부자(附子)의 성질은 매우 뜨겁고[大熱] 맛은 매우며 달고[辛甘] 독이 많다. 삼초의 궐역(厥逆)을 보하고 육부(府)의 한랭(寒冷)과 한습(寒濕)을 치료한다. 팔다리가 늘어지고 힘이 없어 걷지 못하는 증상을 낫게 한다. 유산시키는 데는 모든 약 가운데서 가장 좋다.

| 약용법 |

수치(修治)한 오두의 자근(약재명: 부자) 3~15g을 물 800mL에 넣고 달여서 반으로 나누어 아침저녁으로 마신다. 독성이 크므로 사용할 때 유의해야 한다.

| 주의사항 |

독성이 있으므로 조심해야 한다.

 약재명 천오

- **식물명 및 학명** : 오두(烏頭) *Aconitum carmichaeli* Debeaux
- **과명** : 미나리아재비과
- **약재명** : 천오(川烏)
- **약용부위** : 모근의 덩이뿌리
- **약재 저장법** : 밀폐용기

| 약재의 기원 |

이 약(천오)은 오두(烏頭) *Aconitum carmichaeli* Debeaux(미나리아재비과 Ranunculaceae)의 모근의 덩이뿌리이다.

한방 효능

- 거풍제습(祛風除濕) : 팔다리를 잘 쓰지 못하고 마비되며 아픈 증상을 치료한다.
- 온경지통(溫經止痛) : 경락을 따뜻하게 하여 통증을 멎게 한다.

약효 해설

- 사지경련, 반신불수, 오래도록 낫지 않는 두통에 사용한다.
- 가슴과 배가 차면서 아픈 증상에 유효하다.

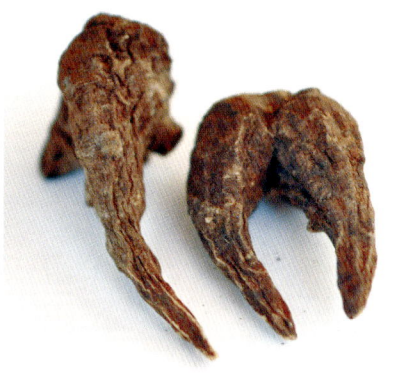

▲ 천오(약재, 전형)

동의보감 효능

오두(烏頭)의 성질은 매우 뜨겁고[大熱] 맛은 매우며 달고[辛甘] 독이 없다. 풍, 한, 습으로 뼈마디가 아프고 손발이 저린 증상을 낫게 한다. 가슴 속에 있는 냉담(冷痰)을 삭이고 명치가 몹시 아픈 것을 멎게 한다. 배 속에 생긴 덩어리를 깨뜨리고 유산시킨다.

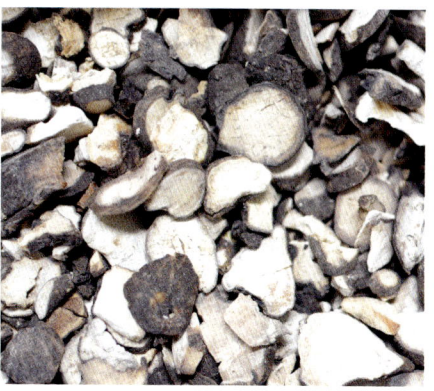

▲ 천오(약재, 절편)

약용법

수치(修治)한 오두 모근의 덩이뿌리(약재명: 천오) 3~9g을 물 800mL에 넣고 달여서 반으로 나누어 아침저녁으로 마신다. 독성이 강하므로 필히 수치(修治)한 후 사용한다. 외용할 때는 적당량을 사용한다.

주의사항

독성이 있으므로 조심해야 한다.

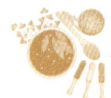

오이풀 | 지유

- 식물명 및 학명 : 오이풀 *Sanguisorba officinalis* Linné
- 과명 : 장미과
- 약용부위 : 뿌리
- 약재명 : 지유(地楡)
- 약재 저장법 : 밀폐용기

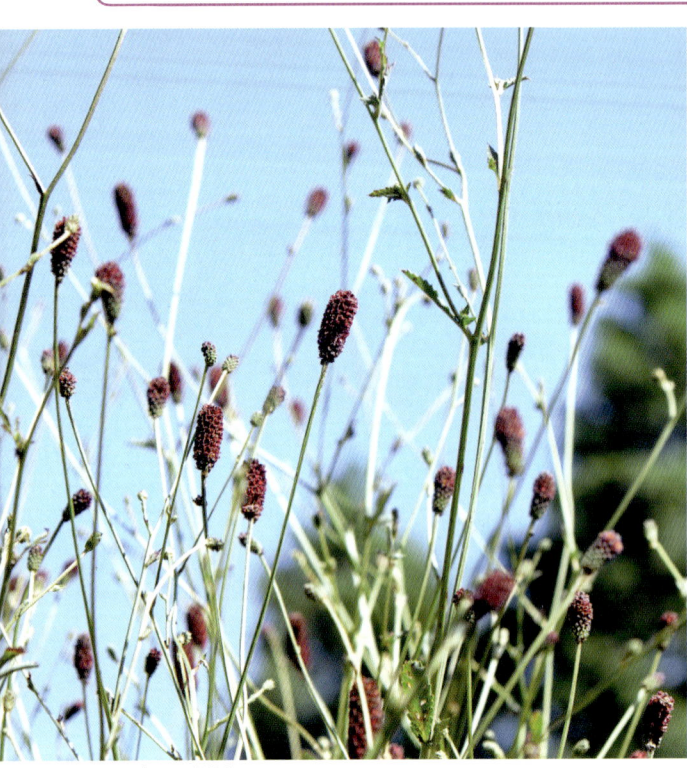

▲ 오이풀_ 지상부

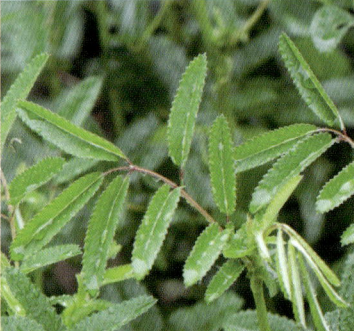

▲ 오이풀_ 잎

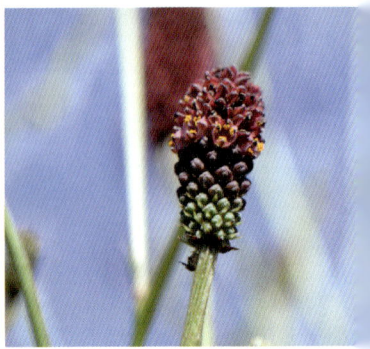

▲ 오이풀_ 꽃

| 약재의 기원 |

이 약(지유)은 오이풀 *Sanguisorba officinalis* Linné 또는 장엽지유(長葉地楡) *Sanguisorba officinalis* Linné var. *longifolia* (Bert.) Yu et Li(장미과 Rosaceae)의 뿌리이다.

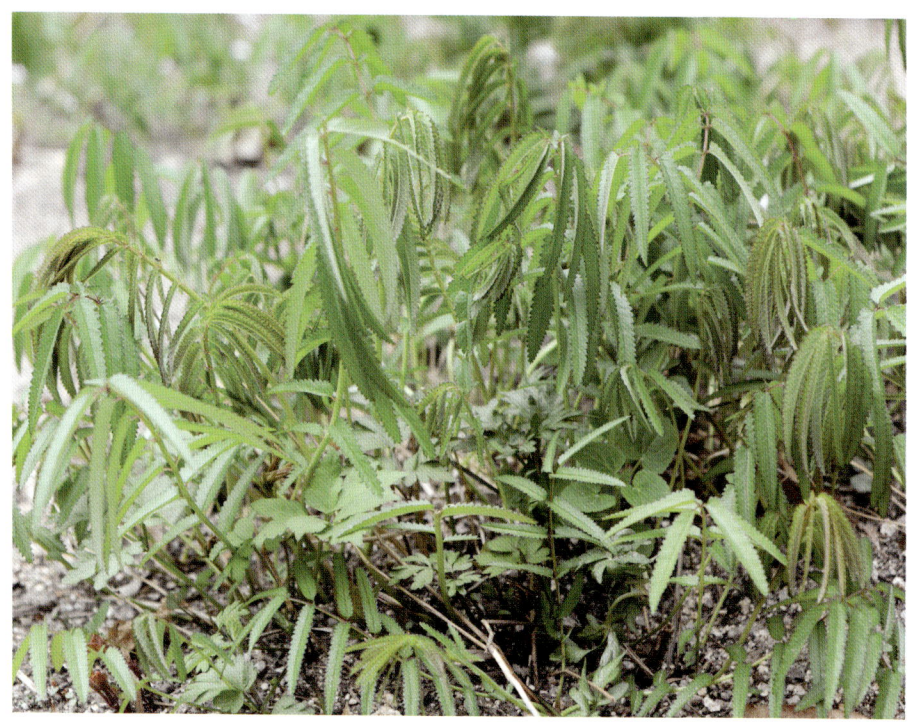

▲ 긴오이풀(*Sanguisorba longifolia*)_ 지상부

| 한방 효능 |

- 양혈지혈(凉血止血) : 혈열(血熱)을 식히고 지혈한다.
- 해독염창(解毒斂瘡) : 해독하고 상처를 아물게 한다.

| 약효 해설 |

- 치질 출혈, 혈변(血便), 하혈, 각혈을 치료한다.
- 여성의 부정기 자궁출혈을 멎게 한다.
- 습진, 피부염에 유효하다.
- 수렴 작용이 있다.

| 북한의 효능 |

설사, 리질, 위장출혈, 자궁출혈, 월경과다, 이슬, 악창, 화상, 대장염, 과산성 위염, 만성상악동염, 치은염, 입안염에 쓴다.

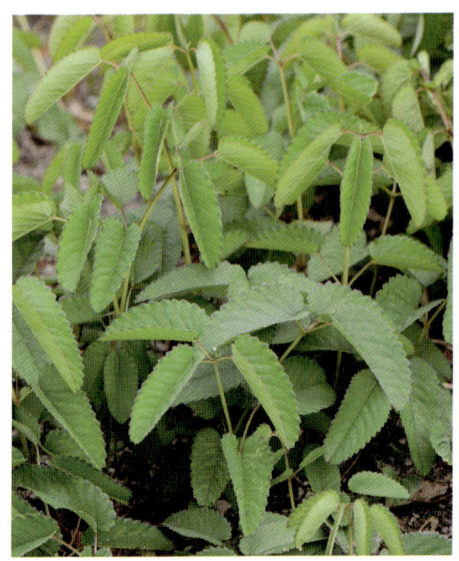
▲ 오이풀_ 어린잎

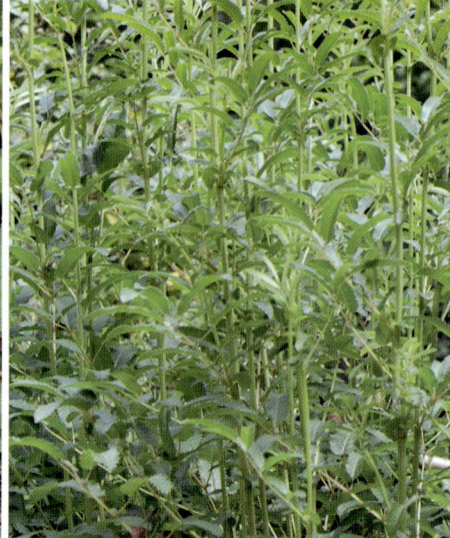
▲ 오이풀_ 줄기

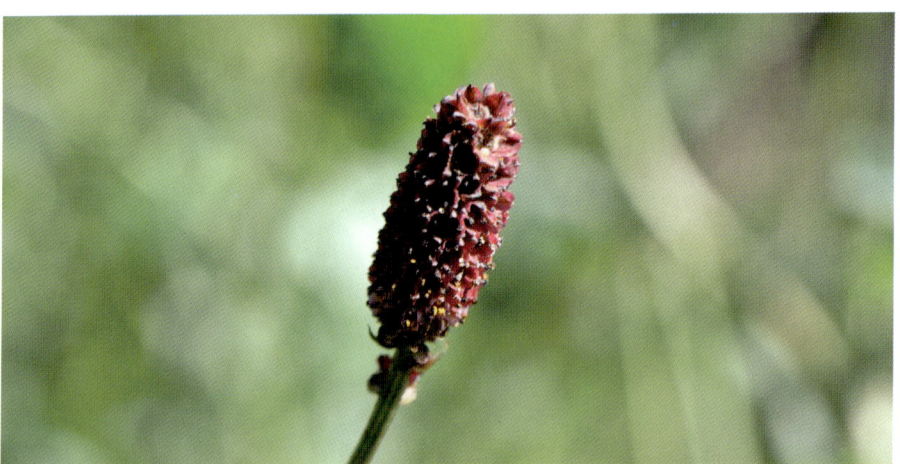
▲ 오이풀_ 꽃과 씨

| 동의보감 효능 |

지유(地楡, 오이풀 뿌리)의 성질은 약간 차고[微寒][평(平)하다고도 한다] 맛은 쓰고 달며 시고[苦甘酸] 독이 없다. 부인의 칠상(七傷), 자궁에서 분비물이 나오는 것, 산후에 어혈로 아픈 것을 낫게 한다. 대변에 피가 섞여 나오는 것을 멎게 하고 고름을 빼내며[排, 배] 쇠붙이에 다친 것을 낫게 한다.

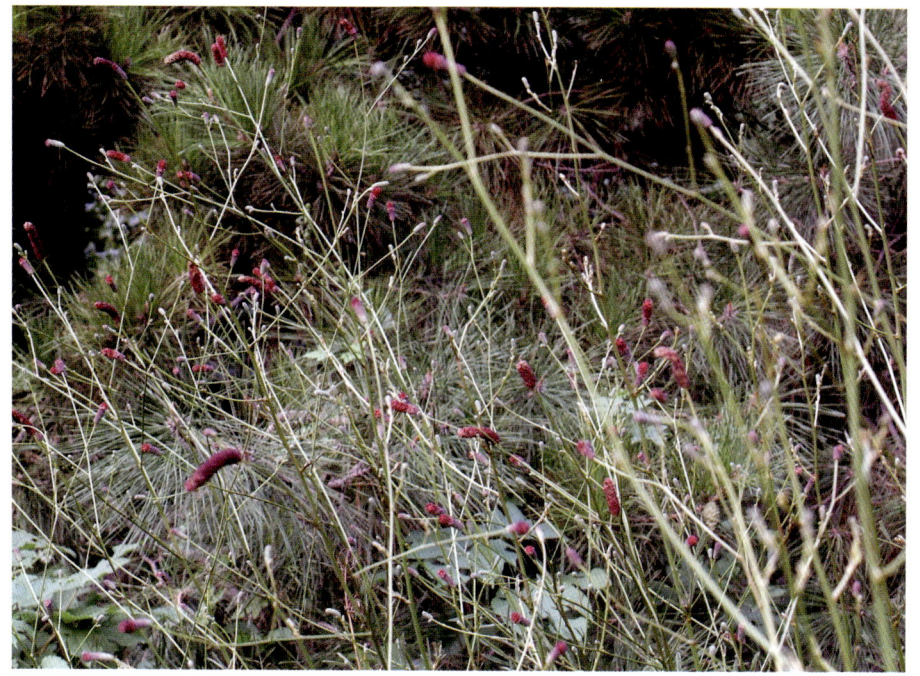

▲ 오이풀_ 무리

| 약용법 |

오이풀의 뿌리(약재명: 지유) 9~15g을 물 800mL에 넣고 달여서 반으로 나누어 아침저녁으로 마신다. 외용할 때는 분말로 하여 환부에 붙인다.

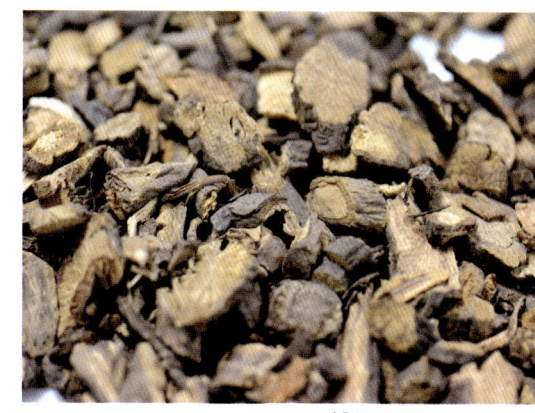

▲ 지유(약재, 절편)

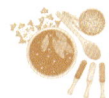

왜당귀 | 일당귀

- ■식물명 및 학명 : 왜당귀 *Angelica acutiloba* Kitagawa
- ■과명 : 산형과
- ■약재명 : 일당귀(日當歸)
- ■약용부위 : 뿌리를 건조한 것
- ■약재 저장법 : 밀폐용기

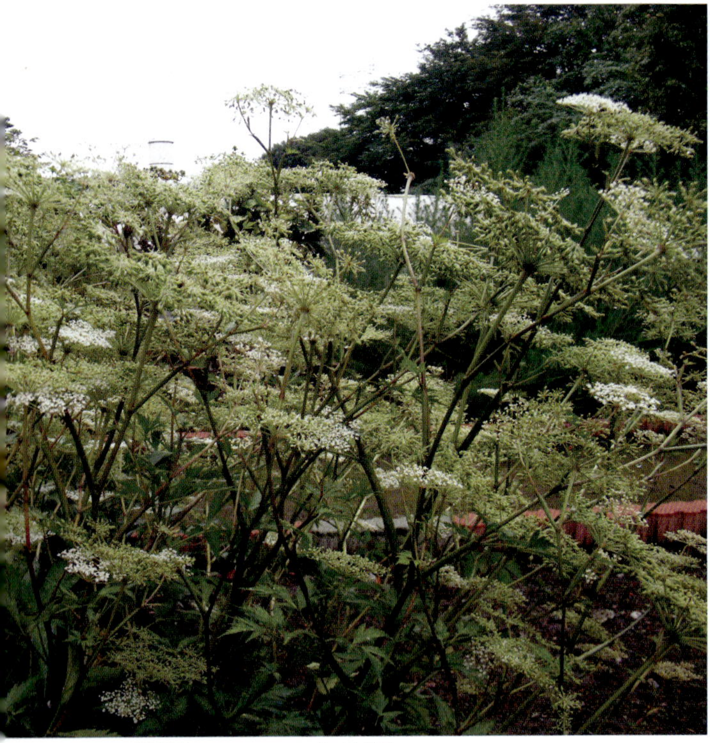

▲ 왜당귀(*Angelica acutiloba*)_ 지상부

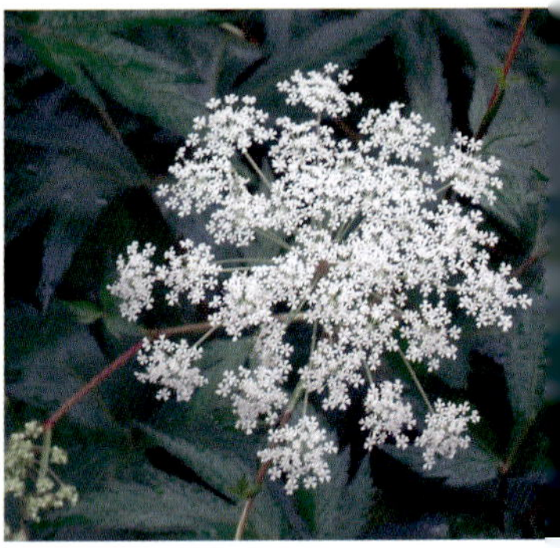

▲ 왜당귀(*Angelica acutiloba*)_ 꽃

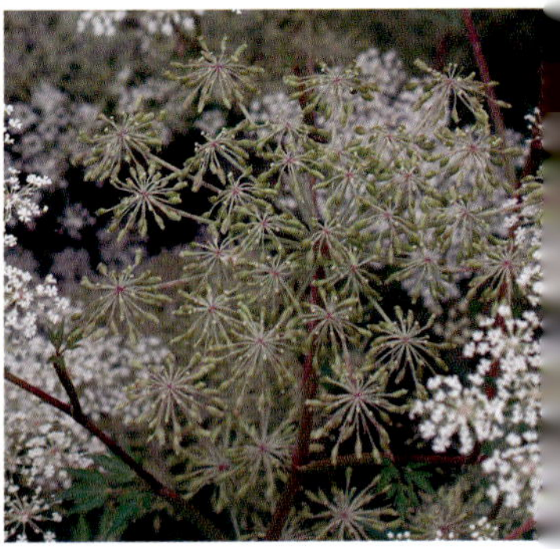

▲ 왜당귀(*Angelica acutiloba*)_ 열매

| 약재의 기원 |

이 약(일당귀)은 왜당귀 *Angelica acutiloba* Kitagawa 또는 홋카이당귀 *Angelica acutiloba* Kitagawa var. *sugiyamae* Hikino(산형과 Umbelliferae)의 뿌리를 건조한 것이다.

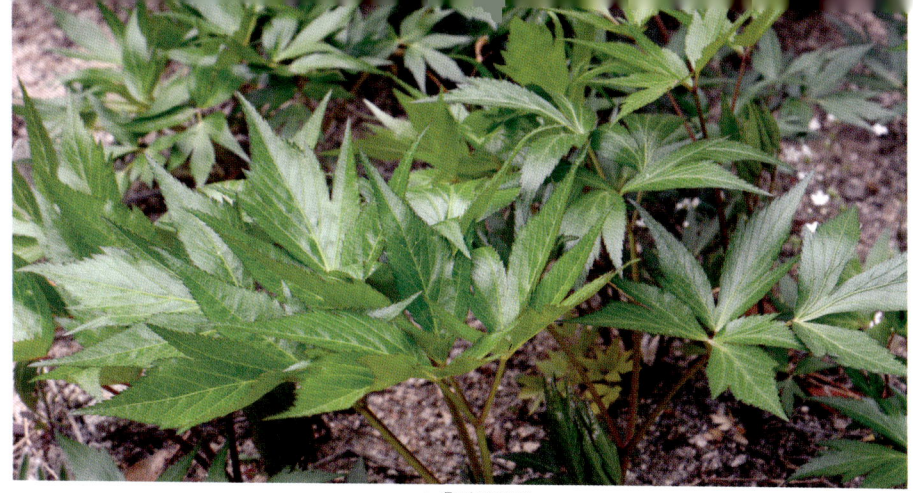
▲ 홋카이당귀(*Angelica acutiloba* var. *sugiyamae*)_ 어린잎(일본)

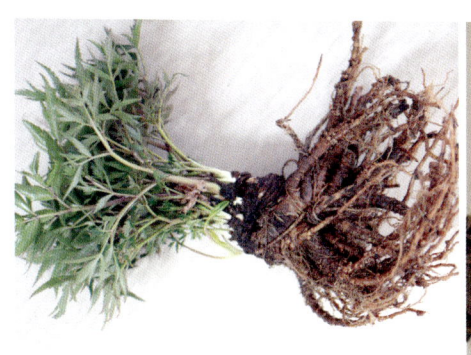
▲ 왜당귀(*Angelica acutiloba*)_ 전초(채취품)

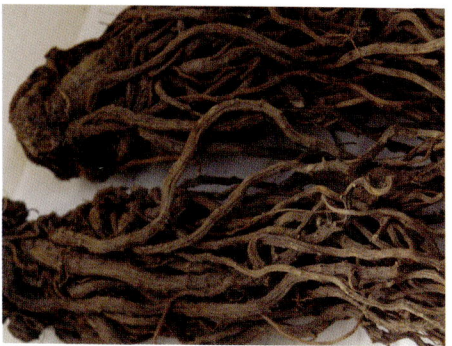
▲ 일당귀(약재, 전형, 일본)

| 한방 효능 |

- 보혈활혈(補血活血) : 피를 보하고 혈액순환을 촉진한다.
- 조경지통(調經止痛) : 월경을 순조롭게 하고 통증을 멎게 한다.
- 윤조활장(潤燥滑腸) : 건조한 것을 촉촉하게 하여 대변 배출을 촉진한다.

| 약효 해설 |

- 월경불순에 사용한다.
- 장(腸)의 진액이 부족하여 대변을 보기 어려운 증상에 쓰인다.
- 산후복통 치료에 효과가 있다.

| 약용법 |

왜당귀의 뿌리(약재명: 일당귀) 10~30g을 물 800mL에 넣고 달여서 반으로 나누어 아침저녁으로 마신다.

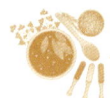

용뇌향 | 용뇌

- **식물명 및 학명** : 용뇌향(龍腦香) *Dryobalanops aromatica* Gaertner
- **과명** : 용뇌향과
- **약용부위** : 수간창구에서 흘러나온 수지(樹脂, 식물체로부터의 분비물 또는 상처로부터의 유출물) 또는 수간과 가지를 썰어 수증기 증류하여 얻은 백색의 결정체
- **약재명** : 용뇌(龍腦)
- **약재 저장법** : 밀폐용기

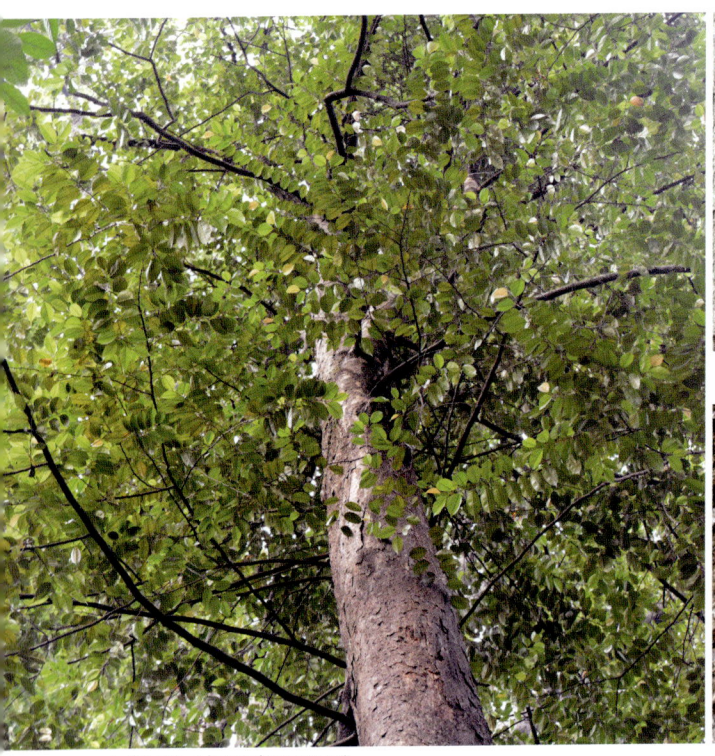

▲ 용뇌향_ 나무모양(인도네시아)

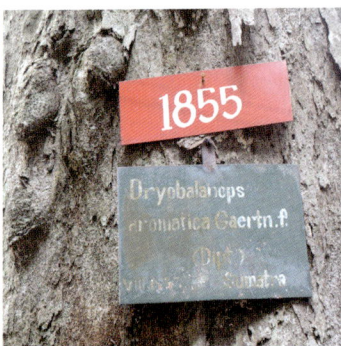

▲ 용뇌향_ 나무껍질(인도네시아)

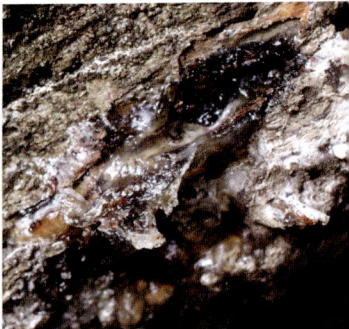

▲ 용뇌향_ 수지(인도네시아)

| 약재의 기원 |

이 약(용뇌)은 용뇌향(龍腦香) *Dryobalanops aromatica* Gaertner(용뇌향과 Dipterocarpaceae)의 수간창구에서 흘러나온 수지 또는 수간과 가지를 썰어 수증기 증류하여 얻은 백색의 결정체이다.

| 한방 효능 |

- 개규성신(開竅醒神) : 감각기관의 기능을 정상화하고 정신을 차리게 한다.
- 산열지통(散熱止痛) : 발열을 없애고 통증을 멎게 한다.
- 명목거예(明目祛翳) : 눈을 밝게 하고 눈자위를 가리는 눈병을 치료한다.

| 약효 해설 |

- 열이 나고 정신이 혼미한 병증에 사용한다.
- 목 안이 붓고 아프며 무언가 막혀 있는 느낌이 드는 증상을 낫게 한다.
- 부종, 통증을 없애는 효능이 있다.
- 중이염, 치질의 치료에 도움이 된다.

| 동의보감 효능 |

용뇌향(龍腦香, 용뇌향의 수지)의 성질은 약간 차며[微寒](따뜻하고[溫] 보통이다[平]고도 한다) 맛은 맵고 쓰며[辛苦] 독이 없다. 눈에 생긴 내장과 외장[內外障]에 주로 쓴다. 눈을 밝게 하고 마음을 진정시킨다. 눈이 충혈되면서 부예(膚翳)가 생긴 것, 명치의 나쁜 기운을 치료한다. 풍습(風濕)으로 생긴 배 속의 덩어리를 없애고 삼충(三蟲)을 죽이며 다섯 가지 치질[五痔]을 낫게 한다.

| 약용법 |

용뇌향의 수지(약재명: 용뇌) 0.15~0.3g을 가루 또는 환(丸)으로 만들어 복용한다. 용뇌는 달이지 않는다. 외용할 때는 적당량을 분말로 만들어 뿌리거나 코에 넣거나 바른다.

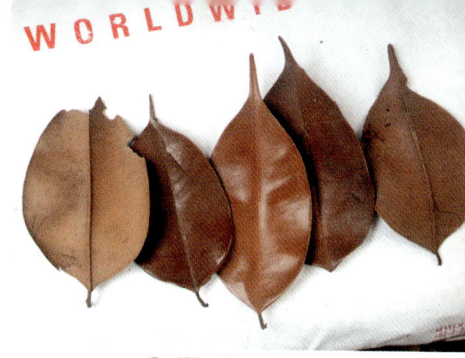

▲ 용뇌향_ 잎(채취품, 인도네시아)

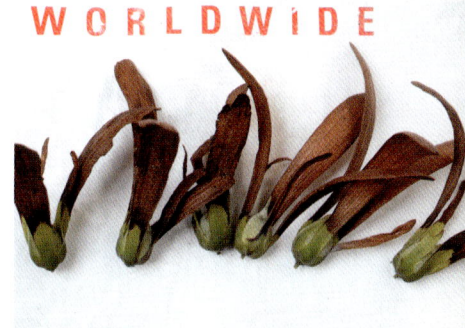

▲ 용뇌향_ 씨(채취품, 인도네시아)

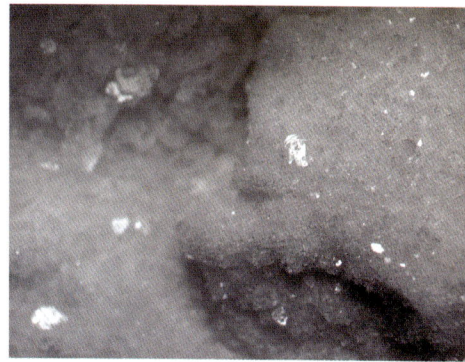

▲ 빙편(용뇌의 합성 제품)

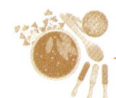

유향나무 | 유향

- **식물명 및 학명** : 유향나무 *Boswellia carterii* Birdwood
- **과명** : 감람과
- **약용부위** : 줄기에 상처를 내어 얻은 수지(樹脂, 식물체로부터의 분비물 또는 상처로부터의 유출물)
- **약재명** : 유향(乳香)
- **약재 저장법** : 밀폐용기

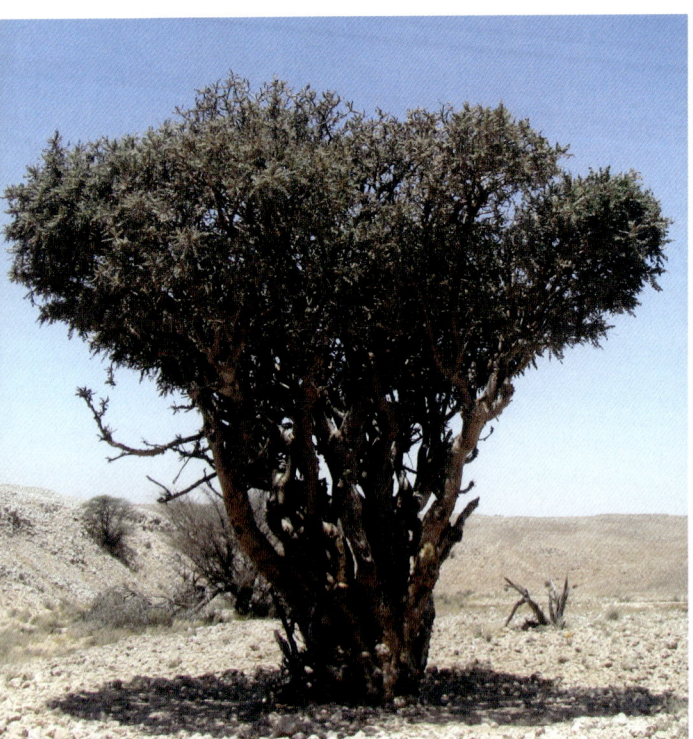

▲ 유향나무_ 수지(오만)

▲ 유향나무_ 나무모양(오만)

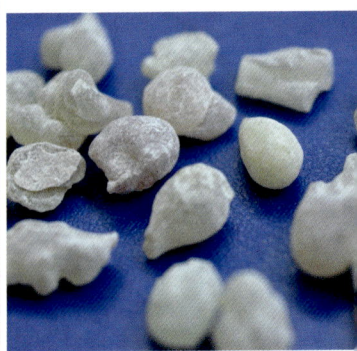

▲ 유향(약재)

| 약재의 기원 |

이 약(유향)은 유향나무 *Boswellia carterii* Birdwood 또는 기타 동속 근연식물(감람과 Burseraceae)의 줄기에 상처를 내어 얻은 수지이다.

130

한방 효능

- 활혈정통(活血定痛) : 혈액순환을 촉진하고 통증을 없앤다.
- 소종생기(消腫生肌) : 종기를 가라앉히고 새살이 돋게 한다.

약효 해설

- 산후 어혈통에 유효하다.
- 류머티즘 관절염을 치료한다.
- 가슴이 막히는 듯하면서 아픈 증상에 쓰인다.
- 진통, 소염약으로 월경통, 타박상에 사용한다.

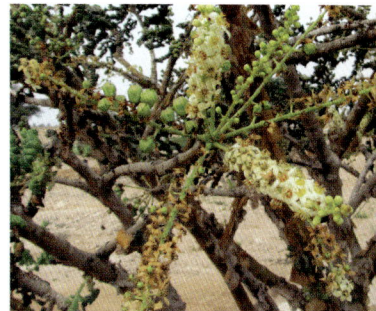

▲ 유향나무_ 꽃(오만)

북한의 효능

옹종, 타박상, 심와부(명치)와 배가 아픈 데, 월경 때 아픔, 입을 벌리지 못하고 팔다리가 가드러드는 데(빳빳하게 되면서 오그라드는 증상), 무월경, 산후 배아픔에 쓴다.

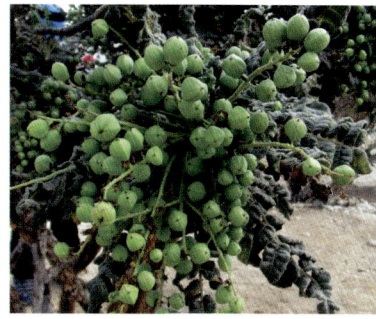

▲ 유향나무_ 열매(오만)

동의보감 효능

유향(乳香, 유향나무의 수지)의 성질은 뜨겁고[熱] (따뜻하다[溫]고도 한다) 맛은 매우며[辛] 독이 약간 있다. 풍수독(風水毒)으로 부은 데 주로 쓴다. 나쁜 기운을 없애고 명치가 아픈 것과 주기(疰氣)를 낫게 한다. 귀머거리, 중풍으로 이를 악무는 것, 부인의 혈기증(血氣證)을 치료한다. 여러 가지 헌 데를 안에서 삭도록 하고 대장의 설사[泄]와 이질[澼, 벽]을 멎게 한다.

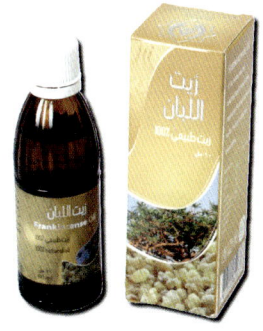

▲ 유향 제품(오만)

약용법

유향나무의 수지(약재명: 유향) 3~5g을 물에 넣고 달여서 아침저녁으로 마시거나 또는 가루나 환(丸)으로 만들어 복용한다. 외용할 때는 유향을 가루 내어 환부에 바른다.

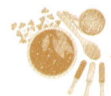

육계 | 육계

- **식물명 및 학명** : 육계(肉桂) *Cinnamomum cassia* Presl
- **과명** : 녹나무과
- **약재명** : 육계(肉桂)
- **약용부위** : 줄기껍질로서 그대로 또는 주피를 약간 제거한 것
- **약재 저장법** : 밀폐용기

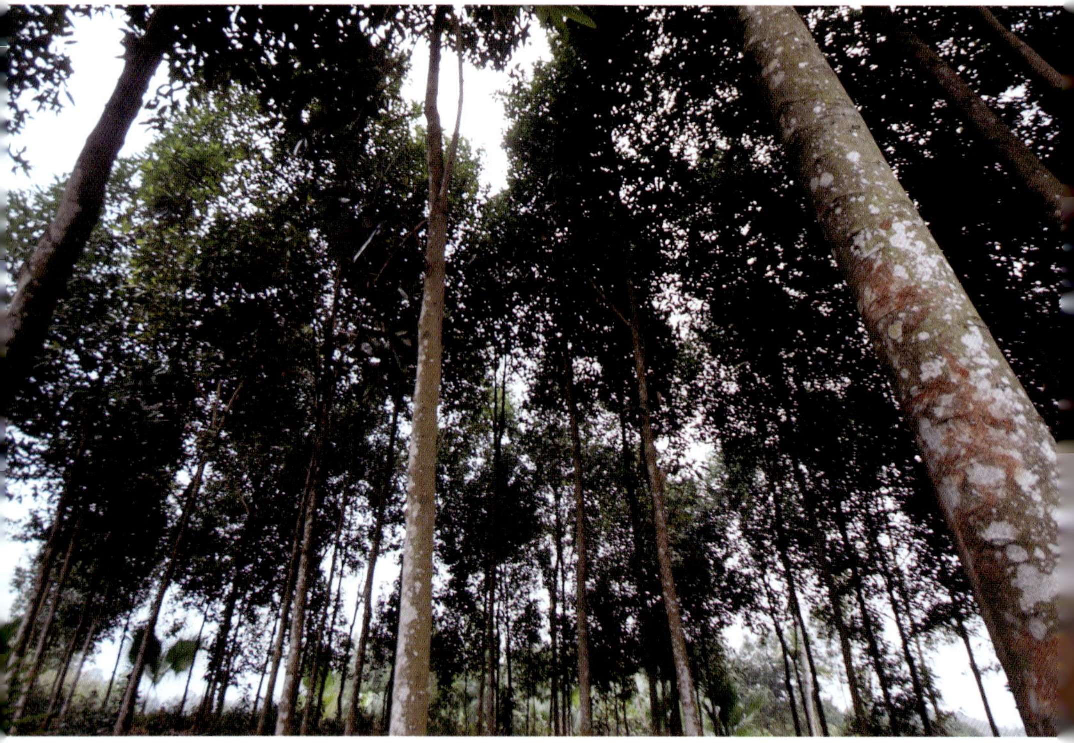

▲ 육계_ 나무모양(베트남)

| 약재의 기원 |

이 약(육계)은 육계(肉桂) *Cinnamomum cassia* Presl(녹나무과 Lauraceae)의 줄기껍질로서 그대로 또는 주피를 약간 제거한 것이다.

| 한방 효능 |

- 보화조양(補火助陽) : 양기(陽氣)를 보한다.

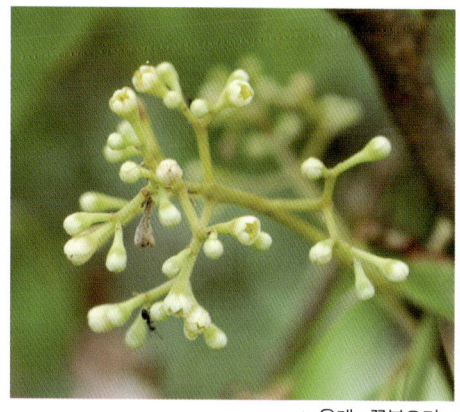

▲ 육계_ 꽃봉오리

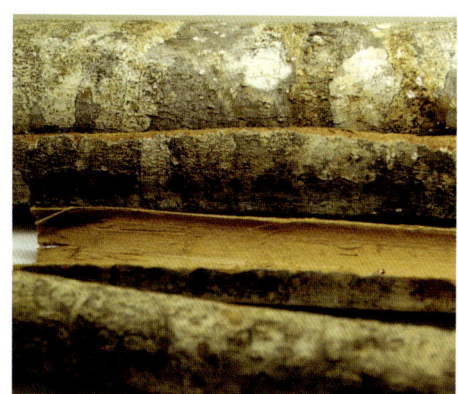

▲ 육계(약재, 전형)

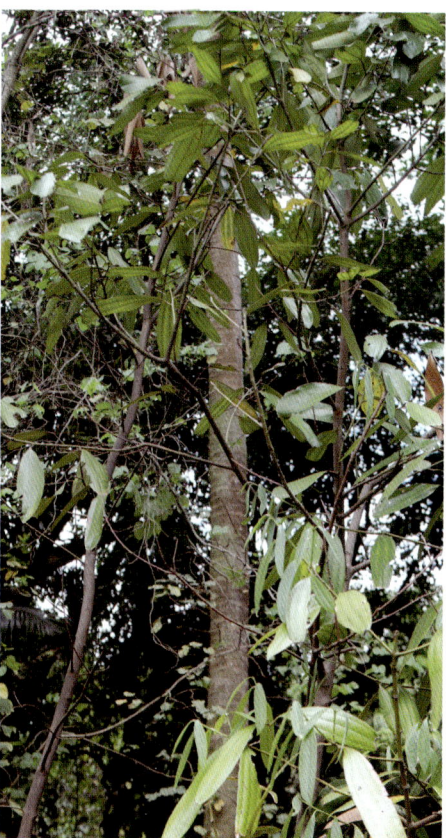

▲ 육계_ 나무모양(중국)

- 인화귀원(引火歸元) : 지나치게 떠오른 신화(腎火)를 단전으로 끌어내린다.
- 산한지통(散寒止痛) : 한사(寒邪)를 없애고 통증을 멎게 한다.
- 온통경맥(溫通經脈) : 경락을 따뜻하고 잘 통하게 한다.

| 약효 해설 |

- 양기 부족에 쓰인다.
- 허리, 무릎이 차고 아픈 증상을 치료한다.
- 가슴과 배가 차면서 아픈 증상을 낫게 한다.
- 정신이 아찔아찔하여 어지러운 증상에 유효하다.
- 눈 충혈 제거에 효과가 있다.

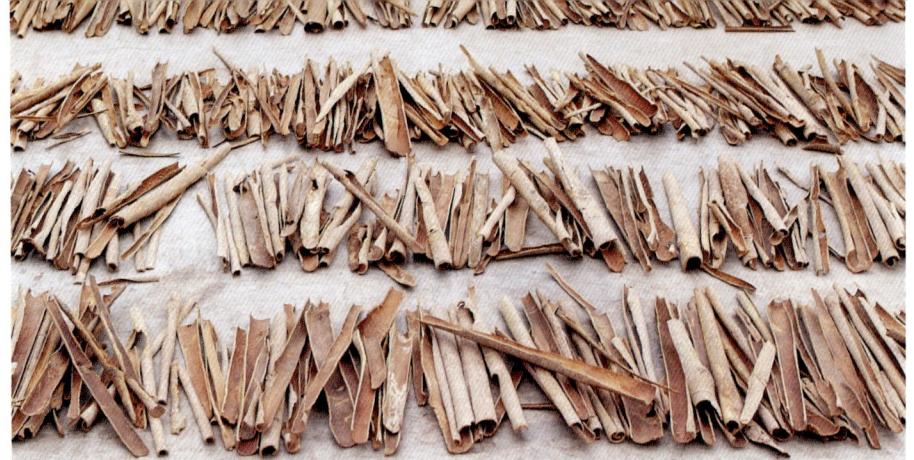
▲ 건조 중인 육계(베트남)

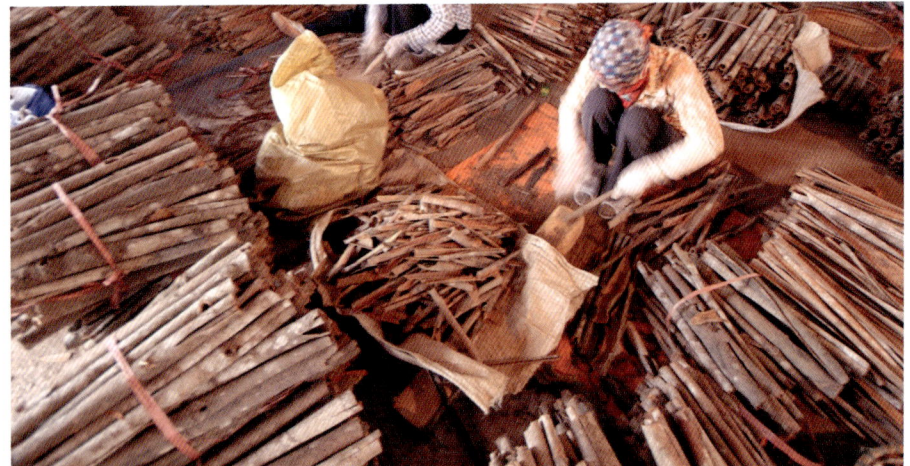
▲ 가공 중인 육계(베트남)

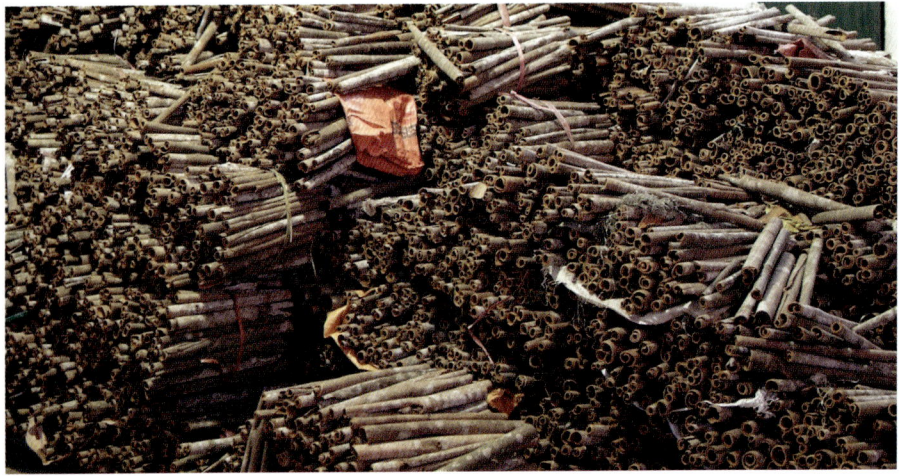
▲ 육계 저장 창고(베트남)

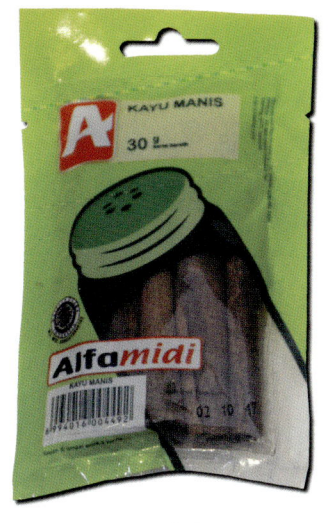
▲ 육계 제품(인도네시아)

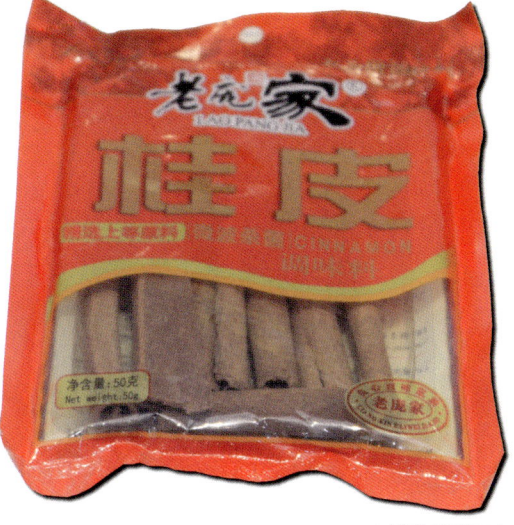
▲ 육계 제품(중국)

| 북한의 효능 |

비위가 허한하여 입맛이 없고 소화가 잘 안되는 데, 배가 차고 아픈 데, 게우고(구토하고) 설사하는 데, 관절아픔에 쓴다.

| 동의보감 효능 |

육계(肉桂)는 신(腎)을 잘 보하므로 장(藏)이나 하초(下焦)를 치료하는 약으로 쓴다. 수족소음경에 들어간다. 자주색이면서 두꺼운 것이 좋다. 거친 껍질을 긁어 버리고 쓴다[입문].

| 약용법 |

육계의 줄기껍질(약재명: 육계) 1~5g을 물 800mL에 넣고 달여서 반으로 나누어 아침저녁으로 마신다.

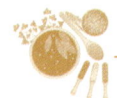

육두구 | 육두구

- **식물명 및 학명** : 육두구(肉豆蔻) *Myristica fragrans* Houttuyn
- **과명** : 육두구과
- **약재명** : 육두구(肉豆蔻)
- **약용부위** : 잘 익은 씨로서 씨껍질을 제거한 것
- **약재 저장법** : 밀폐용기

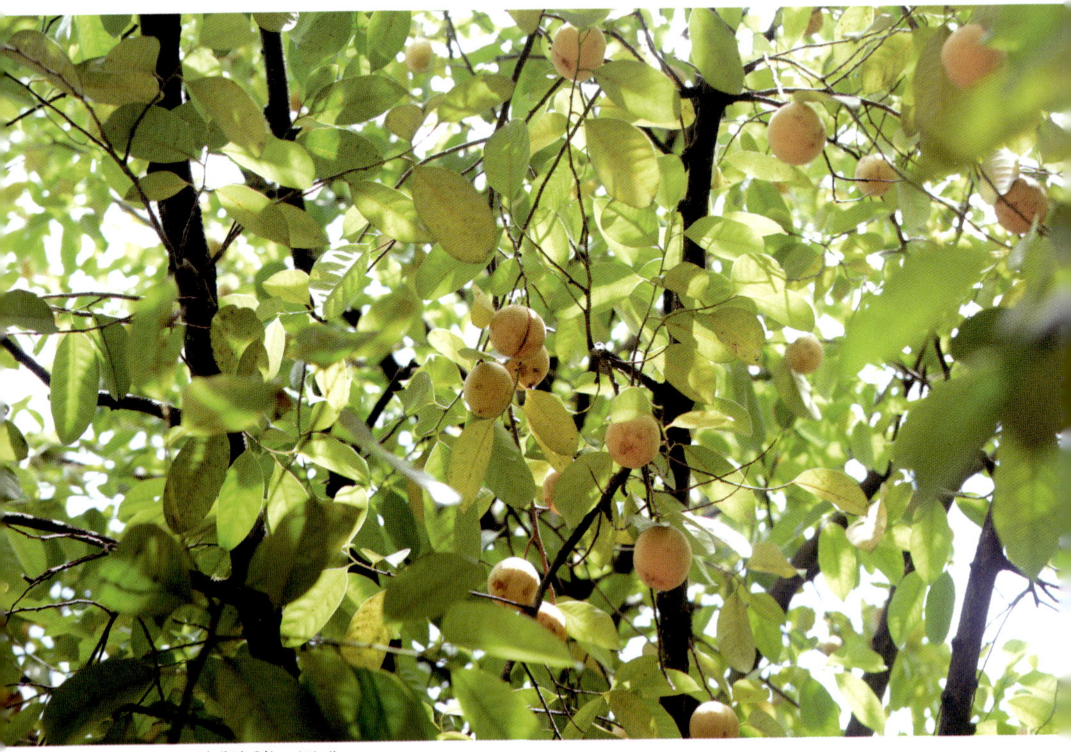

▲ 육두구_ 열매와 잎(스리랑카)

| 약재의 기원 |

이 약(육두구)은 육두구(肉豆蔻) *Myristica fragrans* Houttuyn(육두구과 Myristicaceae)의 잘 익은 씨로서 씨껍질을 제거한 것이다.

| 한방 효능 |

- 온중행기(溫中行氣) : 배 속을 따뜻하게 하고 기운이 잘 통하게 한다.

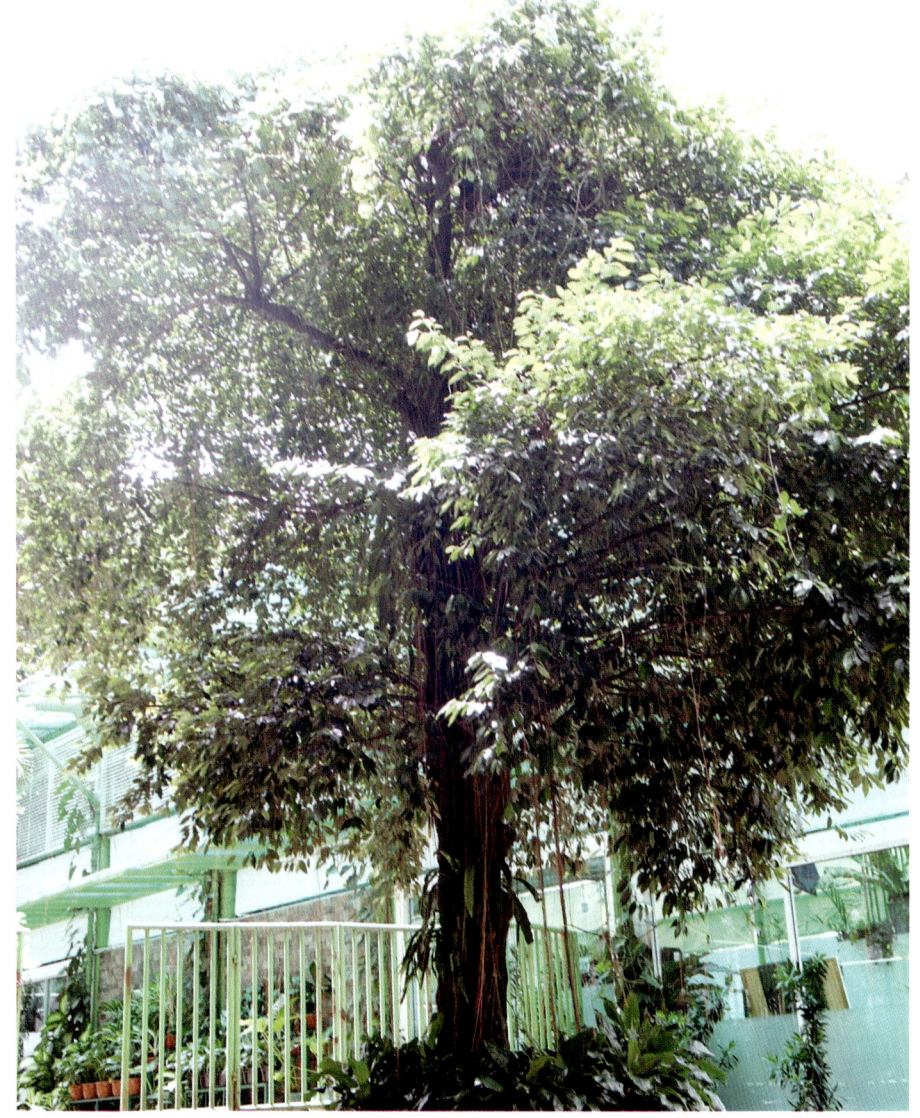

▲ 육두구_ 나무모양(인도네시아)

- 삽장지사(澁腸止瀉) : 장을 튼튼히 하여 설사를 멎게 한다.

| 약효 해설 |

- 식욕부진, 복부팽만에 효과가 있다.
- 소화를 촉진시키고 장을 튼튼하게 한다.
- 설사가 오랫동안 멈추지 않는 증상을 치료한다.
- 장내가스를 배출하며 건위(健胃) 작용이 있다.

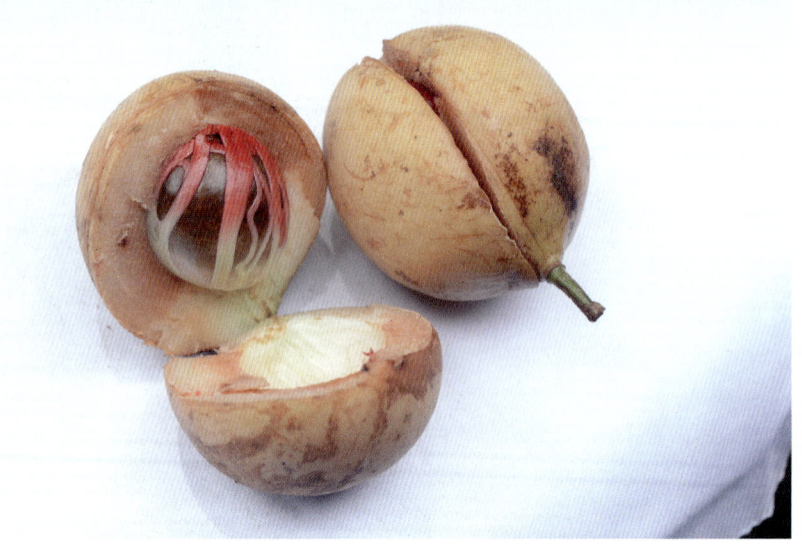

▲ 육두구_ 열매 속의 씨와 씨껍질인 메이스(채취품, 스리랑카)

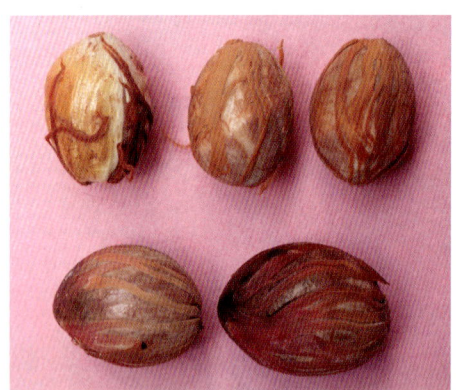

▲ 메이스가 붙어 있는 육두구(약재)

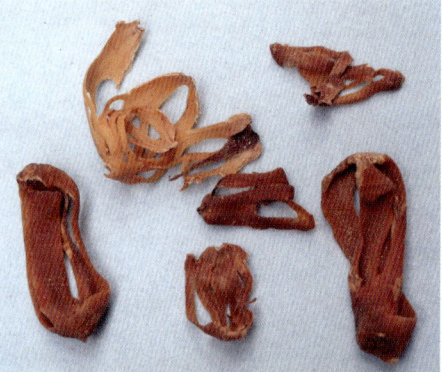

▲ 육두구 씨껍질(가종피)인 메이스

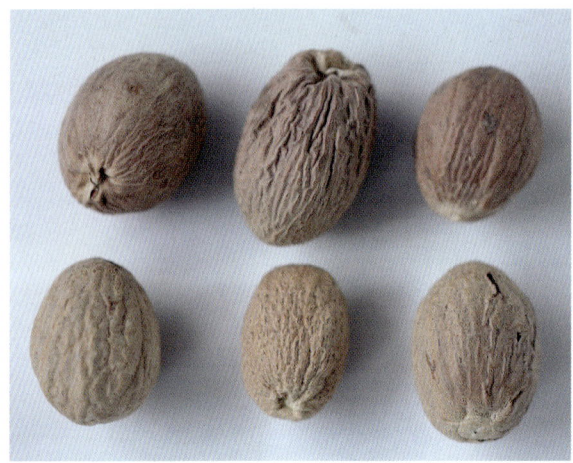

▲ 육두구(약재, 전형)

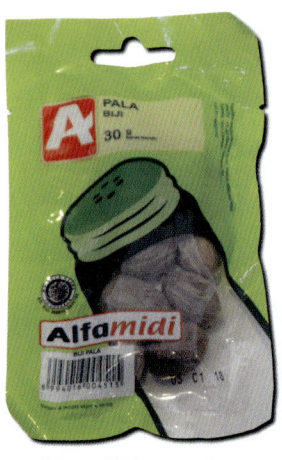

▲ 육두구 제품(인도네시아)

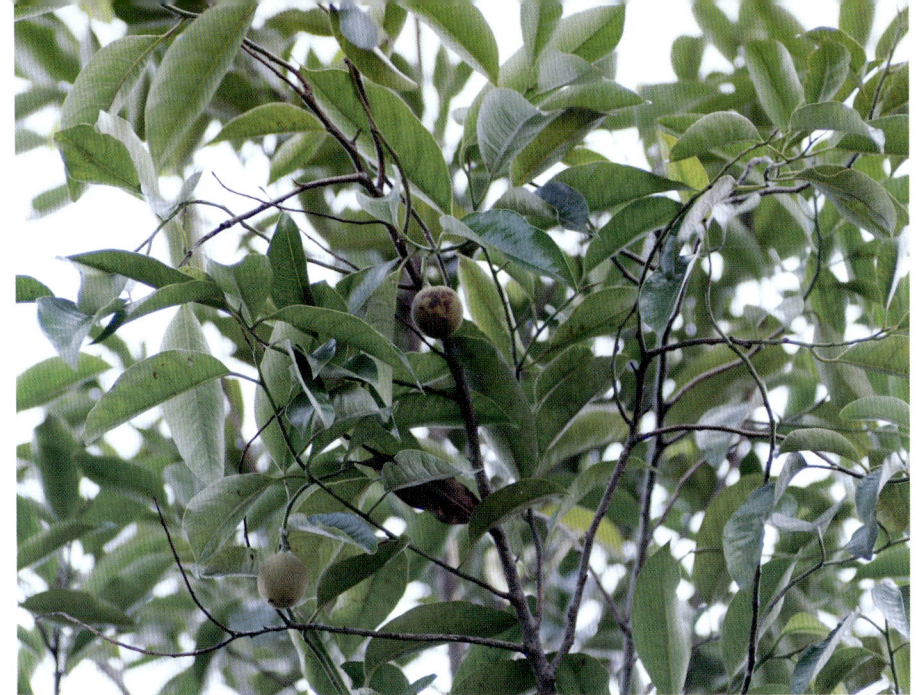

▲ 육두구_ 나무모양(중국)

- 육두구 씨를 둘러싸고 있는 가종피(假種皮, 씨 표면을 덮고 있는 특수한 부속물) 말린 것을 메이스(mace)라고 한다. 이 메이스는 육두구 씨(nutmeg)와 함께 향신료로도 사용한다.

| 북한의 효능 |

비위허한증, 설사, 게우기(구토), 입맛없음에 쓴다.

| 동의보감 효능 |

육두구(肉豆蔻)의 성질은 따뜻하고[溫] 맛은 맵고[辛](쓰다[苦]고도 한다) 독이 없다. 중초를 고르게 하고 기운을 내리며 설사와 이질을 멈추게 한다. 식욕을 돋게 하고 소화가 잘되게 한다. 소아가 젖을 토하는 것을 낫게 한다.

| 약용법 |

육두구의 씨(약재명: 육두구) 3~10g을 물 800mL에 넣고 달여서 반으로 나누어 아침저녁으로 마신다.

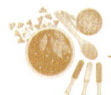

육종용 | 육종용

- **식물명 및 학명** : 육종용(肉蓯蓉) *Cistanche deserticola* Y. C. Ma
- **과명** : 열당과
- **약용부위** : 육질경(肉質莖)
- **약재명** : 육종용(肉蓯蓉)
- **약재 저장법** : 밀폐용기

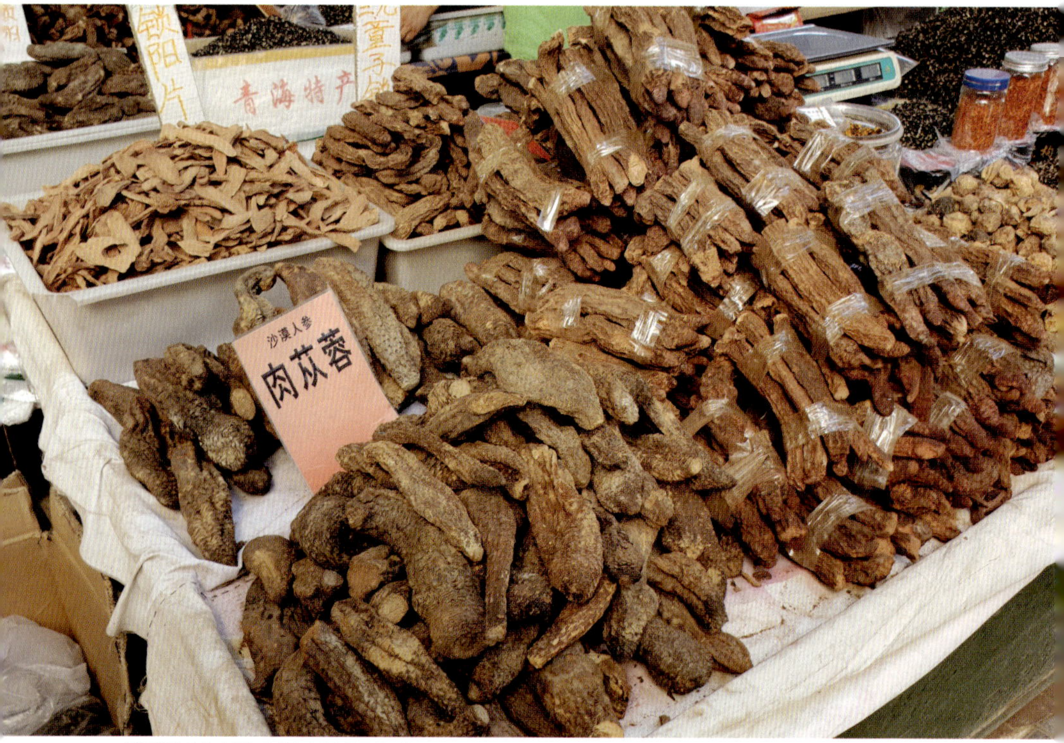

▲ 육종용(약재, 시장 판매품, 중국 우루무치)

| 약재의 기원 |

이 약(육종용)은 육종용(肉蓯蓉) *Cistanche deserticola* Y. C. Ma 또는 기타 동속 근연식물(열당과 Orobanchaceae)의 육질경(肉質莖)이다.

| 한방 효능 |

- 보신양(補腎陽) : 신(腎)의 양기(陽氣)를 보한다.

- 익정혈(益精血) : 정(精)과 혈(血)을 보충한다.
- 윤장통변(潤腸通便) : 대변이 잘 나오게 한다.

| 약효 해설 |

- 남성의 양기 부족 그리고 무의식중에 정액이 나오는 증상을 치료한다.
- 여성의 불임증과 자궁에서 분비물이 나오는 증상에 사용한다.
- 근골(筋骨)에 힘이 없는 증상에 유효하다.
- 대장의 진액이 줄어들어 대변이 굳어지는 증상을 낫게 한다.

| 북한의 효능 |

신양허로 허리와 무릎이 시리고 아픈 데, 유정, 양위증, 불임증, 골연화증에 쓴다.

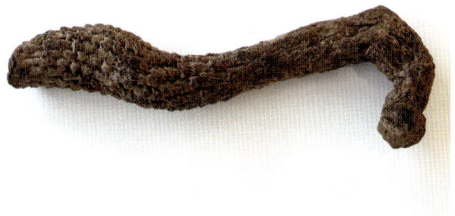

▲ 육종용(약재, 전형)

| 동의보감 효능 |

육종용(肉蓯蓉)의 성질은 약간 따뜻하며[微溫] 맛이 달고 시며 짜고[甘酸鹹] 독이 없다. 오로칠상(五勞七傷)을 치료한다. 음경 속이 추웠다 더웠다 하면서 아픈 것을 없앤다. 양기를 세게 하고 정기를 더해서 아이를 많이 낳게 한다. 남자의 양기가 끊어져서 발기가 안 되는 것과 여자의 음기가 끊어져서 아이를 낳지 못하는 것을 치료한다. 오장(五藏)을 적시고 살찌게 하며 허리와 무릎을 따뜻하게 한다. 남자의 몽설(夢泄)과 유정(遺精), 요혈(尿血), 유뇨(遺尿), 자궁에서 분비물이 나오는 것, 음부가 아픈 데 쓴다.

| 약용법 |

육종용의 육질경(약재명: 육종용) 10~15g을 물 800mL에 넣고 달여서 반으로 나누어 아침저녁으로 마시거나 또는 가루나 환(丸)으로 만들어 복용한다. 술로 담가 마셔도 좋다.

| 주의사항 |

설사하는 데는 쓰지 않는다.

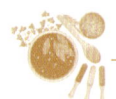

으름덩굴 | 목통, 예지자

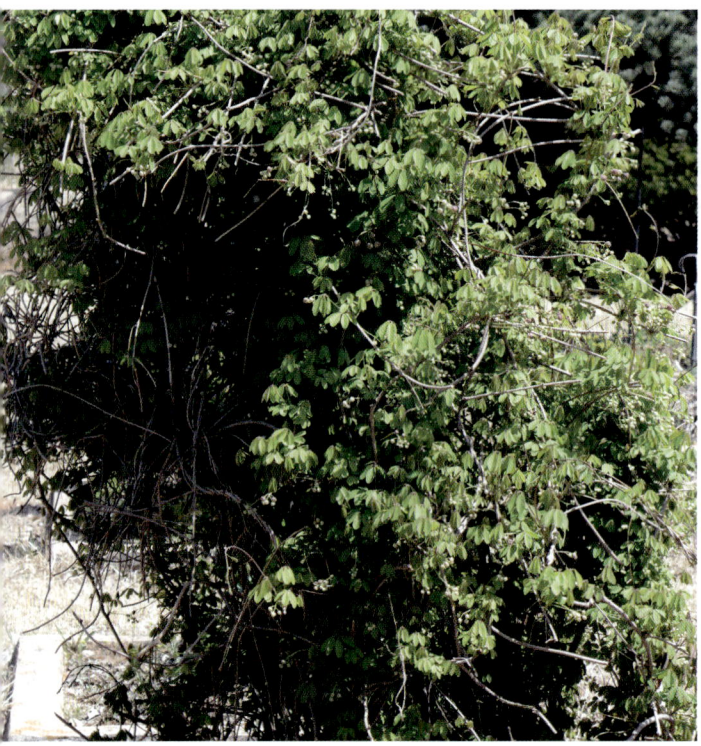

▲ 으름덩굴_ 나무모양

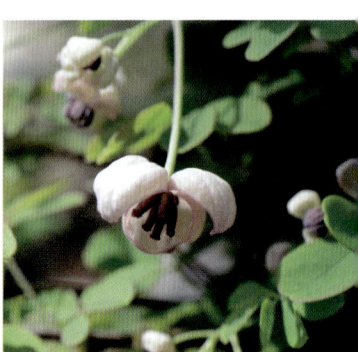

▲ 으름덩굴_ 잎

▲ 으름덩굴_ 꽃

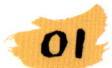 약재명 **목통**

- **식물명 및 학명** : 으름덩굴 *Akebia quinata* Decaisne
- **과명** : 으름덩굴과
- **약재명** : 목통(木通)
- **약용부위** : 줄기로서 주피를 제거한 것
- **약재 저장법** : 밀폐용기

| 약재의 기원 |

이 약(목통)은 으름덩굴 *Akebia quinata* Decaisne(으름덩굴과 Lardizabalaceae)의 줄기로서 주피를 제거한 것이다.

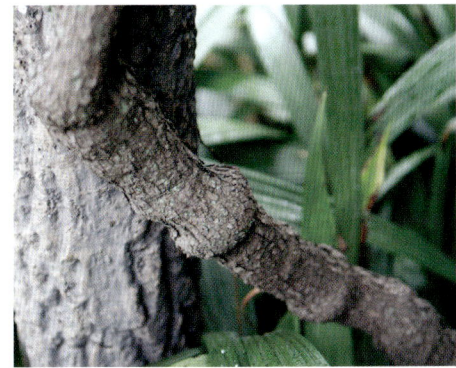

▲ 으름덩굴_ 나무껍질

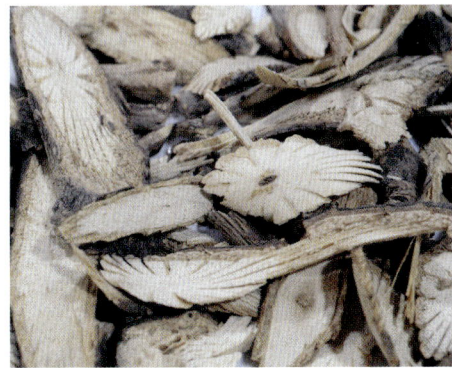

▲ 목통(약재, 절편)

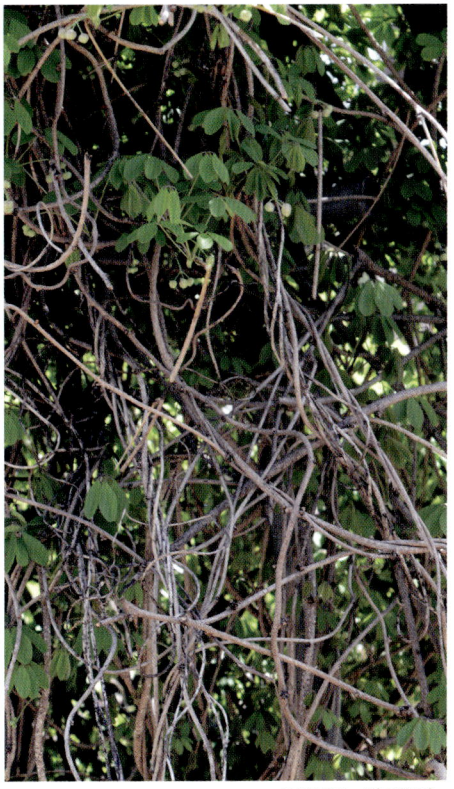

▲ 으름덩굴_ 덩굴줄기

한방 효능

- 청열이뇨(淸熱利尿) : 열기를 식히고 소변이 잘 나오게 한다.
- 활혈통맥(活血通脈) : 혈액순환을 촉진하고 혈맥을 소통시킨다.

약효 해설

- 가슴이 답답하면서 열감을 느끼는 증상을 치료한다.
- 목구멍이 쑤시고 아픈 증상을 낫게 한다.
- 입안과 혀가 허는 증상에 유효하다.
- 팔다리를 잘 쓰지 못하고 마비되며 아픈 증상에 사용한다.
- 산후 유즙분비가 미흡할 때 쓰인다.
- 열을 내리고 소변을 잘 보게 한다.

| 북한의 효능 |

부종, 오줌누기장애, 젖이 잘 나오지 않는 데, 무월경에 쓴다.

| 동의보감 효능 |

통초(通草, 으름덩굴 줄기)의 성질은 평(平)하고(약간 차다[微寒]고도 한다) 맛은 맵고 달며[辛甘] 독이 없다. 다섯 가지 임병[五淋]을 낮게 하고 소변을 잘 나오게 한다. 소변이 잘 나오지 않는 것과 구토가 멎지 않는 것이 동시에 나타나는 증상을 낮게 한다. 몸이 붓는 것을 낮게 하며 가슴이 답답하면서 열 나는 증상을 없앤다. 감각기관의 기능을 정상화한다. 목소리를 잘 나오게 하고 비달(脾疸)로 잠을 많이 자는 것을 낮게 한다. 유산시키고 삼충(三蟲)도 죽인다.

| 약용법 |

으름덩굴의 줄기(약재명: 목통) 3~6g을 물 800mL에 넣고 달여서 반으로 나누어 아침저녁으로 마시거나 또는 가루나 환(丸)으로 만들어 복용한다.

 약재명 예지자

- 식물명 및 학명 : 으름덩굴 *Akebia quinata* Decaisne
- 과명 : 으름덩굴과
- 약용부위 : 잘 익은 열매
- 약재명 : 예지자(預知子)
- 약재 저장법 : 밀폐용기

| 약재의 기원 |

이 약(예지자)은 으름덩굴 *Akebia quinata* Decaisne 또는 기타 동속 근연식물(으름덩굴과 Lardizabalaceae)의 잘 익은 열매이다.

| 한방 효능 |

- 소간화위(疏肝和胃) : 간기(肝氣)를 소통시켜 위(胃)를 편안하게 한다.
- 활혈지통(活血止痛) : 혈액순환을 촉진하고 통증을 멎게 한다.
- 연견산결(軟堅散結) : 단단한 것을 부드럽게 하고 뭉친 것을 풀어준다.

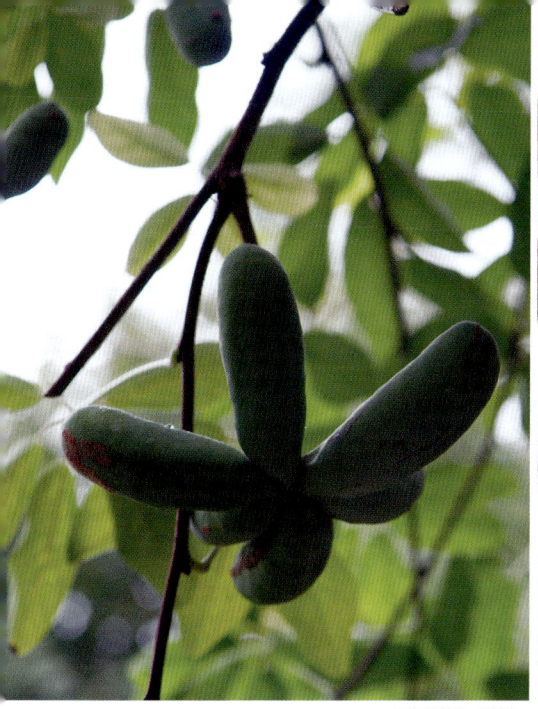
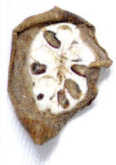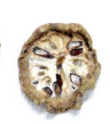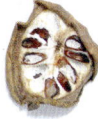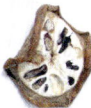

▲ 예지자(약재, 전형)

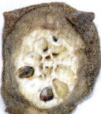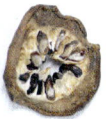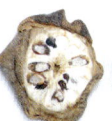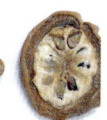

▲ 으름덩굴_ 열매　　　　　　　　　　▲ 예지자(약재, 절편)

- 이소변(利小便) : 소변을 잘 나오게 한다.

약효 해설

- 식욕부진, 요통(腰痛)을 치료한다.
- 고환이나 음낭이 커지면서 아프거나 아랫배가 아픈 병증에 유효하다.
- 대소변이 잘 나오지 않는 증상에 쓰인다.

동의보감 효능

통초자(通草子, 으름덩굴 열매)는 연복자(䕋覆子)라고 하는데 으름덩굴의 열매이다. 줄기는 목통 또는 통초라고도 한다. 음력 7~8월에 딴다. 성질은 차고[寒] 맛은 달다[甘]. 위열(胃熱)과 음식을 먹은 뒤 토하는 것에 주로 쓴다. 삼초(三焦)의 열을 내린다. 대소변을 잘 나오게 하며 마음을 느긋하게 하고 갈증을 풀어준다[본초].

약용법

으름덩굴의 열매(약재명: 예지자) 9~15g을 물 800mL에 넣고 달여서 반으로 나누어 아침저녁으로 마시거나 술로 담가 복용한다.

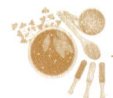

은조롱 | 백수오

- **식물명 및 학명** : 은조롱(큰조롱) *Cynanchum wilfordii* Hemsley
- **과명** : 박주가리과
- **약재명** : 백수오(白首烏)
- **약용부위** : 덩이뿌리
- **약재 저장법** : 밀폐용기

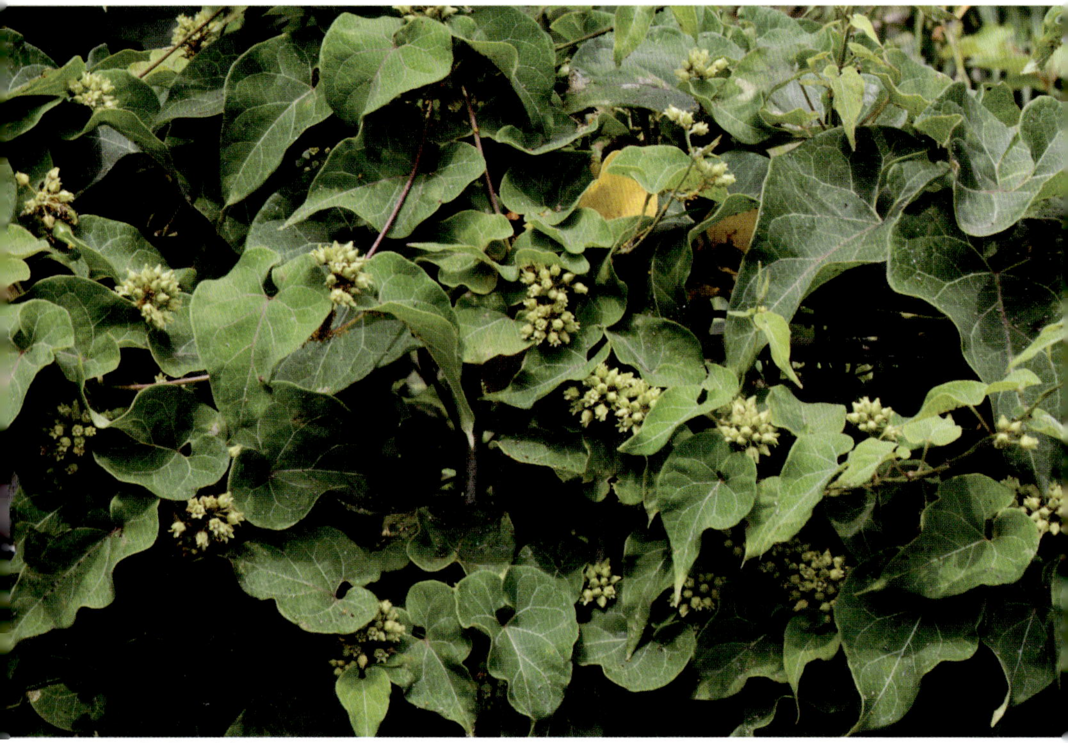

▲ 은조롱_ 지상부

| 약재의 기원 |

이 약(백수오)은 은조롱(큰조롱) *Cynanchum wilfordii* Hemsley(박주가리과 Asclepiadaceae)의 덩이뿌리이다.

| 한방 효능 |

- 보간신(補肝腎) : 간(肝)과 신(肝)을 보한다.

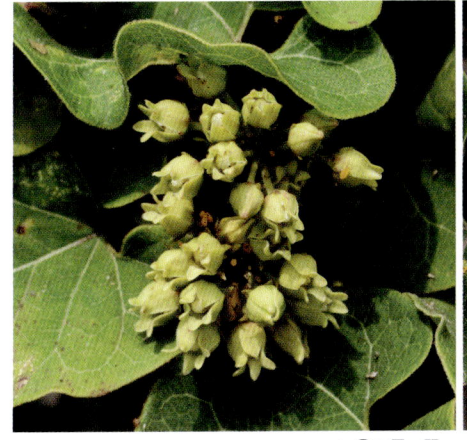
▲ 은조롱_ 꽃

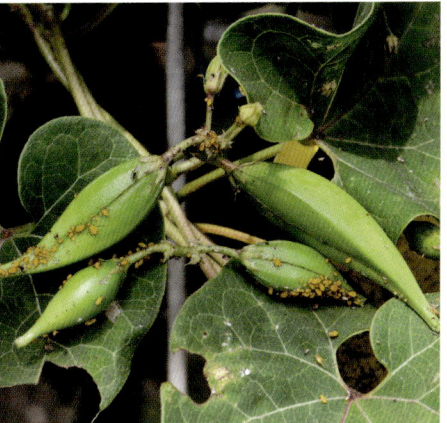
▲ 은조롱_ 열매

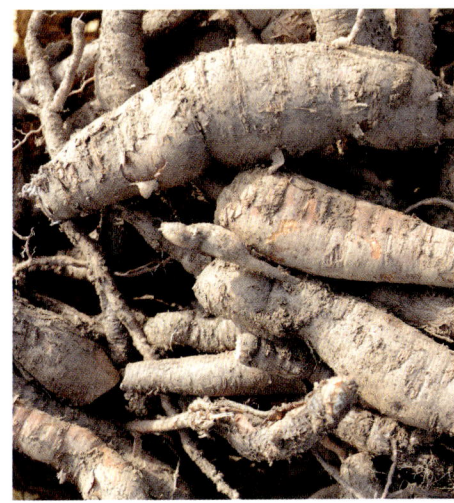
▲ 은조롱_ 덩이뿌리(채취품)

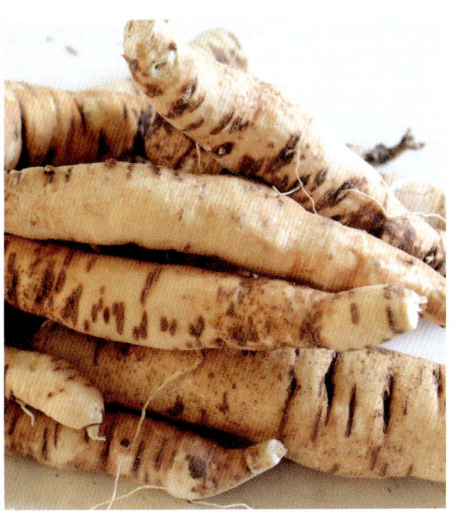
▲ 은조롱_ 덩이뿌리(채취품, 세척 후)

- 강근골(强筋骨) : 근육과 뼈를 튼튼하게 한다.
- 건비위(健脾胃) : 비위(脾胃)를 건강하게 한다.
- 해독(解毒) : 독성을 없앤다.

| 약효 해설 |

- 머리카락과 수염이 회백색으로 변하는 증상에 유효하다.
- 발기부전, 무의식중에 정액이 나오는 증상에 사용한다.

- 머리가 어지럽고 정신이 없으면서 눈에 꽃 같은 물체가 보이는 증상을 치료한다.
- 숙면을 이루지 못하면서 건망증이 있는 증상을 낫게 한다.
- 출산 후에 젖이 적게 나오는 증상에 쓴다.
- 복부가 부르고 그득한 증상에 활용한다.
- 식욕부진, 빈혈, 치질 치료에 도움이 된다.

북한의 효능

혈허증, 허약자, 간신이 허하여 허리와 무릎에 맥이 없는 데, 가슴두근거림, 잠장애, 머리칼이 일찍 희여지는 데, 변비, 련주창(부스럼의 일종), 종처(부스럼이 난 자리), 신경쇠약, 폐결핵에 쓴다.

동의보감 효능

하수오(何首烏)의 성질은 보통이고[平] 따뜻하며[溫] 맛은 쓰고 떫고[苦澁](달다[甘]고도 한다) 독이 없다. 나력(瘰癧), 옹종(癰腫)과 다섯 가지 치질을 치료한다. 오랜 허로로 여윈 것, 담(痰)이 옆구리로 가서 옆구리가 아픈 것, 풍허(風虛)로 몸이 몹시 상한 것을 낫게 한다. 부인의 출산 후 생긴 여러 가지 병과 적백대하를 치료한다. 혈기를 보하며 근육과 뼈를 튼튼하게 한다. 정수(精髓)를 보충하며 머리카락을 검게 한다. 또 안색을 좋게 하고 늙지 않게 하며 오래 살게 한다.

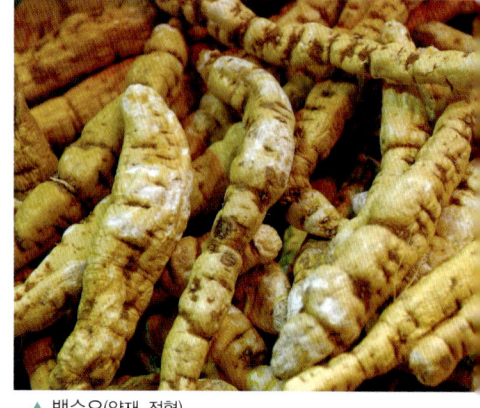

▲ 백수오(약재, 전형)

약용법

은조롱(큰조롱)의 덩이뿌리(약재명: 백수오) 9~15g을 물 800mL에 넣고 달여서 반으로 나누어 아침저녁으로 마신다. 외용할 때는 신선한 덩이뿌리를 짓찧어서 환부에 붙인다.

은행나무 | 백과, 은행엽

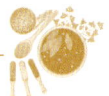

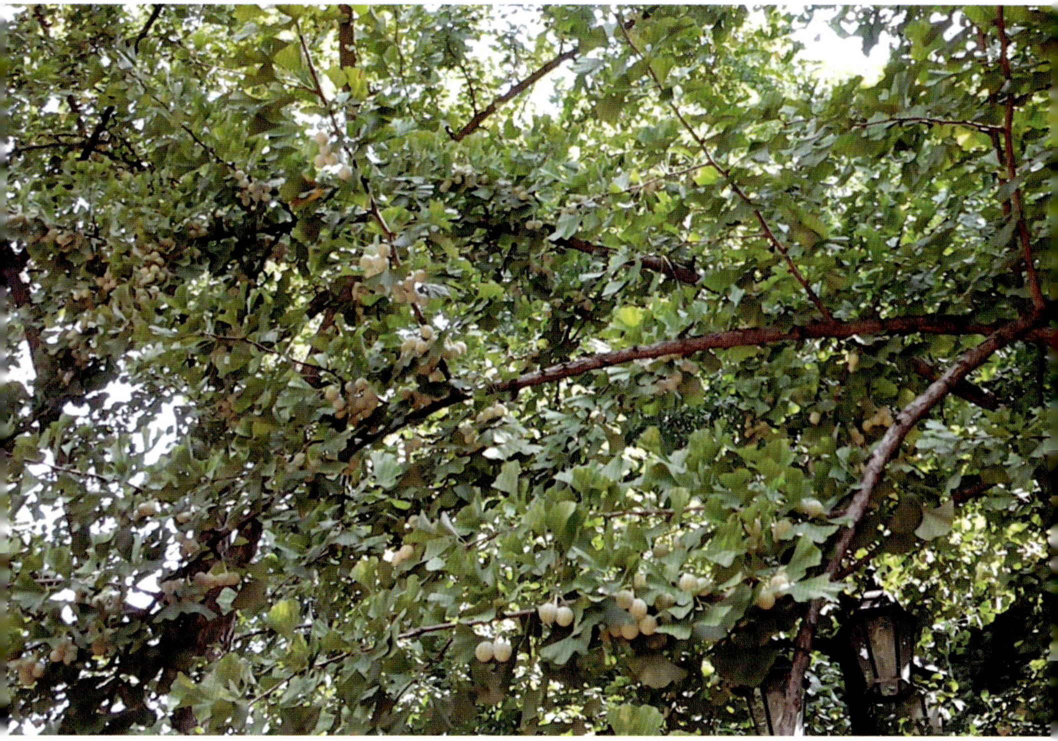

▲ 은행나무_ 잎과 열매

01 약재명 **백과**

- **식물명 및 학명** : 은행나무 *Ginkgo biloba* Linné
- **과명** : 은행나무과
- **약재명** : 백과(白果)
- **약용부위** : 열매의 속씨
- **약재 저장법** : 밀폐용기

| 약재의 기원 |

이 약(백과)은 은행나무 *Ginkgo biloba* Linné(은행나무과 Ginkgoaceae)의 열매의 속씨이다.

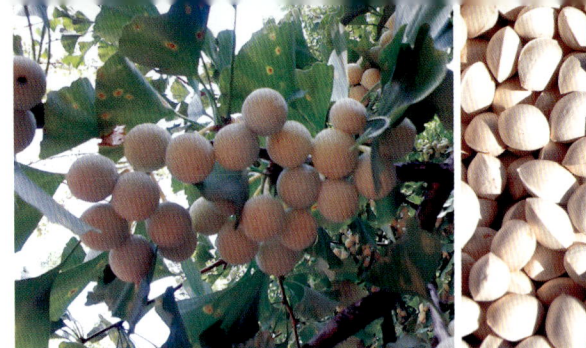

▲ 은행나무_ 열매   ▲ 은행나무_ 씨

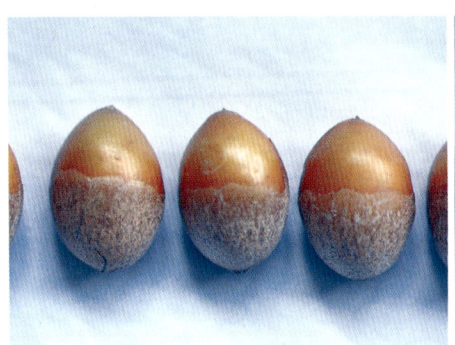

▲ 백과(약재, 내종피 부착)

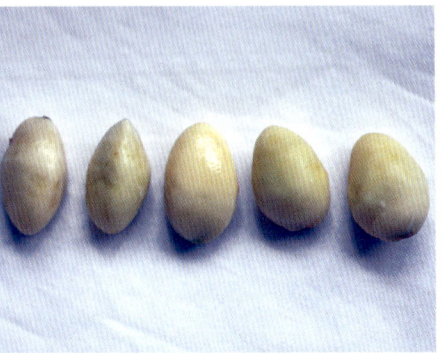

▲ 백과(약재, 전형)

| 한방 효능 |

- 염폐정천(斂肺定喘) : 폐(肺)의 기운을 수렴하여 천식을 안정시킨다.
- 지대축뇨(止帶縮尿) : 냉을 멎게 하고 소변이 너무 잦을 때 하초의 기운을 공고히 하여 이를 다스린다.

| 약효 해설 |

- 폐(肺)의 기운을 수렴하여 기침과 가래를 멎게 한다.
- 가래가 많고 숨이 차며 기침하는 증상을 낫게 한다.
- 무의식중에 정액이 나오는 증상을 치료한다.
- 소변 횟수가 매우 잦은 증상에 사용한다.

| 북한의 효능 |

가래가 있고 기침이 나며 숨이 가쁜 데, 기관지천식에 쓴다.

| 동의보감 효능 |

은행(銀杏)의 성질은 차고[寒] 맛이 달며[甘] 독이 있다. 폐(肺)와 위(胃)의 탁

한 기를 맑게 하며 천식과 기침을 멎게 한다[입문].

| 약용법 |

은행나무 열매의 속씨(약재명: 백과) 5~10g을 물 800mL에 넣고 달여서 반으로 나누어 아침저녁으로 마신다.

02 약재명 은행엽

- ■식물명 및 학명 : 은행나무 *Ginkgo biloba* Linné
- ■과명 : 은행나무과
- ■약재명 : 은행엽(銀杏葉)
- ■약용부위 : 잎
- ■약재 저장법 : 밀폐용기

| 약재의 기원 |

이 약(은행엽)은 은행나무 *Ginkgo biloba* Linné(은행나무과 Ginkgoaceae)의 잎이다.

| 한방 효능 |

- 활혈화어(活血化瘀) : 혈액순환을 촉진하고 어혈(瘀血)을 없앤다.

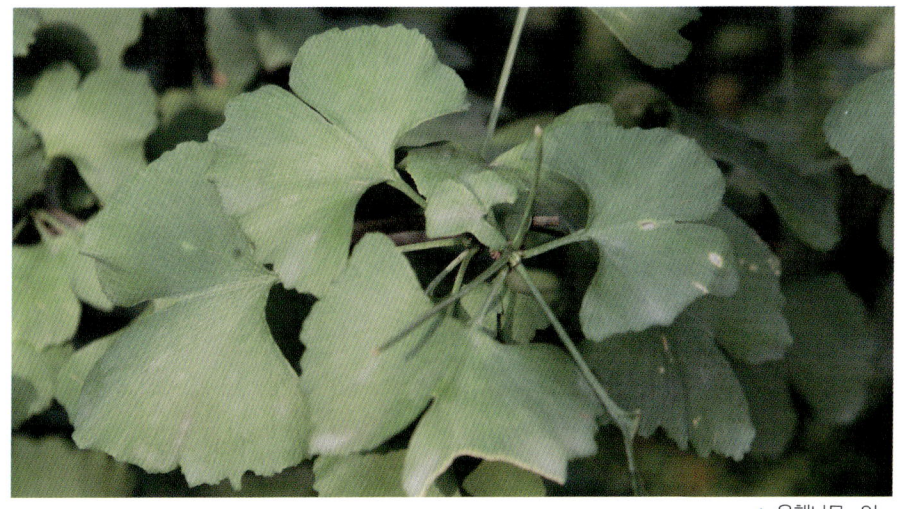

▲ 은행나무_ 잎

- 통락지통(通絡止痛) : 경락을 잘 통하게 하고 통증을 멎게 한다.
- 염폐평천(斂肺平喘) : 폐(肺)의 기운을 수렴하여 천식을 안정시킨다.

| 약효 해설 |

- 가슴이 막히는 듯하면서 아픈 병증에 유효하다.
- 천식, 가래, 기침 제거에 사용한다.
- 자궁에서 분비물이 나오는 증상 그리고 소변이 뿌연 증상을 치료한다.
- 고지혈증 개선 효과가 있다.

| 북한의 효능 |

동맥경화증, 고지혈증, 관상혈관 순환장애로 오는 심장허혈, 심근경색, 협심증, 뇌동맥경화로 오는 팔다리 저림증에 쓴다.

| 약용법 |

은행나무의 잎(약재명: 은행엽) 9~12g을 물 800mL에 넣고 달여서 반으로 나누어 아침 저녁으로 마신다.

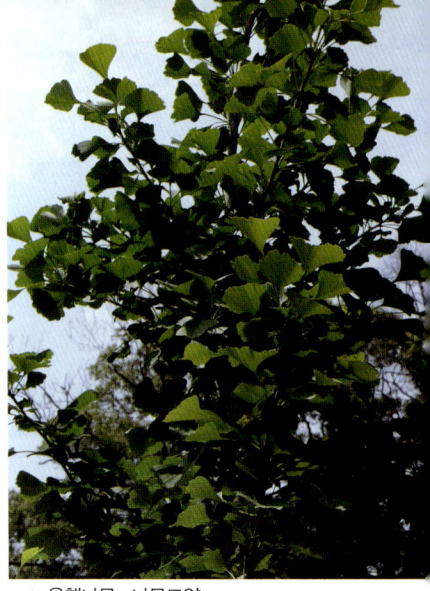
▲ 은행나무_ 나무모양

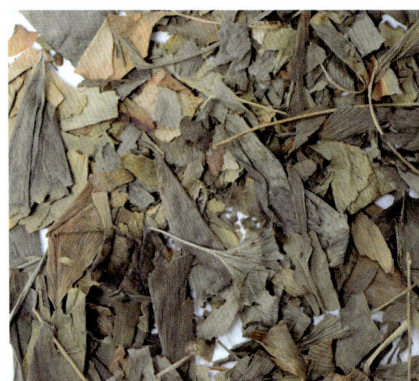
▲ 은행엽(약재, 전형)

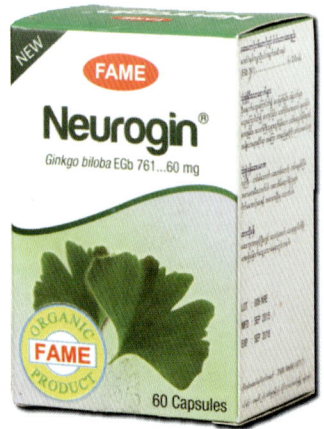
▲ 은행엽 의약품(미얀마)

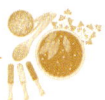

의성개나리 | 연교

- **식물명 및 학명** : 의성개나리 *Forsythia viridissima* Lindley
- **과명** : 물푸레나무과
- **약재명** : 연교(連翹)
- **약용부위** : 열매
- **약재 저장법** : 밀폐용기

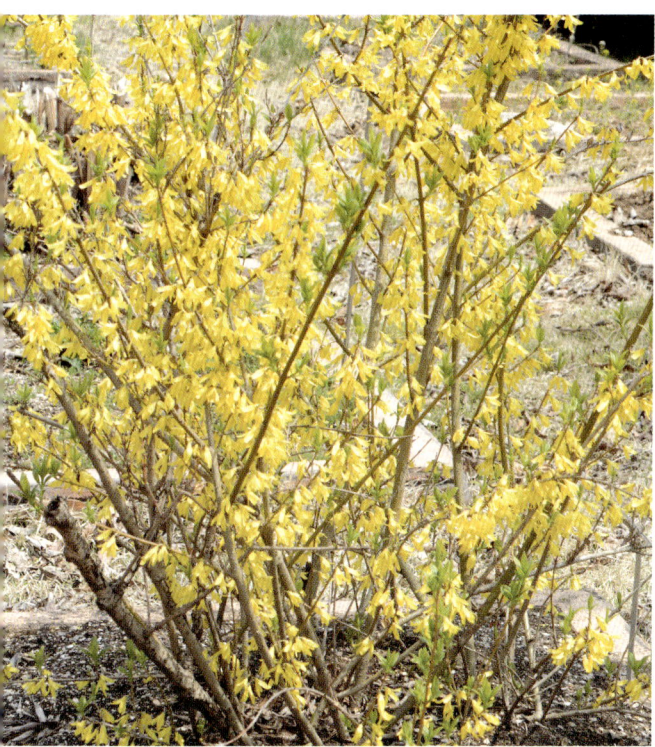

▲ 의성개나리_ 나무모양 ▲ 연교_ 나무모양

| 약재의 기원 |

이 약(연교)은 의성개나리 *Forsythia viridissima* Lindley 또는 연교(連翹) *Forsythia suspensa* Vahl(물푸레나무과 Oleaceae)의 열매이다. 열매가 막 익기 시작하여 녹색빛이 남아 있을 때 채취하여 쪄서 말린 것을 청교(靑翹)라 하고, 완전히 익었을 때 채취하여 말린 것을 노교(老翹)라 한다.

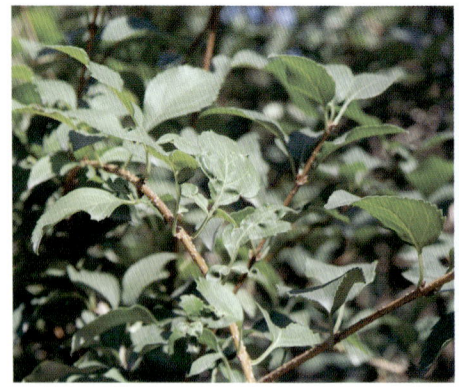
▲ 연교_ 잎

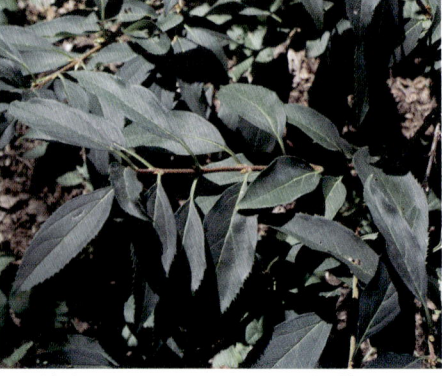
▲ 연교(Forsythia suspensa var. sieboldii)_ 잎

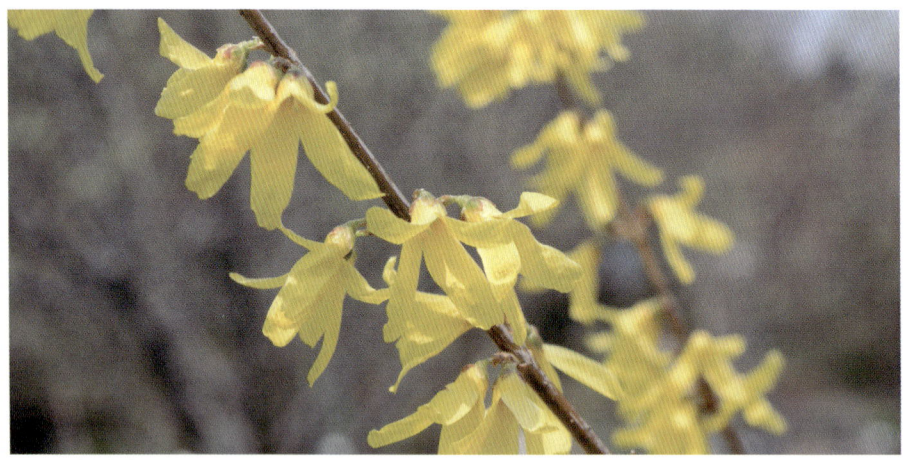
▲ 의성개나리_ 꽃

| 한방 효능 |

- 청열해독(淸熱解毒) : 열독(熱毒)을 해소한다.
- 소종산결(消腫散結) : 종기를 가라앉히고 뭉친 것을 풀어준다.
- 소산풍열(消散風熱) : 풍열(風熱)을 해소한다.

| 약효 해설 |

- 열을 내리고 해독한다.
- 정신이 혼미하거나 정신을 잃는 증상을 치료한다.
- 높은 신열(身熱)로 인해 가슴에 열감과 갈증이 나는 증상을 낫게 한다.

- 염증성 질환, 피부병에 사용한다.
- 이뇨, 소염, 배농(排膿) 작용이 있다.

| 북한의 효능 |

옹종, 악창, 련주창(부스럼의 일종), 단독, 온역 초기, 방광염, 뇨도염, 급성 콩팥염에 쓴다.

| 동의보감 효능 |

연교(連翹, 의성개나리 열매)의 성질은 평(平)하고 맛은 쓰며[苦] 독이 없다. 나력(瘰癧), 옹종(癰腫), 피부가 헐어 아프고 가려우며 벌겋게 부어 곪는 것을 치료한다. 영류(癭瘤), 열이 뭉친 것[結熱], 고독(蠱毒)에 주로 쓴다. 고름을 빼내고 피부에 얇게 생긴 헌데를 낫게 하며 통증을 멎게 한다. 오림(五淋)과 소변이 나오지 않는 것을 치료하고 심(心)에 열이 있는 것을 없앤다.

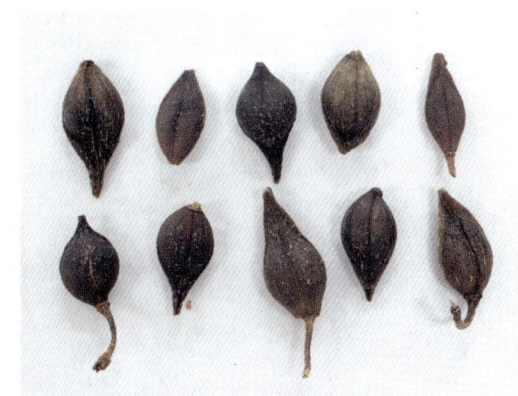

▲ 연교(약재, 전형)

| 약용법 |

의성개나리의 열매(약재명: 연교) 6~15g을 물 800mL에 넣고 달여서 반으로 나누어 아침저녁으로 마신다.

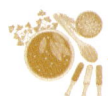

인도사목 | 인도사목

- **식물명 및 학명** : 인도사목 *Rauvolfia serpentina* Bentham
- **과명** : 협죽도과
- **약재명** : 인도사목(印度蛇木)
- **약용부위** : 뿌리
- **약재 저장법** : 밀폐용기

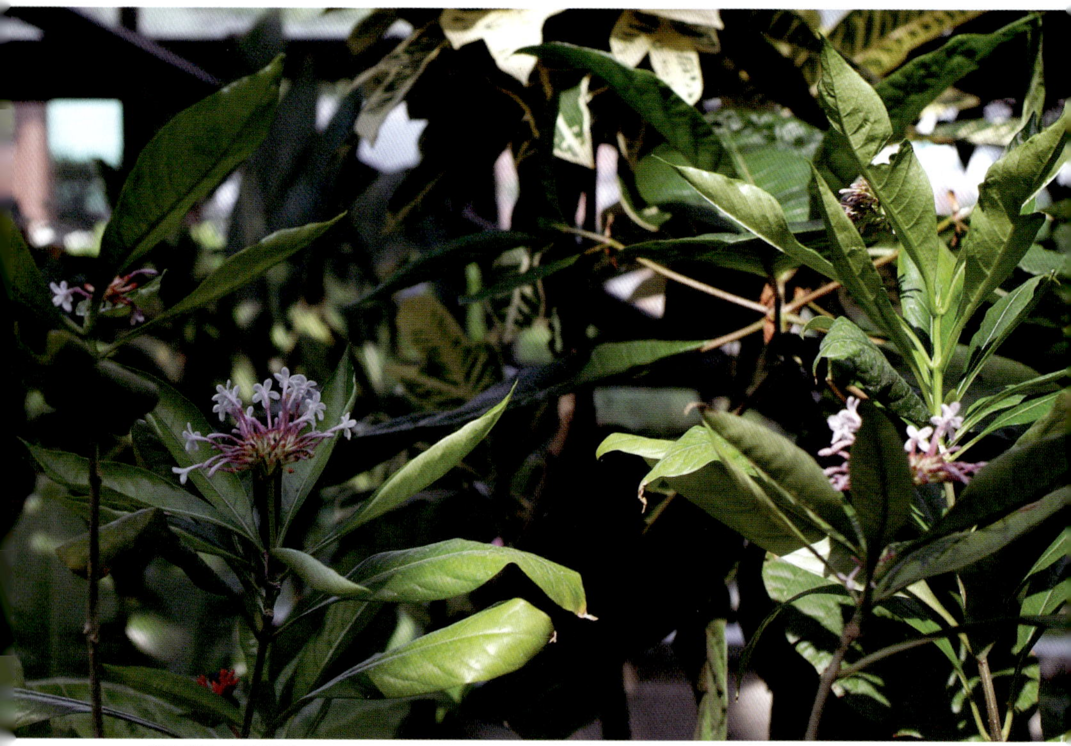

▲ 인도사목_ 나무모양

| 약재의 기원 |

이 약(인도사목)은 인도사목 *Rauvolfia serpentina* Bentham(협죽도과 Apocynaceae)의 뿌리이다.

| 한방 효능 |

- 강혈압(降血壓) : 혈압을 내린다.

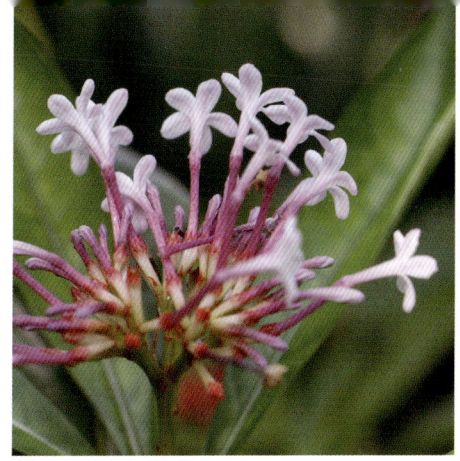
▲ 인도사목_ 꽃

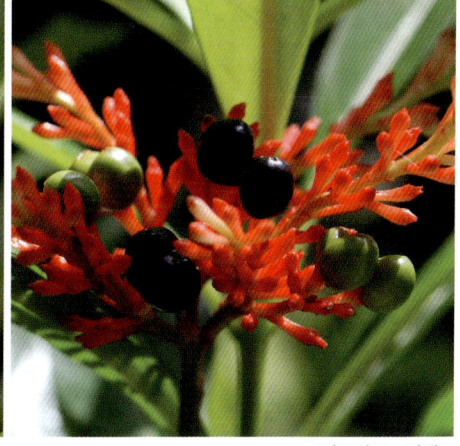
▲ 인도사목_ 열매

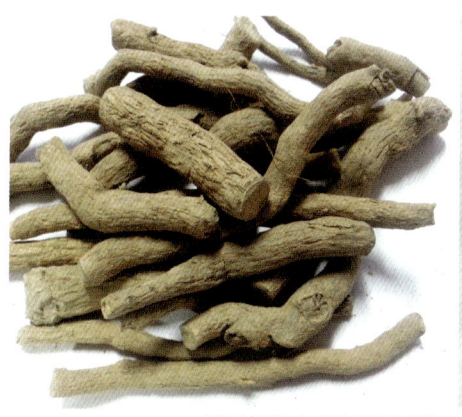
▲ 인도사목(약재, 전형, 방글라데시)

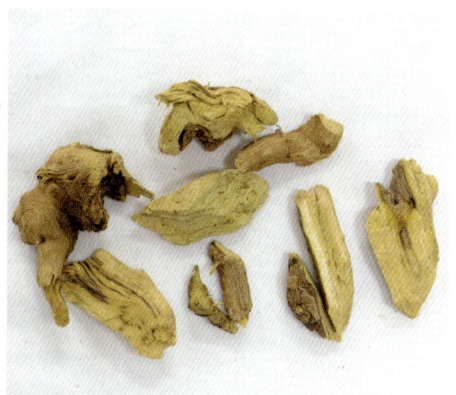
▲ 인도사목(약재, 절편)

| 약효 해설 |

- 혈압강하, 정신안정 작용이 있다.
- 인도사목의 주요 알칼로이드 성분인 reserpine은 교감신경 말단에서 신경전달물질인 catecholamine을 유리, 고갈시켜 혈압강하, 심장박동수 감소 및 진정 작용을 나타낸다.
- 스위스의 제약회사 연구원들은 혈압강하제를 개발하기 위해 인도사목을 연구했으나 미국의 연구원들은 이 식물을 정신병 치료약으로 개발하였다.

| 약용법 |

인도사목의 뿌리(약재명: 인도사목) 9~15g을 물 800mL에 넣고 달여서 반으로 나누어 아침저녁으로 마신다.

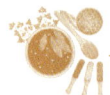

인동덩굴 | 금은화

- **식물명 및 학명** : 인동덩굴 *Lonicera japonica* Thunberg
- **과명** : 인동과
- **약재명** : 금은화(金銀花)
- **약용부위** : 꽃봉오리 또는 막 피기 시작한 꽃
- **약재 저장법** : 밀폐용기

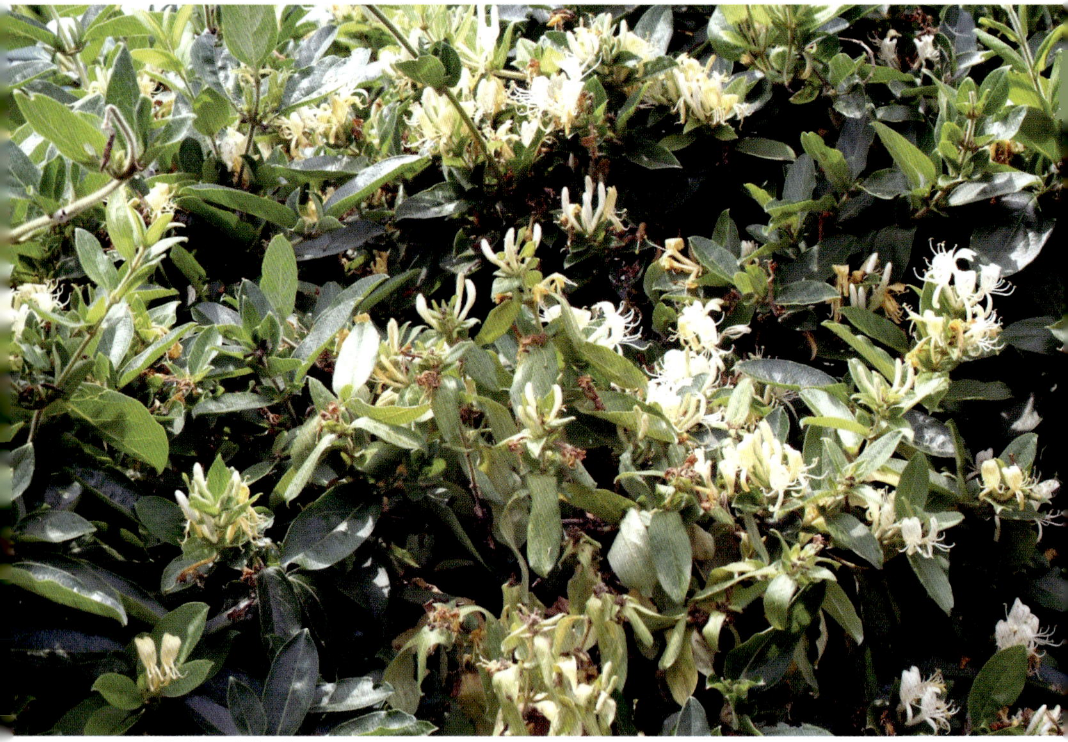

▲ 인동덩굴_ 나무모양

약재의 기원

이 약(금은화)은 인동덩굴 *Lonicera japonica* Thunberg(인동과 Caprifoliaceae)의 꽃봉오리 또는 막 피기 시작한 꽃이다.

한방 효능

- 청열해독(淸熱解毒) : 열독(熱毒)을 해소한다.

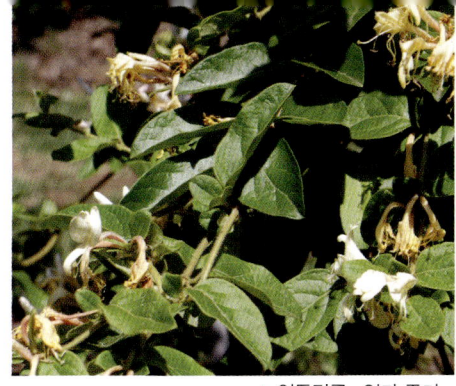
▲ 인동덩굴_ 잎과 줄기

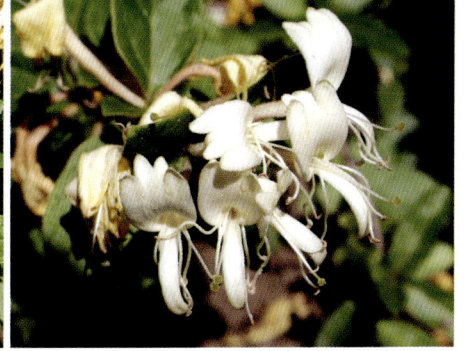
▲ 인동덩굴_ 꽃

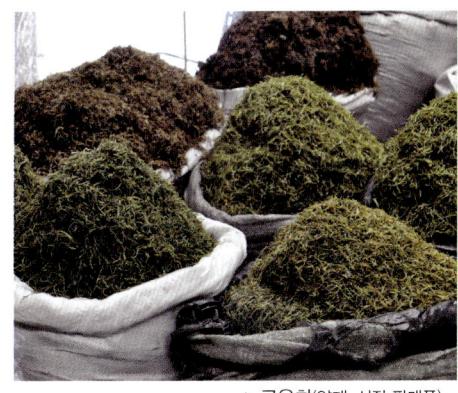
▲ 금은화(약재, 시장 판매품)

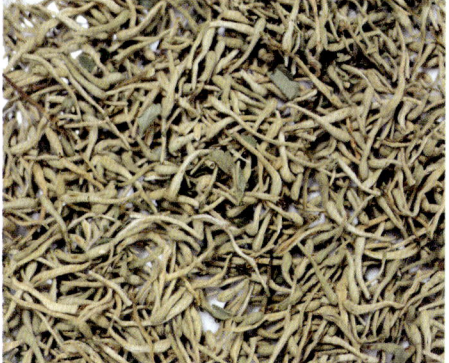
▲ 금은화(약재, 전형)

- 소산풍열(消散風熱) : 풍열(風熱)을 해소한다.

| 약효 해설 |

- 급성 열병으로 인한 발열과 치루(痔瘻)를 치료한다.
- 호흡기계 감염에 치료 효능이 있다.
- 목 안이 벌겋게 붓고 아픈 증상을 낫게 한다.
- 세균에 감염되어 피부가 빨갛게 부어오르는 피부질환에 유효하다.

| 북한의 효능 |

옹종, 창상, 악창, 옴, 리질, 외감열병 초기, 온역 초기, 련주창(부스럼의 일종), 대장염, 위암, 위궤양, 편도염, 방광염, 인두염, 결막염에 쓴다.

| 약용법 |

인동덩굴의 꽃(약재명: 금은화) 6~15g을 물 800mL에 넣고 달여서 반으로 나누어 아침저녁으로 마신다.

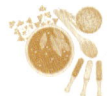

인삼 | 인삼, 홍삼

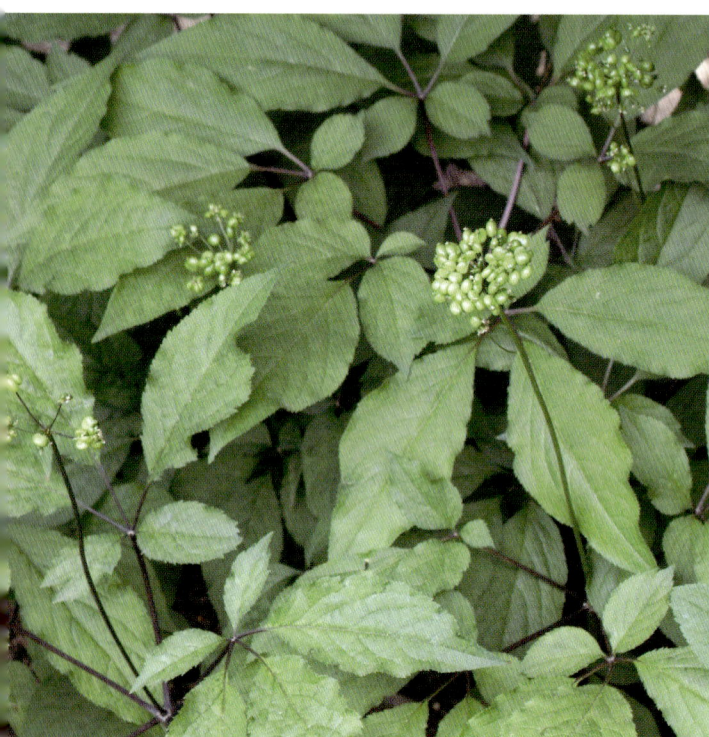

▲ 인삼_ 지상부

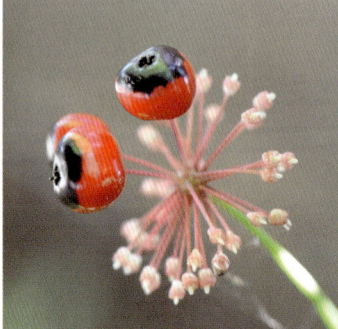

▲ 인삼_ 꽃

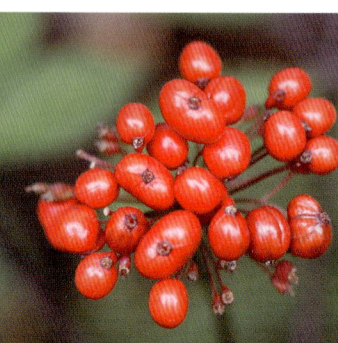

▲ 인삼_ 열매

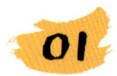 ^{약재명} 인삼

- 식물명 및 학명 : 인삼 *Panax ginseng* C. A. Meyer
- 과명 : 두릅나무과
- 약용부위 : 뿌리로서 그대로 또는 가는 뿌리와 코르크층을 제거한 것
- 약재명 : 인삼(人蔘)
- 약재 저장법 : 밀폐용기

| 약재의 기원 |

이 약(인삼)은 인삼 *Panax ginseng* C. A. Meyer(두릅나무과 Araliaceae)의 뿌리로서 그대로 또는 가는 뿌리와 코르크층을 제거한 것이다.

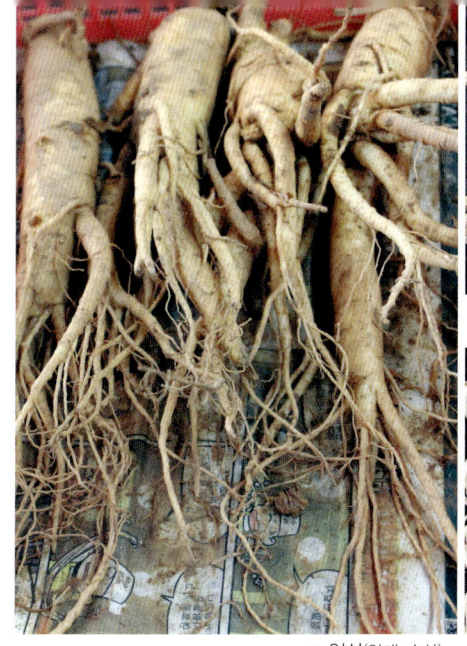
▲ 인삼(약재, 수삼)

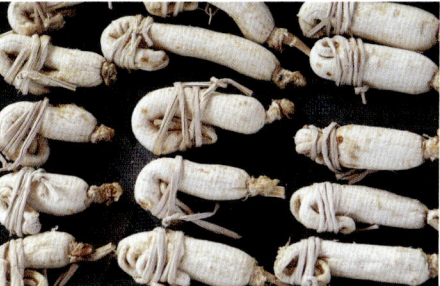
▲ 인삼(약재, 건삼)

▲ 인삼(약재, 곡삼)

| 한방 효능 |

- 대보원기(大補元氣) : 인체의 원기를 크게 보한다.
- 복맥고탈(復脈固脫) : 탈진되어 맥이 끊어질 듯한 것을 회복시킨다.
- 보비익위(補脾益胃) : 비(脾)를 보하고 위(胃)의 기능을 더한다.
- 생진양혈(生津凉血) : 진액 생성을 촉진하고 혈열(血熱)을 식힌다.
- 안신익지(安神益智) : 정신을 안정시키고 인지기능을 개선한다.

| 약효 해설 |

- 원기를 보충해주며 신체허약과 피로 증상에 유효하다.
- 마음을 안정시키며 건망증, 현기증을 치료한다.
- 빈뇨증, 자궁출혈에 사용한다.
- 자양강장, 면역증강 작용이 있다.

| 북한의 효능 |

몸이 허약하고 기운이 없는 데, 비기허증, 폐기허증, 가슴두근거림, 잠장애, 건망증, 만성위염, 위십이지장궤양, 신경쇠약, 심장기능장애, 저혈압, 빈혈, 백혈구감소증, 성기능장애, 당뇨병, 정신적 및 육체적피로, 쇼크, 고지혈증, 급성간염, 방사선병에 쓴다.

| 동의보감 효능 |

인삼(人蔘)의 성질은 약간 따뜻하고[微溫] 맛이 달며[甘](약간 쓰다고도 한다) 독이 없다. 주로 오장(五藏)의 기(氣)가 부족한 데 쓴다. 정신을 안정시키고 눈을 밝게 한다. 심규[心]를 열어주고 지혜를 더한다[益智]. 몸과 마음이 허약하고 피로한 것을 치료한다. 곽란(霍亂)으로 구토하고 딸꾹질[嘔噦], 구해하는 것을 멎게 한다. 폐열(肺熱)로 진액이 소모되어 기침하고 숨차는 것, 고름을 토하는 것을 치료하고 담(痰)을 삭인다.

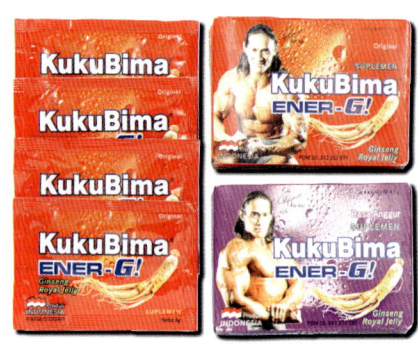
▲ 인삼 제품(인도네시아)

| 약용법 |

인삼의 뿌리(약재명: 인삼) 3~9g을 물 800mL에 넣고 달여서 반으로 나누어 아침저녁으로 마신다.

02 약재명 홍삼

- **식물명 및 학명** : 인삼 *Panax ginseng* C. A. Meyer
- **과명** : 두릅나무과
- **약용부위** : 뿌리를 찐 것
- **약재명** : 홍삼(紅蔘)
- **약재 저장법** : 밀폐용기

| 약재의 기원 |

이 약(홍삼)은 인삼 *Panax ginseng* C. A. Meyer(두릅나무과 Araliaceae)의 뿌리를 찐 것이다.

| 한방 효능 |

- 대보원기(大補元氣) : 인체의 원기를 크게 보한다.

- 복맥고탈(復脈固脫) : 탈진되어 맥이 끊어질 듯한 것을 회복시킨다.
- 익기섭혈(益氣攝血) : 원기를 보충하고 출혈을 멎게 한다.

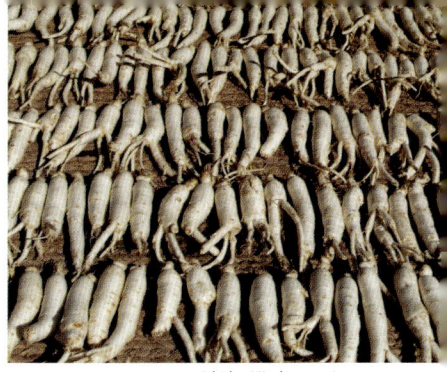

▲ 인삼_ 뿌리(채취품)

| 약효 해설 |

- 혈액순환 개선 작용이 있다.
- 여성의 부정기 자궁출혈에 효과가 있다.
- 팔다리가 차고 맥(脈)이 미세한 병증에 사용한다.
- 심장쇠약에 쓰인다.
- 강장, 항암 작용이 있다.
- 건강기능식품의 기능으로서 면역력 증진, 피로회복, 혈소판 응집 억제를 통한 혈액 흐름의 개선 그리고 기억력 개선에 도움을 줄 수 있다.

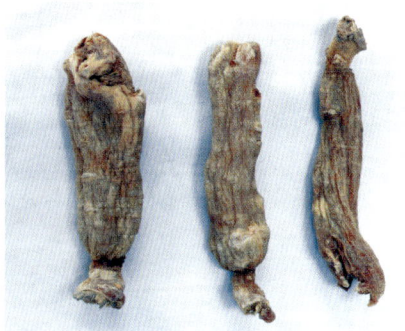

▲ 홍삼(약재, 전형)

| 북한의 효능 |

여러 가지 허약, 만성 소모성질병, 소화기 질병, 심장신경증, 저혈압, 심장기능저하, 출혈성질병, 여러 가지 빈혈, 출혈성 소인, 당뇨병, 허탈, 쇼크 등에 쓴다.

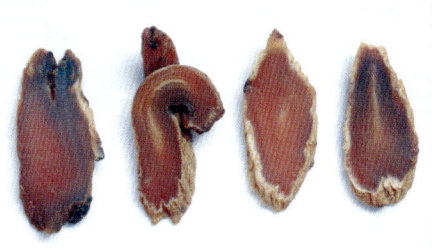

▲ 홍삼(약재, 절단)

| 약용법 |

인삼 뿌리를 찐 것(약재명: 홍삼) 3~9g을 물 800mL에 넣고 달여서 반으로 나누어 아침저녁으로 마신다.

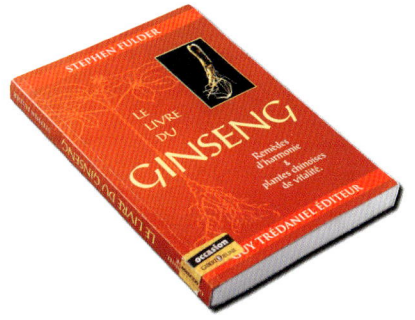

▲ 인삼 책자(프랑스)

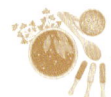

장엽대황 | 대황

- ■식물명 및 학명 : 장엽대황(掌葉大黃) *Rheum palmatum* Linné
- ■과명 : 마디풀과
- ■약재명 : 대황(大黃)
- ■약용부위 : 뿌리 및 뿌리줄기로서 주피를 제거한 것
- ■약재 저장법 : 밀폐용기

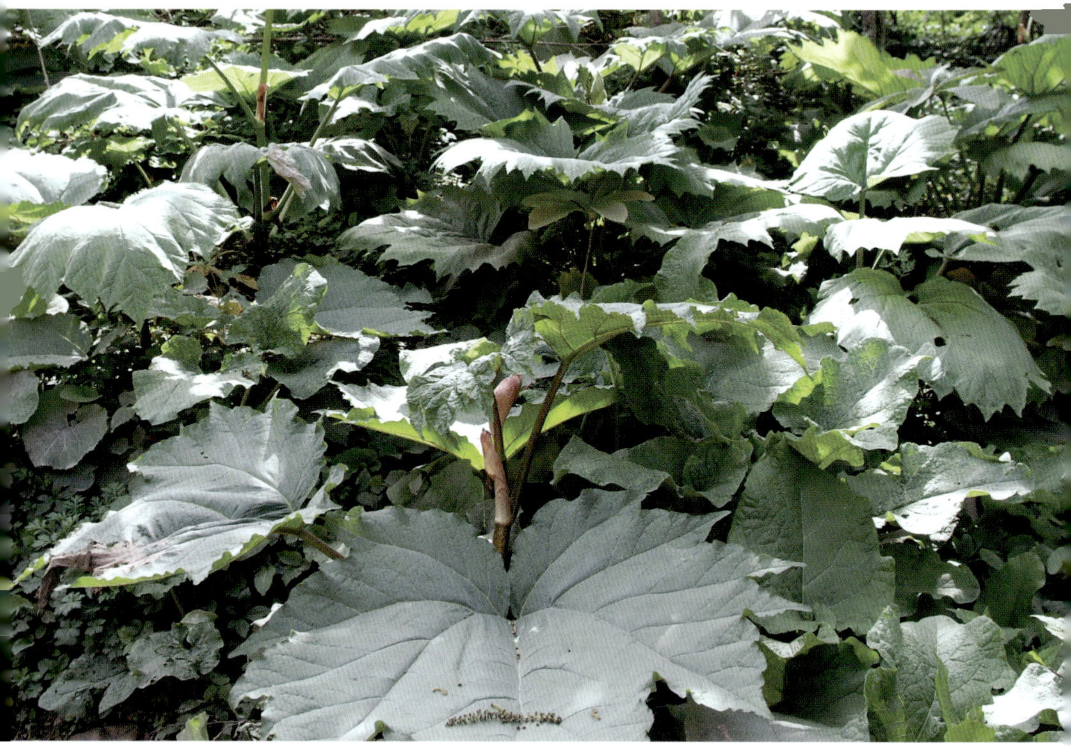

▲ 장엽대황_ 재배지(중국)

약재의 기원

이 약(대황)은 장엽대황(掌葉大黃) *Rheum palmatum* Linné, 탕구트대황 *Rheum tanguticum* Maximowicz ex Balf. 또는 약용대황(藥用大黃) *Rheum officinale* Baillon(마디풀과 Polygonaceae)의 뿌리 및 뿌리줄기로서 주피를 제거한 것이다.

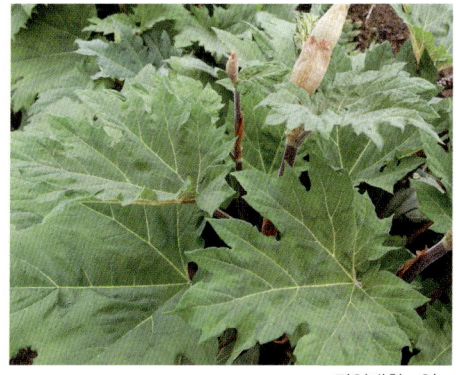
▲ 장엽대황_ 잎

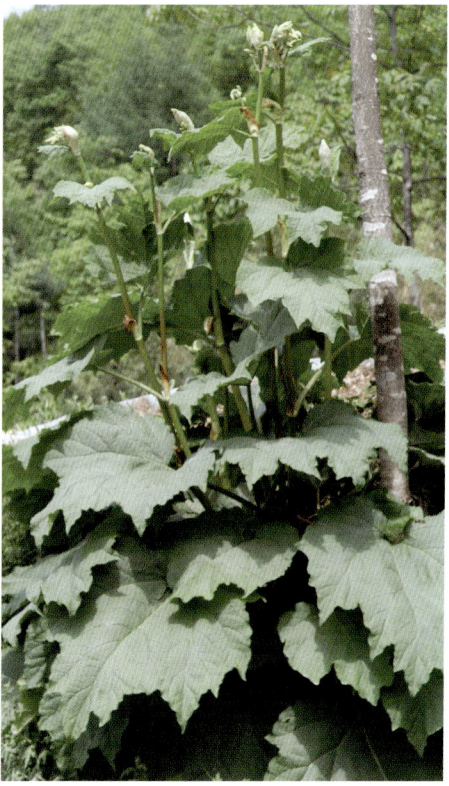
▲ 장엽대황_ 지상부

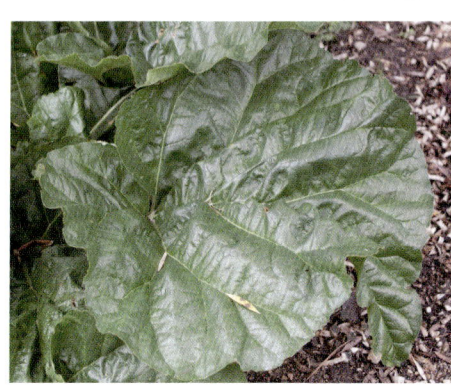
▲ 약용대황_ 잎

| 한방 효능 |

- 사하공적(瀉下攻積) : 설사시켜서 배 속에 덩어리가 생겨 아픈 병증인 적취(積聚)를 없앤다.
- 청열사화(淸熱瀉火) : 열기를 식히고 화기(火氣)를 배출시킨다.
- 양혈해독(凉血解毒) : 혈열(血熱)을 식히고 해독한다.

| 약효 해설 |

- 적체되어 변비가 있는 증상에 사용한다.
- 황달이 있으면서 소변이 붉게 짙어진 증상을 치료한다.
- 장(腸)에 종기가 생겨서 발생하는 복통을 낫게 한다.
- 눈이 붉고 목구멍이 붓는 병증 치료에 도움된다.

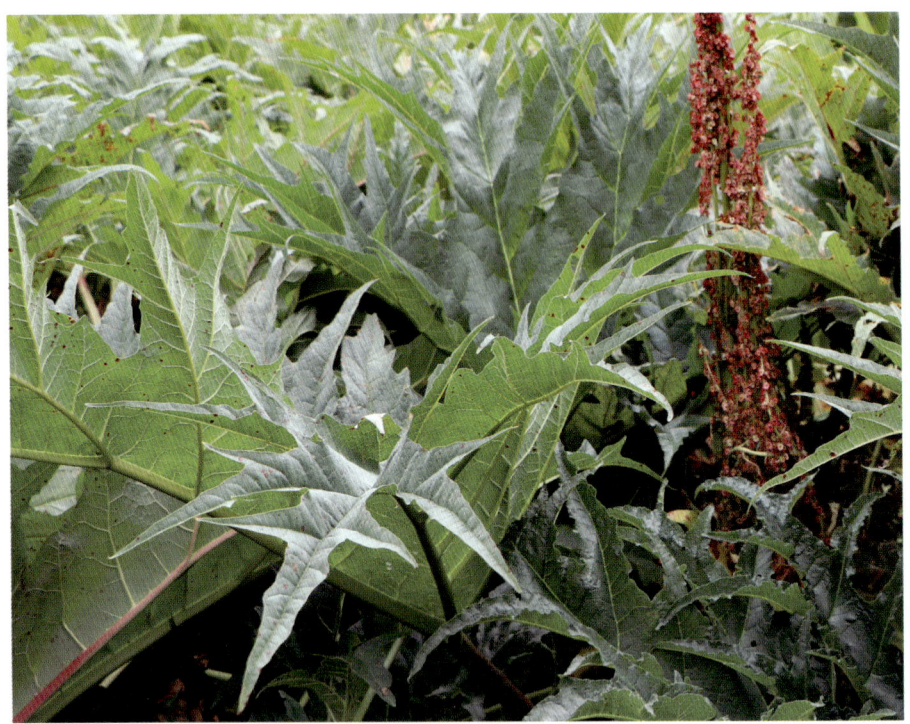
▲ 탕구트대황_ 잎

- 산후 어혈, 타박상에 사용한다.
- 몸이 붓는 증상에 유효하다.
- 코피, 토혈, 각혈에 활용한다.
- 세균성 하리, 급성 복막염에 쓰인다.

| 북한의 효능 |

변비, 무월경, 징가, 적취, 축혈증, 황달, 급성 췌장염, 위출혈, 고지혈증, 옹종, 화상에 쓴다.

| 동의보감 효능 |

대황(大黃)의 성질은 매우 차고[大寒] 맛은 쓰며[苦] 독이 없다(독이 있다고도 한다). 어혈과 월경이 막힌 것을 나가게 하며 배 속에 생긴 덩어리를 깨뜨리고 대소장을 잘 통하게 한다. 온장(溫瘴)과 열병을 낫게 하고 큰 종기, 피부

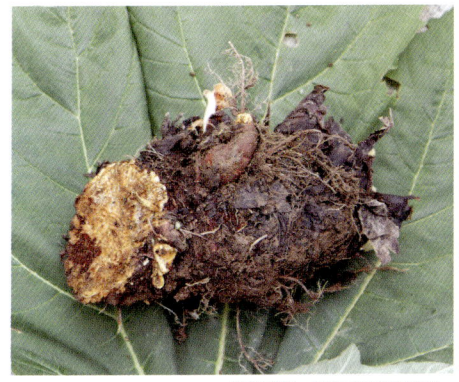
▲ 장엽대황_ 뿌리줄기(채취품)

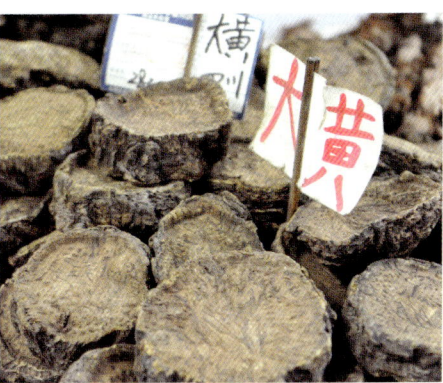
▲ 대황(약재, 시장 판매품)

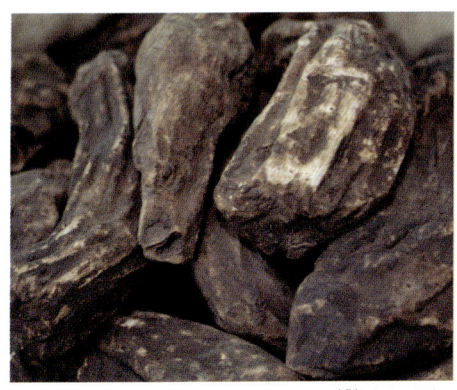
▲ 대황(약재, 전형)

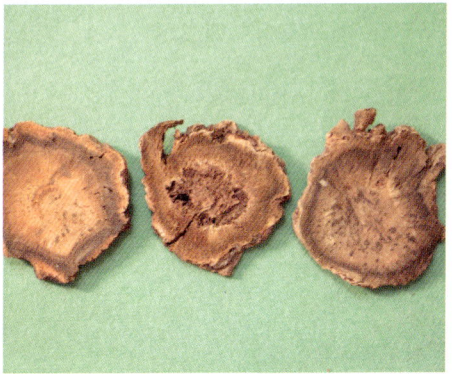
▲ 대황(약재, 절편)

에 얇게 생긴 헌데, 독성이 있는 종기를 치료하는 데 주된 역할을 하여 장군(將軍)이라고 부른다.

약용법

장엽대황의 뿌리 및 뿌리줄기(약재명: 대황) 3~15g을 물 800mL에 넣고 달여서 반으로 나누어 아침저녁으로 마신다. 사하(瀉下)의 용도로 사용할 경우에는 오래 달이지 않는다. 외용할 때는 적당량을 가루 내어 환부에 바른다.

주의사항

임신부, 월경기, 젖먹이 어머니에게는 쓰지 않는다.

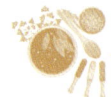

정향 | 정향

- **식물명 및 학명** : 정향(丁香) *Syzygium aromaticum* Merrill et Perry
- **과명** : 정향나무과
- **약재명** : 정향(丁香)
- **약용부위** : 꽃봉오리
- **약재 저장법** : 밀폐용기

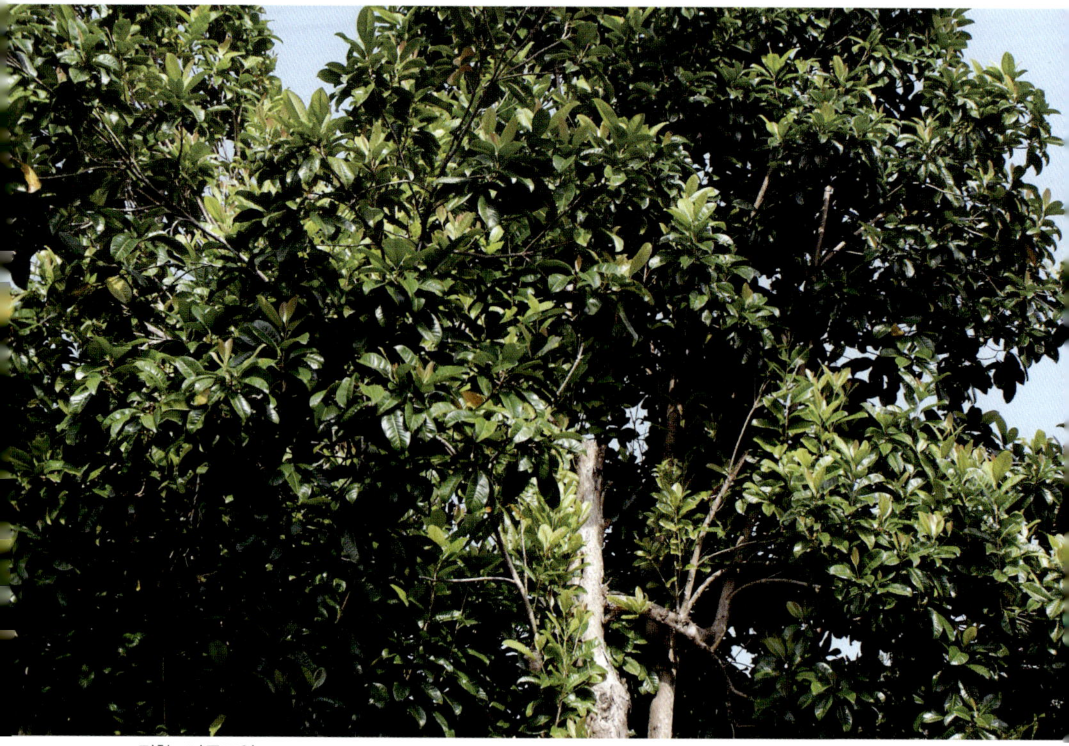

▲ 정향_ 나무모양

약재의 기원

이 약(정향)은 정향(丁香) *Syzygium aromaticum* Merrill et Perry(정향나무과 Myrtaceae)의 꽃봉오리이다.

한방 효능

- 온중강역(溫中降逆) : 배 속을 따뜻하게 하고 오심, 구토를 가라앉힌다.

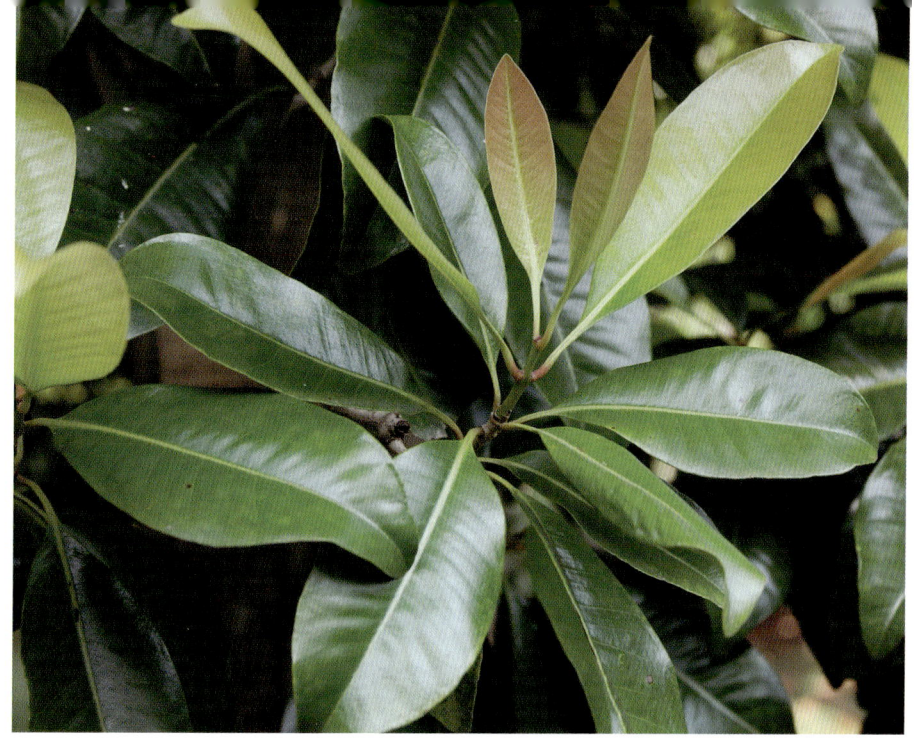

▲ 정향_ 잎

- 보신조양(補腎助陽) : 신(腎)의 양기(陽氣)를 보한다.

| 약효 해설 |

- 복부가 차고 아픈 증상에 효과가 있다.
- 신(腎)이 허약하여 생기는 발기부전을 치료한다.
- 허리와 무릎이 시큰거리고 찬 증상을 낫게 한다.
- 소화불량, 급만성 위장염에 사용한다.
- 치통완화, 구취방지 작용이 있다.
- 구토, 설사, 이질에 쓰인다.
- 향신료로 이용한다. 'clover'로 통용되는 이 향신료는 향이 강해 아주 적은 양을 사용해야 한다.

| 북한의 효능 |

비위가 허한하여 배가 차고 아프며 게우거나(토하거나) 설사하는 데, 소화불량, 딸꾹질, 신양허로 허리와 무릎이 시리고 아픈 데, 음부가 차고 아픈 데 쓴다.

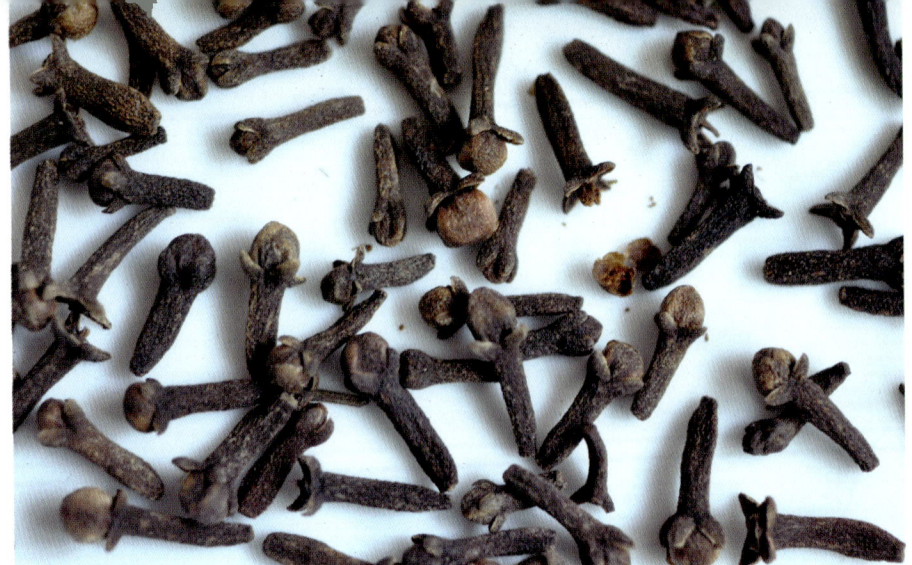
▲ 정향(약재, 전형)

동의보감 효능

정향(丁香, 정향 꽃봉오리)의 성질은 따뜻하며[溫] 맛은 맵고[辛] 독이 없다. 비위(脾胃)를 따뜻하게 하고 음식이 체하여 구토하고 설사하는 것을 멎게 한다. 신기(腎氣), 분돈기(奔豚氣), 찬 기운으로 배가 아픈 것, 음낭이 아픈 것을 낫게 한다. 또한 성기능을 높이고 허리와 무릎을 따뜻하게 한다. 음식을 먹은 뒤 토하는 것을 낫게 한다. 술독을 없애며 풍독으로 부어오른 것을 삭인다. 잇몸이 곪아 썩는 병[齒疳, 치감]을 낫게 하며 여러 가지 향기를 낸다.

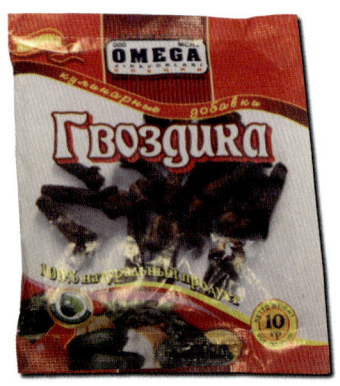
▲ 정향 제품(러시아)

약용법

정향의 꽃봉오리(약재명: 정향) 2~5g을 물 800mL에 넣고 달여서 반으로 나누어 아침저녁으로 마시거나 또는 가루나 환(丸)으로 만들어 복용한다. 외용할 때는 적당량을 분말로 하여 붙인다.

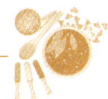

조각자나무, 주엽나무

| 조각자, 조협

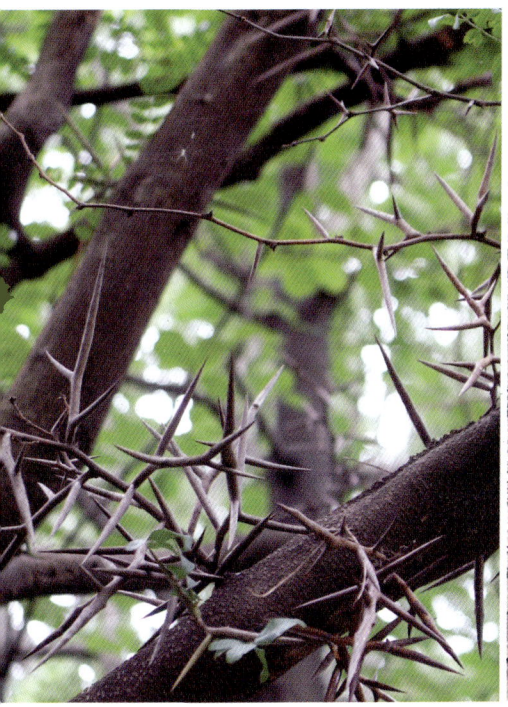

▲ 조각자나무_ 가시　　　　　　　　▲ 주엽나무_ 가시

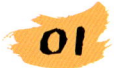 약재명 **조각자**

- 식물명 및 학명 : 주엽나무 *Gleditsia japonica* Miquel var. *koraiensis* Nakai,
  조각자나무 *Gleditsia sinensis* Lamark
- 과명 : 콩과
- 약용부위 : 가시
- 약재명 : 조각자(皂角刺)
- 약재 저장법 : 밀폐용기

| 약재의 기원 |

이 약(조각자)은 주엽나무 *Gleditsia japonica* Miquel var. *koraiensis* Nakai

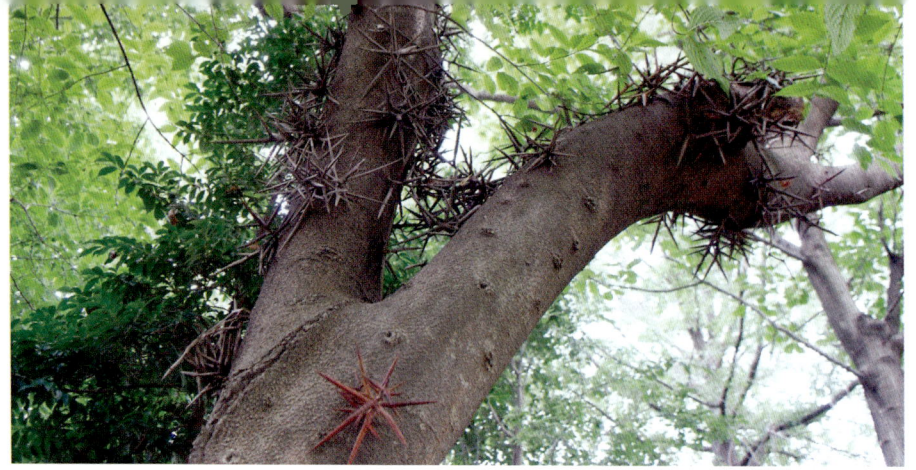

▲ 조각자나무_ 나무모양

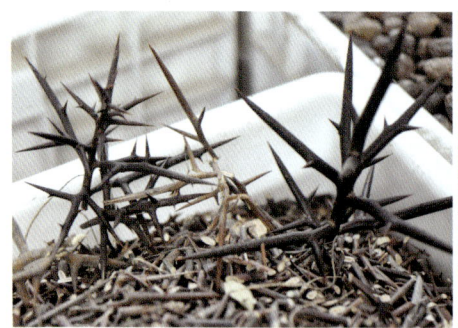

▲ 조각자(약재, 시장 판매품)　　　　▲ 조각자(약재, 절단)

또는 조각자나무 *Gleditsia sinensis* **Lamark**(콩과 Leguminosae)의 가시이다.

| 한방 효능 |

- 소종탁독(消腫托毒) : 종기를 가라앉히고 상처의 독기를 배출시킨다.
- 배농(排膿) : 고름이 잘 배출되게 한다.
- 살충(殺蟲) : 기생충을 죽인다.

| 약효 해설 |

- 태아를 분만한 후 태반이 잘 나오지 않는 증상에 유효하다.
- 출산 후 유즙분비량이 없는 증상을 치료한다.
- 배농(排膿), 거담, 살충 작용이 있다.

| 북한의 효능 |

옹종, 악창, 문둥병, 편도염에 쓴다.

동의보감 효능

조각자(皀角刺, 조각자나무, 주엽나무 가시)는 일명 천정(天丁)이라고도 한다. 옹저가 아직 터지지 않았을 때는 터지게 할 수 있다. 이미 터진 뒤에는 터진 부위로 약 기운을 끌고 가기 때문에 피부가 헐어 곪는 것과 나병[癘風, 여풍]에 중요한 약이다[입문].

약용법

조각자나무 또는 주엽나무의 가시(약재명: 조각자) 3~10g을 물 800mL에 넣고 달여서 반으로 나누어 아침저녁으로 마시거나 외용으로 적당량 사용한다.

02 약재명 조협

- 식물명 및 학명 : 조각자나무 *Gleditsia sinensis* Lamark, 주엽나무 *Gleditsia japonica* Miquel
- 과명 : 콩과
- 약용부위 : 열매
- 약재명 : 조협(皀莢)
- 약재 저장법 : 밀폐용기

약재의 기원

이 약(조협)은 조각자나무 *Gleditsia sinensis* Lamark 또는 주엽나무 *Gleditsia japonica* Miquel(콩과 Leguminosae)의 열매이다.

한방 효능

- 거담지해(祛痰止咳) : 담(痰)을 제거하고 기침을 멎게 한다.
- 개규통폐(開竅通閉) : 기(氣)가 막혀서 유발된 감각기관의 기능을 정상화한다.
- 살충산결(殺蟲散結) : 기생충을 죽이고 뭉친 것을 풀어준다.

약효 해설

- 정신이 혼미한 병증에 사용한다.
- 중풍으로 인한 안면 신경 마비에 유효하다.

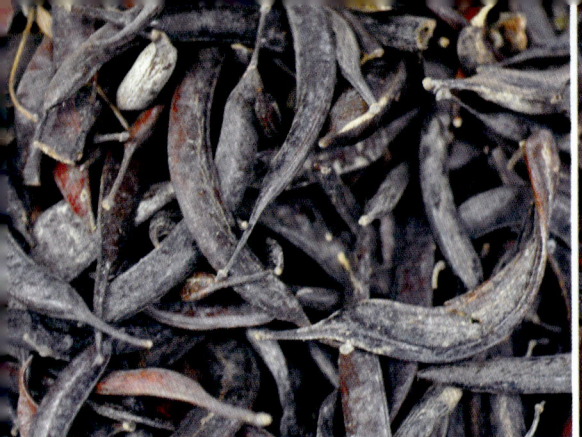
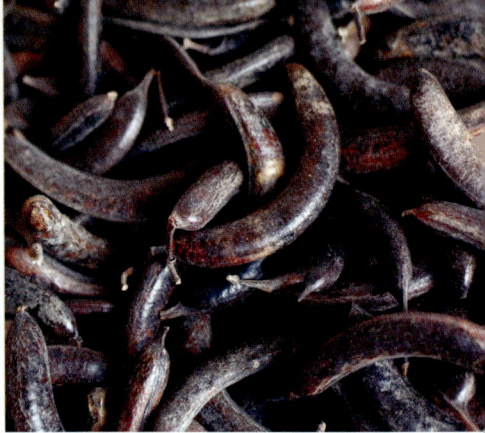

▲ 조각자나무_ 발육되지 않은 열매(저아조, 猪牙皁)　　▲ 조협(약재, 전형)

- 목 안이 붓고 아프며 막힌 감이 있는 증상을 치료한다.
- 강한 거담, 살충 작용이 있다.
- 대소변을 잘 나오게 한다.

| 북한의 효능 |

전간, 기관지염, 기관지천식, 경련성 대장염, 위십이지장궤양, 만성 담낭염에 쓴다.

| 동의보감 효능 |

조협(皁莢, 조각자나무, 주엽나무 열매)의 성질은 따뜻하며[溫] 맛은 맵고 짜며[辛鹹] 독이 조금 있다. 관절을 잘 통하게 하고 두통[頭風]을 제거한다. 감각 기관의 기능을 정상화하고 담연(痰涎)을 삭게 한다. 기침을 멎게 하고 배가 몹시 부르며 속이 그득한 감을 주는 증상을 치료한다. 배 속에 생긴 단단한 덩어리를 깨뜨리고 유산시킬 수 있다. 중풍으로 입을 악다무는 것을 낫게 하며 노채충(勞瘵蟲)을 죽인다.

| 약용법 |

조각자나무 또는 주엽나무의 열매(약재명: 조협) 1~3g을 물 800mL에 넣고 달여서 반으로 나누어 아침저녁으로 마시거나 또는 가루나 환(丸)으로 만들어 복용한다. 외용할 때는 적당량을 사용한다.

| 주의사항 |

임신부, 각혈환자에게는 쓰지 않는다.

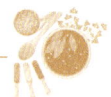

참당귀 | 당귀

- 식물명 및 학명 : 참당귀 *Angelica gigas* Nakai
- 과명 : 산형과
- 약재명 : 당귀(當歸)
- 약용부위 : 뿌리
- 약재 저장법 : 밀폐용기

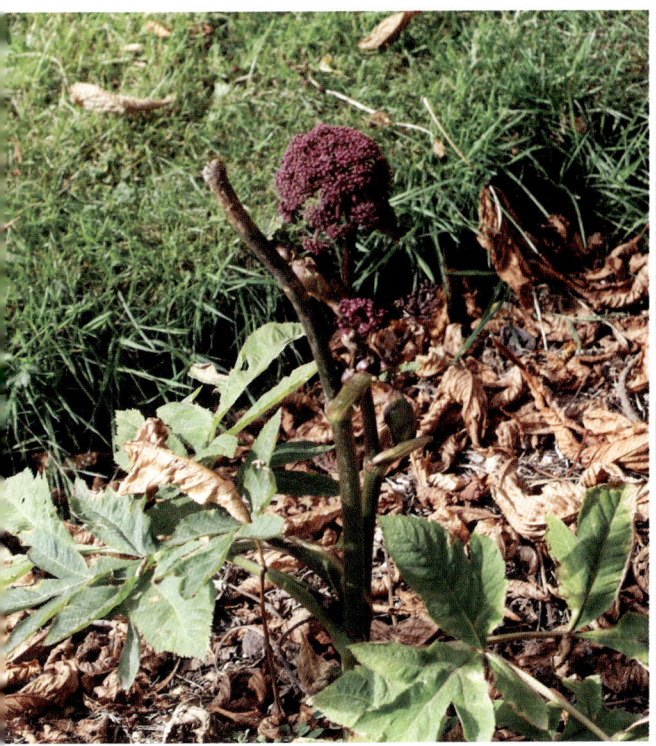

▲ 참당귀_ 지상부(프랑스)

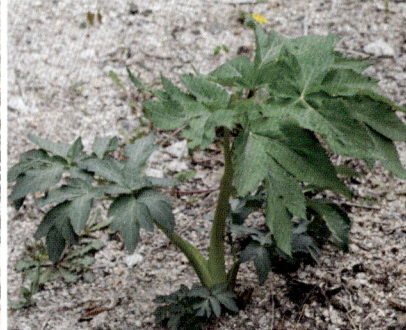

▲ 참당귀_ 어린 지상부

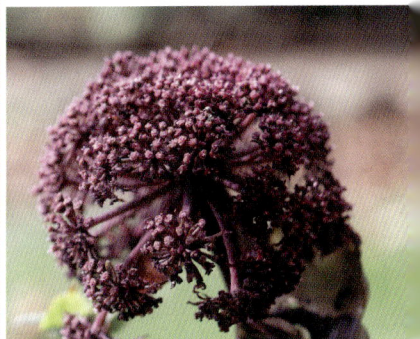

▲ 참당귀_ 꽃(프랑스)

약재의 기원

이 약(당귀)은 참당귀 *Angelica gigas* Nakai(산형과 Umbelliferae)의 뿌리이다.

한방 효능

- 거풍통락(祛風通絡) : 풍(風)으로 인해 막힌 경락을 잘 통하게 한다.
- 활혈지통(活血止痛) : 혈액순환을 촉진하고 통증을 멎게 한다.

| 약효 해설 |

- 보혈, 강장 작용이 있다.
- 부인과 질환(갱년기장애, 냉증)에 많이 쓴다.
- 풍을 제거하고 혈액순환이 잘되게 한다.
- 팔다리를 잘 쓰지 못하고 마비되며 아픈 증상에 사용한다.
- 진정, 진통, 진경 작용이 있다.

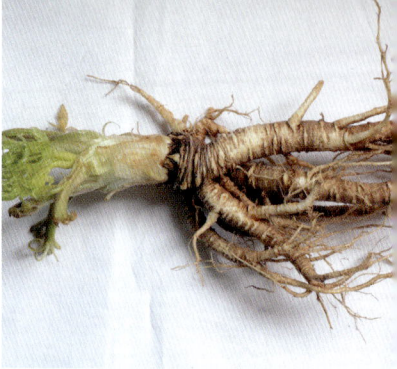

▲ 참당귀_ 뿌리(채취품)

| 북한의 효능 |

빈혈, 월경장애, 무월경, 월경아픔, 산후 배아픔, 징가, 허약자의 변비, 신경쇠약, 타박상, 옹종에 쓴다.

| 동의보감 효능 |

당귀(當歸)의 성질은 따뜻하며[溫] 맛은 달고 매우며[甘辛] 독이 없다. 모든 풍병(風病), 혈병(血病), 몸과 마음이 허약하고 피로한 것을 낫게 한다. 어혈을 풀고[破惡血] 새로운 피를 생겨나게 한다. 징벽(癥癖)과 여성의 부정기 자궁출혈, 불임에 주로 쓴다. 온갖 나쁜 창양(瘡瘍)과 쇠붙이에 상하여 어혈이 속에 뭉친 것을 치료한다. 이질로 배가 아픈 것을 멎게 하며 말라리아[溫瘧]를 낫게 한다. 오장(五藏)을 튼튼하게 하며 새살을 돋아나게 한다.

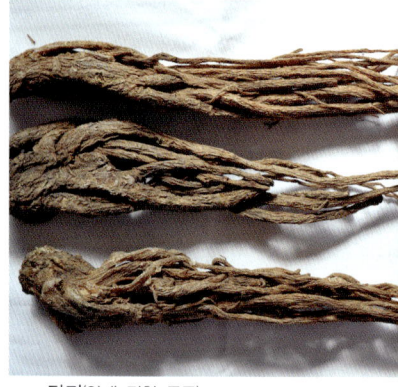

▲ 당귀(약재, 전형, 중국)

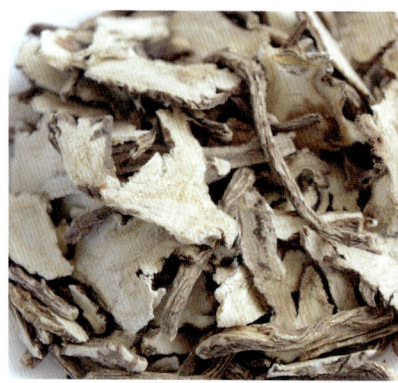

▲ 당귀(약재, 절편)

| 약용법 |

참당귀의 뿌리(약재명: 당귀) 10~15g을 물 800mL에 넣고 달여서 반으로 나누어 아침저녁으로 마신다.

| 주의사항 |

설사하는 데는 쓰지 않는다.

천마 | 천마

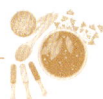

- 식물명 및 학명 : 천마 *Gastrodia elata* Blume
- 과명 : 난초과
- 약재명 : 천마(天麻)
- 약용부위 : 덩이줄기를 쪄서 건조한 것
- 약재 저장법 : 밀폐용기

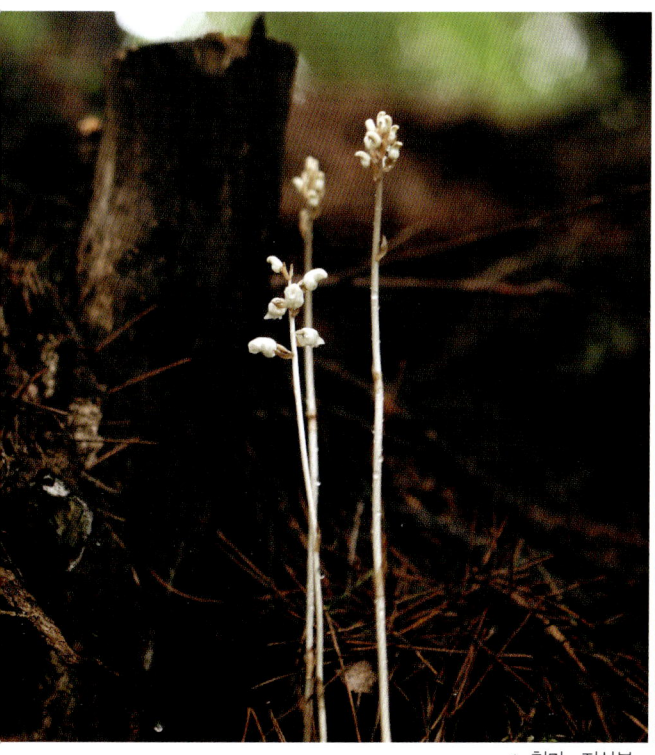

▲ 천마_ 지상부

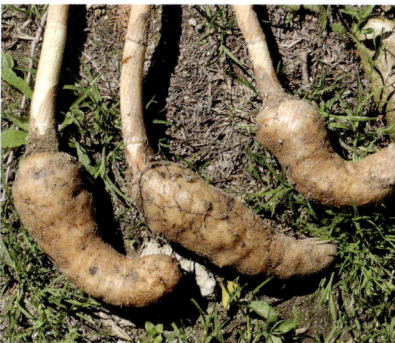

▲ 천마_ 덩이줄기

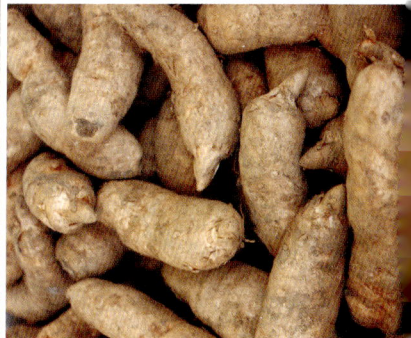

▲ 천마_ 덩이줄기(채취품)

| 약재의 기원 |

이 약(천마)은 천마 *Gastrodia elata* Blume(난초과 Orchidaceae)의 덩이줄기를 쪄서 건조한 것이다.

| 한방 효능 |

- 식풍지경(熄風止痙) : 풍(風)으로 인한 경련을 멎게 한다.

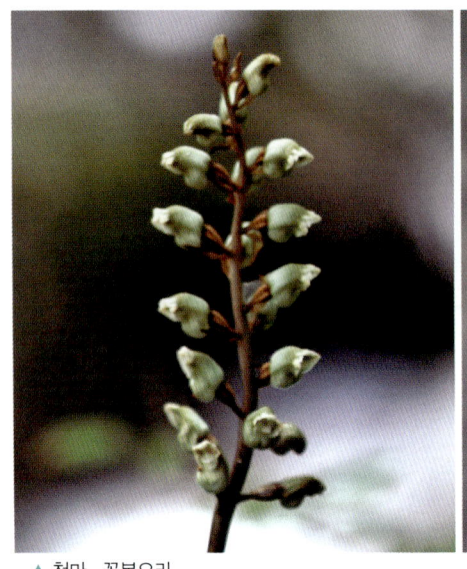
▲ 천마_ 꽃봉오리

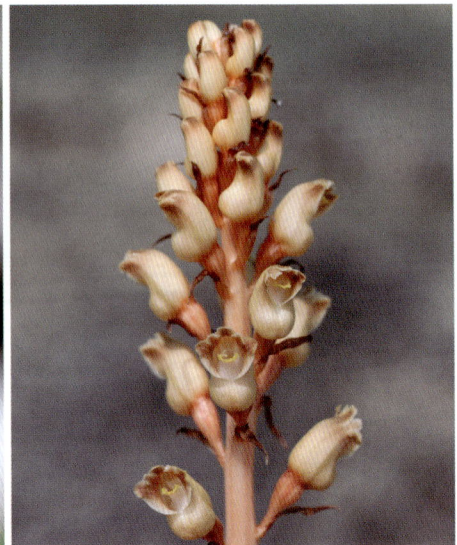
▲ 천마_ 꽃

- 평억간양(平抑肝陽) : 간의 양기가 지나친 것을 억제한다.
- 거풍통락(祛風通絡) : 풍(風)으로 인해 막힌 경락을 잘 통하게 한다.

| 약효 해설 |

- 반신불수 치료에 효과가 있다.
- 머리가 아프고 정신이 아찔아찔하여 어지러운 증상을 치료한다.
- 팔다리가 저리고 아프며 잘 쓰지 못하는 증상에 쓰인다.
- 어린아이가 깜짝깜짝 놀라고 경련이 일어나는 병에 유효하다.

| 북한의 효능 |

머리가 어지럽고 아픈 데, 어린이 경풍, 전간, 경련, 중풍으로 말을 못하는 데, 풍한습비, 고혈압, 신경쇠약에 쓴다.

| 동의보감 효능 |

천마(天麻)의 성질은 평(平)하고(차다[寒]고도 한다) 맛은 쓰며[苦](달다[甘]고도 한다) 독이 없다. 팔다리를 잘 쓰지 못하고 마비되며 아픈 것, 사지에 경련이 이는 것, 소아 풍간(風癇)과 경풍(驚風)을 낫게 한다. 어지럼증, 풍간으로 말

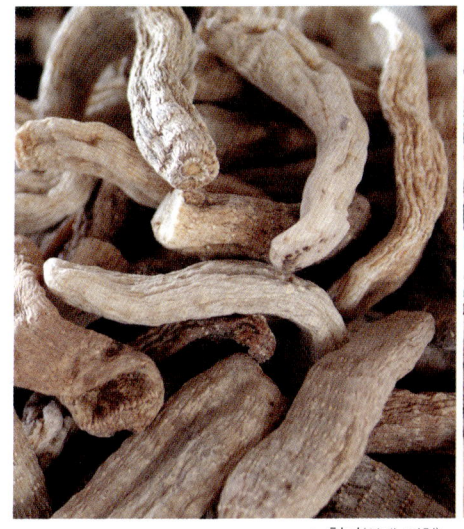
▲ 천마(약재, 전형)

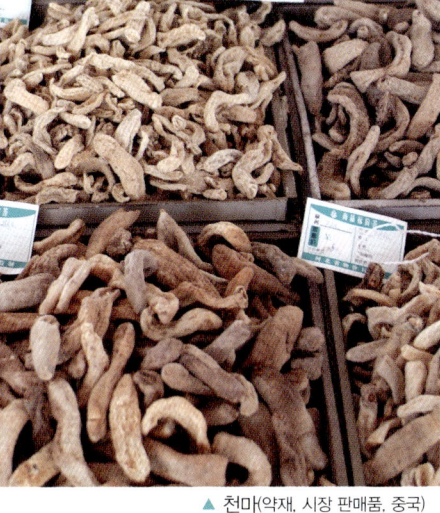
▲ 천마(약재, 시장 판매품, 중국)

을 잘 하지 못하는 것, 잘 놀라며 정신이 온전치 못한 것을 치료한다. 근육과 뼈를 강하게 하며 허리와 무릎을 부드럽게 한다.

| 약용법 |

천마의 덩이줄기(약재명: 천마) 3~10g을 물 800mL에 넣고 달여서 반으로 나누어 아침저녁으로 마신다. 또는 가루나 환(丸)으로 만들어 매회 1~1.5g을 복용한다.

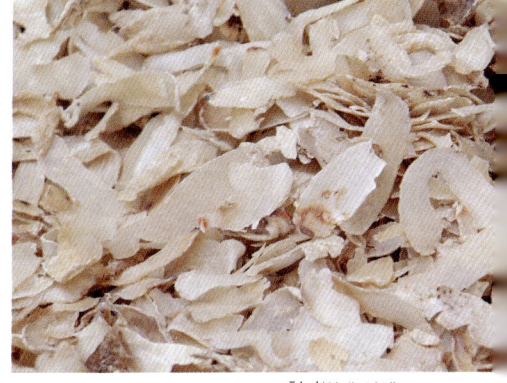
▲ 천마(약재, 절편)

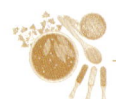

천문동 | 천문동

- **식물명 및 학명** : 천문동 *Asparagus cochinchinensis* Merrill
- **과명** : 백합과
- **약용부위** : 덩이뿌리로서 뜨거운 물로 삶거나 찐 뒤에 겉껍질을 제거하고 말린 것
- **약재명** : 천문동(天門冬)
- **약재 저장법** : 밀폐용기

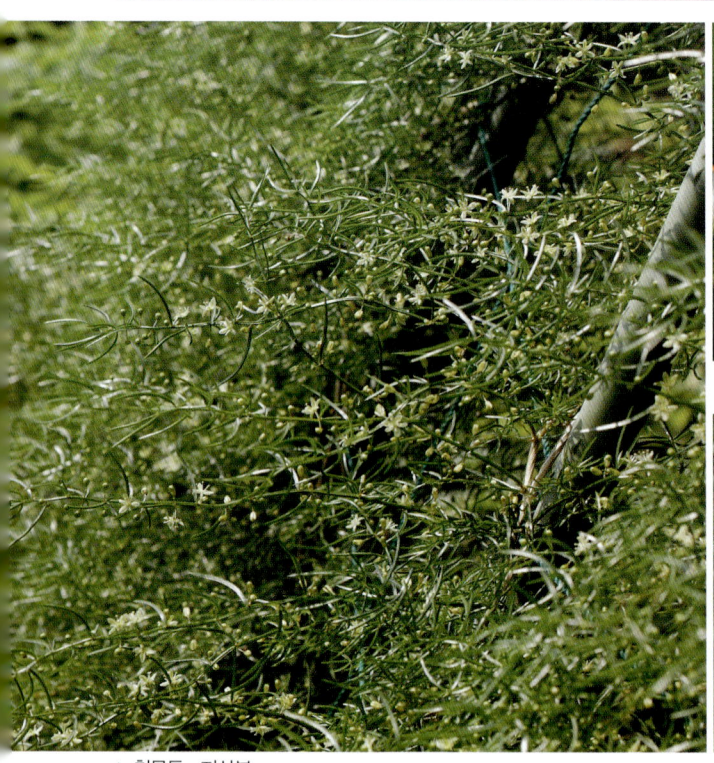

▲ 천문동_ 지상부

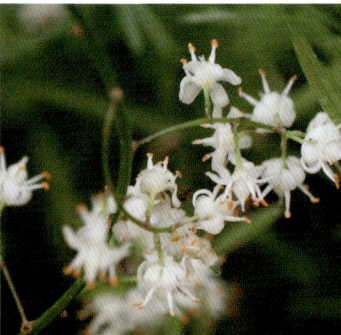

▲ 천문동_ 꽃

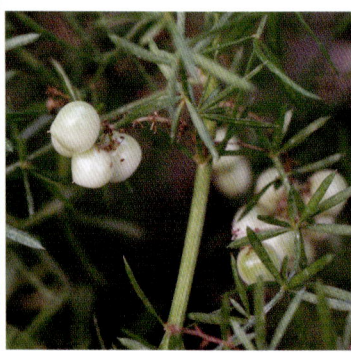

▲ 천문동_ 열매

| 약재의 기원 |

이 약(천문동)은 천문동 *Asparagus cochinchinensis* Merrill(백합과 Liliaceae)의 덩이뿌리로서 뜨거운 물로 삶거나 찐 뒤에 겉껍질을 제거하고 말린 것이다.

| 한방 효능 |

- 양음윤조(養陰潤燥) : 진액을 보충하여 건조하지 않게 한다.
- 청폐생진(淸肺生津) : 폐열(肺熱)을 식히고 진액 생성을 촉진한다.

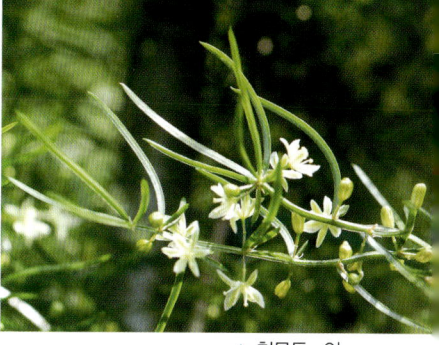
▲ 천문동_ 잎

| 약효 해설 |

- 폐에 생긴 여러 가지 열증(熱證)으로 마른기침이 나는 증상을 치료한다.
- 인후의 부종 및 동통에 유효하다.
- 열병(熱病)으로 가슴이 답답하고 입이 마르며 갈증이 나는 병증에 쓰인다.
- 당뇨 치료에 도움된다.

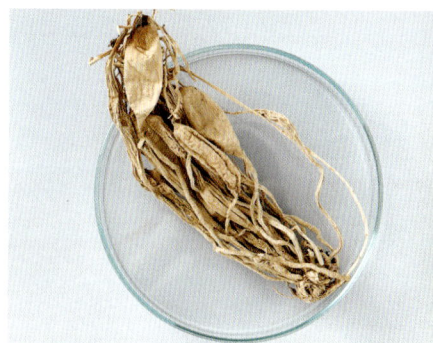
▲ 천문동_ 건조한 덩이뿌리

| 북한의 효능 |

음허로 미열이 있고 목이 마른 데, 당뇨병, 마른기침, 기관지염, 백날기침(백일해)에 쓴다.

| 동의보감 효능 |

천문동(天門冬)의 성질은 차며[寒] 맛이 쓰고 달며[苦甘] 독이 없다. 폐에 숨이 가쁘고 기침하는 것을 치료한다. 담(痰)을 삭이고 피를 토하는 것을 멎게 한다. 폐열(肺熱)로 진액이 소모되어 기침하고 숨차는 것을 치료한다. 신기(腎氣)를 통하게 하고 마음을 진정시키며 소변이 잘 나오게 한다. 성질이 차면서도 보할 수 있다[冷而能補]. 삼충(三蟲)을 죽이며 안색을 좋게 하고 소갈증[消渴]을 멎게 하며 오장(五藏)을 적셔준다.

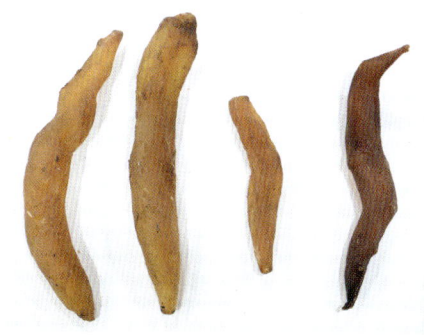
▲ 천문동(약재, 전형)

| 약용법 |

천문동의 덩이뿌리(약재명: 천문동) 6~12g을 물 800mL에 넣고 달여서 반으로 나누어 아침저녁으로 마신다.

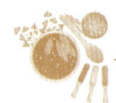

초종용 | 열당

- 식물명 및 학명 : 초종용 *Orobanche coerulescens* Stephani
- 과명 : 열당과
- 약재명 : 열당(列當)
- 약용부위 : 전초(全草)
- 약재 저장법 : 밀폐용기

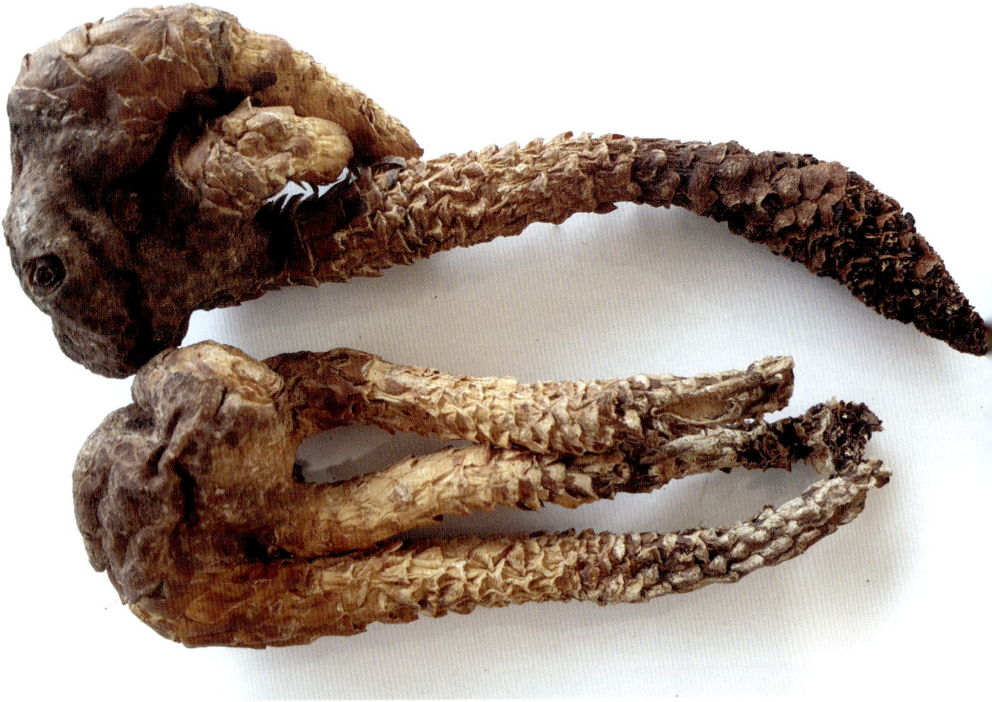

▲ 초종용_ 전초(채취품)

약재의 기원

이 약(열당)은 초종용 *Orobanche coerulescens* Stephani 또는 *Orobanche pycnostachya* Hance(열당과 Orobanchaceae)의 전초이다.

식약처 공정서의 기원식물 검토

KHP(대한민국약전외한약(생약)규격집)에서 기원식물 초종용의 학명이

'*Orobanche coerulescens* Stephani'로 되어 있는데, 여기서 명명자 표기가 잘못이다. *O. coerulescens*의 명명자는 Christian Friedrich Stephan이며, 그 표준 약칭은 'Stephan'이다. 'Stephani'로 표기하면 다른 인물인 Franz Stephani를 가리키게 된다. 또한 다른 기원식물로 국명을 언급하지 않고 '*Orobanche pycnostachya* Hance'를 추가하고 있는데, 이 종은 한반도에도 분포하는 식물로서 '황종용'이라는 국명을 사용함이 마땅하다. (참고논문: 박종철, 최고야. 한약정보연구회지, 2016;4(2):9-35)

한방 효능

- 보신장양(補腎壯陽) : 신(腎)의 양기(陽氣)를 보한다.
- 강근골(强筋骨) : 근육과 뼈를 튼튼하게 한다.
- 윤장(潤腸) : 대변이 잘 나오게 한다.

약효 해설

- 허리와 무릎이 차고 아픈 증상을 치료한다.
- 자궁이 차서 임신하지 못하는 증상에 활용한다.
- 양기 부족과 무의식중에 정액이 밖으로 나오는 증상에 유효하다.
- 근육과 뼈를 강하고 튼튼하게 한다.
- 장(腸)의 진액이 부족하여 대변을 보기 어려운 증상을 없앤다.

약용법

초종용의 전초(약재명: 열당) 3~9g을 물 800mL에 넣고 달여서 반으로 나누어 아침저녁으로 마시거나 술에 담가 복용한다. 외용할 때는 전초 적당량을 사용한다.

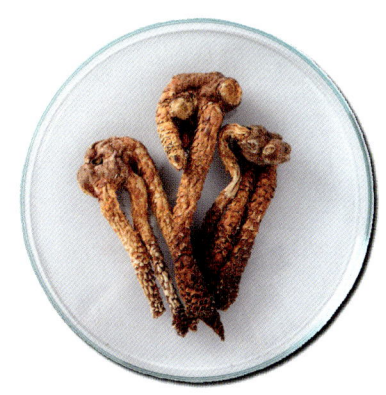

▲ 열당(약재, 전형, 미국)

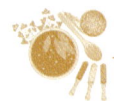

초피나무 | 산초

- **식물명 및 학명** : 초피나무 *Zanthoxylum piperitum* De Candolle
- **과명** : 운향과
- **약재명** : 산초(山椒)
- **약용부위** : 잘 익은 열매껍질
- **약재 저장법** : 밀폐용기

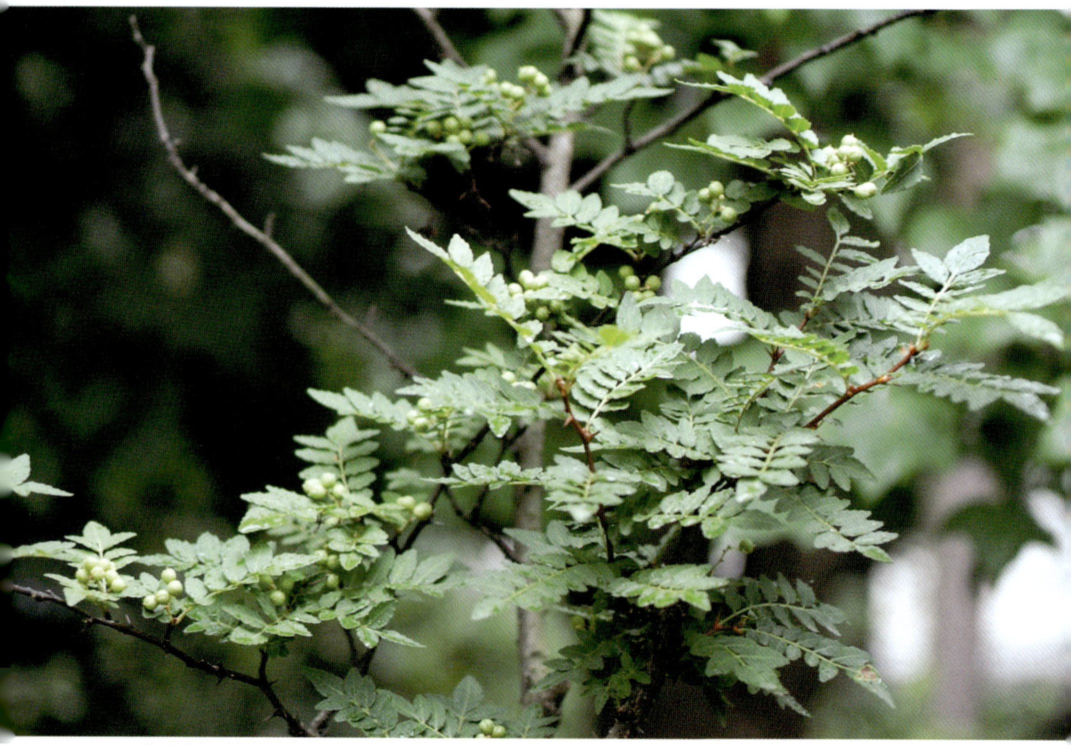

▲ 초피나무_ 잎과 열매

| 약재의 기원 |

이 약(산초)은 초피나무 *Zanthoxylum piperitum* De Candolle, 산초나무 *Zanthoxylum schinifolium* Siebold et Zuccarini 또는 화초(花椒) *Zanthoxylum bungeanum* Maximowicz(운향과 Rutaceae)의 잘 익은 열매껍질이다.

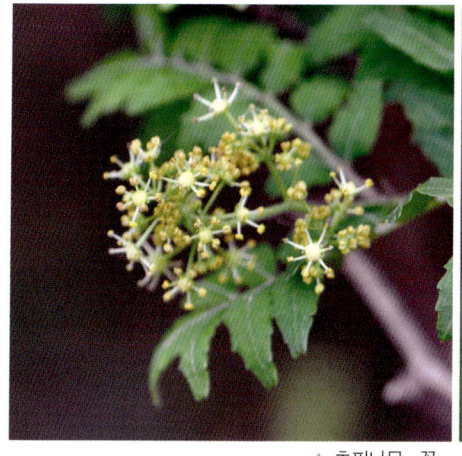
▲ 초피나무_ 꽃

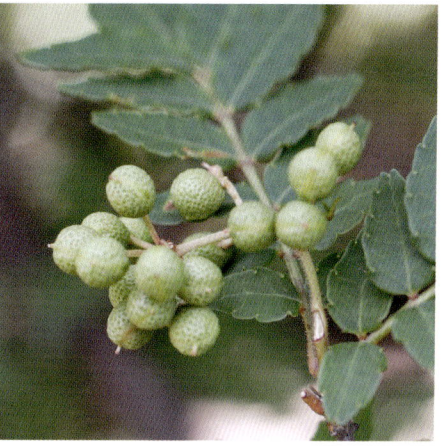
▲ 초피나무_ 열매

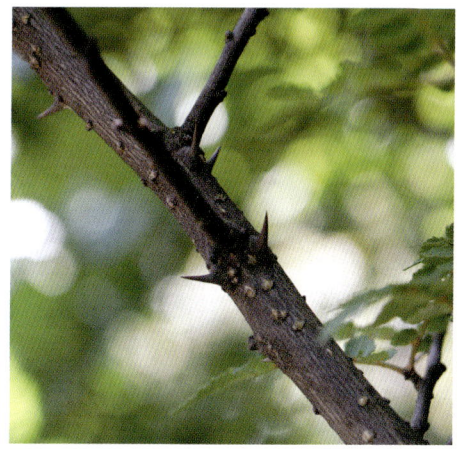
▲ 초피나무_ 가시(마주나기)

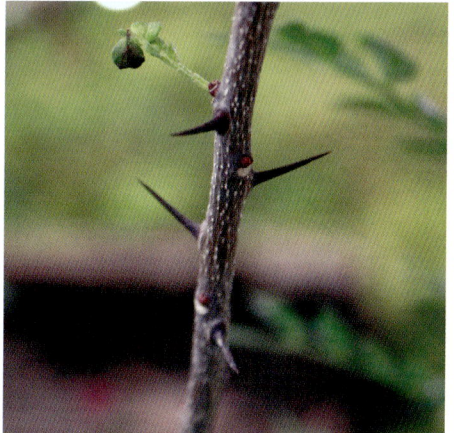
▲ 산초나무_ 가시(어긋나기)

| 한방 효능 |

- 온중지통(溫中止痛) : 배 속을 따뜻하게 하고 통증을 멎게 한다.
- 살충지양(殺蟲止痒) : 기생충을 죽이고 가려움증을 멎게 한다.

| 약효 해설 |

- 건위(健胃), 식욕증진 효능이 있다.
- 복부가 차고 아픈 증상을 낫게 한다.
- 구토, 설사를 일으킬 때 쓴다.

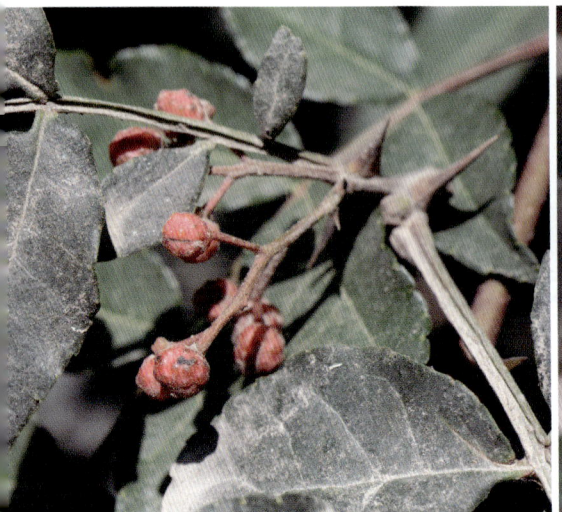
▲ 화초_ 열매(중국)

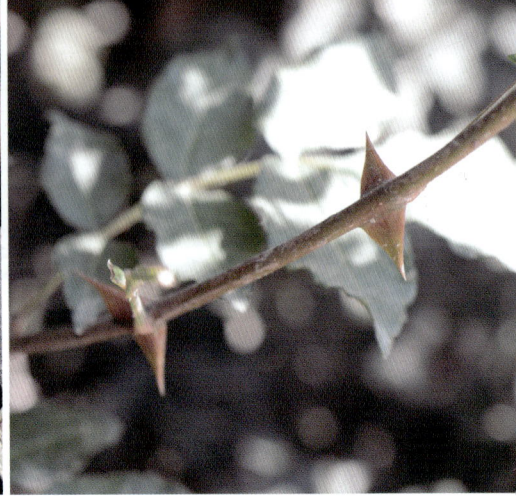
▲ 화초_ 가시(중국)

- 회충 구제(驅除)의 약효가 있다.
- 여성의 외음부 가려움증에 외용(外用)한다.
- 초피나무 잎과 잎에서 분리한 페놀성 성분은 간보호 작용이 있다.
- 중국에서는 초피나무와 비슷한 화초(花椒, *Zanthoxylum bungeanum* Maximowicz)를 많이 사용한다.

| 북한의 효능 |

비위허한증, 위염, 풍한습비, 이쏘기(치통), 허리와 무릎이 시리고 아픈 데, 회충증에 쓴다.

| 동의보감 효능 |

촉초(蜀椒, 초피나무, 산초나무 열매껍질)의 성질은 뜨겁고[熱] 맛은 맵고[辛] 독이 있다(독이 조금 있다고도 한다). 속을 따뜻하게 한다. 피부의 죽은 살[死肌]을 없애며 한습비통(寒濕痺痛)에 주로 쓴다. 육부에 있는 한랭 기운을 없애며 귀주(鬼疰), 고독(蠱毒)을 낫게 한다. 벌레와 물고기의 독을 푼다. 치통을 없애고 성기능을 높이며 음낭에서 땀이 나는 것을 멈추게 한다. 허리와 무릎을 따뜻하게 하며 소변을 자주 보는 것을 줄이고 기를 내린다.

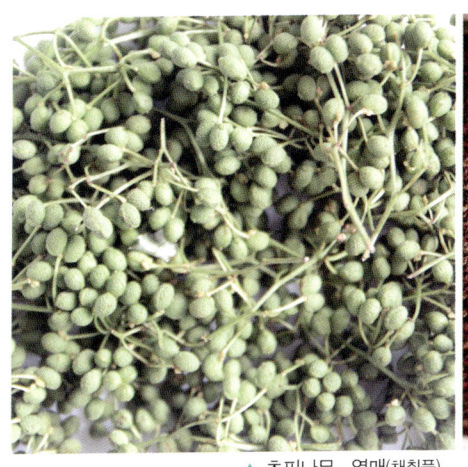
▲ 초피나무_ 열매(채취품)

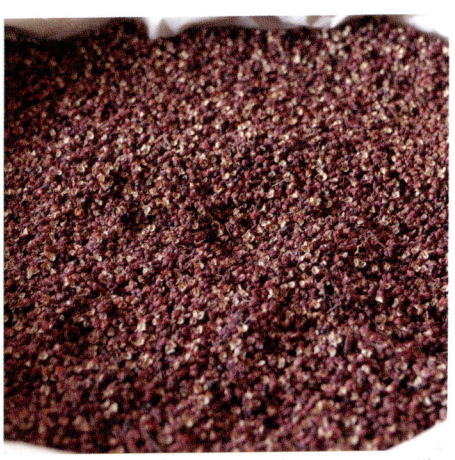
▲ 화초(시장 판매품, 중국)

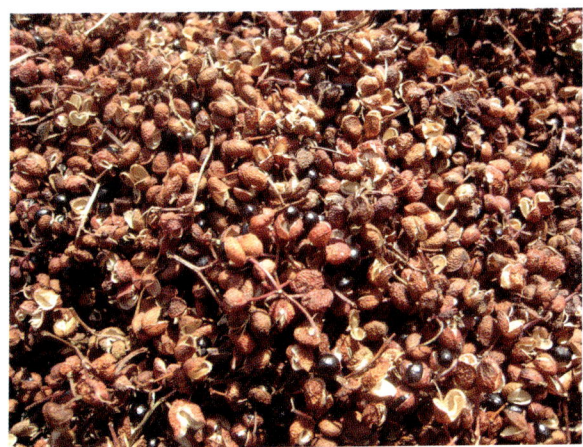
▲ 산초(약재, 전형)

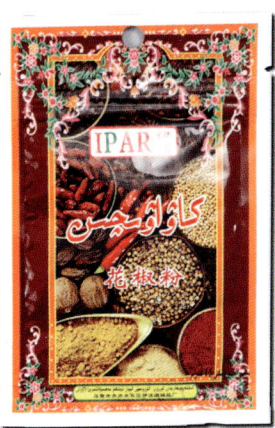
▲ 화초 제품(중국 우루무치)

| 약용법 |

초피나무의 열매껍질(약재명: 산초) 3~6g을 물 800mL에 넣고 달여서 반으로 나누어 아침저녁으로 마신다.

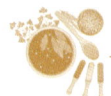

치자나무 | 치자

- 식물명 및 학명 : 치자나무 *Gardenia jasminoides* Ellis
- 과명 : 꼭두서니과
- 약용부위 : 잘 익은 열매로서 그대로 또는 끓는 물에 데치거나 찐 것
- 약재명 : 치자(梔子)
- 약재 저장법 : 밀폐용기

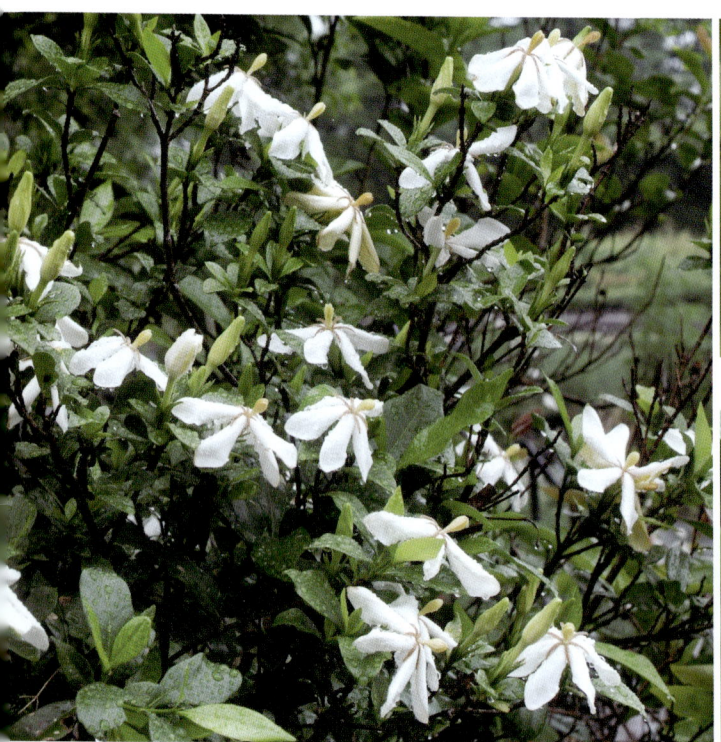

▲ 치자나무_ 나무모양

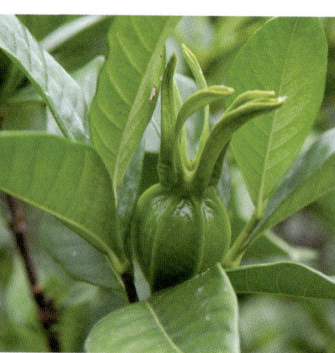

▲ 치자나무_ 꽃

▲ 치자나무_ 열매

| 약재의 기원 |

이 약(치자)은 치자나무 *Gardenia jasminoides* Ellis(꼭두서니과 Rubiaceae)의 잘 익은 열매로서 그대로 또는 끓는 물에 데치거나 찐 것이다.

| 한방 효능 |

- 사화제번(瀉火除煩) : 심장의 열을 내려 답답함을 없앤다.

- 청열이습(清熱利濕) : 열기를 식히고 습기를 배출한다.
- 양혈해독(涼血解毒) : 혈열(血熱)을 식히고 해독한다.

| 약효 해설 |

- 간화(肝火)로 눈이 충혈되는 증상에 유효하다.
- 열병(熱病)으로 가슴이 답답한 증상을 낮게 한다.
- 습열(濕熱)이 원인이 되는 황달과 당뇨병을 치료한다.
- 토혈, 혈뇨(血尿)에 효과가 있다.
- 부정기 자궁출혈을 멈추게 한다.
- 이담(利膽), 간기능 강화 작용이 있다.

| 북한의 효능 |

가슴이 답답하고 잠을 자지 못하는 데, 황달, 림증, 당뇨병, 간열로 눈이 붉어지고 붓고 아픈 데, 출혈, 혈리, 옹종, 타박상에 쓴다.

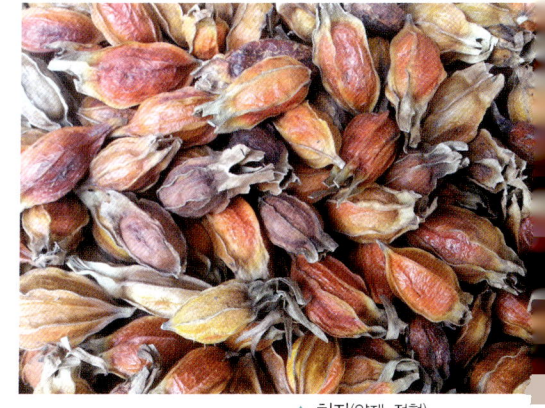

▲ 치자(약재, 전형)

| 동의보감 효능 |

치자(梔子, 치자나무 열매)의 성질은 차며[寒] 맛이 쓰고[苦] 독이 없다. 가슴, 대소장, 위(胃)에 심한 열이 있는 것과 가슴이 답답하고 괴로운 데[煩悶, 번민] 주로 쓴다. 열독풍(熱毒風)을 없애고 오림(五淋)을 치료하며 소변을 잘 나오게 한다. 다섯 가지 황달[五疸]을 낮게 하며 소갈(消渴)을 멎게 한다. 입안이 마르는 것, 눈이 벌겋게 붓고 아픈 것, 얼굴이 벌게지는 것, 코끝이 빨갛게 되는 것[酒皶鼻, 주사비], 나병 등의 피부병을 치료한다. 자충(蟅蟲)의 독을 없앤다.

| 약용법 |

치자나무의 열매(약재명: 치자) 5~10g을 물 800mL에 넣고 달여서 반으로 나누어 아침저녁으로 마시거나 또는 가루나 환(丸)으로 만들어 복용한다. 외용할 때는 적당량을 분말로 하여 환부에 붙인다.

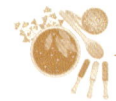

칡 | 갈근, 갈화

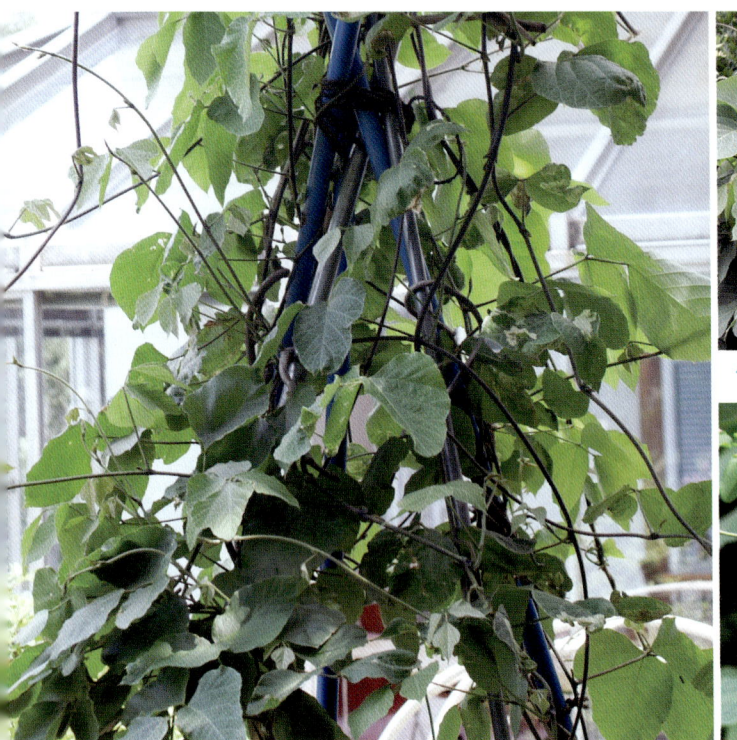

▲ 칡_ 나무모양

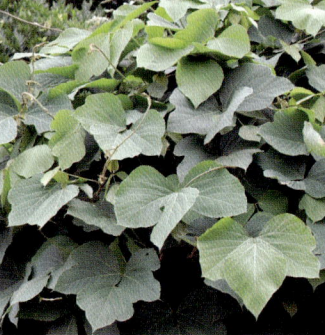

▲ 칡_ 잎

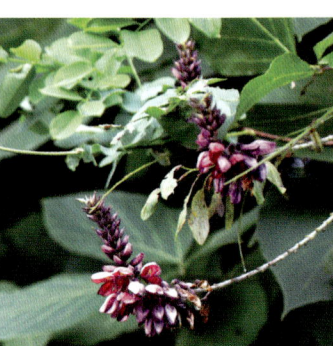

▲ 칡_ 꽃

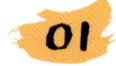 ^{약재명} **갈근**

- 식물명 및 학명 : 칡 *Pueraria lobata* Ohwi
- 과명 : 콩과
- 약재명 : 갈근(葛根)
- 약용부위 : 뿌리로서 그대로 또는 주피를 제거한 것
- 약재 저장법 : 밀폐용기

| 약재의 기원 |

이 약(갈근)은 칡 *Pueraria lobata* Ohwi(콩과 Leguminosae)의 뿌리로서 그대로 또는 주피를 제거한 것이다.

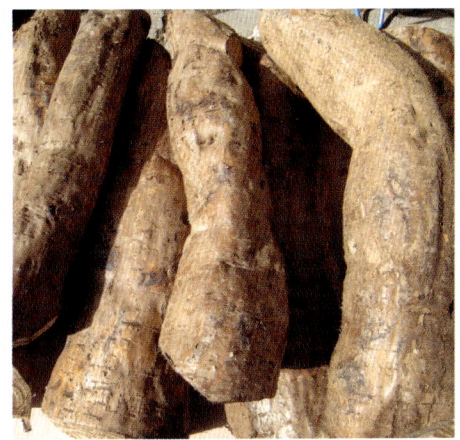
▲ 칡_ 뿌리(채취품, 전형)

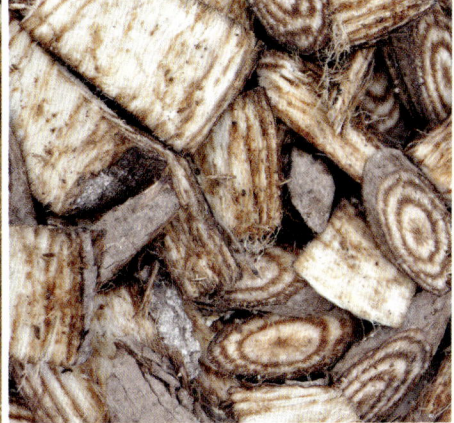
▲ 칡_ 뿌리(채취품, 절편)

| 한방 효능 |
- 해기퇴열(解肌退熱) : (땀을 약간 내어) 근육을 풀고 열을 내린다.
- 생진지갈(生津止渴) : 진액 생성을 촉진하고 갈증을 멎게 한다.
- 투진(透疹) : 발진을 잘 돋게 한다.
- 해주독(解酒毒) : 숙취를 해소한다.

| 약효 해설 |
- 열이 나는 것과 갈증을 해소한다.
- 정신이 아찔아찔하여 어지럽고 머리가 아픈 증상에 사용한다.
- 가슴이 막히는 듯하면서 아픈 증상에 유효하다.
- 고혈압으로 목덜미가 뻣뻣하고 아픈 증상을 치료한다.
- 진경(鎭痙), 혈당강하 작용이 있다.

| 북한의 효능 |
풍열표증, 풍열감기, 머리아픔, 당뇨병, 홍역, 설사, 리질, 주독, 협심증, 고혈압, 돌발성 난청에 쓴다.

| 동의보감 효능 |
갈근(葛根, 칡 뿌리)의 성질은 평(平)하고(서늘하다[冷]고도 한다) 맛은 달며[甘]

독이 없다. 바람과 찬 기운으로 머리가 아픈 것을 낫게 한다. 땀이 나게 하여 표(表)를 풀어주고 땀구멍[腠理, 주리]을 열어준다. 술독을 풀고 번갈을 멈추며 식욕을 돋우고 소화를 돕는다. 가슴의 열을 없애고 소장을 잘 통하게 하며 쇠붙이에 다친 상처를 낫게 한다.

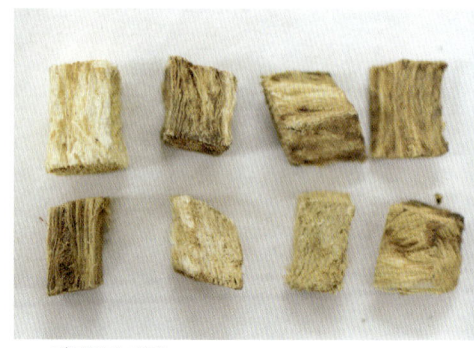

▲ 갈근(약재, 절편)

| 약용법 |

칡의 뿌리(약재명: 갈근) 10~15g을 물 800mL에 넣고 달여서 반으로 나누어 아침저녁으로 마시거나 즙을 내어 내복한다. 외용할 때는 적당량을 짓찧어서 환부에 붙인다.

 약재명 갈화

- 식물명 및 학명 : 칡 *Pueraria lobata* Ohwi
- 과명 : 콩과
- 약용부위 : 꽃봉오리 또는 막 피기 시작한 꽃
- 약재명 : 갈화(葛花)
- 약재 저장법 : 밀폐용기

| 약재의 기원 |

이 약(갈화)은 칡 *Pueraria lobata* Ohwi(콩과 Leguminosae)의 꽃봉오리 또는 막 피기 시작한 꽃이다.

| 한방 효능 |

- 해주성비(解酒醒脾) : 숙취를 해소하고 비위를 정상화한다.
- 지혈(止血) : 출혈을 멎게 한다.

| 약효 해설 |

- 술을 지나치게 마셔서 열이 나고 가슴이 답답하며 갈증이 나는 증상에 사용한다.

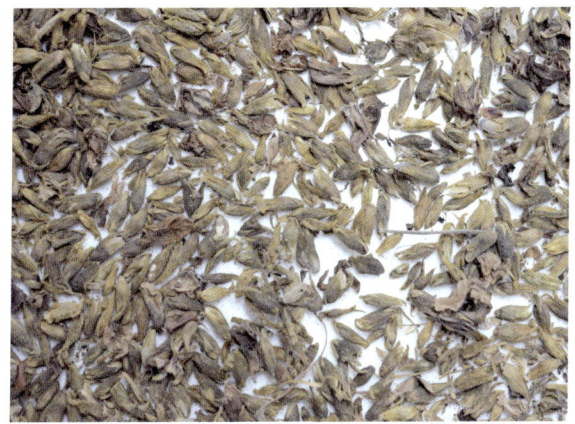
▲ 갈화(약재, 전형)

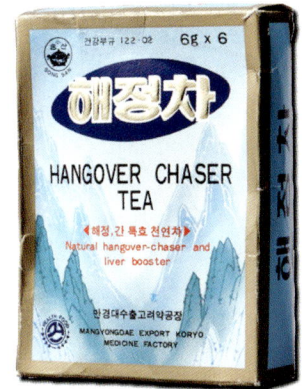
▲ 갈화 제품(북한)

- 현기증이 나며 머리가 아프고 어지러워 주위가 빙빙 도는 것 같은 증상에 효과가 있다.
- 속이 메스꺼워 토하고 싶은 증상에 유효하다.
- 식욕부진, 직장궤양 출혈을 낮게 한다.

| 북한의 효능 |

주독, 목이 마른 데, 입맛이 없고 소화가 안되는 데 쓴다.

| 동의보감 효능 |

갈화(葛花, 칡 꽃)는 술독을 없앤다.

| 약용법 |

칡의 꽃(약재명: 갈화) 3~9g을 물 800mL에 넣고 달여서 반으로 나누어 아침 저녁으로 마시거나 또는 가루나 환(丸)으로 만들어 복용한다.

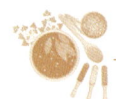

침향나무 | 침향

- **식물명 및 학명** : 침향나무 *Aquilaria agallocha* Roxburgh
- **과명** : 팥꽃나무과
- **약용부위** : 수지(樹脂, 식물체로부터의 분비물 또는 상처로부터의 유출물)가 침착된 수간목
- **약재명** : 침향(沈香)
- **약재 저장법** : 밀폐용기

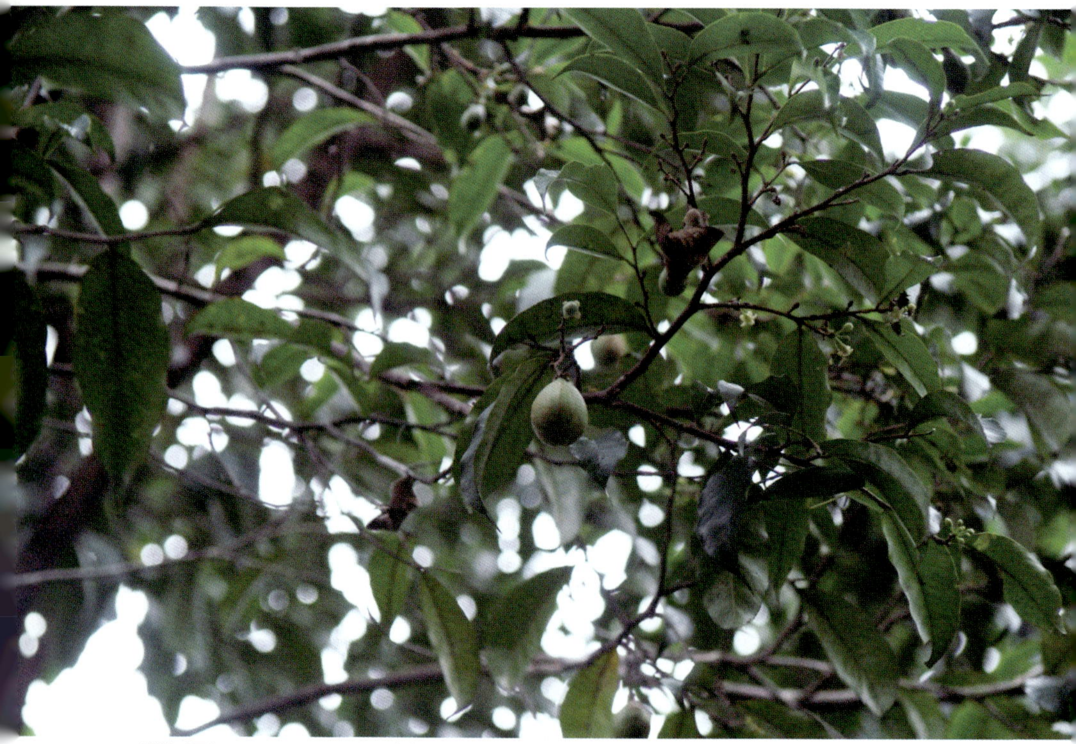

▲ 침향나무(*Aquilaria malacensis*)_ 열매(인도네시아)

| 약재의 기원 |

이 약(침향)은 침향나무 *Aquilaria agallocha* Roxburgh(팥꽃나무과 Thymeleaceae)의 수지가 침착된 수간목이다.

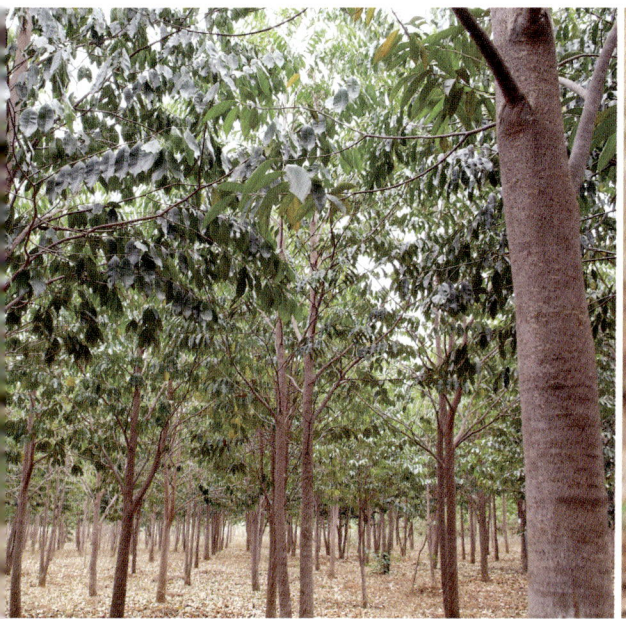
▲ 침향나무_ 재배지(베트남)

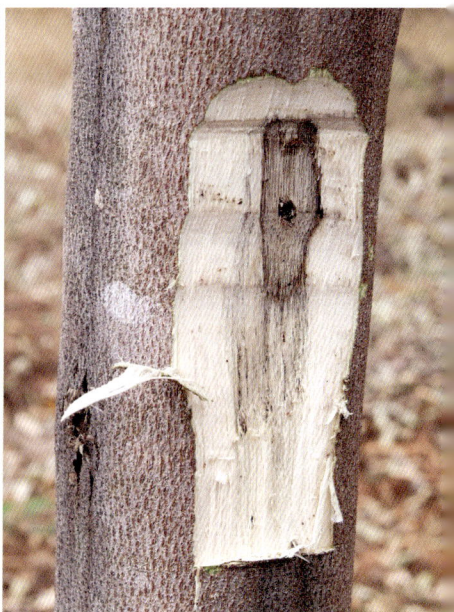
▲ 침향나무_ 나무줄기(베트남)

| 한방 효능 |

- 행기지통(行氣止痛) : 기운을 잘 소통시키고 통증을 멎게 한다.
- 온중강역(溫中降逆) : 배 속을 따뜻하게 하고 오심, 구토를 가라앉힌다.
- 납기평천(納氣平喘) : 숨이 잘 들어가게 하고 천식을 멎게 한다.

| 약효 해설 |

- 복부가 차고 아픈 증상에 유효하다.
- 기가 치밀어 올라 발생한 천식을 치료한다.
- 허리와 무릎이 연약하고 무력한 증상의 치료에 효과가 있다.
- 소변이 잘 나오지 않고 잔뇨감이 있는 증상에 쓰인다.
- 소화불량, 식욕부진에 좋은 효과를 나타낸다.
- 진정, 해독, 건위(健胃)약으로 사용한다.

| 북한의 효능 |

기체로 배가 불어나고 아픈 데, 신허로 숨이 가쁜 데, 기관지천식, 비위허한

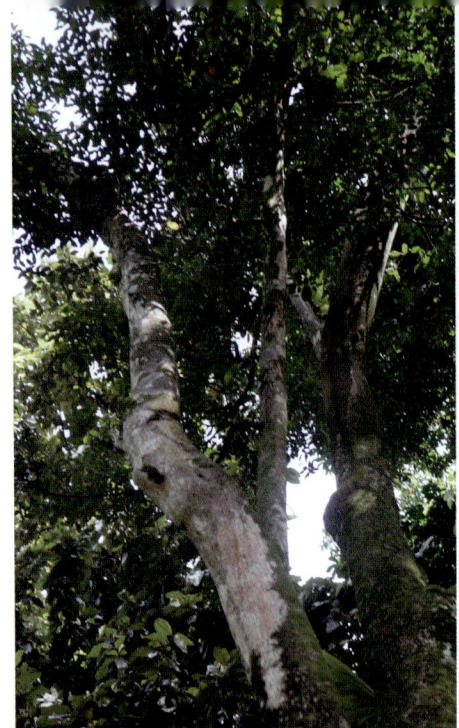
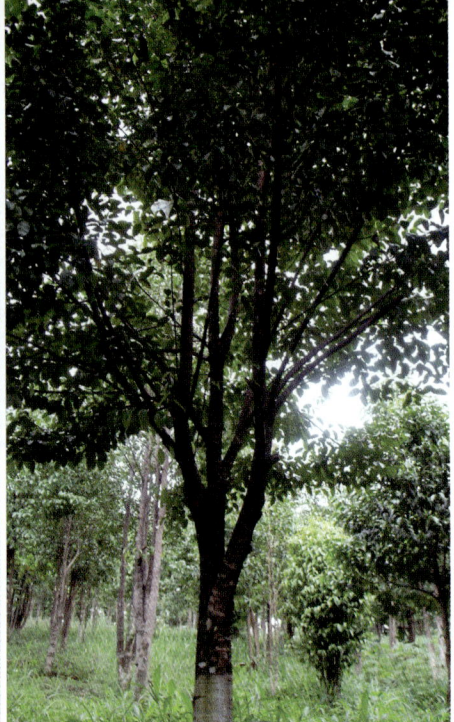

▲▶ 침향나무(*Aquilaria malacensis*) _ 나무모양(인도네시아)

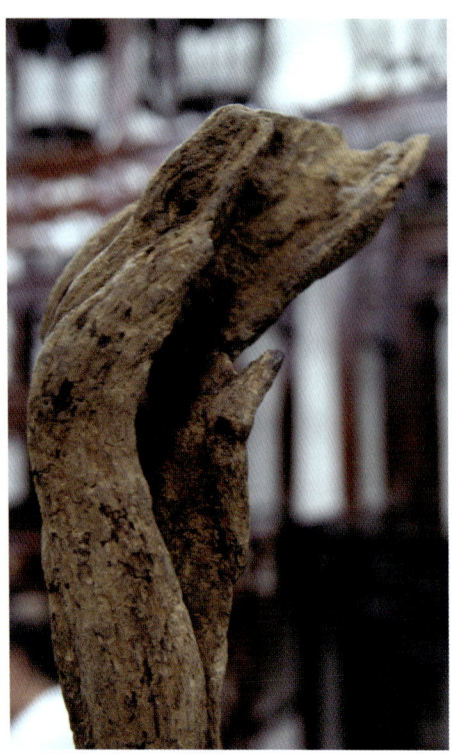

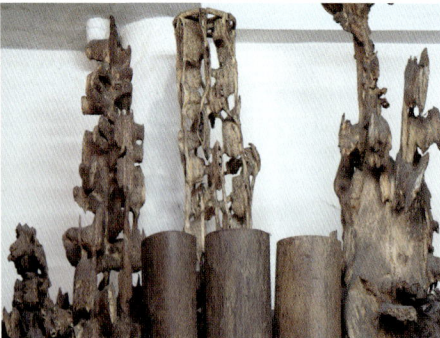

▲ 침향(약재, 전형, 베트남)

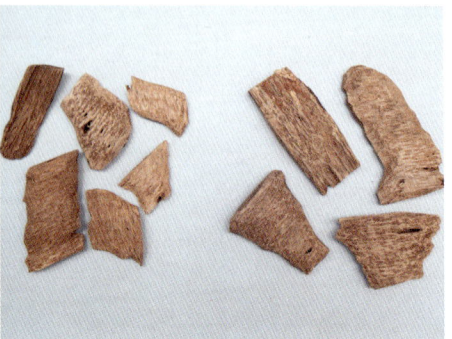

▲ 침향(약재, 전형)

▲ 침향(약재, 절단)

으로 인한 게우기(구토), 딸꾹질, 신양허로 허리와 무릎이 시린 데 쓴다.

| 동의보감 효능 |

침향(沈香, 침향나무의 수지가 침착된 수간목)의 성질은 뜨겁고[熱] 맛은 매우며[辛](쓰다[苦]고도 한다) 독이 없다. 풍수(風水)로 심하게 부은 데 주로 쓴다. 나쁜 기운을 없애고 명치가 아픈 것을 멎게 한다. 신정(腎精)을 돕고 성기능을 높인다[益精壯陽]. 찬바람으로 마비된 것, 곽란(霍亂)으로 구토하고 설사하는 것, 근(筋)이 뒤틀리는 것을 치료한다.

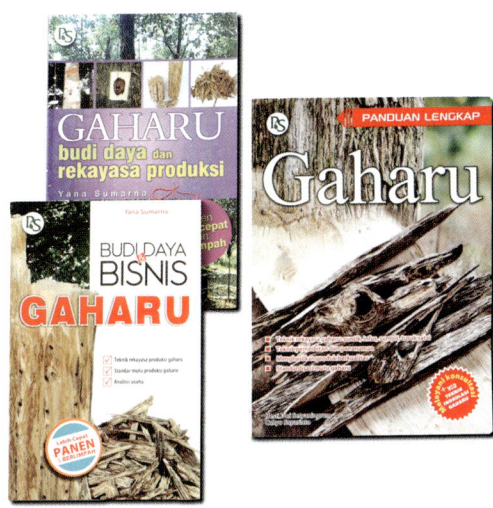

▲ 침향 책자(인도네시아)

| 약용법 |

침향나무의 수지가 침착된 수간목(약재명: 침향) 2~5g을 물 800mL에 넣고 달여서 반으로 나누어 아침저녁으로 마신다. 다른 약과 함께 달일 때는 침향을 나중에 넣는다. 또는 0.5~1g을 가루로 만들어 복용한다.

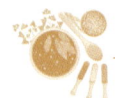

팔각회향 | 팔각회향

- **식물명 및 학명** : 팔각회향(八角茴香) *Illicium verum* Hook. fil.
- **과명** : 붓순나무과
- **약용부위** : 열매로서 그대로 또는 끓는 물에 데쳐서 말린 것
- **약재명** : 팔각회향(八角茴香)
- **약재 저장법** : 밀폐용기

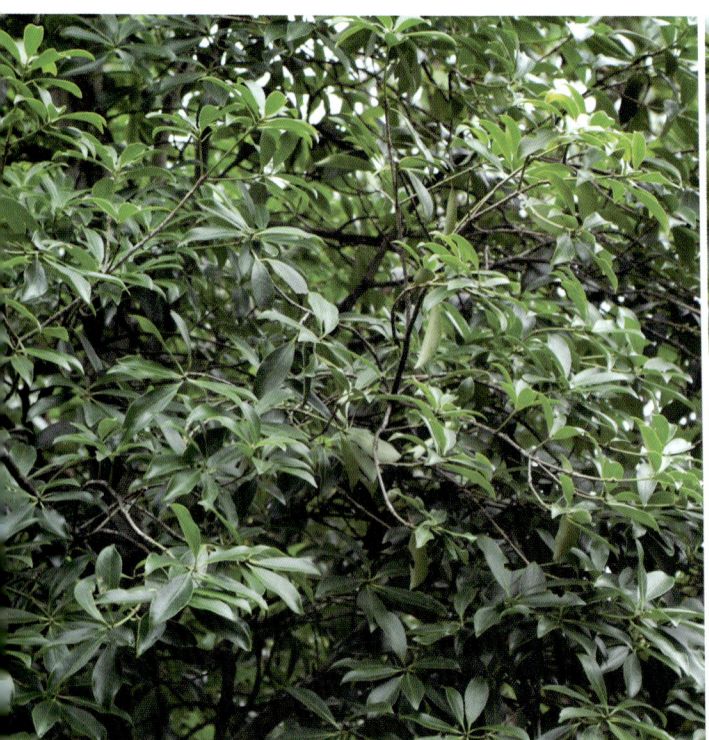

▲ 팔각회향_ 나무모양

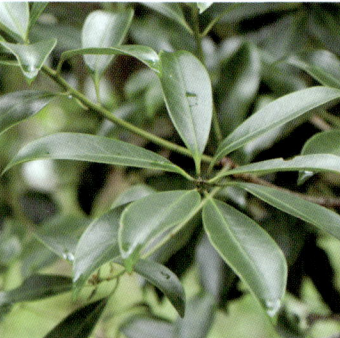

▲ 팔각회향_ 잎

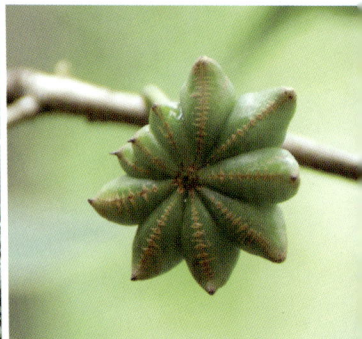

▲ 팔각회향_ 열매(중국)

| 약재의 기원 |

이 약(팔각회향)은 팔각회향(八角茴香) *Illicium verum* Hook. fil.(붓순나무과 Illiciaceae)의 열매로서 그대로 또는 끓는 물에 데쳐서 말린 것이다.

| 한방 효능 |

- 온양산한(溫陽散寒) : 양기(陽氣)를 보충하여 추위를 없앤다.

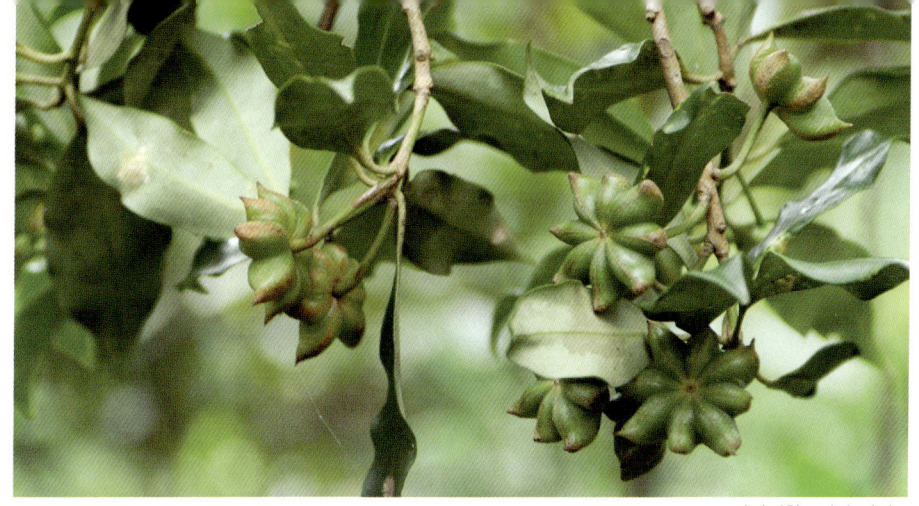

▲ 팔각회향_ 잎과 열매

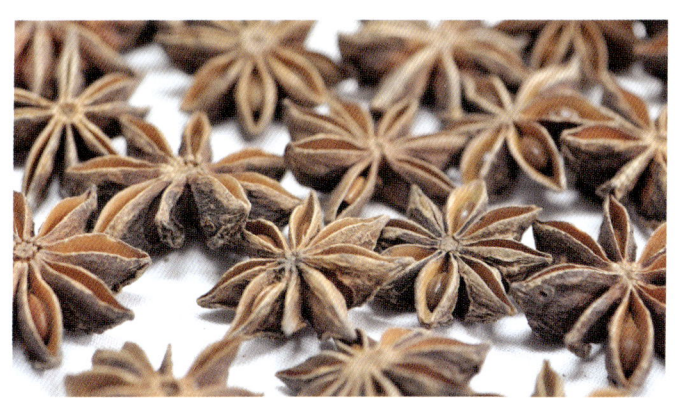

▲ 팔각회향(약재, 전형)

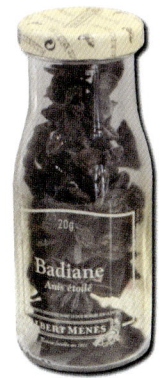

▲ 팔각회향 제품(프랑스)

- 이기지통(理氣止痛) : 기의 순환을 촉진시켜 통증을 멈추게 한다.

| 약효 해설 |

- 배꼽 주위가 짜는 듯이 아프고 손발이 차가워지는 병증에 유효하다.
- 복부가 차고 아픈 증상에 효과가 있다.
- 허리와 무릎의 냉감 있는 통증을 없애준다.
- 건위(健胃), 구풍(驅風), 항균 작용이 있다.

| 약용법 |

팔각회향의 열매(약재명: 팔각회향) 3~6g을 물 800mL에 넣고 달여서 반으로 나누어 아침저녁으로 마시거나 또는 가루나 환(丸)으로 만들어 복용한다. 외용할 때는 적당량을 분말로 하여 환부에 붙인다.

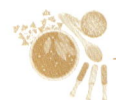

필발 | 필발

- **식물명 및 학명** : 필발(蓽撥) *Piper longum* Linné
- **과명** : 후추과
- **약재명** : 필발(蓽撥)
- **약용부위** : 덜 익은 열매
- **약재 저장법** : 밀폐용기

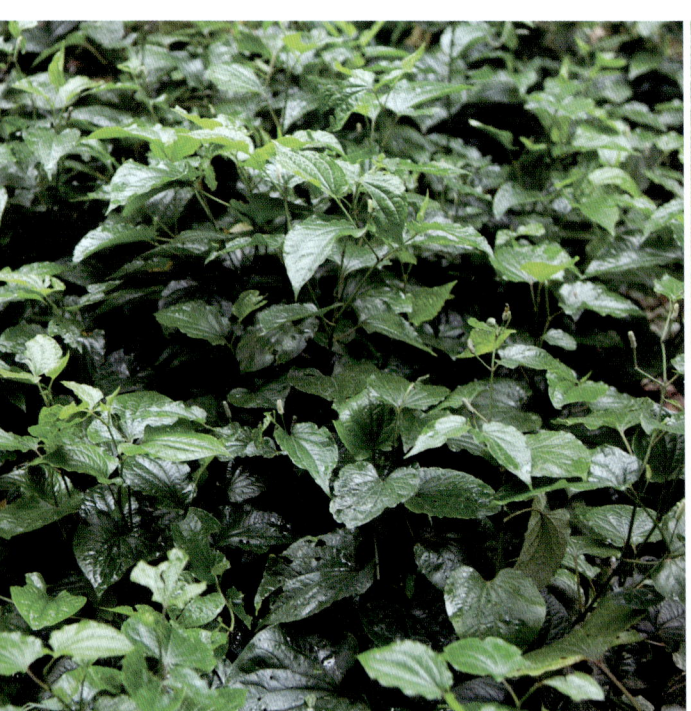

▲ 필발_ 지상부

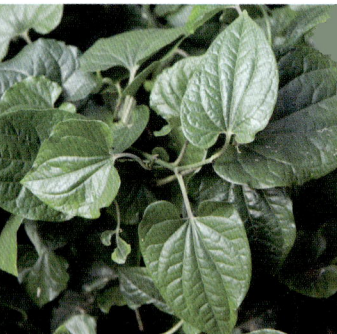

▲ 필발_ 잎

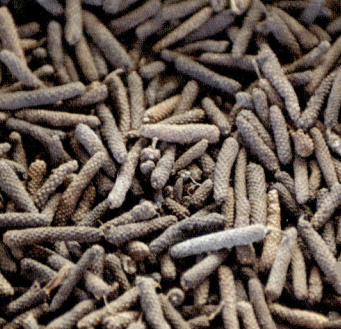

▲ 필발(약재, 전형)

약재의 기원

이 약(필발)은 필발(蓽撥) *Piper longum* Linné(후추과 Piperaceae)의 덜 익은 열매이다.

한방 효능

- 온중산한(溫中散寒) : 배 속을 따뜻하게 하여 추위를 없앤다.

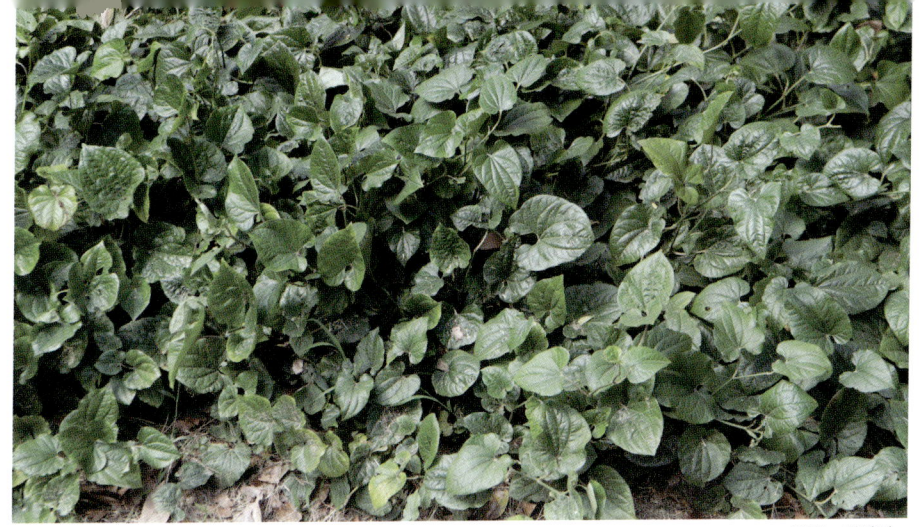

▲ 필발_ 재배지

- 하기지통(下氣止痛) : 기운을 아래로 내리고 통증을 멎게 한다.

| 약효 해설 |

- 복부가 차고 아픈 증상에 유효하다.
- 가슴이 막히는 듯하면서 아픈 병증에 사용한다.
- 구토, 식욕감퇴, 설사 치료에 효과가 있다.
- 두통, 치통, 축농증을 치료한다.

| 동의보감 효능 |

필발(蓽撥)의 성질은 매우 따뜻하며[大溫] 맛은 맵고[辛] 독이 없다. 위(胃)의 찬 기운을 없애고 고환이 부어오르면서 몹시 아픈 것, 옆구리 부위에 생긴 덩어리를 없앤다. 음식이 체하여 구토하고 설사하는 것을 낫게 한다. 냉기(冷氣), 혈기(血氣)로 가슴이 아픈 것을 치료한다. 음식을 소화시키고 비린내를 없앤다.

| 약용법 |

필발의 열매(약재명: 필발) 1~3g을 물 800mL에 넣고 달여서 반으로 나누어 아침저녁으로 마시거나 또는 가루나 환(丸)으로 만들어 복용한다. 외용으로 적당량 사용한다.

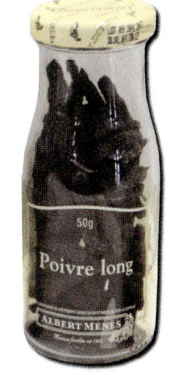

▲ 필발 제품(프랑스)

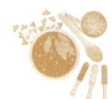

하수오 | 하수오

- **식물명 및 학명** : 하수오 *Polygonum multiflorum* Thunberg
- **과명** : 마디풀과
- **약재명** : 하수오
- **약용부위** : 덩이뿌리
- **약재 저장법** : 밀폐용기

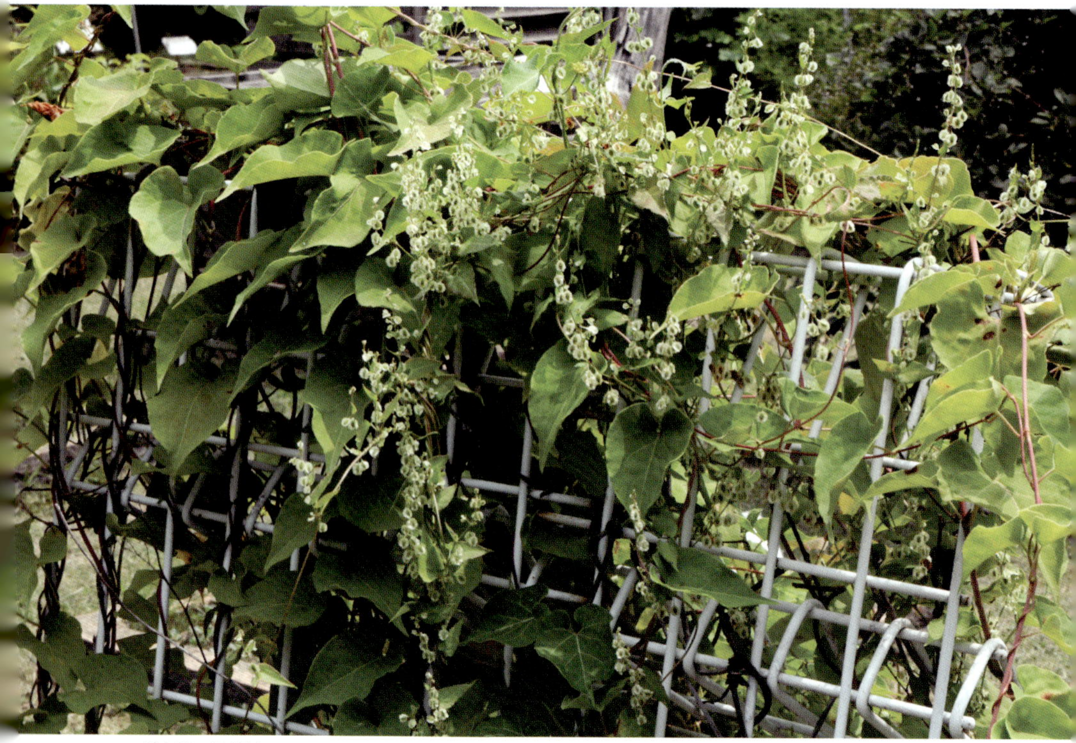

▲ 하수오_ 지상부

약재의 기원

이 약(하수오)은 하수오 *Polygonum multiflorum* Thunberg(마디풀과 Polygonaceae)의 덩이뿌리이다.

식약처 공정서의 기원식물 검토

과명 Polygonaceae의 국문명을 '여뀌과'로 표기하고 있으나, 국가표준식

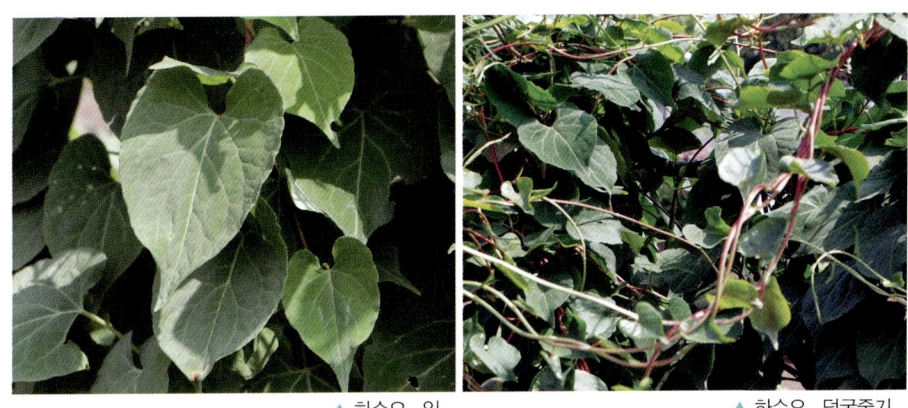

▲ 하수오_ 잎   ▲ 하수오_ 덩굴줄기

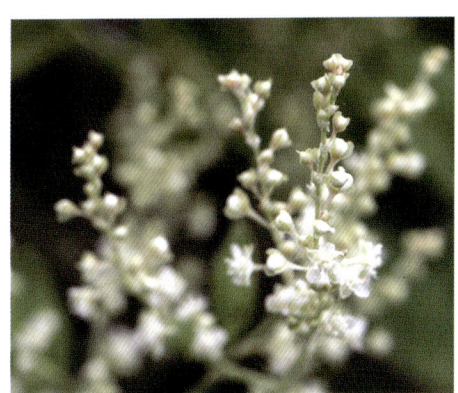   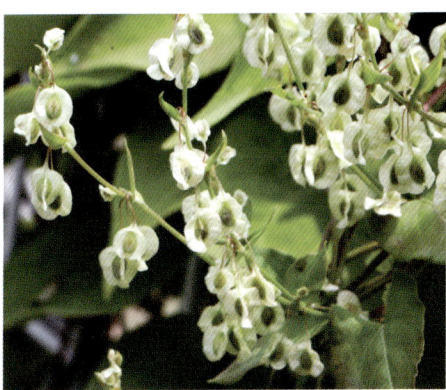

▲ 하수오_ 꽃   ▲ 하수오_ 열매

물목록에서는 이를 '마디풀과'로 하고 있으며, 여뀌의 속명이 *Persicaria*인데 비해 마디풀의 속명은 *Polygonum*이므로 여뀌과보다는 마디풀과가 과명인 Polygonaceae에 더 타당한 국명이다. (참고논문: 박종철, 최고야. 한약정보연구회지, 2016;4(2):9-35)

KP(대한민국약전)에서 기원식물 하수오의 학명을 '*Polygonum multiflorum* Thunberg'로 하고 있는데, 하수오는 과거 마디풀속(*Polygonum*)으로 배속했지만 현재는 닭의덩굴속(*Fallopia*)으로 분리하고 있으므로 KHP(대한민국약전외한약(생약)규격집)와 동일하게 정정하는 것이 옳다. 한편 Plant List에서는 정명을 '*Reynoutria multiflora* (Thunb.) Moldenke'로 하고 있다. (참고논문: 박종철, 최고야. 한약정보연구회지, 2016;4(2):9-35)

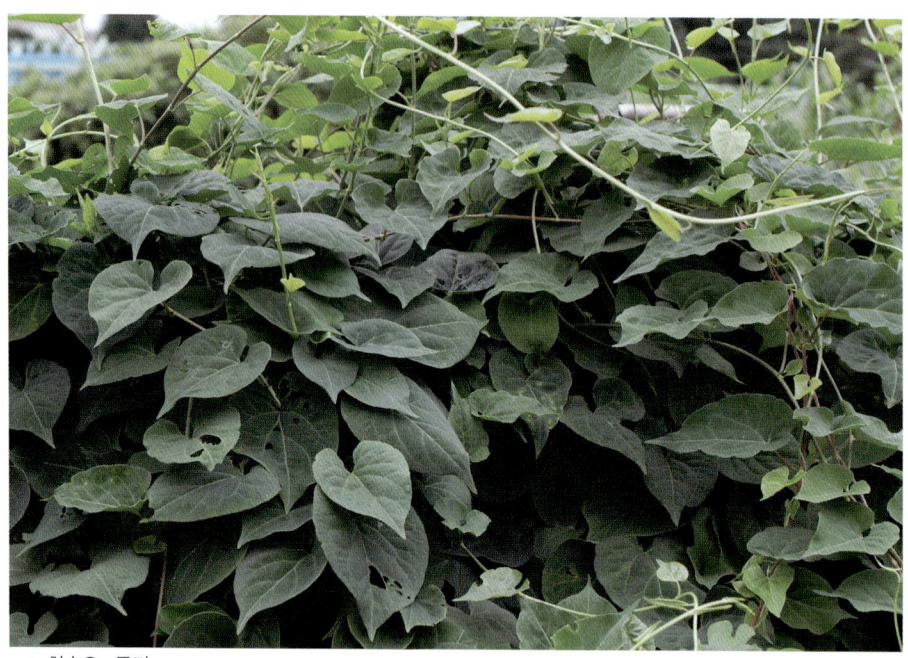

▲ 하수오_ 무리

| 한방 효능 |

- 양혈자음(養血滋陰) : 혈액과 진액을 보충한다.
- 윤장통변(潤腸通便) : 대변이 잘 나오게 한다.
- 절학(截瘧) : 말라리아[瘧疾]를 억제한다.
- 거풍(祛風) : 풍(風)을 제거한다.
- 해독(解毒) : 독성을 없앤다.

| 약효 해설 |

- 가슴이 두근거리면서 불안하고 잠을 못 자는 증상에 쓰인다.
- 현기증을 치료한다.
- 나이는 많지 않으나 머리카락과 수염이 회백색으로 변하는 증상에 유효하다.
- 무의식중에 정액이 나오는 증상, 대량의 자궁출혈을 낫게 한다.
- 만성 간염, 치질 치료에 효과가 있다.

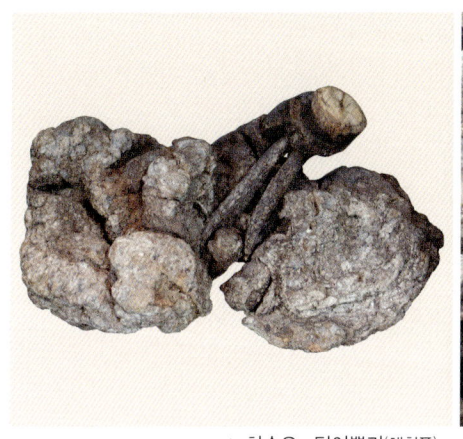
▲ 하수오_ 덩이뿌리(채취품)

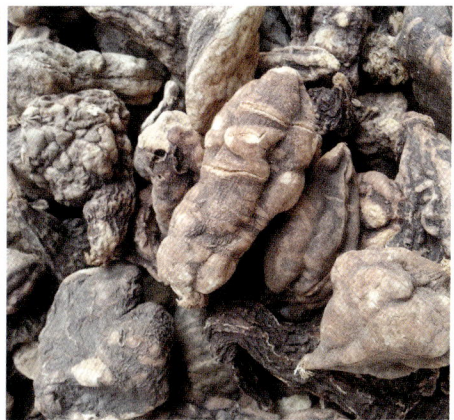
▲ 하수오(약재, 전형)

| 북한의 효능 |

허약한 데, 병후쇠약, 혈허증, 간신이 허하여 허리와 무릎에 힘이 없는 데, 가슴두근거림, 잠장애, 변비, 신경쇠약, 머리칼이 일찍 희여지는 데, 말라리아, 이슬, 창양, 치질, 결핵환자의 보약으로 쓴다.

| 약용법 |

하수오의 덩이뿌리(약재명: 하수오) 10~20g을 물 800mL에 넣고 달여서 반으로 나누어 아침저녁으로 마신다. 또는 술에 담그거나 가루나 환(丸)으로 만들어 복용한다. 외용할 때는 적당량을 분말로 하여 환부에 붙인다.

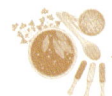

해당화 | 매괴화

- **식물명 및 학명** : 해당화 *Rosa rugosa* Thunberg
- **과명** : 장미과
- **약재명** : 매괴화(玫瑰花)
- **약용부위** : 꽃봉오리
- **약재 저장법** : 밀폐용기

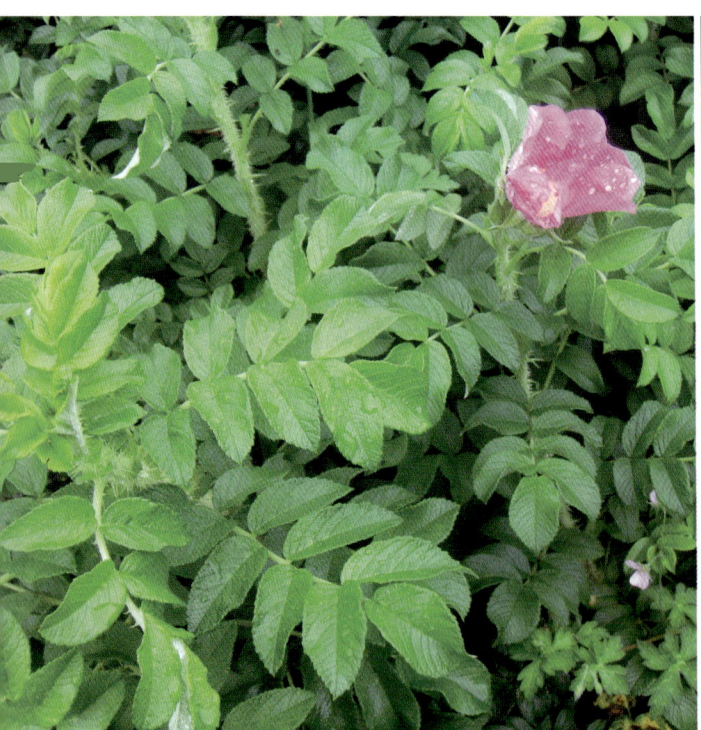

▲ 해당화_ 나무모양

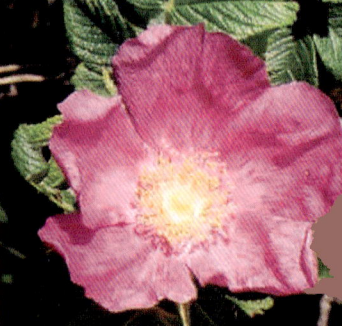

▲ 해당화_ 꽃

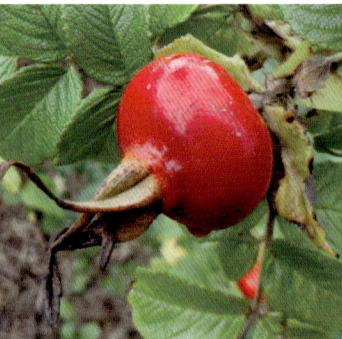

▲ 해당화_ 열매

| 약재의 기원 |

이 약(매괴화)은 해당화 *Rosa rugosa* Thunberg(장미과 Rosaceae)의 꽃봉오리이다.

| 한방 효능 |

- 행기해울(行氣解鬱) : 기운을 잘 소통시켜 울체된 것을 풀어준다.

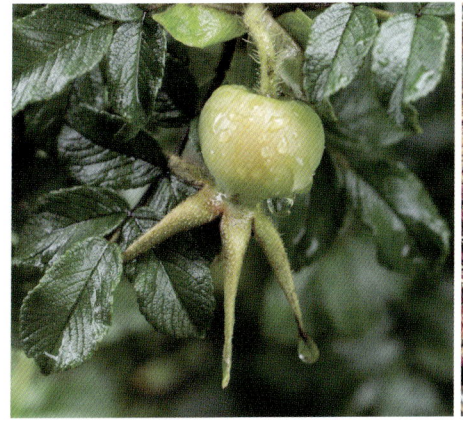
▲ 해당화_ 덜 익은 열매

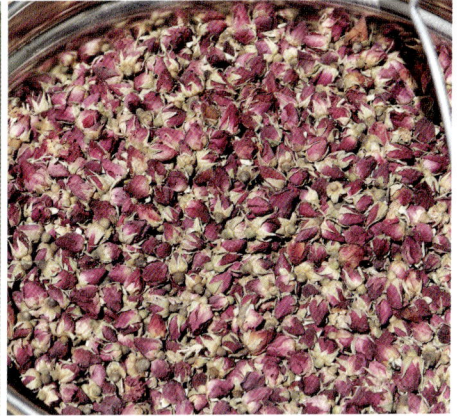
▲ 매괴화(약재, 시장 판매품)

- 화혈(和血) : 혈액의 병적인 상태를 개선한다.
- 지통(止痛) : 통증을 멎게 한다.

| 약효 해설 |

- 기가 뭉쳐서 명치 아래쪽이 아픈 증상을 풀어준다.
- 월경불순을 치료한다.
- 토혈, 각혈에 유효하다.
- 당뇨병 개선, 간독성 보호 및 HIV 저해 효과의 약리작용이 있다.

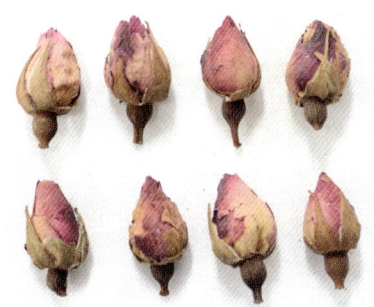
▲ 매괴화(약재, 전형)

| 약용법 |

해당화의 꽃봉오리(약재명 : 매괴화) 3~6g을 물 800mL에 넣고 달여서 반으로 나누어 아침저녁으로 마신다.

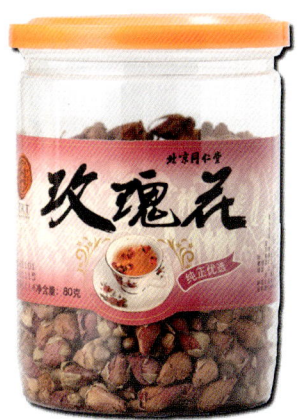
▲ 중국에서 판매되는 해당화 꽃. 중국에서는 매괴화(玫瑰花)로 부른다.

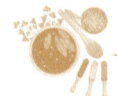

호로파 | 호로파

- 식물명 및 학명 : 호로파(胡蘆巴) *Trigonella foenum-graecum* Linné
- 과명 : 콩과
- 약용부위 : 씨
- 약재명 : 호로파(胡蘆巴)
- 약재 저장법 : 밀폐용기

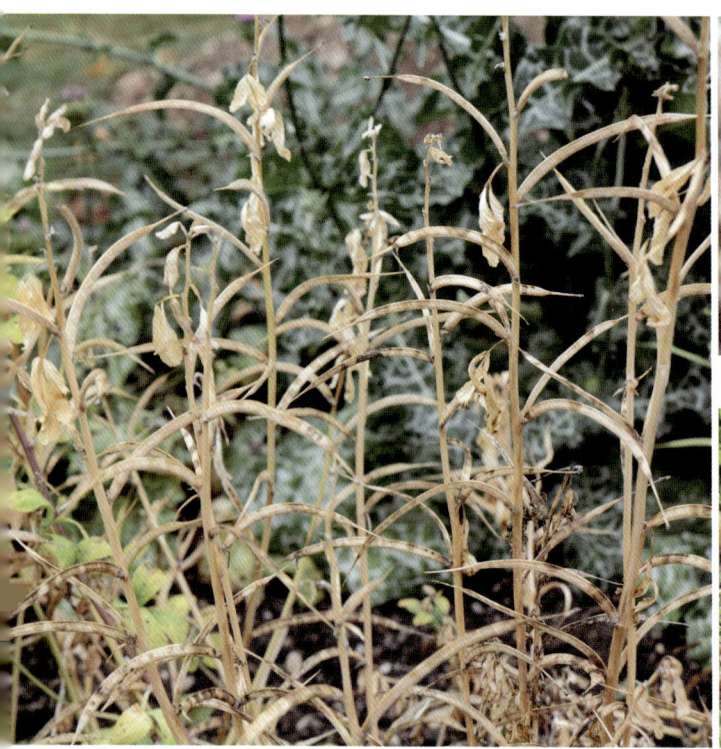

▲ 호로파_ 지상부(스위스)

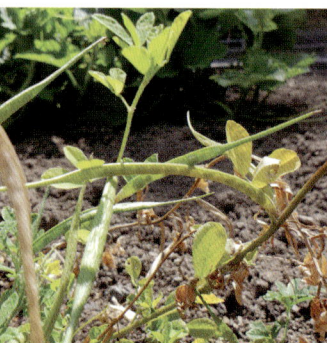

▲ 호로파_ 열매(스위스)

▲ 호로파_ 열매(체코)

| 약재의 기원 |

이 약(호로파)은 호로파(胡蘆巴) *Trigonella foenum-graecum* Linné(콩과 Leguminosae)의 씨이다.

| 한방 효능 |

- 온신조양(溫腎助陽) : 신양(腎陽)을 보충한다.

- 거한지통(祛寒止痛) : 한(寒)으로 인한 통증을 멎게 한다.

| 약효 해설 |

- 아랫배가 차가운 느낌이 나며 아픈 증상을 풀어준다.
- 배꼽 주위가 짜는 듯이 아프고 손발이 차가워지는 것에 효과가 있다.
- 다리가 연약해지고 힘이 없으며 감각이 둔해지는 증상에 쓰인다.
- 호로파는 페뉴그리크(fenugreek)란 영어 이름의 건강기능식품으로서 혈당 상승 억제에 도움을 줄 수 있다.

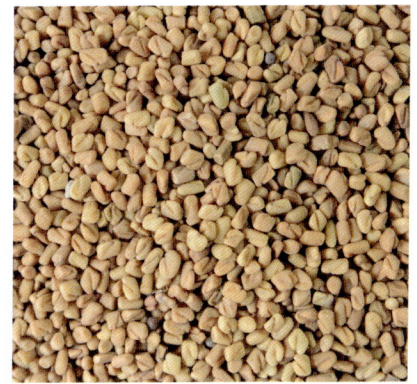
▲ 호로파(약재, 전형)

| 북한의 효능 |

신양허로 허리와 무릎이 시리고 아픈 데, 배아픔(한증), 위경련, 산증, 방광마비로 오줌을 누지 못하는 데 쓴다.

| 동의보감 효능 |

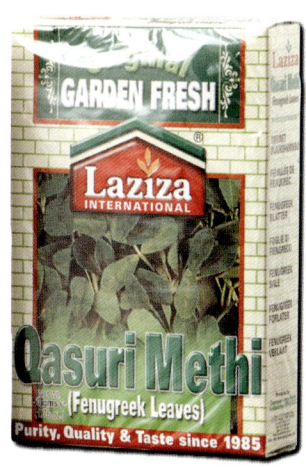
▲ 호로파 제품(네팔)

호로파(胡蘆巴)의 성질은 따뜻하고[溫] 맛은 쓰며[苦] 독이 없다. 신(腎)이 허하고 찬 것, 배가 몹시 부르며 속이 그득한 감을 주는 것, 안색이 검푸른 것을 치료한다. 또 신(腎)의 기운이 부족한 것을 돕는 데 가장 요긴하다고 한 곳도 있다.

| 약용법 |

호로파의 씨(약재명: 호로파) 5~10g을 물 800mL에 넣고 달여서 반으로 나누어 아침저녁으로 마신다.

호양 | 호동루

- **식물명 및 학명** : 호양(胡楊) *Populus diversifolia* Schrenk
- **과명** : 버드나무과
- **약용부위** : 수지(樹脂, 식물체로부터의 분비물 또는 상처로부터의 유출물)가 땅속에 오랫동안 묻혀서 이루어진 것
- **약재명** : 호동루(胡桐淚)　　　　**약재 저장법** : 밀폐용기

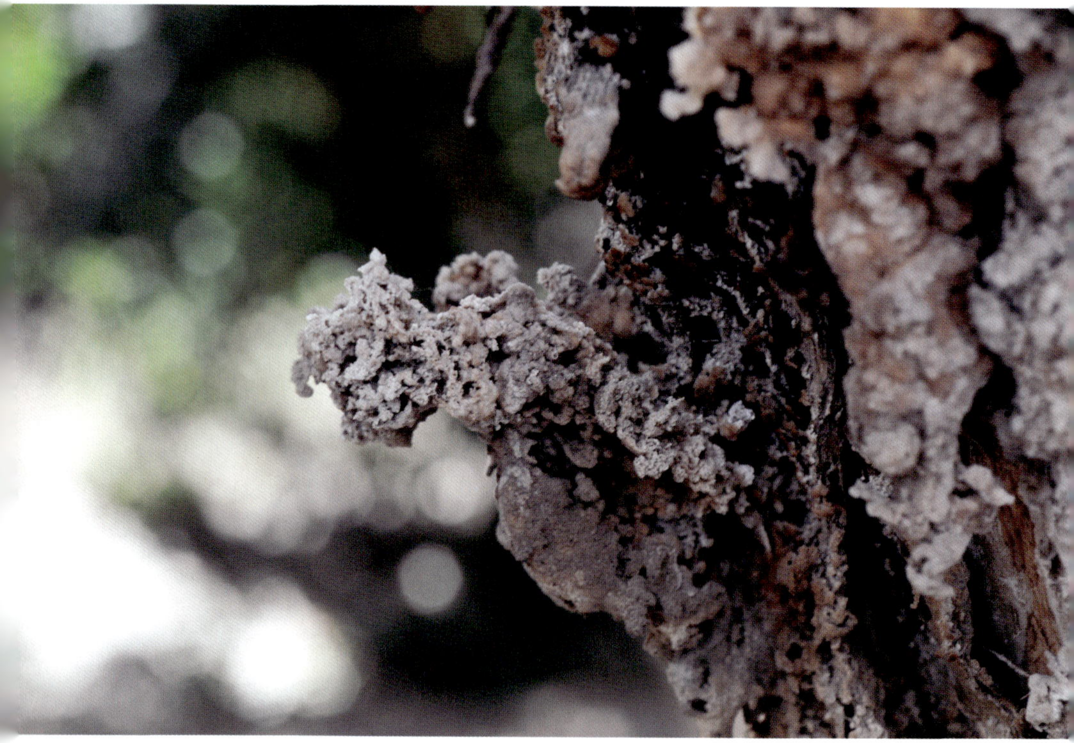

▲ 호양_ 수지(중국 투르판)

| 약재의 기원 |

이 약(호동루)은 호양(胡楊) *Populus diversifolia* Schrenk(버드나무과 Salicaceae)의 수지가 땅속에 오랫동안 묻혀서 이루어진 것이다.

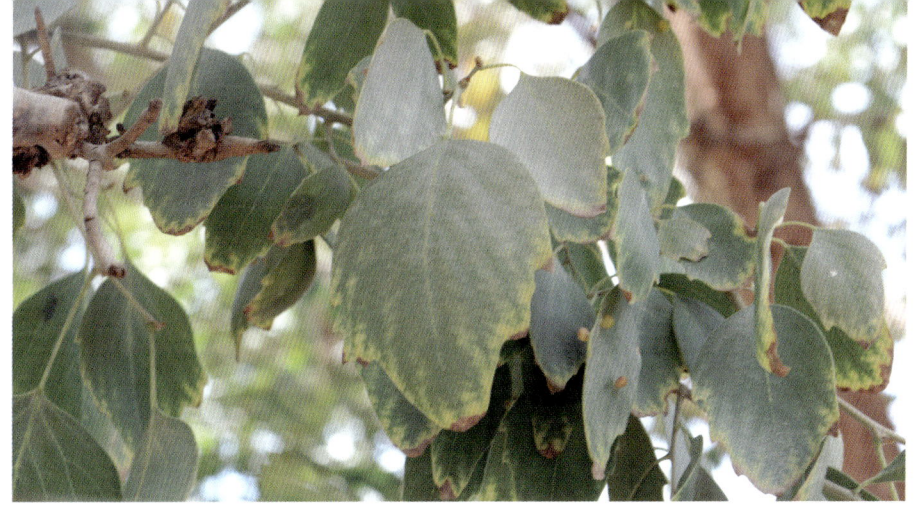

▲ 호양_ 잎(중국 투르판)

| 한방 효능 |

- 청열해독(淸熱解毒) : 열독(熱毒)을 해소한다.
- 화담연견(化痰軟堅) : 가래를 녹이고 혹처럼 단단한 것을 풀어준다.

| 약효 해설 |

- 목 안이 붓고 아픈 증상에 유효하다.
- 잇몸이 벌겋게 붓고 헐며 아픈 병증을 낫게 한다.
- 치통, 위통, 중이염에 쓰인다.

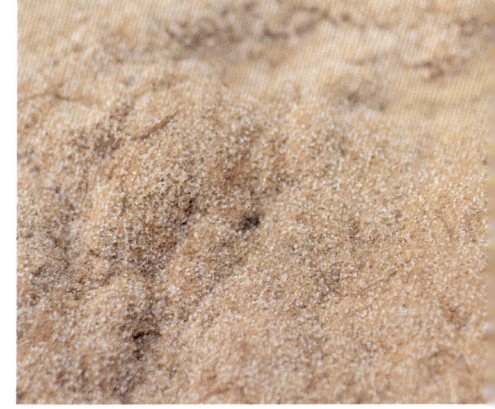

▲ 호동루(약재)

| 동의보감 효능 |

호동루(胡桐淚, 호양 수지)의 성질은 매우 차며[大寒] 맛은 짜고 쓰며[鹹苦] 독이 없다. 심한 열독으로 명치가 답답하고 그득한 데 주로 쓴다. 풍열(風熱)로 치아가 아픈 것을 멎게 하고 소나 말의 급황병(急黃病)을 낫게 한다.

| 약용법 |

호양의 수지(약재명: 호동루) 6~10g을 물 800mL에 넣고 달여서 반으로 나누어 아침저녁으로 마시거나 또는 가루나 환(丸)으로 만들어 복용한다. 외용할 때는 적당량을 사용한다.

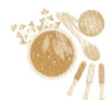

황련 | 황련

- ■ 식물명 및 학명 : 황련 *Coptis japonica* Makino
- ■ 과명 : 미나리아재비과
- ■ 약재명 : 황련(黃連)
- ■ 약용부위 : 뿌리줄기로서 뿌리를 제거한 것
- ■ 약재 저장법 : 밀폐용기

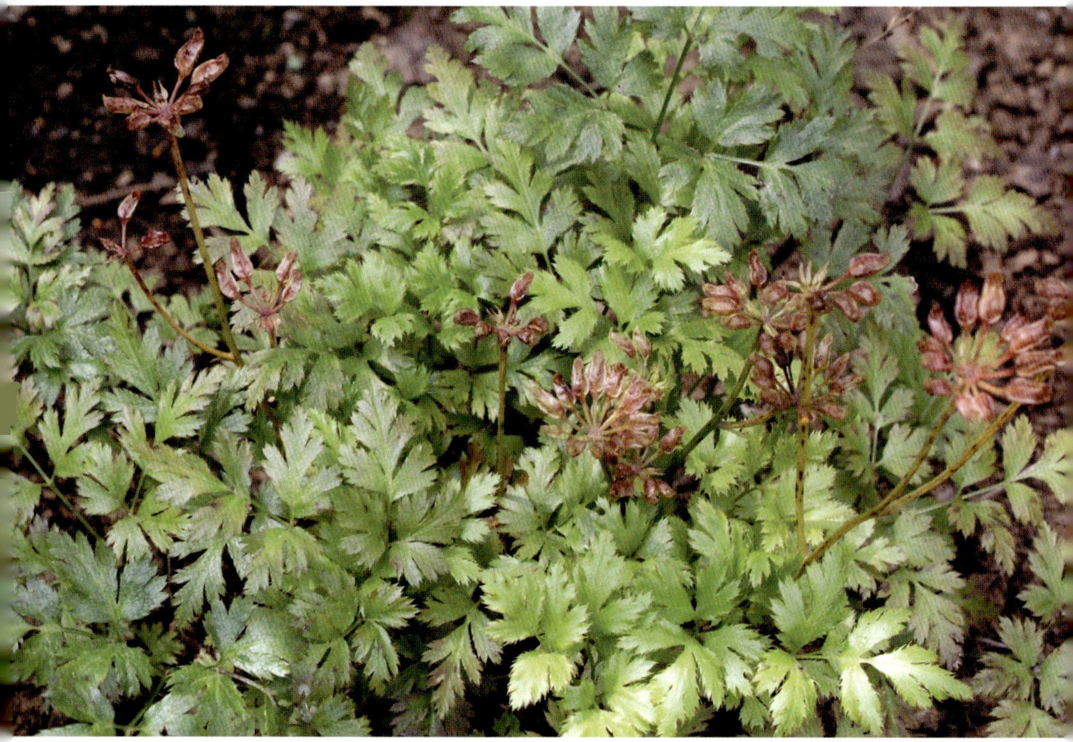

▲ 황련(*Coptis japonica* var. *dissecta*)_ 지상부

약재의 기원

이 약(황련)은 황련 *Coptis japonica* Makino, 중국황련(中國黃連) *Coptis chinensis* Franchet, 삼각엽황련(三角葉黃連) *Coptis deltoidea* C. Y. Cheng et Hsiao 또는 운련(雲連) *Coptis teeta* Wallich(미나리아재비과 Ranunculaceae)의 뿌리줄기로서 뿌리를 제거한 것이다.

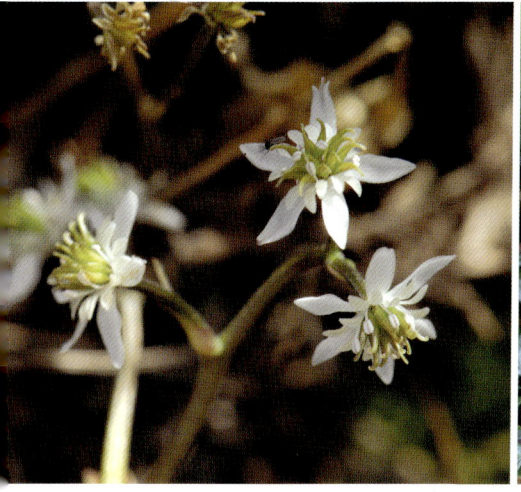
▲ 황련_ 꽃

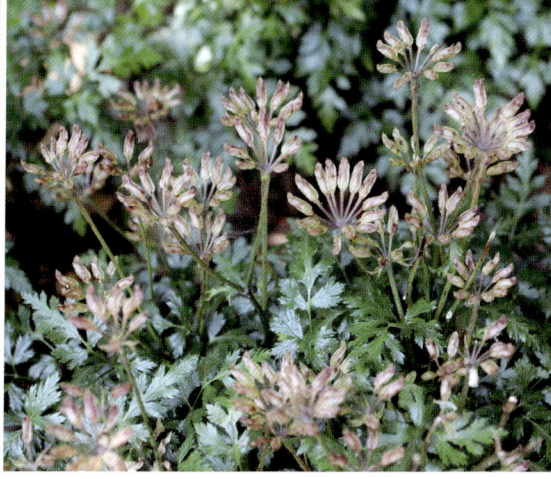
▲ 황련(Coptis japonica var. dissecta) _ 열매

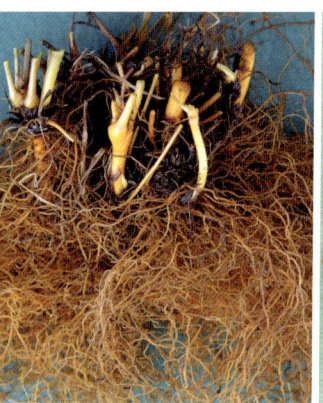
▲ 황련_ 지하부(채취품)

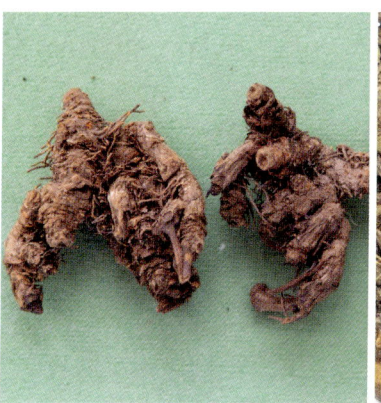
▲ 황련(약재, 전형)

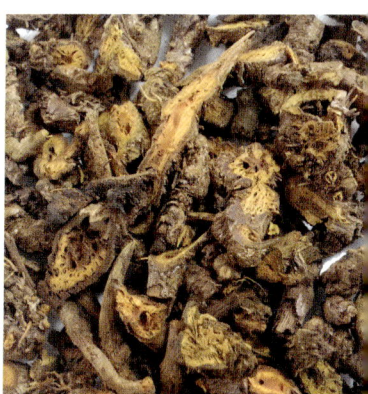
▲ 황련(약재, 절단)

| 한방 효능 |

- 청열조습(淸熱燥濕) : 열기를 식히고 습기를 말린다.
- 사화해독(瀉火解毒) : 화독(火毒)을 없앤다.

| 약효 해설 |

- 고열로 정신이 혼미한 병증에 사용한다.
- 유행성 열병, 장티푸스, 세균성 이질을 치료한다.
- 치통, 입안이 허는 병증, 목 안이 붓고 아픈 증상을 낫게 한다.

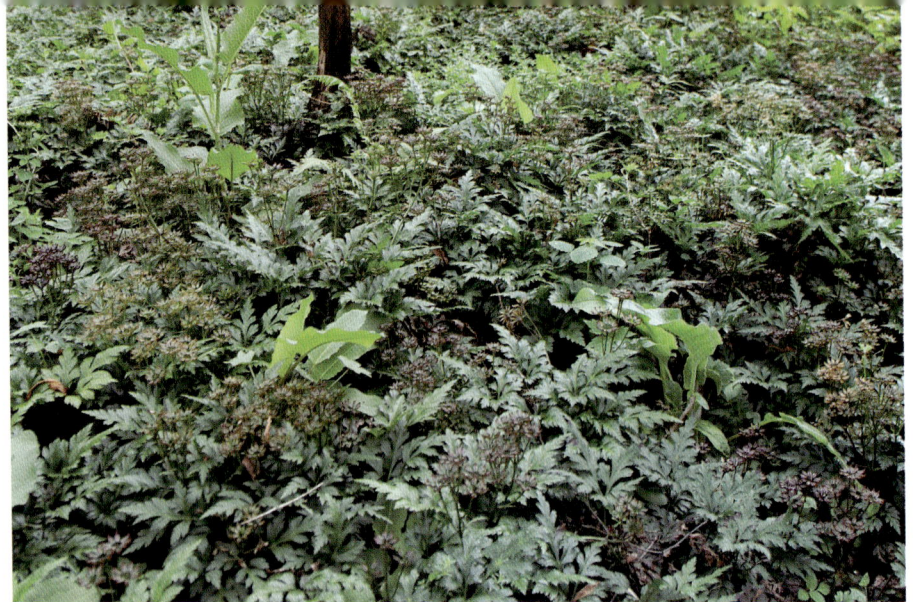

▲ 황련_ 재배지

- 눈 충혈과 염증 제거에 효과가 있다.
- 하혈, 코피를 멈추게 한다.

| 북한의 효능 |

심열로 가슴이 답답하고 잠을 자지 못하는 데, 심열로 정신이 혼미하고 헛소리하는 데, 습열로 인한 설사, 리질, 위열로 인한 메스꺼움에 쓴다.

| 동의보감 효능 |

황련(黃連)의 성질은 차고[寒] 맛이 쓰며[苦] 독이 없다. 눈을 밝게 하고 눈물이 나오는 것을 멎게 하며 간기를 진정시키고 열독을 없앤다. 눈이 충혈되어 잘 보이지 않고 아플 때 넣는다. 이질로 피고름이 섞여 나오는 것을 치료하며 소갈(消渴)을 멎게 한다. 놀라서 가슴이 두근거리는 것을 낫게 한다. 가슴 속이 달아오르면서 답답하고 불안한 것을 치료하며 담(膽)을 도와준다. 입안이 허는 것을 낫게 하며 소아의 감충(疳蟲)을 죽인다.

| 약용법 |

황련의 뿌리줄기(약재명: 황련) 1.5~3g을 물 800mL에 넣고 달여서 반으로 나누어 아침저녁으로 마신다. 또는 분말로 하여 매회 0.3~0.6g을 복용한다. 외용할 때는 적당량을 분말로 하여 환부에 붙인다.

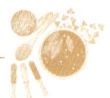

황벽나무 | 황백

- **식물명 및 학명** : 황벽나무 *Phellodendron amurense* Ruprecht
- **과명** : 운향과
- **약재명** : 황백(黃柏)
- **약용부위** : 줄기껍질로서 주피를 제거한 것
- **약재 저장법** : 밀폐용기

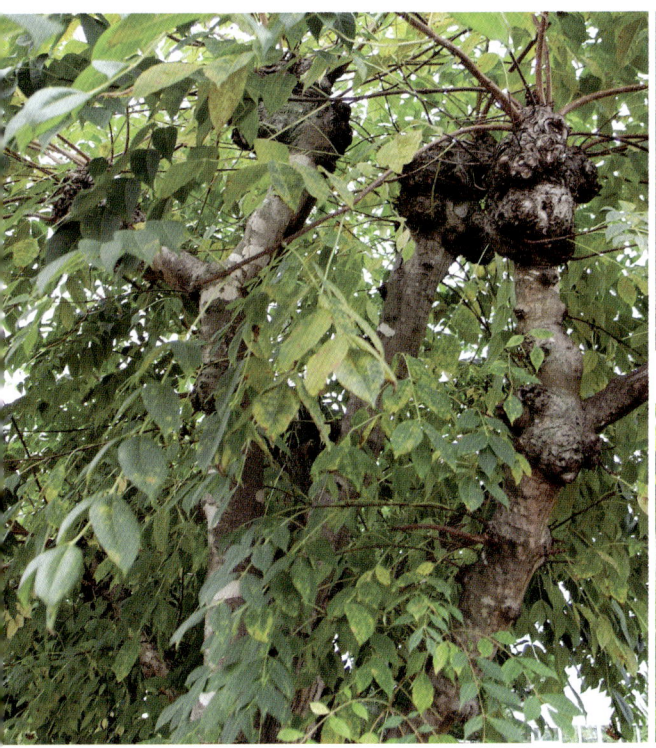

▲ 황벽나무_ 나무모양

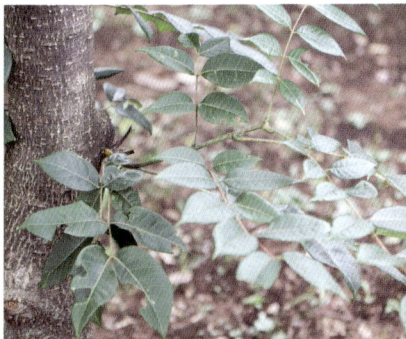

▲ 황벽나무_ 잎

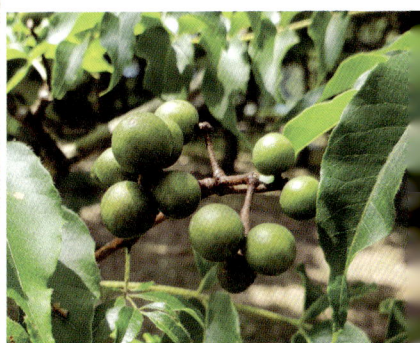

▲ 황벽나무_ 열매

| 약재의 기원 |

이 약(황백)은 황벽나무 *Phellodendron amurense* Ruprecht 또는 황피수(黃皮樹) *Phellodendron chinense* Schneider(운향과 Rutaceae)의 줄기껍질로서 주피를 제거한 것이다.

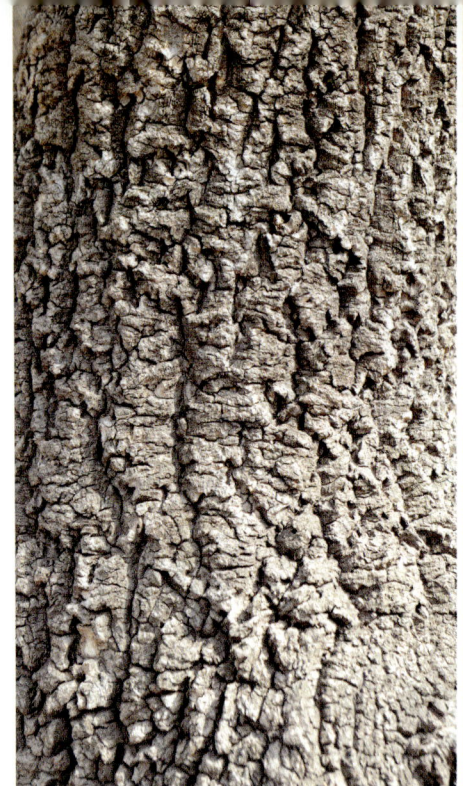
▲ 황벽나무_ 나무껍질

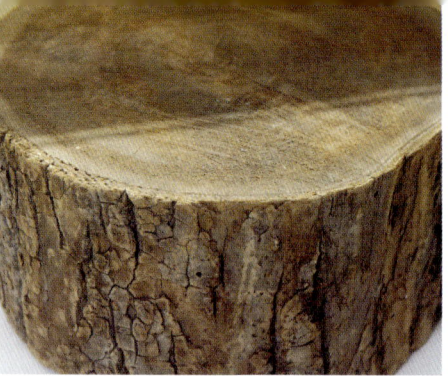
▲ 황벽나무_ 나무줄기의 횡단면

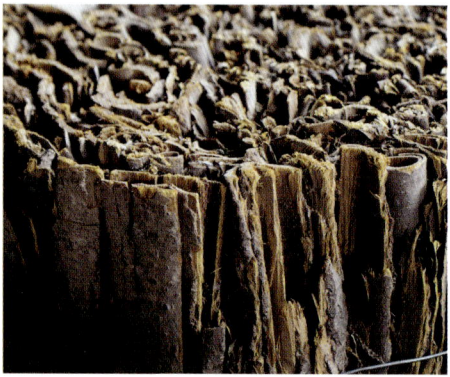
▲ 황백(약재, 시장 판매품)

| 한방 효능 |

- 청열조습(淸熱燥濕) : 열기를 식히고 습기를 말린다.
- 사화제증(瀉火除蒸) : 뼛속이 후끈 달아오르는 골증열(骨蒸熱)을 해소한다.
- 해독요창(解毒療瘡) : 해독하고 상처를 낫게 한다.

| 약효 해설 |

- 심신이 허약하여 잠자는 사이에 식은땀이 저절로 나는 증상을 치료한다.
- 몸이 허약하여 기침과 미열이 나고 뼛속이 달아오르는 증상에 쓰인다.
- 무의식중에 정액이 몸 밖으로 나오는 증상에 효과가 있다.
- 눈이 충혈되면서 붓고 아픈 증상을 낫게 한다.
- 자궁에서 분비물이 나오는 증상에 사용한다.
- 입안이 허는 증상에 활용한다.
- 황달, 혈변(血便), 이질에 유효하다.
- 고미건위, 정장, 수렴 작용이 있다.

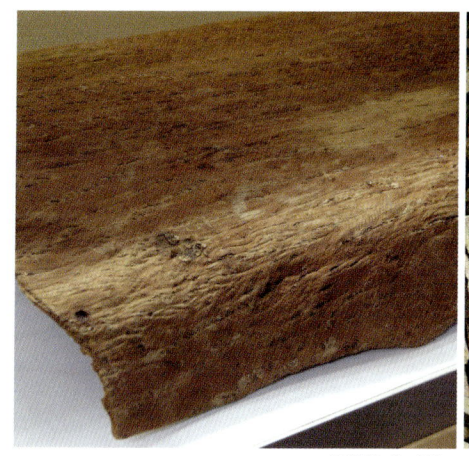
▲ 황백(약재, 전형)

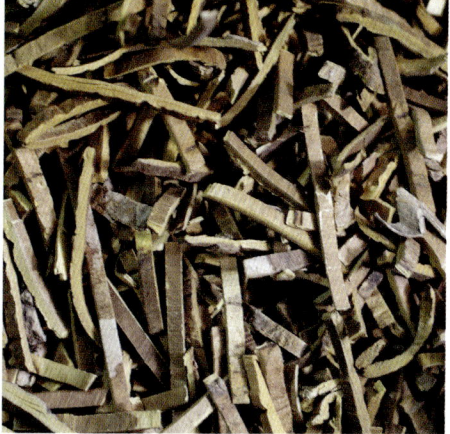
▲ 황백(약재, 절편)

| 북한의 효능 |

습열로 인한 설사, 리질, 황달, 이슬, 림증, 허열(지모 배합), 눈이 붉어지고 열이 나며 아픈 데, 습진, 종처(부스럼이 난 자리), 상처, 대장염, 세균성 적리, 장결핵, 방광염, 뇨도염, 폐결핵, 뇌척수막염, 골관절결핵, 고혈압에 쓴다.

| 동의보감 효능 |

황벽(黃蘗, 황벽나무 줄기껍질)의 성질은 차며[寒] 맛이 쓰고[苦] 독이 없다. 오장(五藏)과 위와 대소장[腸胃]에 열이 맺힌 것과 황달(黃疸), 치질[腸痔, 장치]을 주로 치료한다. 설사, 이질, 여성의 부정기 자궁출혈, 적백대하, 여성의 음부가 허는 것을 치료한다. 감충(疳蟲)을 죽이고 옴과 버짐, 입안이 헌 것을 낫게 한다. 몸이 허약하여 기침과 미열이 나며 식은땀이 흐르고 뼛속이 달아오르는 증상을 치료한다.

| 약용법 |

황벽나무의 줄기껍질(약재명: 황백) 3~12g을 물 800mL에 넣고 달여서 반으로 나누어 아침저녁으로 마시거나 외용으로 적당량 사용한다.

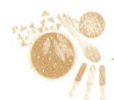

회향 | 회향

- 식물명 및 학명 : 회향 *Foeniculum vulgare* Miller
- 과명 : 산형과
- 약재명 : 회향(茴香)
- 약용부위 : 잘 익은 열매
- 약재 저장법 : 밀폐용기

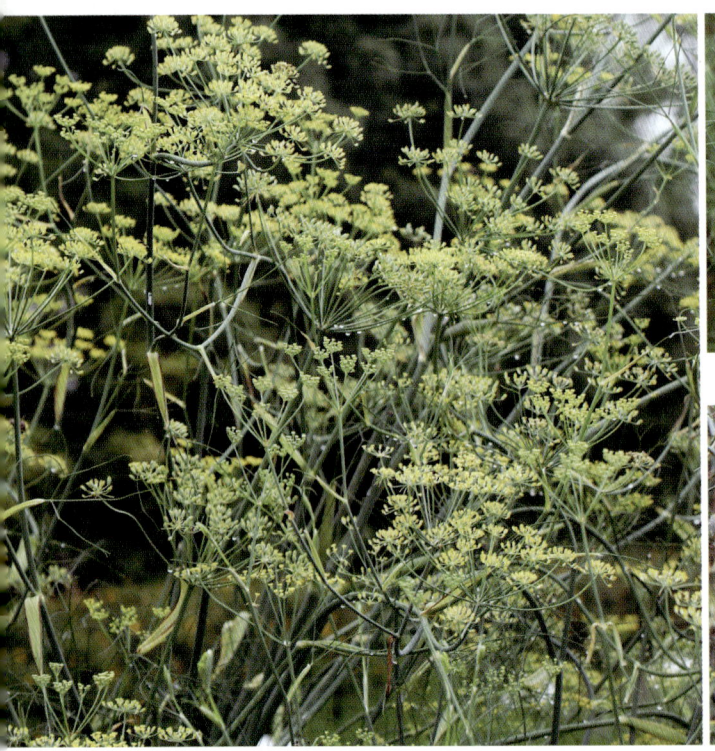

▲ 회향_ 지상부

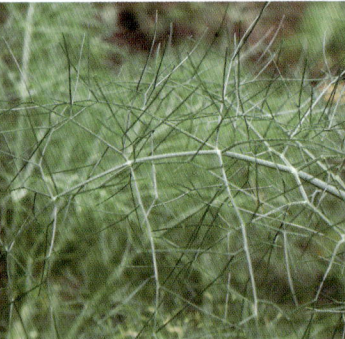

▲ 회향_ 잎

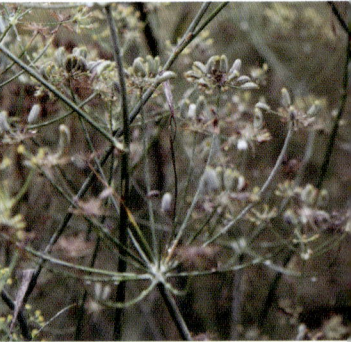

▲ 회향_ 열매

| 약재의 기원 |

이 약(회향)은 회향 *Foeniculum vulgare* Miller(산형과 Umbelliferae)의 잘 익은 열매이다.

| 한방 효능 |

- 산한지통(散寒止痛) : 한사(寒邪)를 없애고 통증을 멎게 한다.

- 이기개위(理氣開胃) : 기(氣)를 통하게 하고 위 기능을 증진한다.

| 약효 해설 |

- 배꼽 주위가 짜는 듯이 아프고 손발이 차가워지는 병증에 쓰인다.
- 복부가 부르고 그득한 것과 복통을 없앤다.
- 음식 섭취량이 적으며 토하고 설사하는 증상에 사용한다.
- 위액분비를 촉진하여 소화를 촉진하고 식욕을 돋우는 작용이 있다.
- 정장, 구풍(驅風), 진경 작용이 있다.

| 북한의 효능 |

비위허한증, 배에 가스찬 데, 신양허로 허리가 시리고 아픈 데, 팔다리아픔, 젖이 잘 나오지 않는 데 쓴다.

| 동의보감 효능 |

회향(茴香)의 성질은 평(平)하고 맛은 매우며[辛] 독이 없다. 식욕을 돋우고 음식을 잘 내려가게 한다. 음식이 체하여 구토하고 설사하는 것, 메스껍고 배 속이 편안치 못한 것을 낫게 한다. 신장이 허약하여 피로해지는 것, 음낭이 붓는 증상[癀疝, 퇴산], 방광이 아픈 것, 음부가 아픈 것을 치료한다. 또 중초(中焦)의 기운을 조화시키며 위(胃)를 따뜻하게 한다.

| 약용법 |

회향의 열매(약재명: 회향) 3~6g을 물 800mL에 넣고 달여서 반으로 나누어 아침저녁으로 마신다.

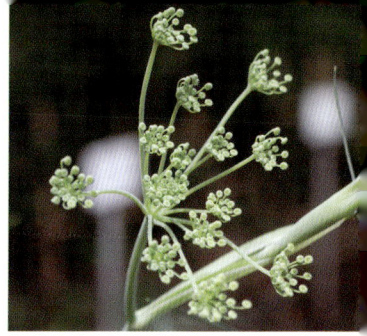

▲ 회향_ 꽃봉오리

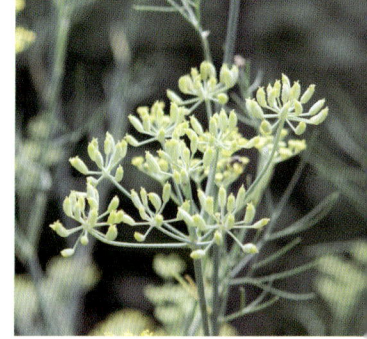

▲ 회향_ 꽃

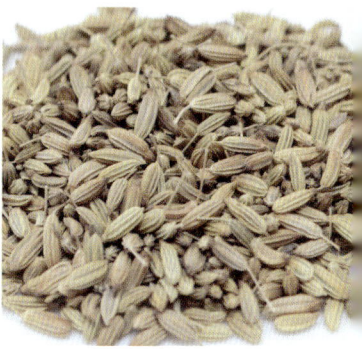

▲ 회향(약재, 전형)

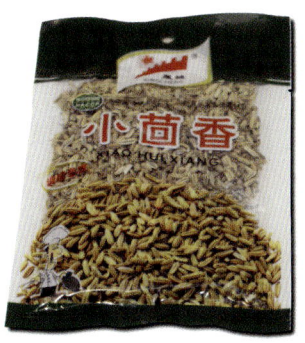

▲ 회향 제품(중국)

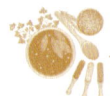

회화나무 | 괴각, 괴화

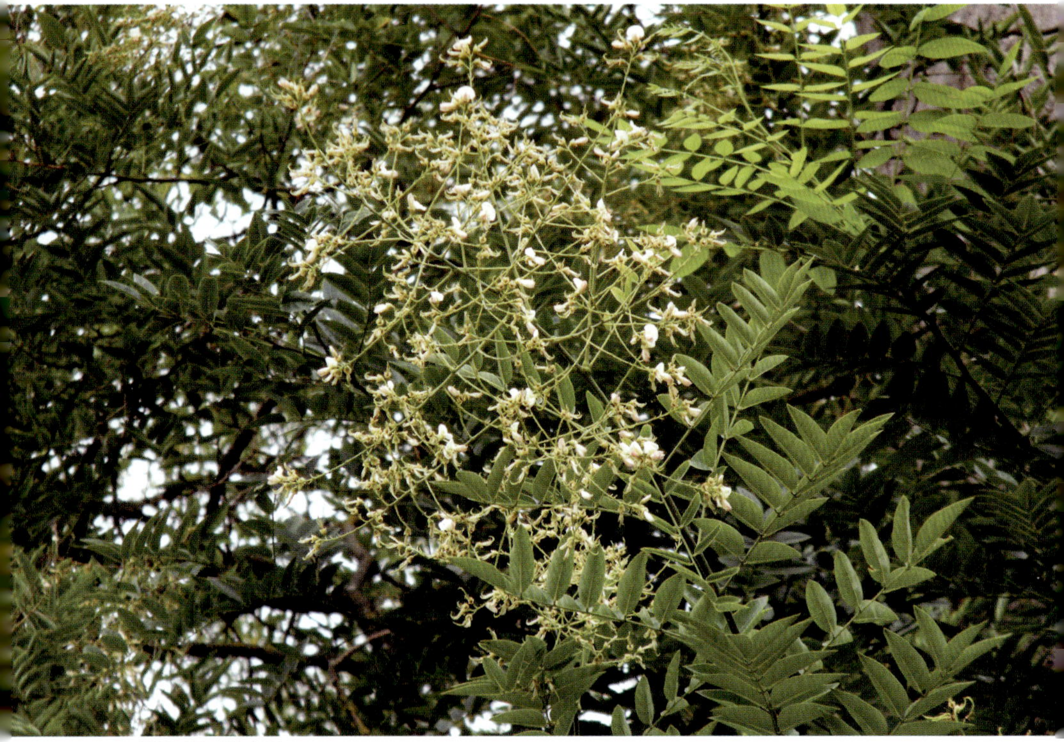

▲ 회화나무_ 꽃과 잎

01 약재명 괴각

- 식물명 및 학명 : 회화나무 *Sophora japonica* Linné
- 과명 : 콩과
- 약재명 : 괴각(槐角)
- 약용부위 : 잘 익은 열매
- 약재 저장법 : 밀폐용기

| 약재의 기원 |

이 약(괴각)은 회화나무 *Sophora japonica* Linné(콩과 Leguminosae)의 잘 익은 열매이다.

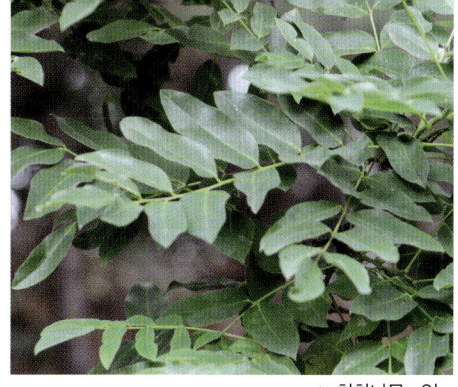
▲ 회화나무_ 잎

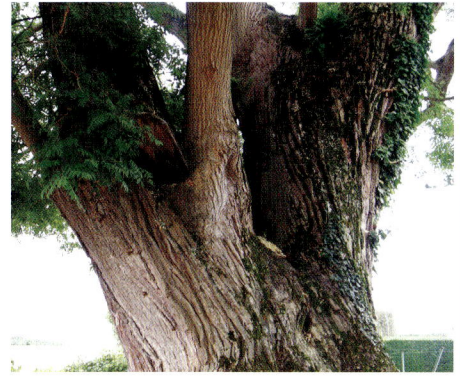
▲ 회화나무_ 나무껍질(프랑스)

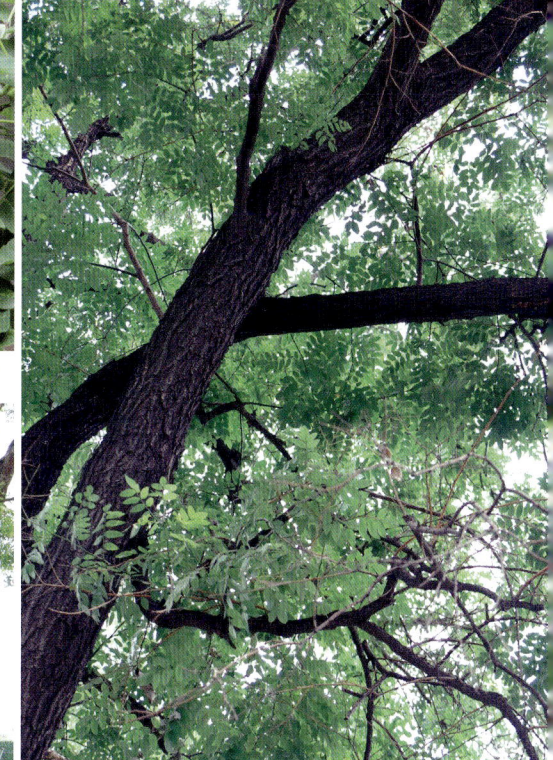
▲ 회화나무_ 나무모양

| 한방 효능 |

- 청열사화(淸熱瀉火) : 열기를 식히고 화기(火氣)를 배출한다.
- 양혈지혈(涼血止血) : 혈열(血熱)을 식히고 지혈한다.

| 약효 해설 |

- 머리가 어지럽고 눈앞이 아찔한 증상을 낫게 한다.
- 마음이 번거롭고 답답하여 괴로운 증상을 치료한다.
- 눈 충혈에 활용한다.
- 치질에 의한 출혈과 자궁출혈에 사용한다.

| 북한의 효능 |

출혈, 치질출혈, 혈리, 화상, 눈에 피진 데 쓴다.

| 동의보감 효능 |

괴실(槐實, 회화나무 열매)의 성질은 차며[寒] 맛은 쓰고 시며 짜고[苦酸鹹] 독이 없다. 다섯 가지 치질[五痔], 불에 덴 데 주로 쓴다. 심한 열을 내리고 난산(難産)을 치료하며 유산시킨다. 벌레를 죽이며 풍사를 없앤다. 남녀의 음부가 헐거나 축축하면서 가려운 것, 치질[腸風, 장풍]을 낫게 하고 분만을 촉진시킨다.

| 약용법 |

회화나무의 열매(약재명: 괴각) 6~9g을 물 800mL에 넣고 달여서 반으로 나누어 아침저녁으로 마신다.

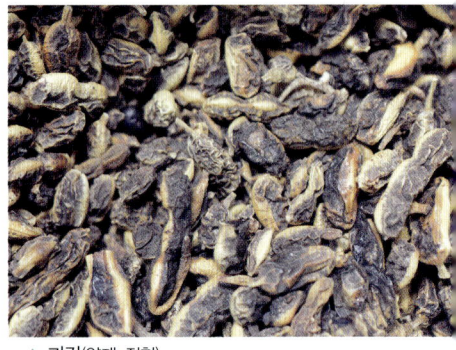
▲ 괴각(약재, 전형)

02 약재명 괴화

- **식물명 및 학명** : 회화나무 Sophora japonica Linné
- **과명** : 콩과
- **약용부위** : 꽃봉오리와 꽃
- **약재명** : 괴화(槐花)
- **약재 저장법** : 밀폐용기

| 약재의 기원 |

이 약(괴화)은 회화나무 Sophora japonica Linné(콩과 Leguminosae)의 꽃봉오리와 꽃이다. 전자를 괴미라 하고 후자를 괴화라고 한다.

| 한방 효능 |

- 양혈지혈(涼血止血) : 혈열(血熱)을 식히고 지혈한다.
- 청간명목(淸肝明目) : 간열(肝熱)을 식히고 눈을 밝게 한다.

| 약효 해설 |

- 간열(肝熱)로 인해 눈이 붉어지고 아픈 병증에 사용한다.
- 머리가 아프고 어지러운 증상에 쓰인다.
- 혈변(血便), 토혈, 코피를 멎게 한다.
- 여성의 부정기 자궁출혈에 유효하다.

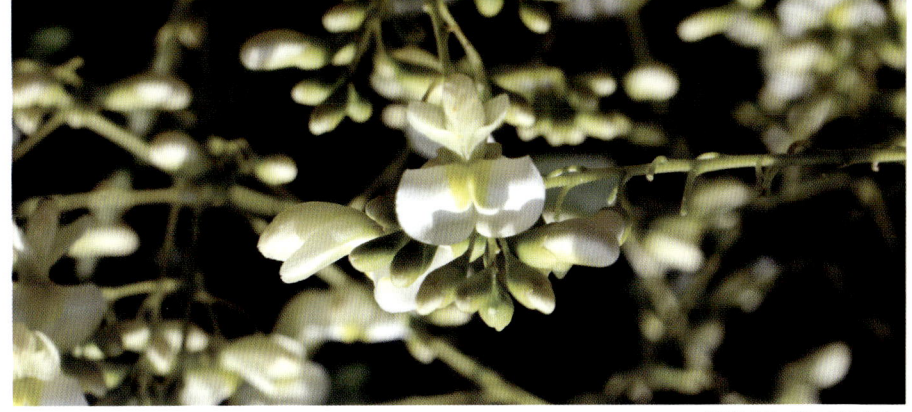

▲ 회화나무_ 꽃(크로아티아)

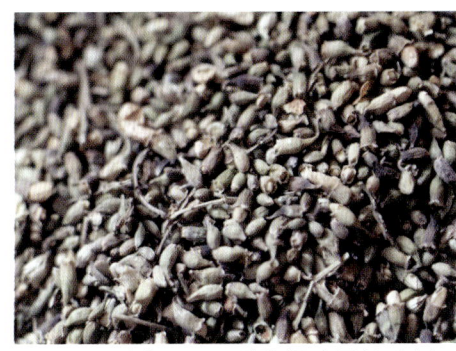

▲ 괴미(약재, 전형). 회화나무의 꽃봉오리이다.

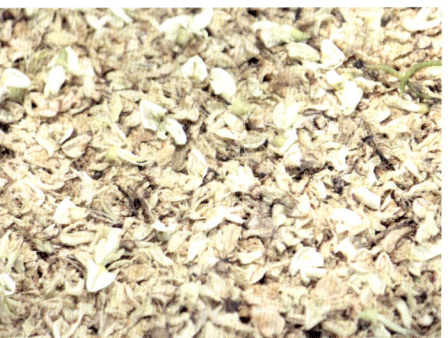

▲ 괴화(약재, 전형). 회화나무의 꽃이다.

- 고혈압, 중풍의 예방 효능이 있다.
- 주성분 플라보노이드인 rutin은 모세혈관 강화 작용이 있다.

| 북한의 효능 |

출혈, 혈리, 눈에 피진 데, 고혈압, 자반병에 쓴다.

| 동의보감 효능 |

괴화(槐花, 회화나무 꽃)는 다섯 가지 치질[五痔]과 가슴앓이[心痛]를 낮게 한다. 배 속의 벌레를 죽이고 치질[腸風, 장풍]로 피를 쏟는 것, 적백이질을 치료하고 대장의 열을 식힌다. 약간 볶아서 쓴다. 괴아(槐鵝)라고도 한다 [본초].

| 약용법 |

회화나무의 꽃봉오리와 꽃(약재명: 괴화) 5~10g을 물 800mL에 넣고 달여서 반으로 나누어 아침저녁으로 마신다.

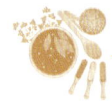

후추 | 후추

- **식물명 및 학명** : 후추[胡椒] *Piper nigrum* Linné
- **과명** : 후추과
- **약재명** : 후추[胡椒]
- **약용부위** : 채 익기 전의 열매
- **약재 저장법** : 밀폐용기

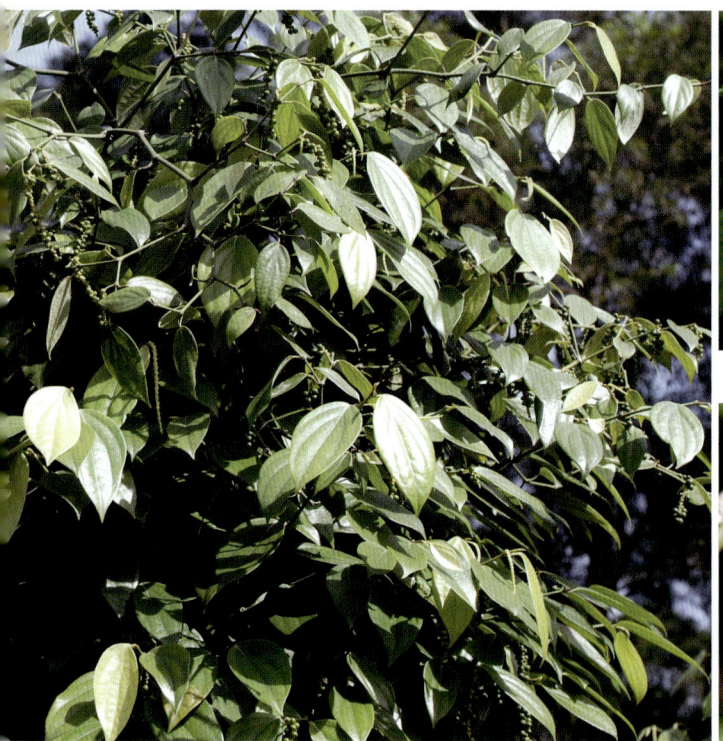

▲ 후추_ 나무모양

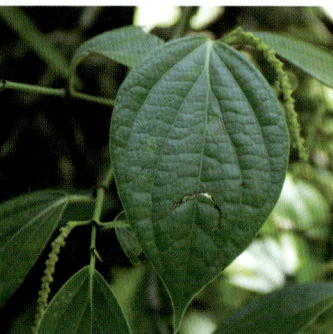

▲ 후추_ 잎

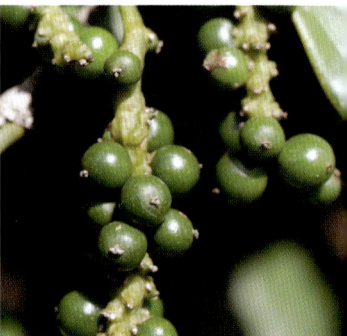

▲ 후추_ 열매

약재의 기원

이 약(후추)은 후추[胡椒] *Piper nigrum* Linné(후추과 Piperaceae)의 채 익기 전의 열매이다.

한방 효능

- 온중산한(溫中散寒) : 배 속을 따뜻하게 하여 추위를 없앤다.

- 하기(下氣) : 기운을 아래로 내린다.
- 소담(消痰) : 담(痰)을 삭인다.

약효 해설

- 식욕부진, 복통, 설사, 이질에 유효하다.
- 음식이 내려간 지 한참 만에 거꾸로 넘어오는 증상에 쓰인다.
- 건위(健胃), 구풍(驅風) 작용이 있으며 소량에서는 식욕증진 작용이 있다.
- 생선, 고기 및 버섯독을 풀어준다.
- 외용(外用)으로 습진에 사용한다.

북한의 효능

담, 배가 차고 아픈 데, 게우기(구토), 랭리, 식중독에 쓴다.

동의보감 효능

호초(胡椒)의 성질은 매우 따뜻하며[大溫] 맛은 맵고[辛] 독이 없다. 기를 내리고 속을 따뜻하게 하며 담(痰)을 삭이고 장부의 풍(風)과 냉(冷)을 없앤다. 곽란(霍亂)으로 명치가 차고 아픈 것을 멎게 한다. 몸이 차고 습하게 되면 생기는 설사[冷痢, 냉리]에 주로 쓴다. 온갖 물고기, 고기, 자라, 버섯의 독을 푼다.

약용법

후추의 열매(약재명: 후추) 1~3g을 물 800mL에 넣고 달여서 반으로 나누어 아침저녁으로 마시거나 또는 가루나 환(丸)으로 만들어 복용한다. 외용할 때는 적당량을 분말로 하여 환부에 붙인다.

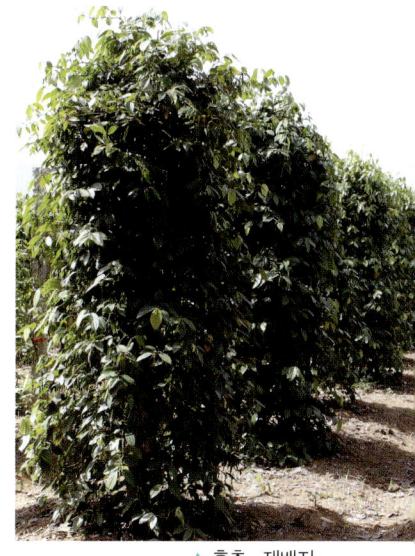

▲ 후추_ 재배지

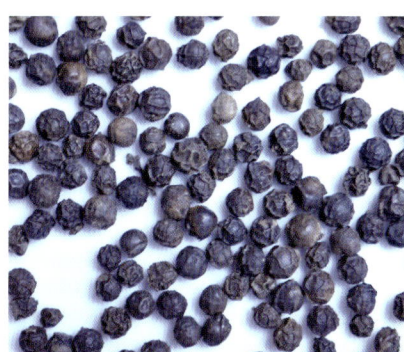

▲ 후추(흑후추). 중과피를 제거하지 않은 것이며 약용한다.

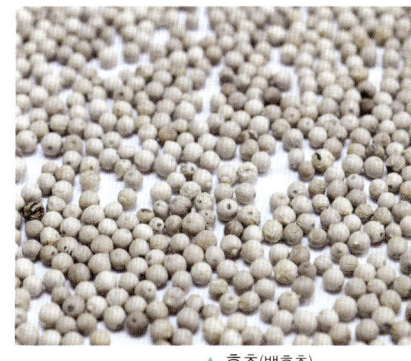

▲ 후추(백후추)

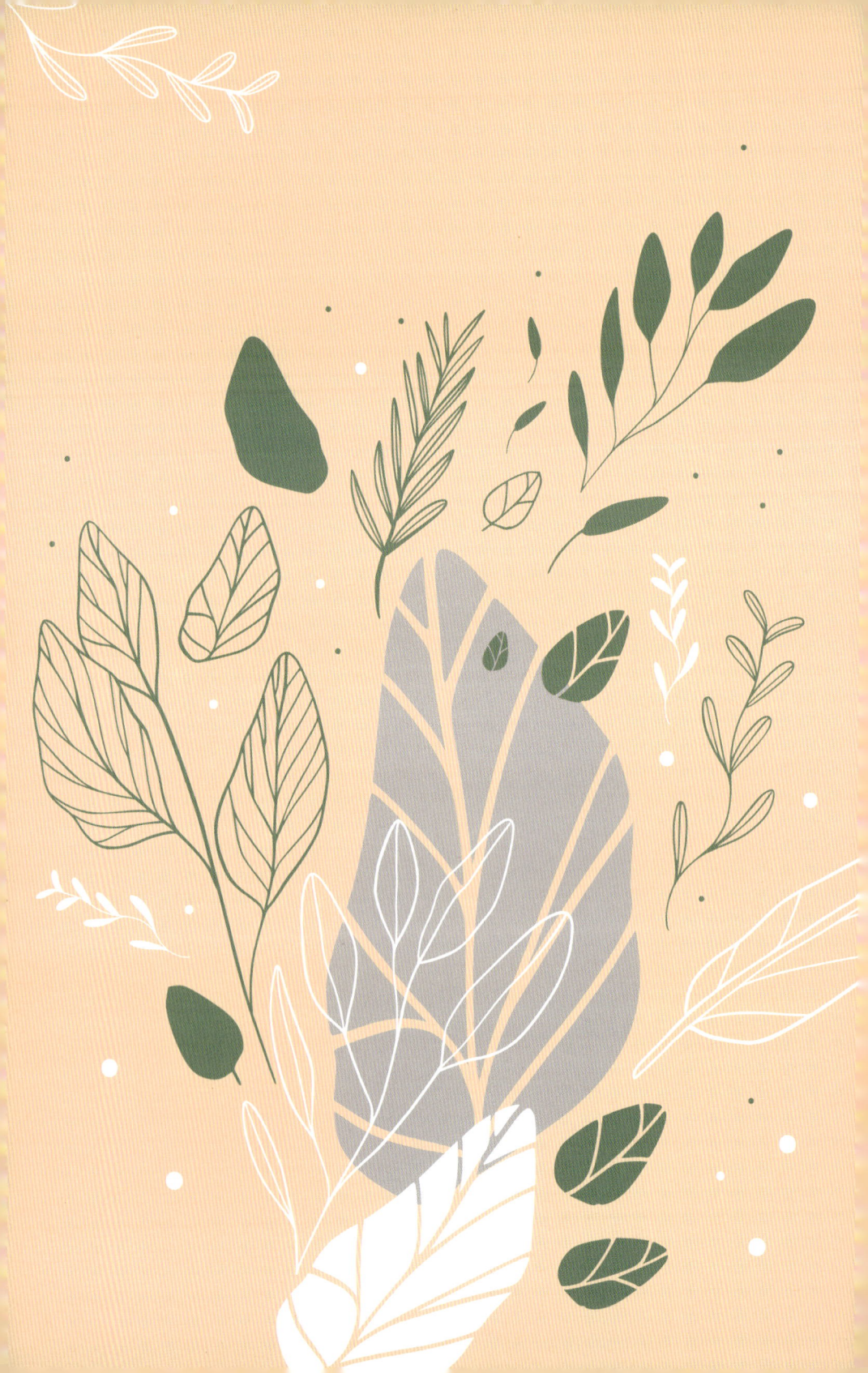

제2부
세계의 향신료와 열대과일

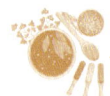

갈랑갈(대고량강, 홍두구)

- **식물명 및 학명** : 갈랑갈 *Alpinia galanga* (L.) Willd.
- **과명** : 생강과
- **식용 및 약용부위** : 뿌리줄기(대고량강, 大高良薑), 열매(홍두구, 紅豆蔲)
- **기타 명칭** : 홍두(紅豆), 양강자(良薑子), galangal

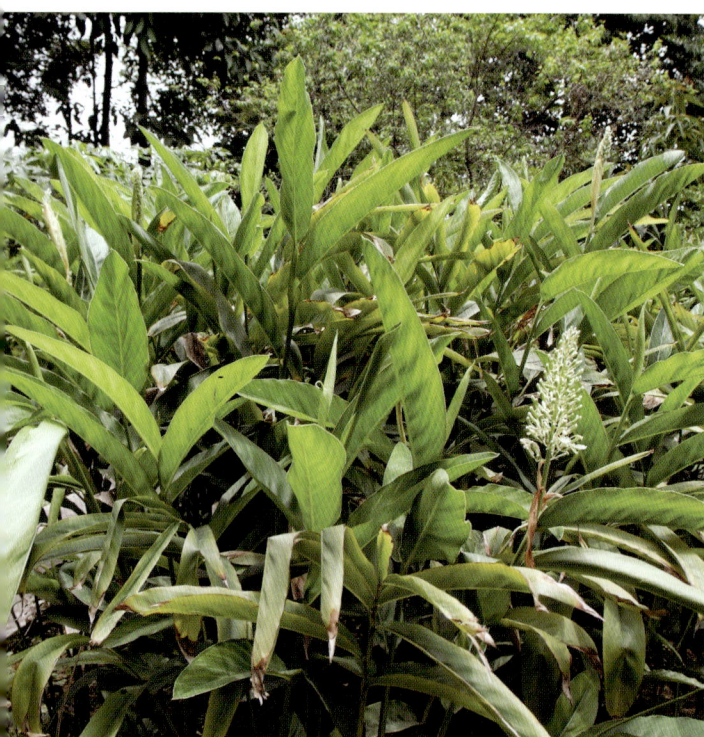

▲ 갈랑갈_ 잎과 열매

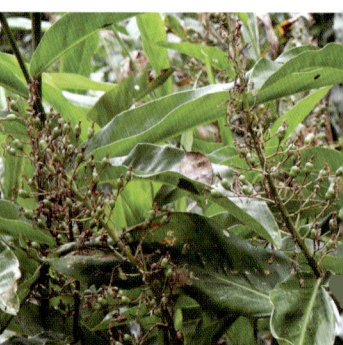

▲ 갈랑갈_ 잎(중국)

▲ 갈랑갈_ 열매

약효 해설

열매

- 음식물이 내려가지 않아 그득하고 답답한 증상인 식체창만(食滯脹滿)과 구토, 말라리아, 이질을 치료하는 효능이 있다.
- 술독을 풀어준다.

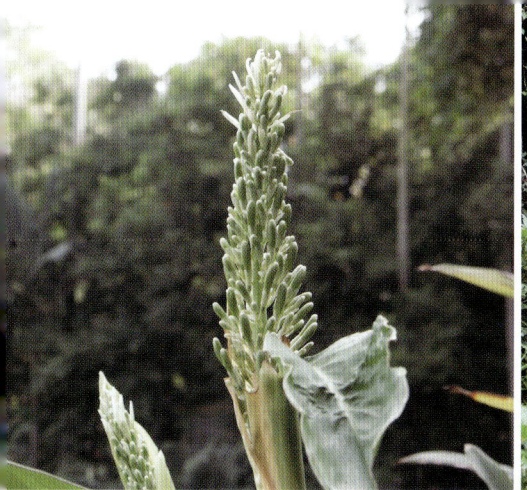
▲ 갈랑갈_ 덜 익은 열매

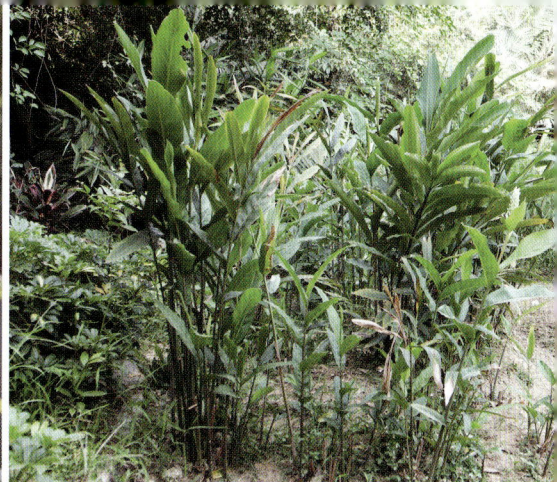
▲ 갈랑갈_ 지상부(중국)

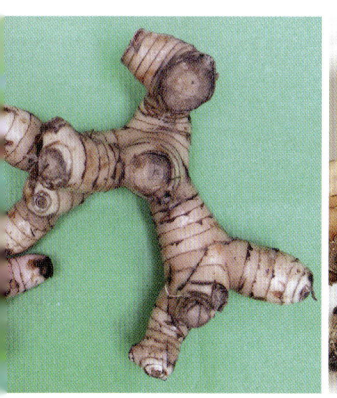
▲ 갈랑갈_ 뿌리줄기(채취품)

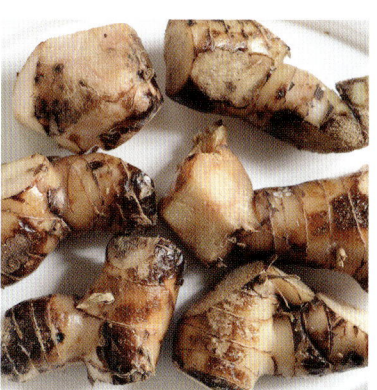
▲ 대고량강(약재)

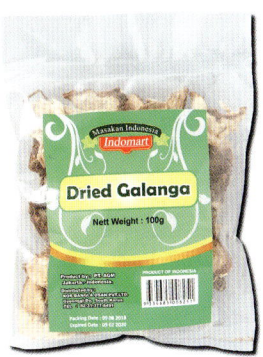
▲ 갈랑갈 제품(인도네시아)

| 동의보감 효능 |

홍두구(紅豆蔻, 갈랑갈의 열매)는 성질이 따뜻하고 맛은 매우며(쓰다고도 한다) 독이 없다. 물 같은 설사를 하며 복통과 곽란으로 신물을 토하는 것을 낫게 하고 술독을 풀어주며 산람장기 독을 없앤다.

| 요리 및 이용 |

향신료인 갈랑갈의 뿌리줄기는 생강과 비슷한 향미를 가지고 있지만 향은 생강보다 강하다. 태국 요리에서 즐겨 사용되는 향신료이며 고기나 생선류 요리의 냄새 제거를 위해 활용한다. 약용의 목적으로 뿌리줄기 3~5g 또는 열매 3~6g을 물 800mL에 넣고 달여서 반으로 나누어 아침저녁으로 마신다.

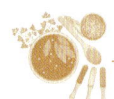

금잔화(마리골드)

- **식물명 및 학명** : 금잔화 *Calendula officinalis* L.
- **과명** : 국화과
- **식용 및 약용부위** : 두상화(頭狀花, 꽃대 끝에 많은 꽃이 붙어 머리 모양을 이룬 꽃)
- **기타 명칭** : marigold, pot marigold, garden marigold, 금잔국화(金盞菊花)

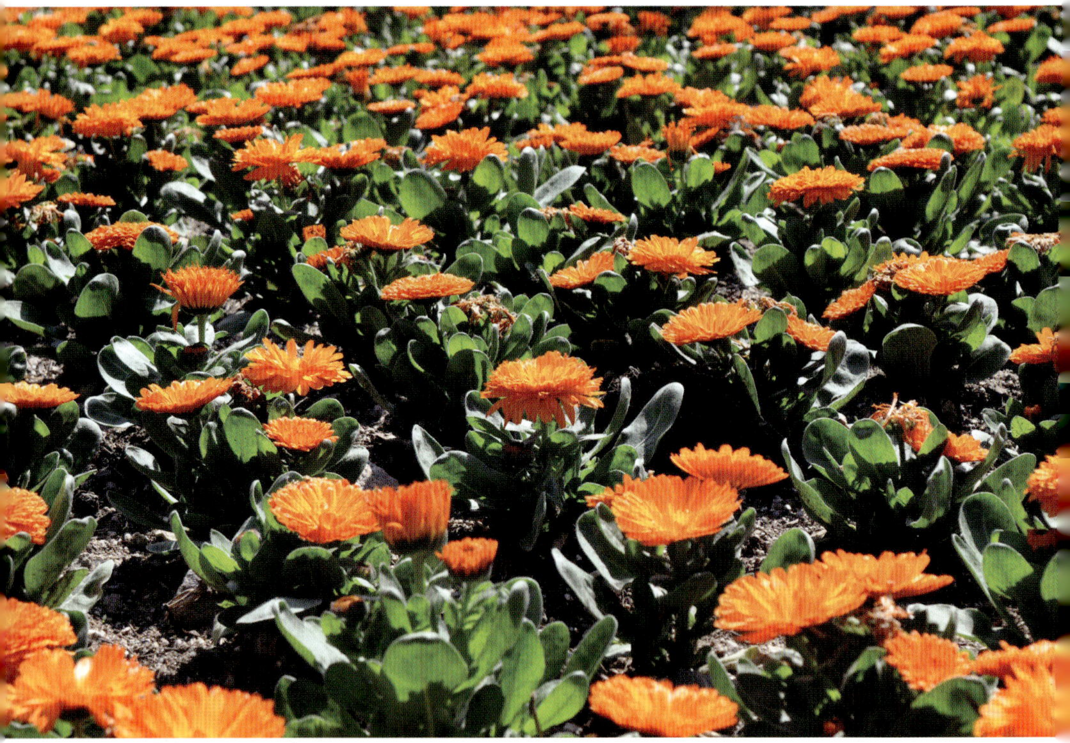

▲ 금잔화(마리골드)_ 무리

| 약효 해설 |

- 눈이 충혈되면서 붓고 아픈 증상에 유효하다.
- 외용제로 상처 치료에 사용한다.
- 건조 피부, 습진에 국소적으로 사용한다.
- 구강 인후염에 효과가 있다.

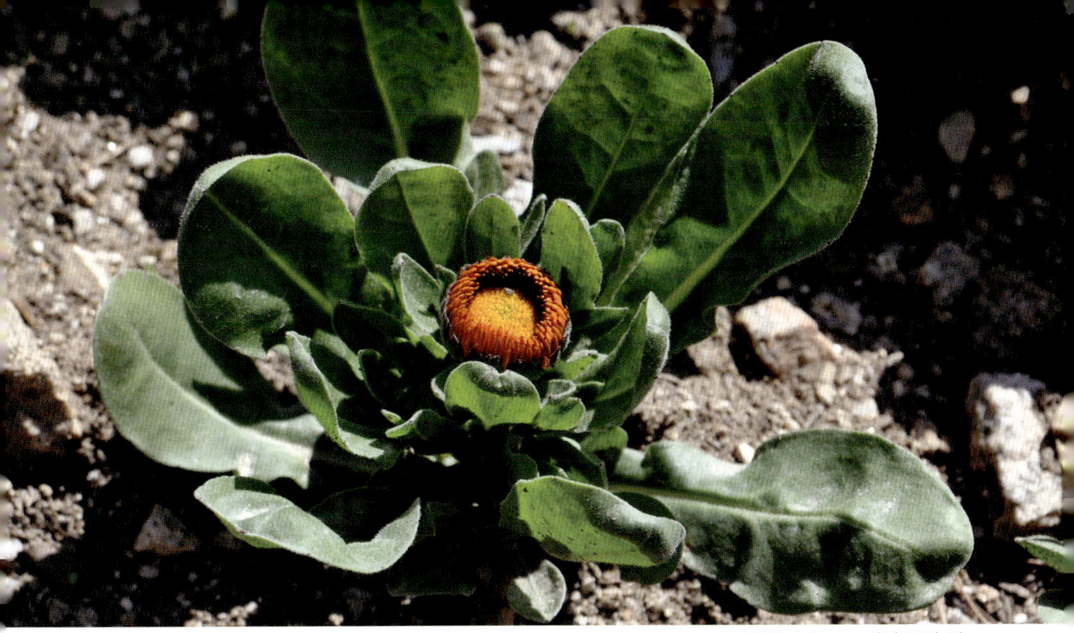

▲ 금잔화(마리골드)_ 어린 꽃과 잎

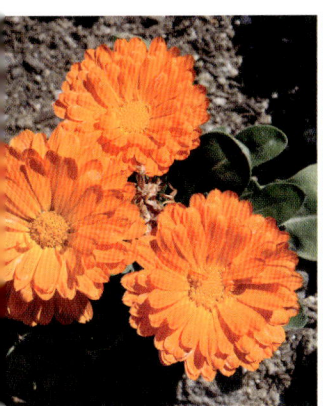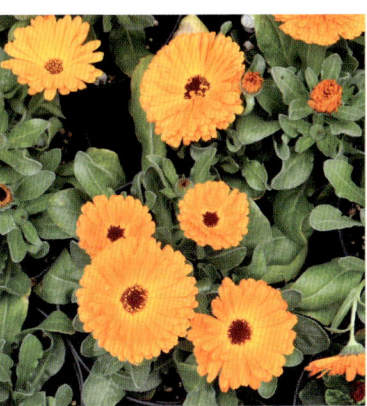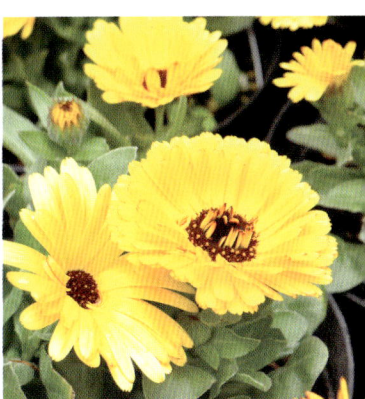

◀▲ 금잔화(마리골드)_ 꽃

| 요리 및 이용 |

향신료인 금잔화(마리골드)의 신선한 꽃잎은 독특한 빛깔과 풍미가 있어 요리에 사용하지만 보통은 음건해서 황색 착색료로 이용한다. 즉 잘게 잘라 우려낸 액을 치즈, 수프, 쌀 요리 등의 착색에 사용한다. 비싼 사프란에 비해 마리골드는 값이 싸므로 서민용 사프란이라고 불린다. 어린 생잎도 샐러드나 치즈 등에 첨가해서 먹는다. 그리고 마리골드 꽃 5~10송이를 물 800mL에 넣고 달여서 반으로 나누어 아침저녁으로 마시면 눈 충혈, 인후염 치료에 도움된다.

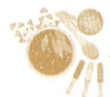

나한과

- **식물명 및 학명** : 나한과 *Siraitia grosvenorii* (Swingle) C.Jeffrey ex A.M.Lu & Zhi Y.Zhang
- **과명** : 박과
- **식용 및 약용부위** : 열매, 잎, 뿌리
- **기타 명칭** : 나한과(羅漢果), 홍모과(紅毛果)

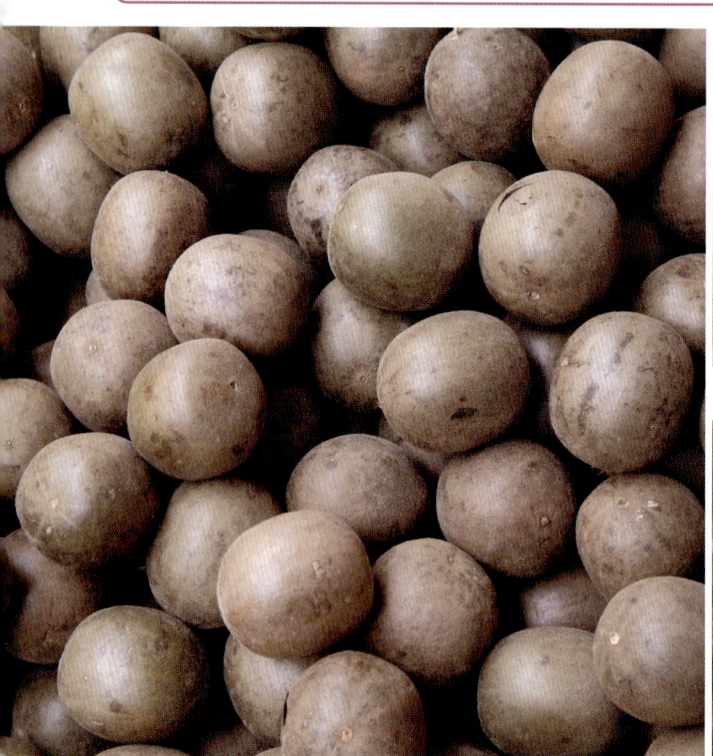

▲ 나한과_ 열매(채취품, 중국)

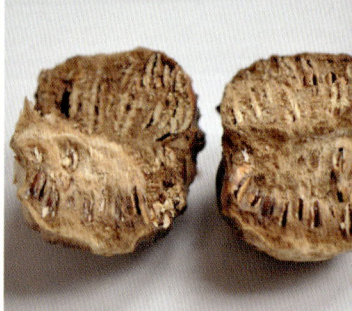

▲ 나한과_ 껍질을 벗긴 열매(중국)

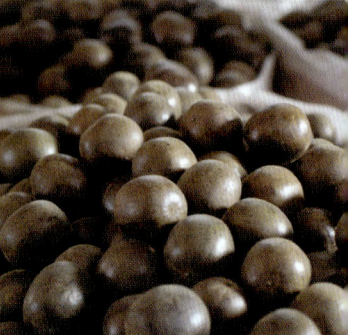

▲ 나한과_ 열매(시장 판매품, 중국)

식물

중국 광시쫭족자치구에서는 오랫동안 먹으면 장수할 수 있다고 믿었으므로 '장수과일'로 통했다. 모양이 부처님의 배(腹)와 똑같이 생겼다고 해서 나한(羅漢)이란 이름이 붙게 되었다는 유래도 전해온다.

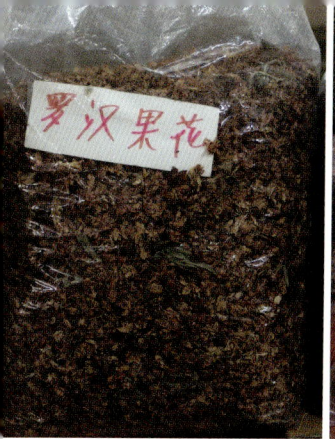
▲ 구이린 시장에서 판매하는 나한과 꽃(중국)

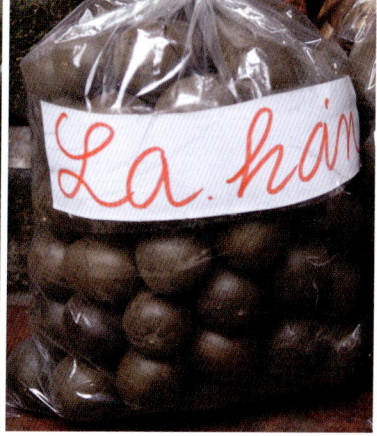
▲ 호치민 시장에서 판매하는 나한과(베트남)

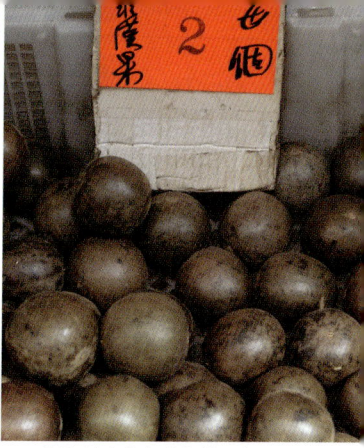
▲ 홍콩 시장에서 판매하는 나한과(홍콩)

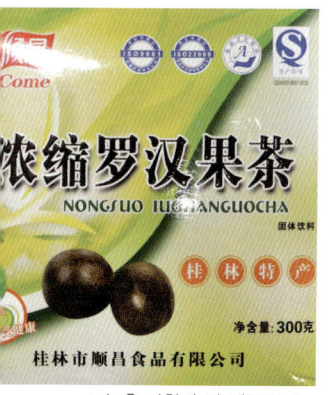
▲ 농축 나한과 차 제품(중국)

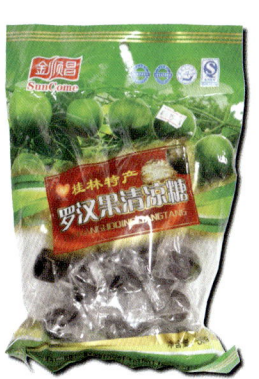
▲ 나한과 사탕(중국)

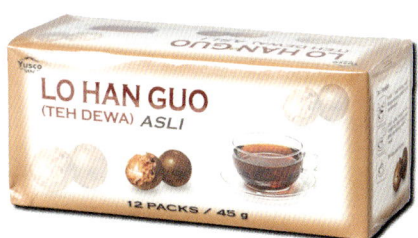
▲ 나한과 차 제품(인도네시아)

| 약효 해설 |

- 폐의 기운이 위로 치밀어 오르는 것을 치료한다.
- 변비, 기침을 낫게 한다.
- 인후염, 급성위염에 좋다.

| 요리 및 이용 |

열대식물인 나한과의 말린 열매는 부스러지기 쉽고 부서진 속 표면이 황백색이며 바삭바삭하다. 건조 나한과의 껍질을 깨서 열매 속의 속살을 꺼내 먹는다. 나한과 열매를 차로 끓여 마시면 달고 맛있는 한방차가 된다. 즉 나한과 열매 1개(껍질을 벗긴 말린 과육)를 물 100mL에 넣고 4~5분 끓여 마시면 된다. 한 번 끓이고 나서 나한과를 버리지 말고 3~4회 더 끓여서 마셔도 좋다.

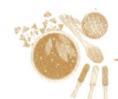

노니

- **식물명 및 학명** : 노니 *Morinda citrifolia* L.
- **과명** : 꼭두서니과
- **식용 및 약용부위** : 열매, 뿌리
- **기타 명칭** : Indian mulberry, noni tree, 격수(檄樹), 해파극천(海巴戟天)

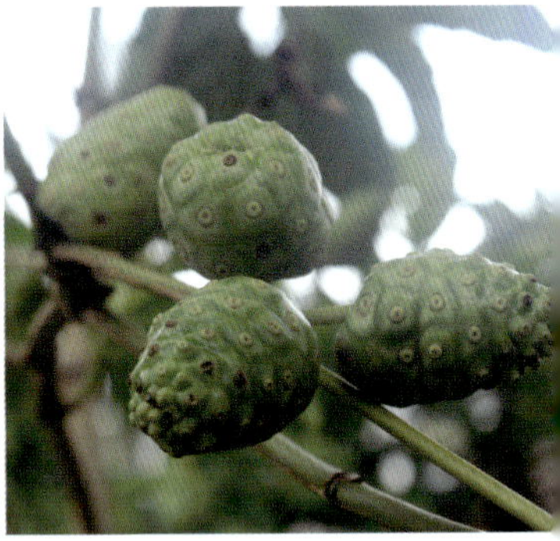

▲ 노니_ 열매(인도네시아)

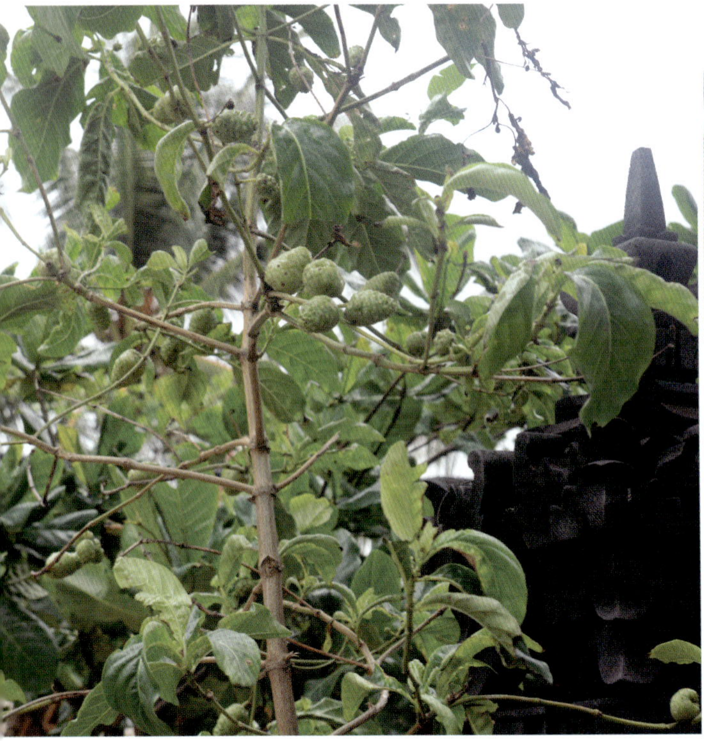

▲ 노니_ 나무모양(인도네시아 발리)

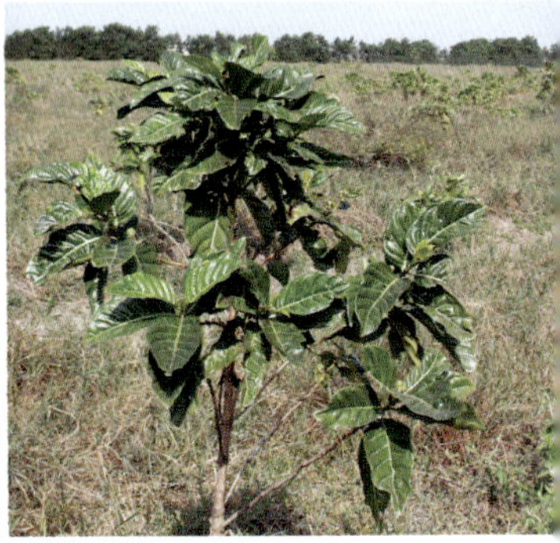

▲ 노니_ 재배 밭(중국 하이난성)

│식물│

열대식물인 노니의 열매는 여러 개의 작은 열매로 이루어져 있으며 한 개의 열매를 이루고 있는 수많은 작은 열매에는 씨앗이 하나씩 들어 있다. 중국에서는 한약인 파극천과 닮았다고 해서 해파극천(海巴戟天) 또는 격수(檄樹)라고 부른다.

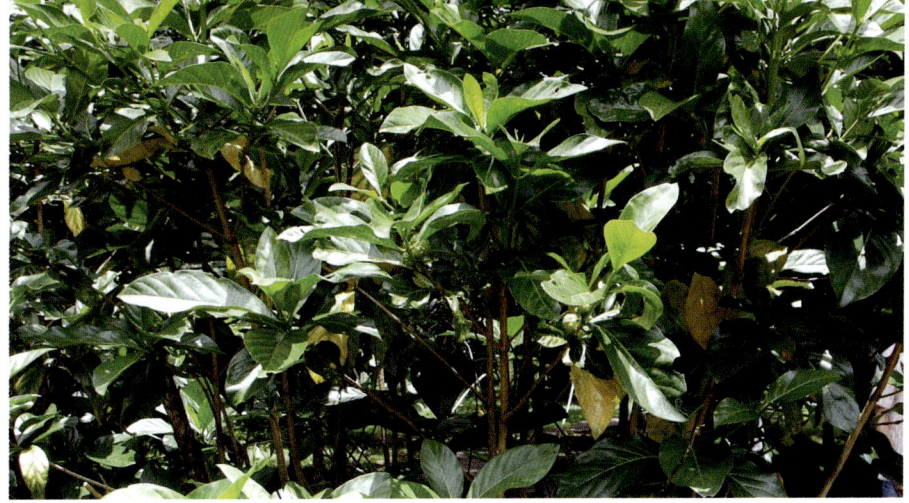
▲ 시샹반나열대식물원의 노니(중국)

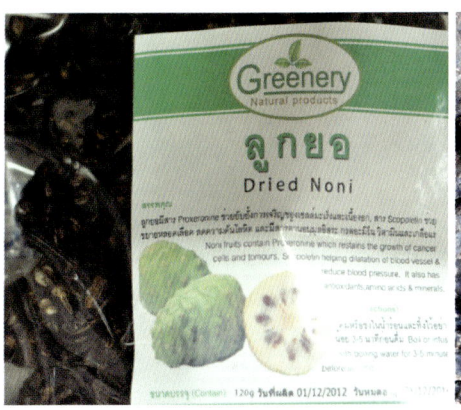
▲ 파타야의 한 약국에서 판매 중인 건조 노니(태국)

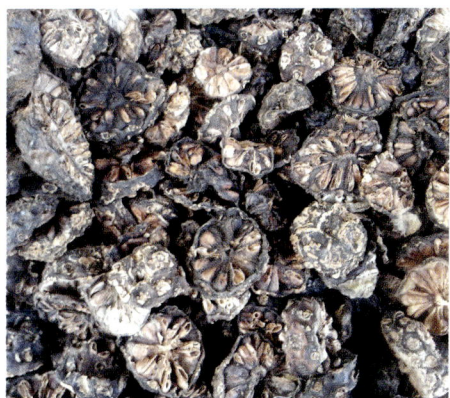
▲ 노니(시장 판매품)

| 약효 해설 |

열매
- 성기능 강장제로 효과가 있다.
- 진통, 해열 작용이 있다.
- 항암 및 혈압강하 작용이 있다.

| 요리 및 이용 |

최근 건강식품으로 알려진 이 과일은 생으로 먹거나 카레 요리에 사용하기도 한다. 태국이나 말레이시아에서는 잎을 채소로 사용하고 인도네시아에서는 열매로 주스를 만들어 마시기도 한다.

두리안

- ■식물명 및 학명 : 두리안 *Durio zibethinus* Murr.
- ■과명 : 아욱과
- ■식용 및 약용부위 : 열매
- ■기타 명칭 : durian, 류련(榴蓮), 류련(流蓮), durio

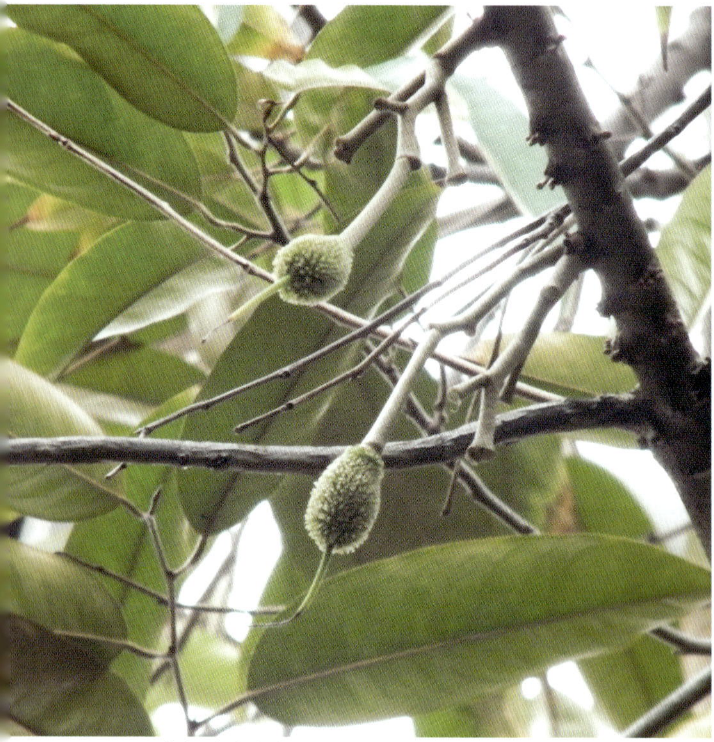

▲ 두리안_ 잎

▲ 두리안_ 어린 열매(일본 유메노시마 열대식물관)

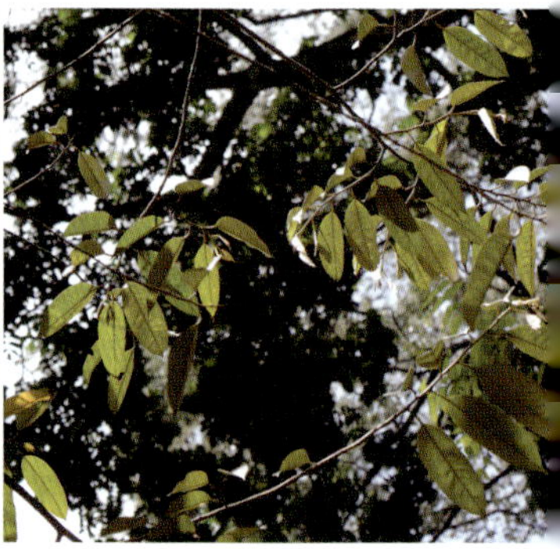

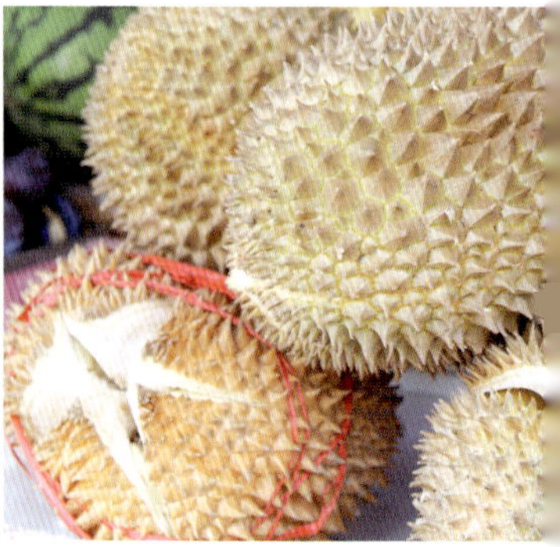

▲ 두리안_ 열매(시장 판매품, 중국)

| 식물 |

한 신문 기사는 '냄새는 지옥, 맛은 천국'이라는 별명을 가진 열대과일의 황제'로 두리안을 소개하고 있다. 워낙 냄새가 지독해서 처음 대할 땐 누구나 기겁을 하고 돌아서지만, 한번 맛을 들이면 천하의 어떤 과일보다 맛있다고 평가하기 때문에 붙여진 별명이다.

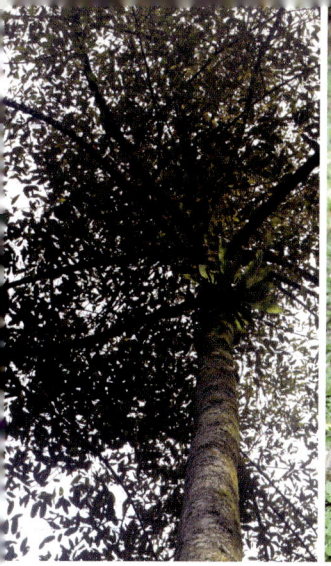
▲ 두리안_ 나무모양

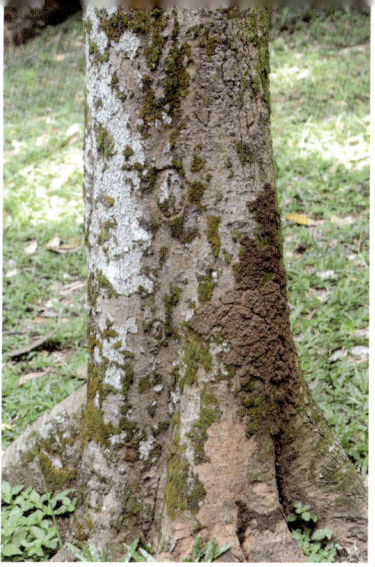
▲ 두리안_ 나무껍질

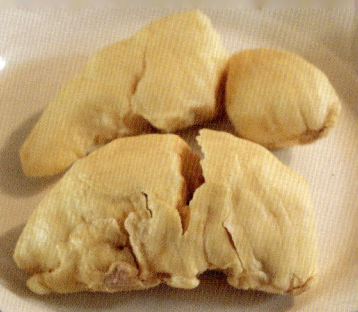
▲ 두리안_ 과육(한국)

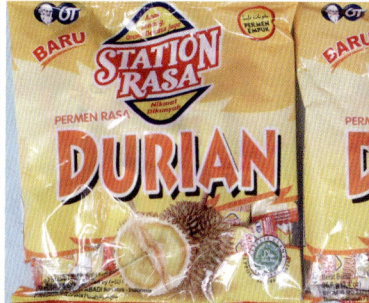
▲ 두리안 과자 제품(인도네시아)

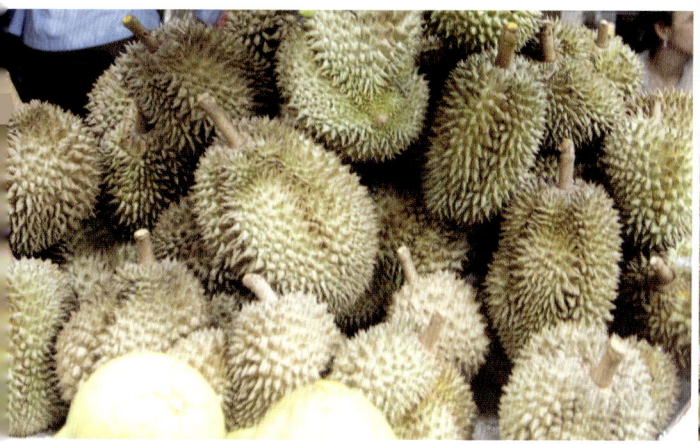
▲ 씨엠립 야시장에서 팔고 있는 두리안(캄보디아)

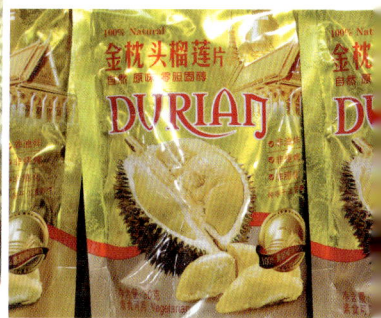
▲ 두리안 과자 제품(중국)

| 약효 해설 |

- 혈액순환을 좋게 한다.
- 정기(正氣)가 허하고 속이 차가운 증상을 치료한다.
- 가슴과 배가 차면서 아픈 증상을 치료한다.

| 요리 및 이용 |

열대과일인 두리안의 겉껍질은 수많은 가시로 단단하고 거칠게 덮여 있다. 조심해서 껍질을 쪼갠 후 과육을 꺼내 생으로 먹는다. 속에는 4~5개의 타원형 방으로 되어 있는데 방마다 속살이 가득 자리 잡고 있다.

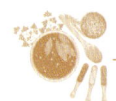

딜(시라)

- **식물명 및 학명** : 딜(시라) *Anethum graveolens* L.
- **과명** : 산형과
- **식용 및 약용부위** : 잎, 열매
- **기타 명칭** : 서양자초, dill, 시라자(蒔蘿子), 소회향(小茴香)

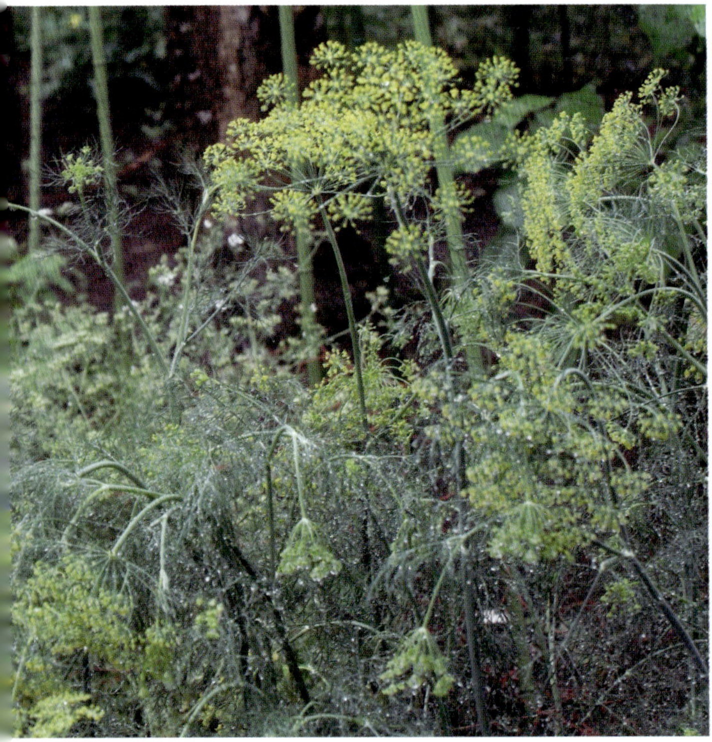

▲ 딜(시라)_ 잎

▲ 딜(시라)_ 지상부(일본 도야마대학 약용식물원)

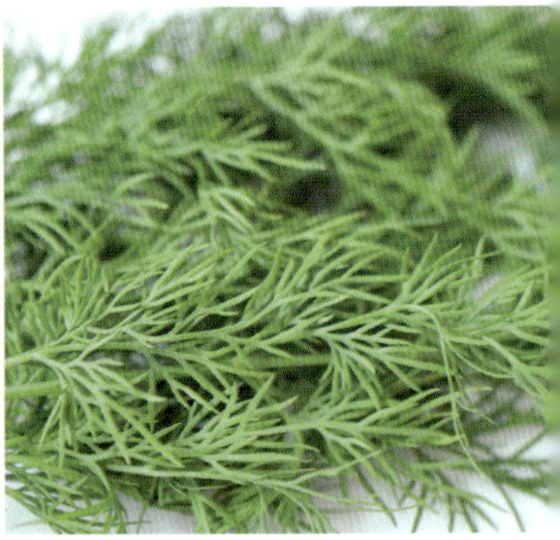

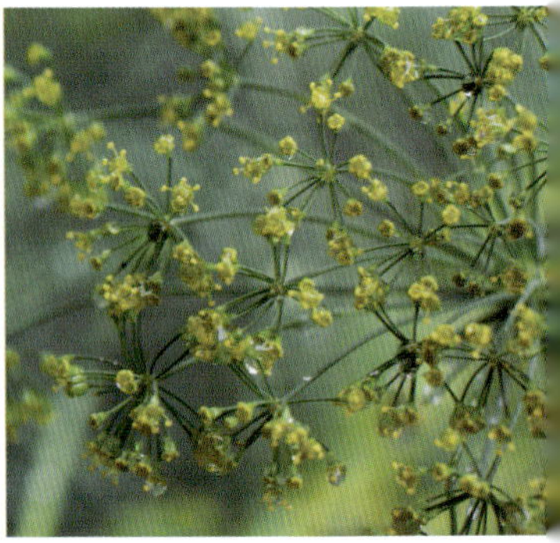

▲ 딜(시라)_ 꽃

| 약효 해설 |

잎

- 소화촉진, 건위 작용이 있다.
- 입냄새 제거 효능이 있다.
- 기침, 가래를 없애는 효능이 있다.

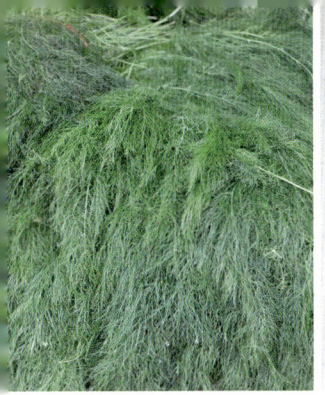
▲ 딜(시장 판매품, 중국)

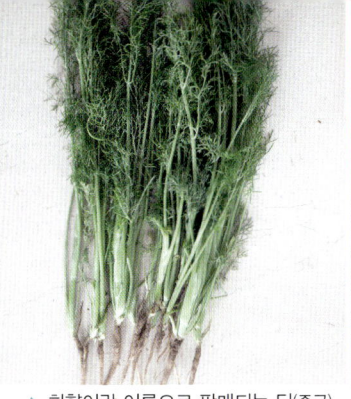
▲ 회향이란 이름으로 판매되는 딜(중국)

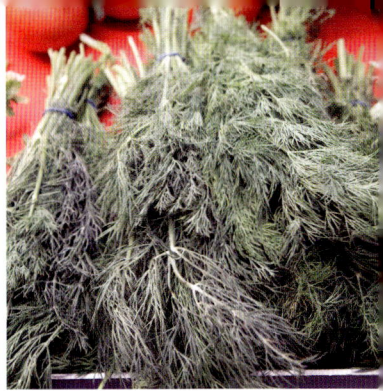
▲ 딜(시장 판매품, 프랑스)

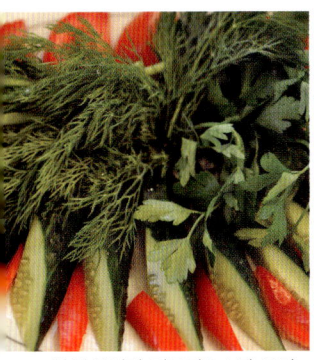
▲ 딜이 들어간 키르기스스탄 요리

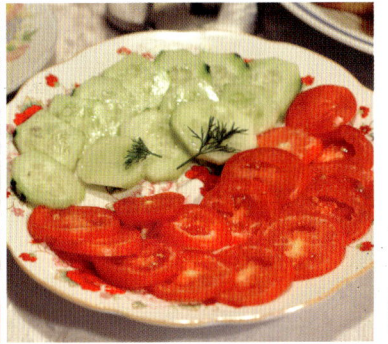
▲ 샐러드 재료로 쓰인 딜(키르기스스탄)

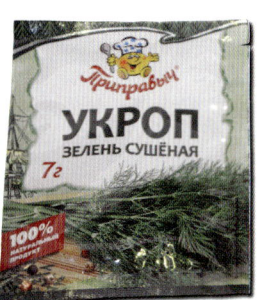
▲ 딜 제품(러시아)

- 기가 치솟은 것을 내리고 속이 메스꺼워 토(吐)하려는 증상을 멈추게 한다.
- 진정, 해독 작용이 있다.

열매

- 건위 작용이 있으며 소화불량, 장염에 효과가 있다.
- 비(脾)를 따뜻하게 하고 위의 활동을 도와 식욕을 돋운다.
- 통증을 멎게 한다.

| 요리 및 이용 |

유럽의 거의 모든 나라에서는 음식에 향신료인 딜을 사용한다. 잎, 줄기, 열매, 꽃 모두 요리에 사용할 수 있지만 그중 잎이 가장 널리 활용된다. 야채 요리 위에 살짝 뿌리기도 하고 생선 요리에 첨가하기도 한다. 열매는 피클, 빵, 치즈, 소스, 채소 요리 등에 이용한다. 딜 잎은 3~9g, 열매는 1~5g을 각각 물 800mL에 넣고 달여서 반으로 나누어 아침저녁으로 마시면 식욕을 돋우고 소화를 돕는 데 유익하다.

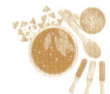

랑삿(두쿠)

- **식물명 및 학명** : 랑삿(두쿠) *Lansium domesticum* Corr.
- **과명** : 멀구슬나무과 　　　　　**식용 및 약용부위** : 열매
- **기타 명칭** : langsat, duku, lanson, lansones, bonbon, longkong

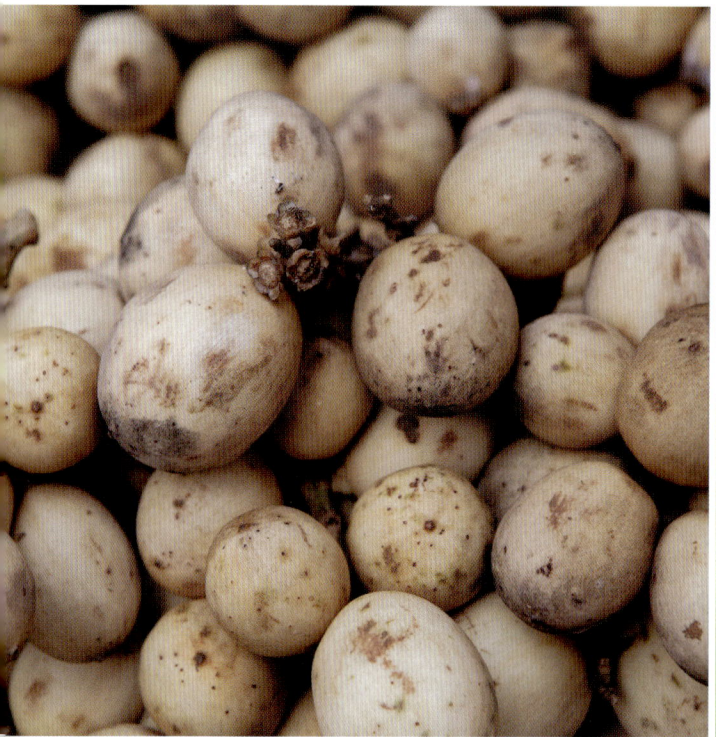

▲ 랑삿(두쿠)_ 열매(채취품, 필리핀)

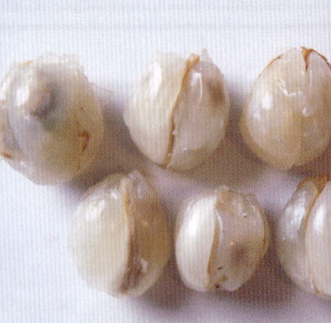

▲ 랑삿(두쿠)_ 과육(필리핀)

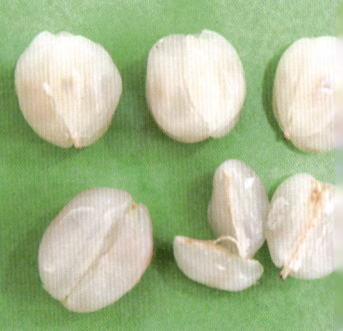

▲ 랑삿(두쿠)_ 과육(인도네시아)

| 약효 해설 |

열매껍질

- 구충 작용이 있다.
- 지사 작용이 있다.

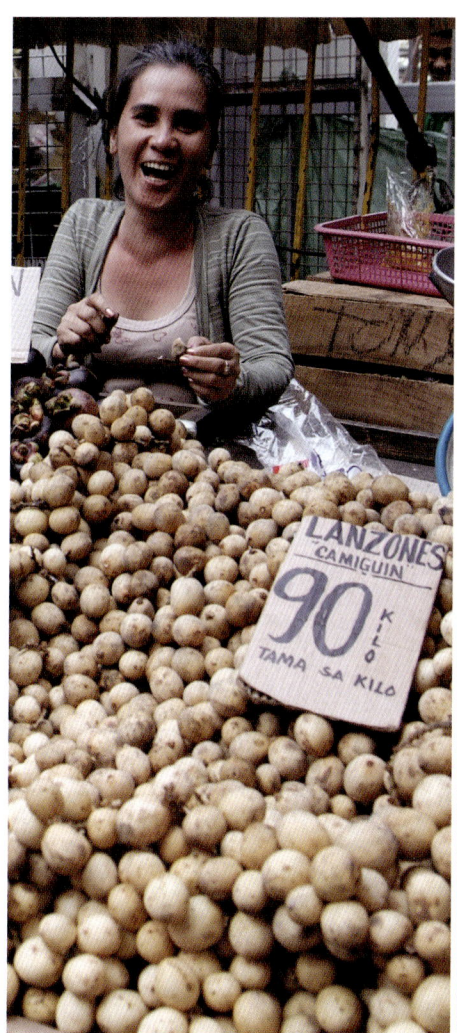

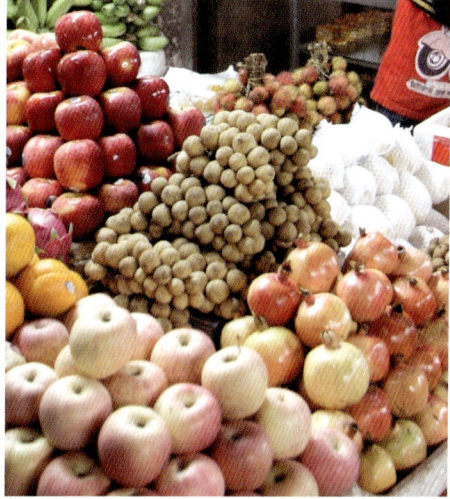

▲ 씨엠립 시장의 상점에서 판매하는 랑삿(캄보디아)

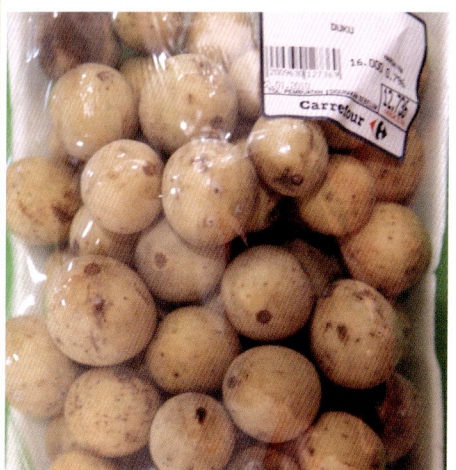

▲ 마늴라 시장에서 팔고 있는 랑삿. 현지에서는 '란소네스'라 부른다.(필리핀)

▲ 자카르타의 백화점에서 팔고 있는 랑삿. '두쿠'라고 표시되어 있다.(인도네시아)

요리 및 이용

열대과일인 랑삿의 얇은 껍질을 벗기면 내부에는 마늘 같은 것이 5~6쪽 뭉쳐 있는 모양을 하고 있다. 마늘쪽 모양의 과육에 들어 있는 씨를 씹으면 매우 쓰다. 과육과 씨가 잘 안 떨어져 그냥 먹는 경우도 있다. 과육은 약간 신맛이 나지만 익은 것은 달다.

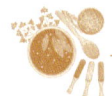

레몬그라스

- **식물명 및 학명** : 레몬그라스 *Cymbopogon citratus* (DC.) Stapf
- **과명** : 벼과
- **식용 및 약용부위** : 지상부
- **기타 명칭** : lemongrass, 향모(香茅), 모향(茅香)

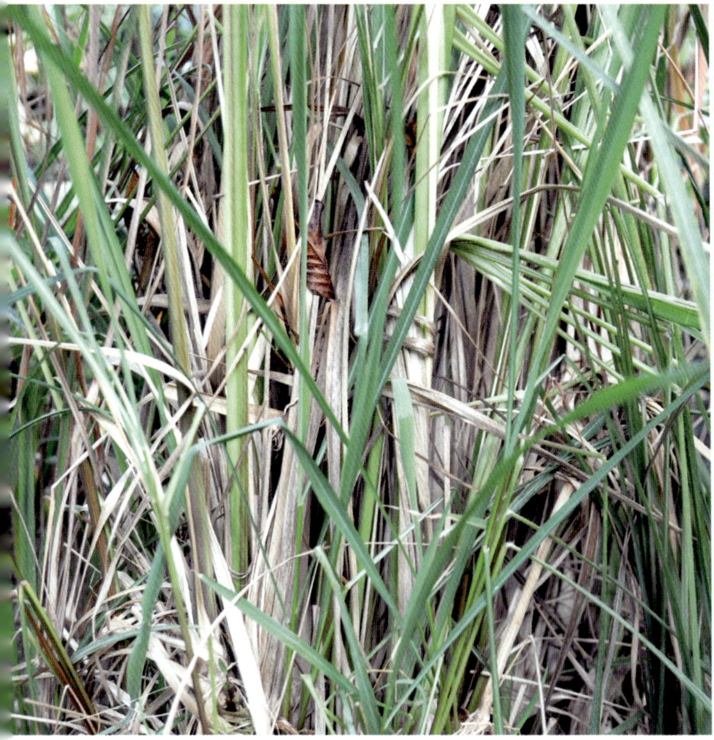

▲ 레몬그라스_ 지상부 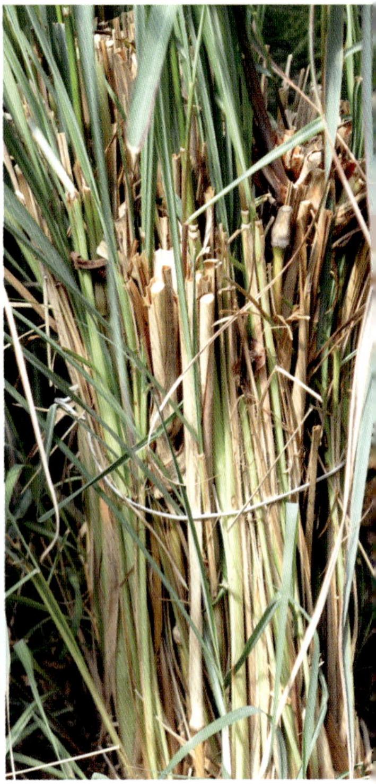　　　　　　　　　　▲ 레몬그라스_ 지상부(절단)

약효 해설

- 감기 두통, 위통을 치료한다.
- 타박상을 치료하고 어혈을 제거한다.
- 꽃은 속을 따뜻하게 하고 위(胃)를 편안하게 한다.
- 강장, 이뇨, 소화촉진 작용이 있다.

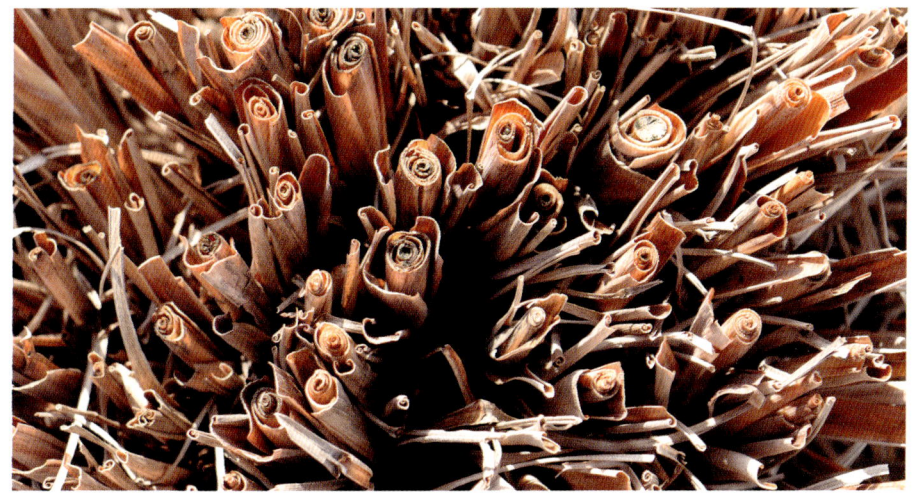

▲ 레몬그라스_ 줄기 상단을 잘라놓은 모습(일본 오사카식물원)

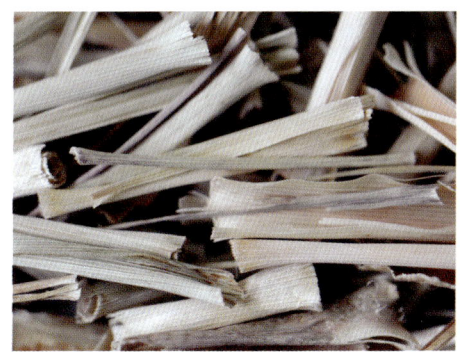

▲ 레몬그라스_ 지상부(채취품)

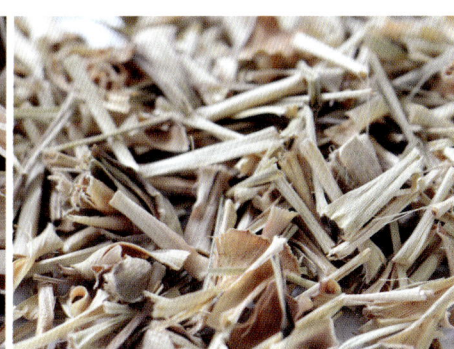

▲ 레몬그라스_ 향신료로 사용하는 지상부(건조)

| 요리 및 이용 |

레몬그라스는 수프를 만드는 데 사용되거나 여러 향신료 혼합물의 재료로 이용된다. 생선, 어패류, 가금류 요리에 향미를 내기 위해 사용할 경우, 줄기에 흠집을 내어 솥에 넣고 가열한 후 제거한다. 레몬과 비슷한 방향이 있어 동남아시아에서 수프나 카레 요리에 빠지지 않는다. 향의 주성분은 레몬과 같이 시트랄(citral)로 정유 성분의 60~70%를 차지한다. 레몬그라스 지상부 6~15g을 물 800mL에 넣고 달여서 반으로 나누어 아침저녁으로 마시면 감기 치료나 소화에 도움된다.

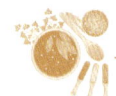

망고스틴

- **식물명 및 학명** : 망고스틴 *Garcinia mangostana* L.
- **과명** : 물레나물과
- **식용 및 약용부위** : 열매
- **기타 명칭** : mangosteen, 산죽(山竹)

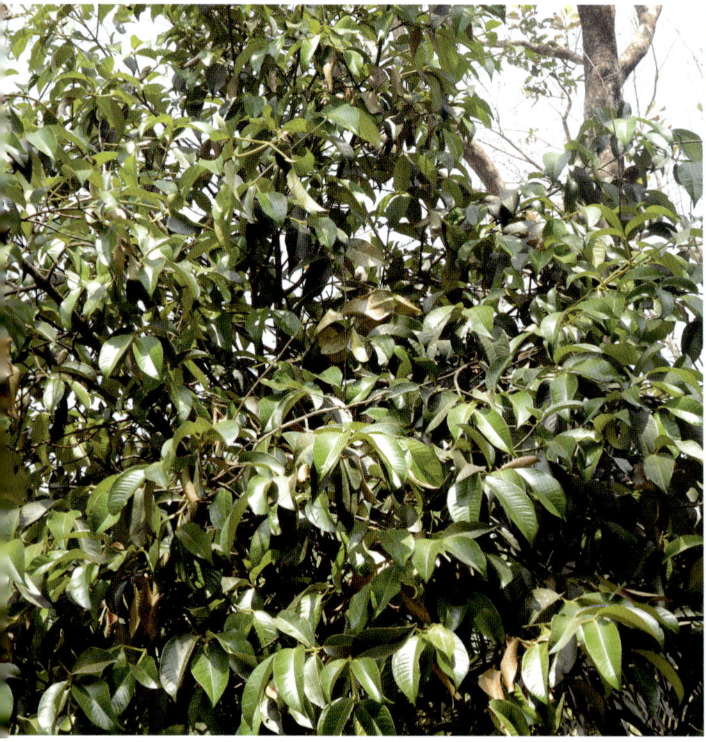

▲ 망고스틴_ 나무모양

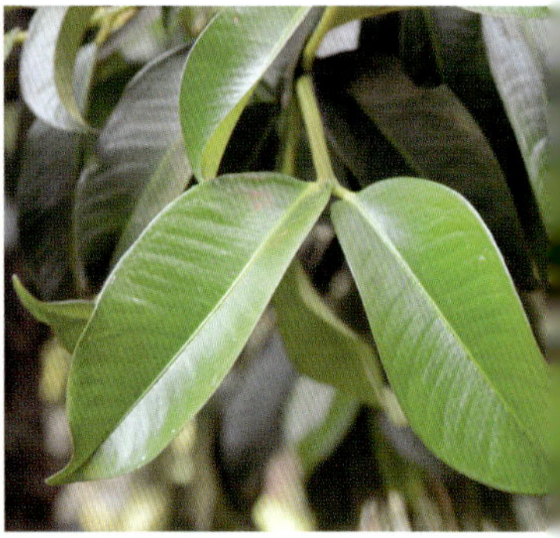

▲ 망고스틴_ 잎

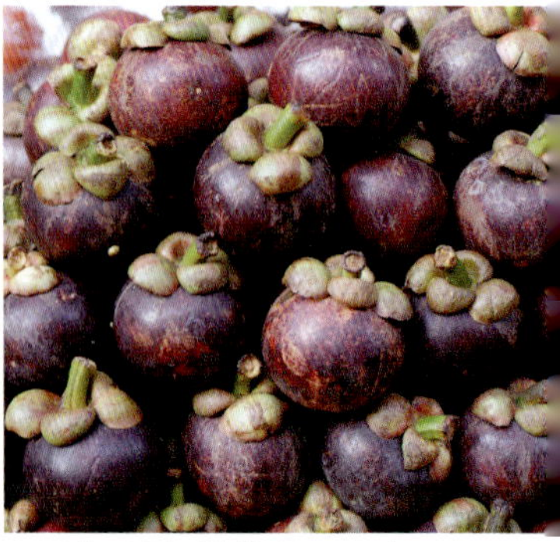

▲ 망고스틴_ 열매(채취품, 중국)

| 식물 |

두리안을 '과일의 왕'이라고 부르는 데 반해 망고스틴은 부드러운 과육과 섬세한 단맛으로 '과일의 여왕'으로 불린다. 자줏빛의 향기로운 과일이 열린다. 이름이 망고와 비슷하지만 과명, 학명이 달라서 관련성은 없다.

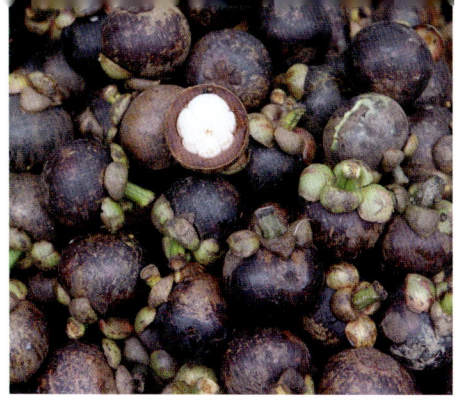
▲ 보고르 시장의 망고스틴(인도네시아)

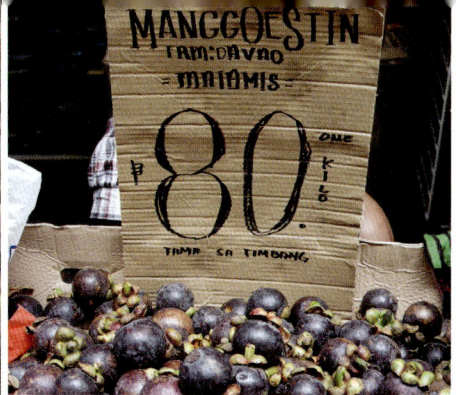
▲ 마닐라 시장의 망고스틴(필리핀)

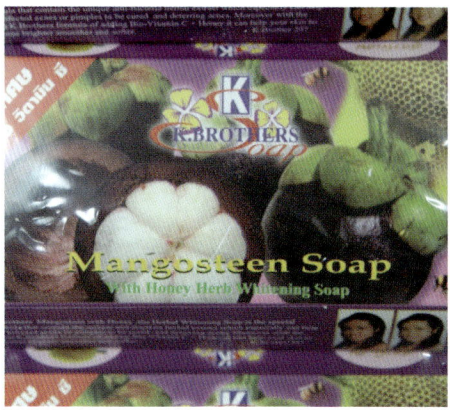
▲ 망고스틴 비누(태국)

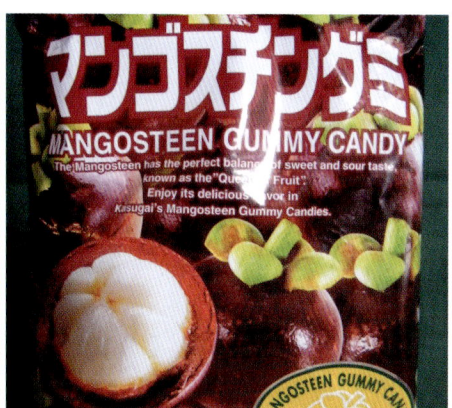
▲ 망고스틴 사탕(일본)

| 약효 해설 |

- 혈액순환을 촉진하고 보혈(補血) 작용이 있다.
- 설사를 멎게 하는 작용이 있다.
- 식욕부진에 효과가 있다.
- 비만 환자들의 심장병, 당뇨병을 예방해준다.

▲ 망고스틴_과육(필리핀)

| 요리 및 이용 |

열대과일인 망고스틴의 껍질은 두껍다. 그렇지만 두 손의 엄지손가락을 과일 꼭지에 대고 힘을 주면 쉽게 반으로 쪼개지므로 과육을 간단하게 꺼내 먹을 수 있다. 하얀 속살을 먹으면 약간 신맛과 단맛이 난다. 이 과일은 즙이 많고 단맛을 내므로, 맵고 뜨거운 음식을 먹은 후 디저트로도 좋다. 먹을 때의 느낌을 즐기기 위해 이처럼 생것 그대로 먹지만 주스, 젤리로 이용하고 통조림으로 가공하기도 한다.

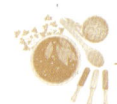

바질

- ■ 식물명 및 학명 : 바질 *Ocimum basilicum* L.
- ■ 과명 : 꿀풀과
- ■ 식용 및 약용부위 : 지상부
- ■ 기타 명칭 : basil, 나륵(羅勒), 난향(蘭香)

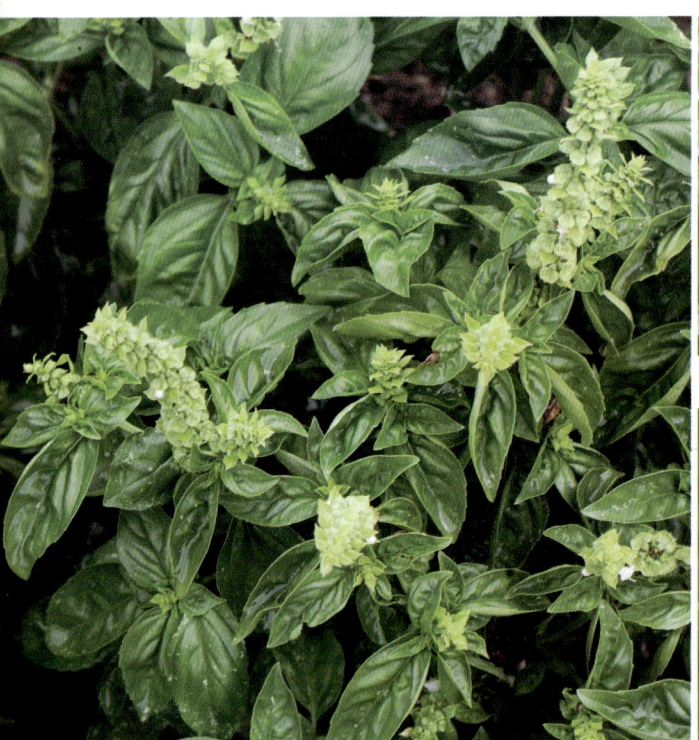

▲ 바질_ 잎

▲ 바질_ 지상부

▲ 바질_ 꽃

| 약효 해설 |

- 입냄새 제거와 치통 치료에 좋다.
- 류머티즘 관절염, 타박상 치료에 효과가 있다.
- 음식이 소화되지 않고 오랫동안 정체되는 현상을 치료한다.
- 신경성 두통과 구내염 치료 작용이 있다.

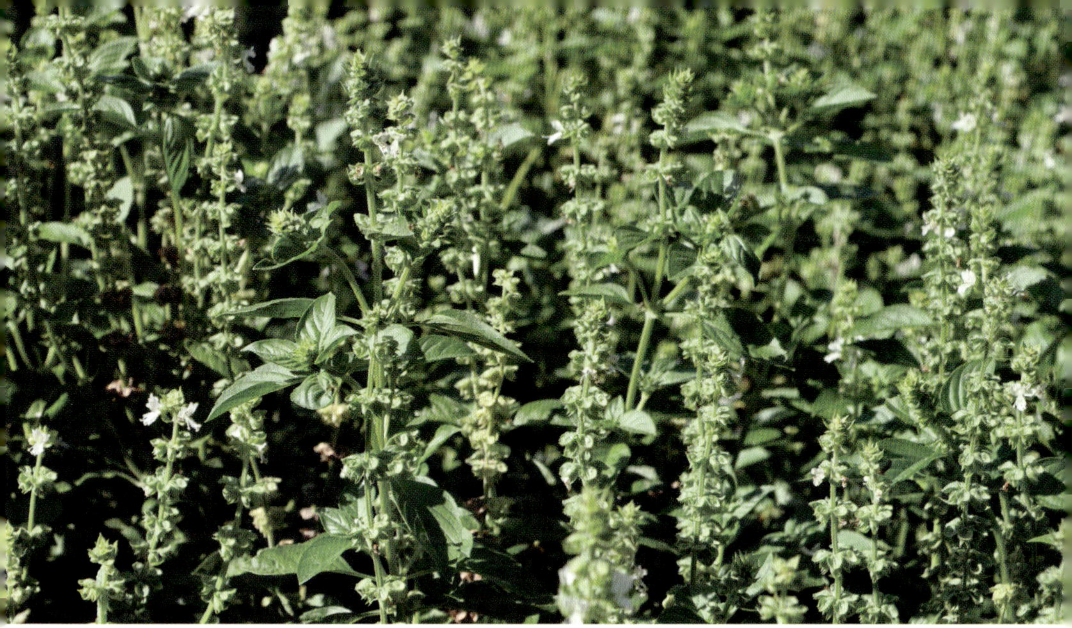

▲ 바질_무리

- 기를 잘 돌게 하고 혈액순환을 촉진하는 효능이 있다.
- 강장 효능이 있다.

| 요리 및 이용 |

향신료인 바질은 토마토와 궁합이 잘 맞으며 토마토 샐러드나 토마토 요리 어디든 잘 어울린다. 특히 이탈리아 페스토(pesto) 소스의 기본이 되는 허브이고 피자에도 활용한다. 생잎과 건조잎을 광범위하게 사용한다. 바질 지상부 5~15g을 물 800mL에 넣고 달여서 반으로 나누어 아침저녁으로 마시면 입냄새 제거와 관절염, 소화불량 치료에 도움된다.

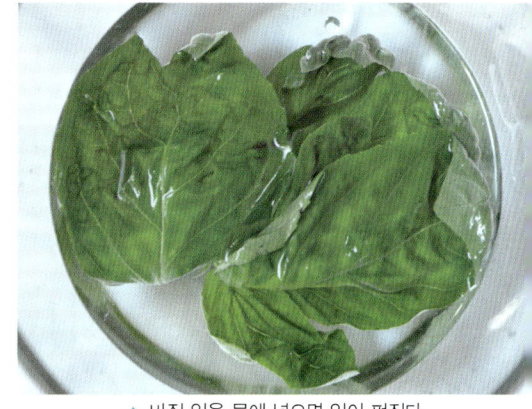

▲ 바질 잎을 물에 넣으면 잎이 펴진다.

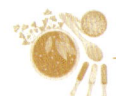

백향과(패션프루트)

- **식물명 및 학명** : 백향과(패션프루트) *Passiflora edulis* Sims
- **과명** : 시계꽃과
- **식용 및 약용부위** : 열매
- **기타 명칭** : passion fruit, 백향과(白香果), 계단과(鷄蛋果), 시계과(時計果)

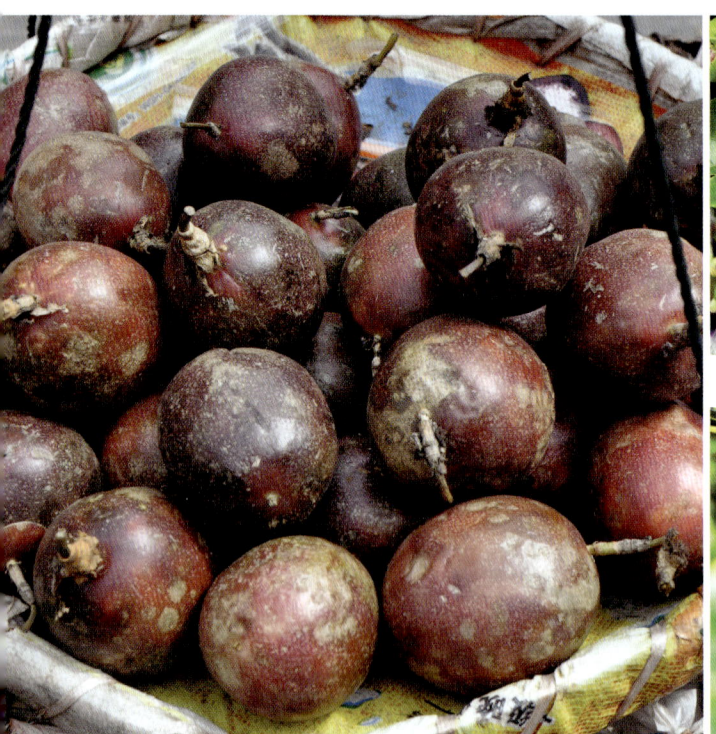

▲ 백향과(패션푸르트)_ 열매(시장 판매품, 중국 푸젠성)

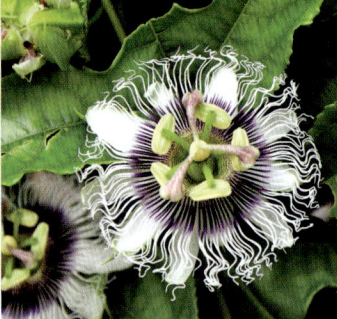

▲ 백향과(패션푸르트)_ 꽃

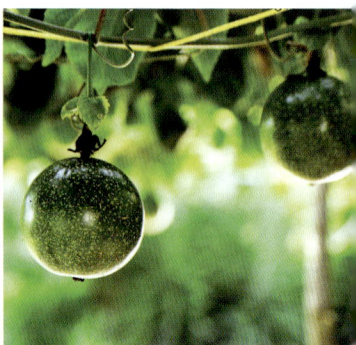

▲ 백향과(패션푸르트)_ 열매

식물

유럽에서 남미로 건너간 선교사들은 이 과일 꽃을 처음 보고 그리스도의 십자가 수난(受難, the Passion)을 상징하는 모양이라고 착안하여 '패션프루트'라고 이름 붙였다. 다섯 개의 수술은 그리스도의 다섯 군데 상처를, 세 개의 암술대는 그리스도를 십자가에 희생시킨 세 개의 못을 상징한다. 중국에서

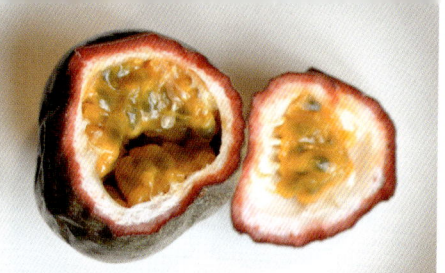
▲ 백향과(패션프루트)_ 열매 상단을 자른 모습(중국)

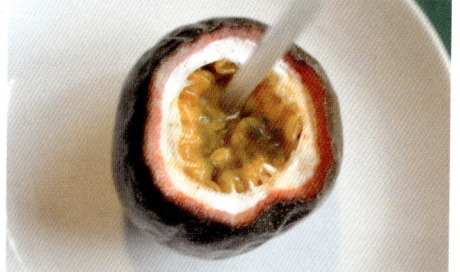
▲ 백향과(패션프루트)_ 먹기 전 빨대를 꽂은 모습(중국)

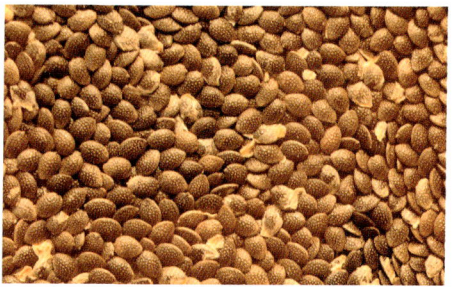
▲ 백향과(패션프루트)_ 씨

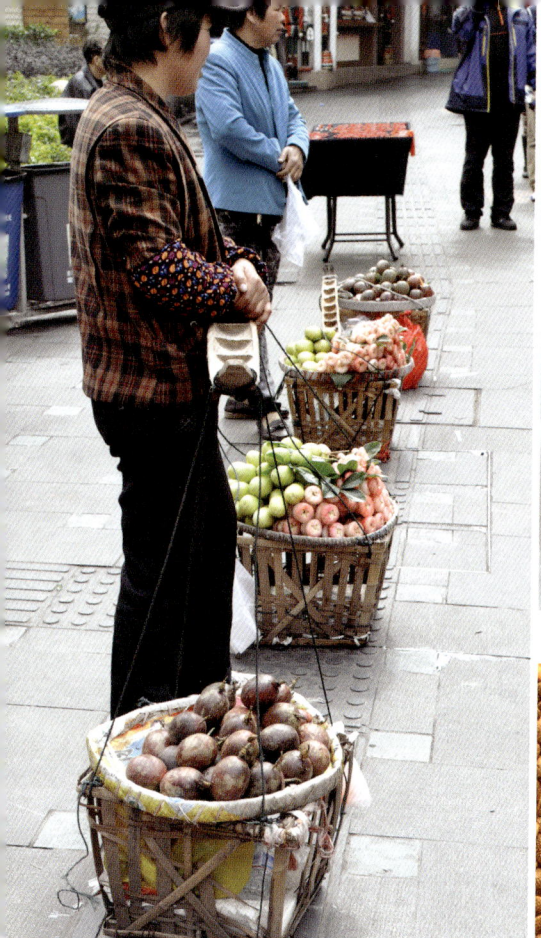
▲ 패션프루트를 팔고 있는 상인(푸젠성 샤먼, 중국)

는 여러 가지 향이 난다고 해서 '백향과(白香果)'라는 이름으로 부른다.

| 약효 해설 |

- 통증을 없애주고 정신을 안정하게 한다.
- 이질, 통경(通經), 실면(失眠)에 사용한다.
- 기침 치료에 효능이 있다.

| 요리 및 이용 |

열대과일인 백향과 열매를 반으로 잘라서 숟가락으로 생과육을 떠먹어도 되고 녹차에 넣어 마시거나 얼음과 같이 갈아 마셔도 된다. 외국에서는 과육을 음료, 요구르트, 디저트 등에 사용한다.

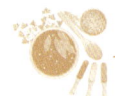

보리지

- 식물명 및 학명 : 보리지 *Borago officinalis* L.
- 과명 : 지치과
- 식용 및 약용부위 : 잎, 꽃, 씨
- 기타 명칭 : borage, starflower, bourrache

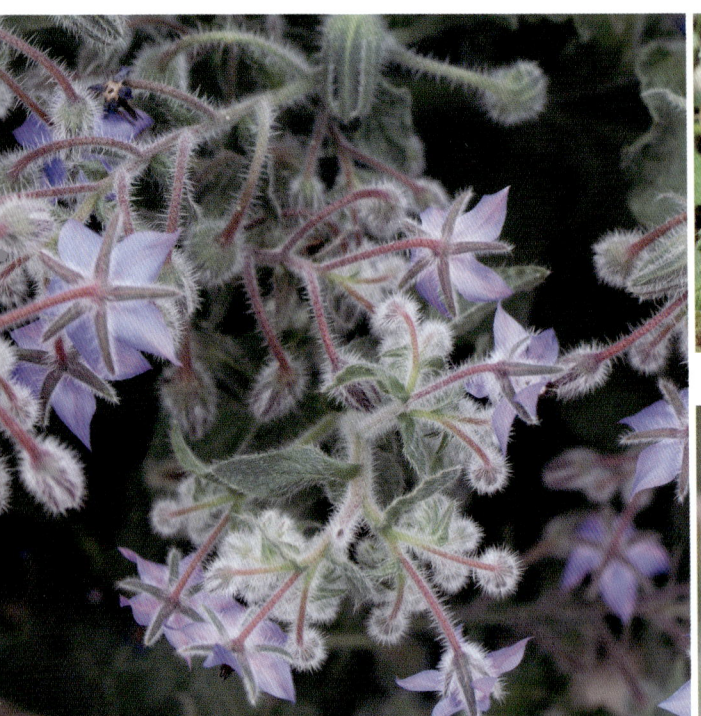

▲ 보리지_ 지상부

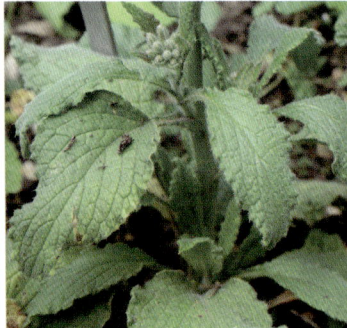

▲ 보리지_ 잎

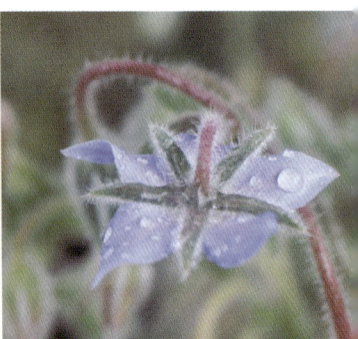

▲ 보리지_ 꽃

약효 해설

- 강장 작용이 있다.
- 이뇨, 발한 작용이 있다.
- 거담, 항염증 작용이 있다.
- 진정 작용이 있으며 항우울제로 사용할 수 있다.

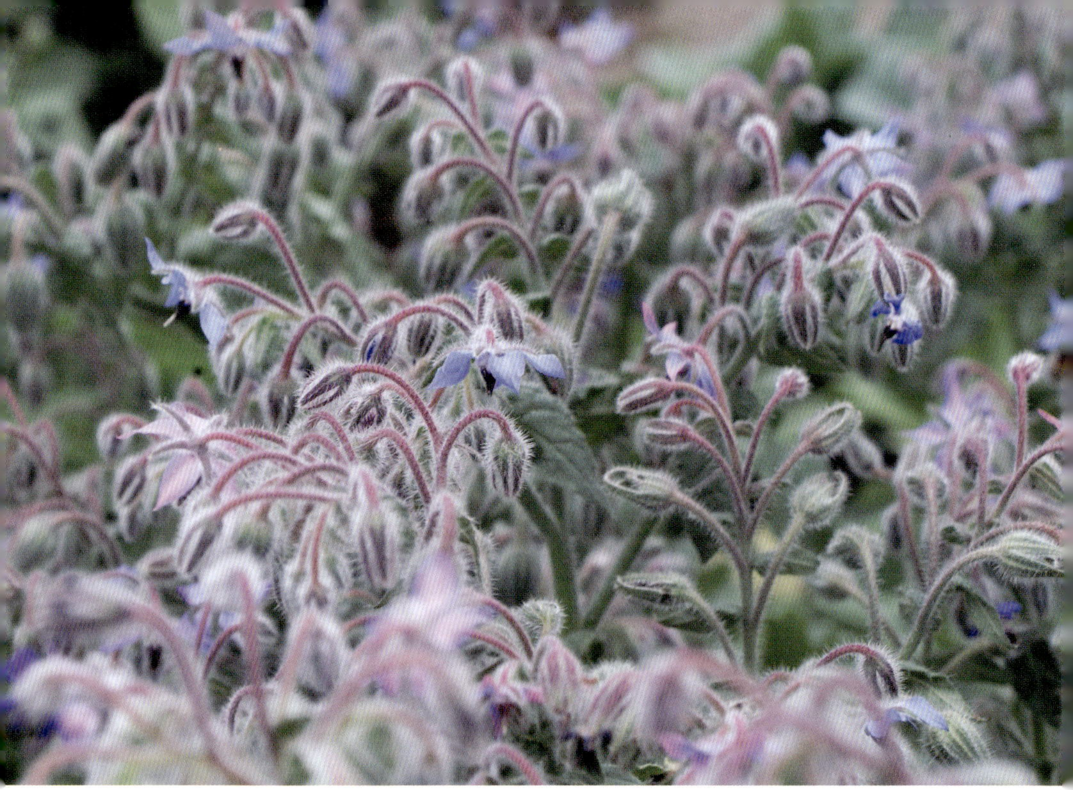

▲ 보리지_ 무리

- 장기간 사용은 금한다.
- 보리지 씨 성분인 감마리놀렌산 함유 유지(油脂)는 우리나라 〈건강기능식품〉에 수재되어 있으며 기능성은 혈중 콜레스테롤 개선, 혈행 개선에 도움을 줄 수 있는 것이다.

| 요리 및 이용 |

보리지는 요리용 허브로 사용하는데 어린잎과 꽃은 샐러드, 수프, 파스타 요리에 넣어 식용한다. 어린잎은 한때 삶아 먹는 나물로도 인기가 있었다.

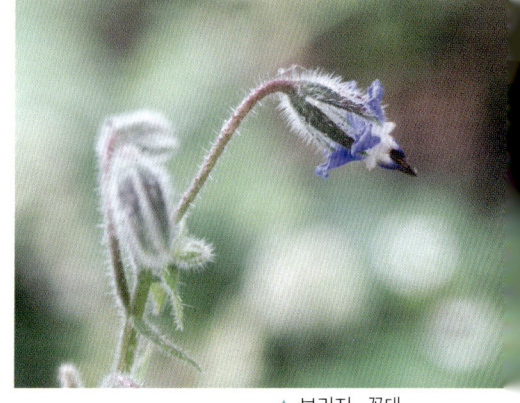

▲ 보리지_ 꽃대

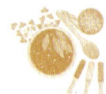

세이지

- **식물명 및 학명** : 세이지 *Salvia officinalis* L.
- **과명** : 꿀풀과
- **식용 및 약용부위** : 잎
- **기타 명칭** : sage, garden sage, common sage, sauge

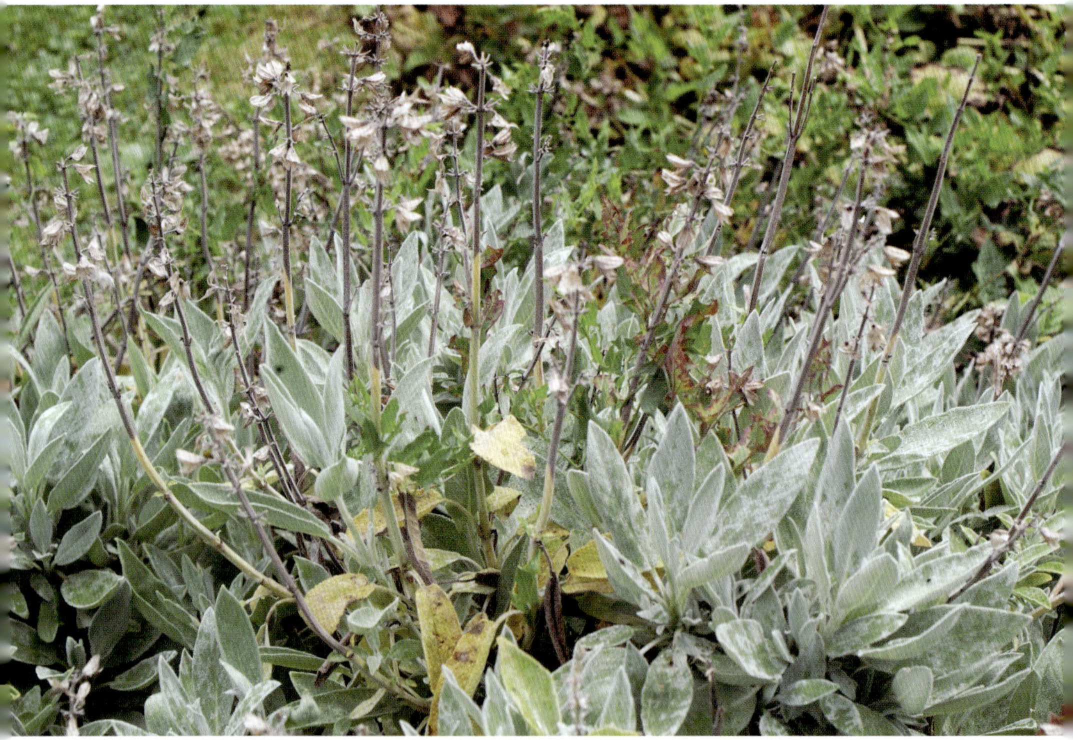

▲ 세이지_ 지상부(프랑스)

| 약효 해설 |

- 위장장애, 소화불량에 유효하다.
- 항당뇨 효능이 있다.
- 진경, 구풍, 정신안정 작용이 있다.
- 구강청량 및 구취방지 작용이 있다.

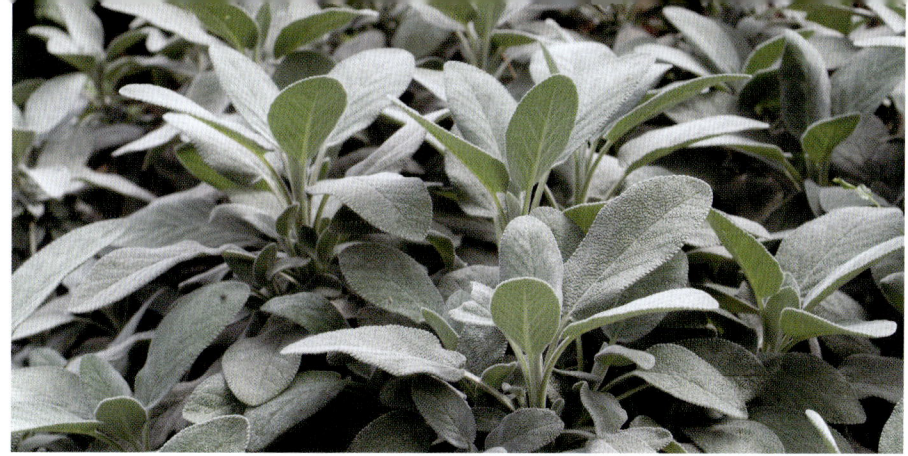

▲ 세이지_ 잎

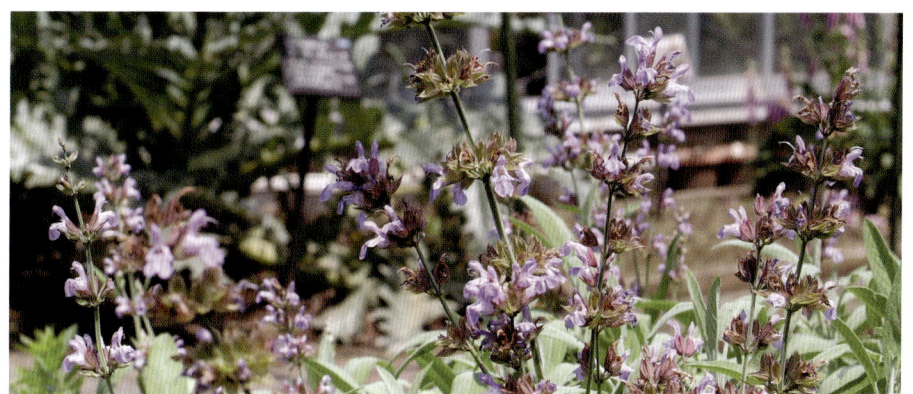

▲ 세이지_ 꽃

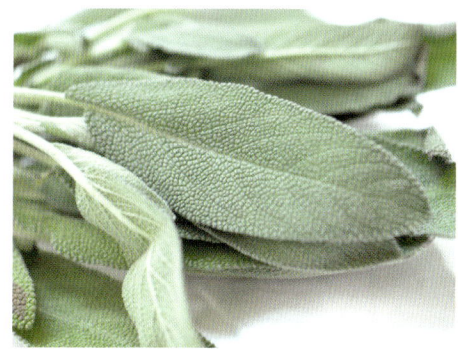

▲ 세이지_ 잎이 점같이 오돌토돌하다.

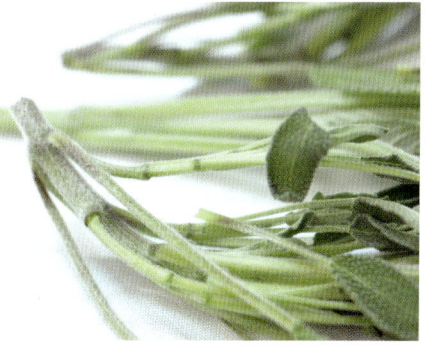

▲ 세이지_ 줄기 아랫부분

| 요리 및 이용 |

　세이지는 향기로우면서 쓴맛이 약간 있어서 채소, 샐러드, 소스, 수프, 치즈에 맛을 내는 데 사용한다. 향이 강하므로 요리에 넣을 때는 소량 사용한다.

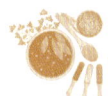

수레국화(팔랑개비국화)

- **식물명 및 학명** : 수레국화(팔랑개비국화) *Centaurea cyanus* L.
- **과명** : 국화과
- **식용 및 약용부위** : 꽃

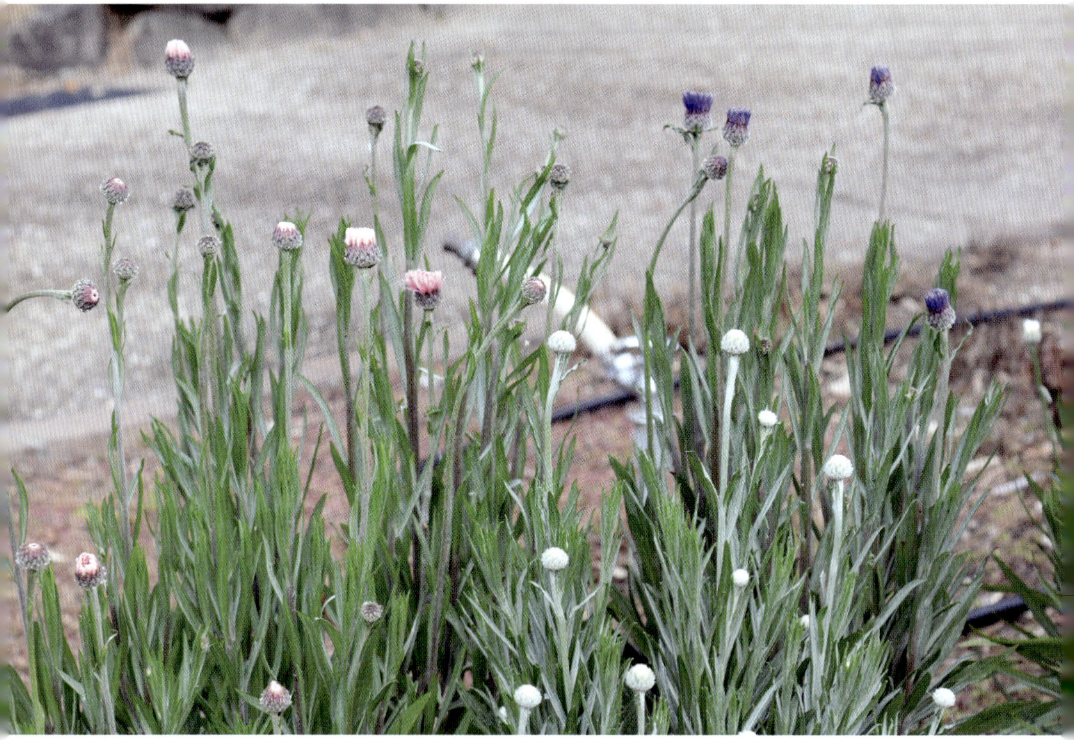

▲ 수레국화(팔랑개비국화)_ 지상부(일본)

| 약효 해설 |

- 강장 작용이 있다.
- 이뇨 효능이 있다.

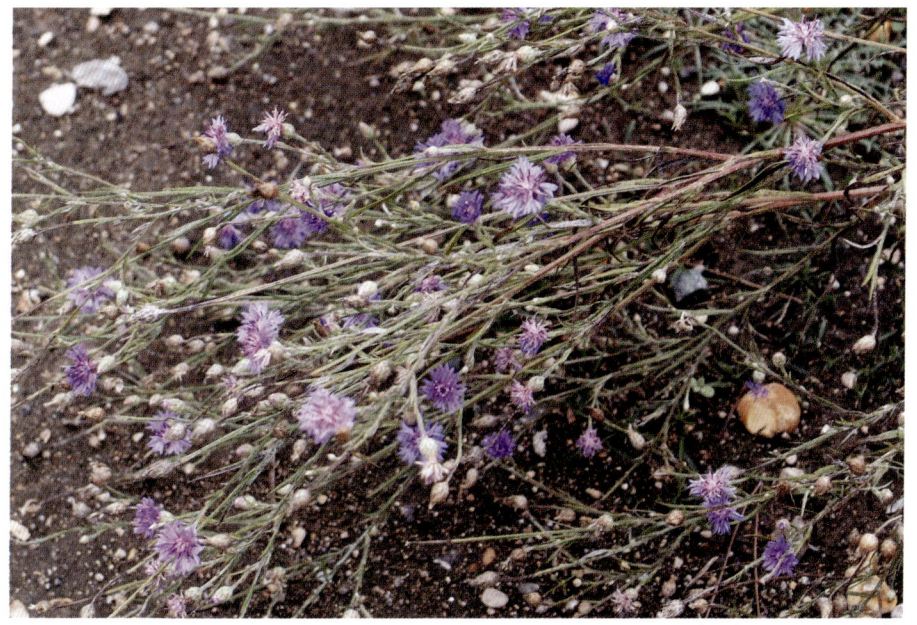

▲ 수레국화(팔랑개비국화)_ 무리

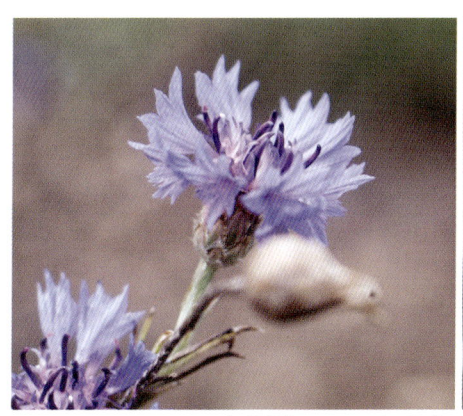

▲ 수레국화(팔랑개비국화)_ 꽃대

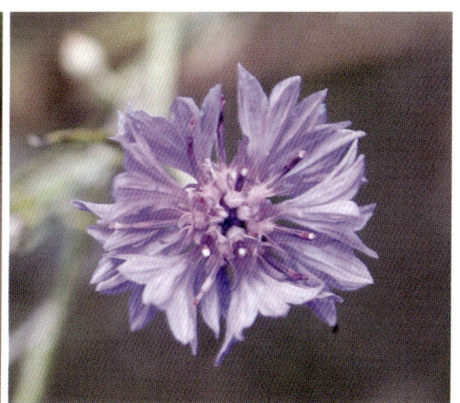

▲ 수레국화(팔랑개비국화)_ 꽃

| 요리 및 이용 |

수레국화의 지상부와 꽃에 쓴맛이 있지만 말리면 쓴맛과 방향이 약해진다. 꽃잎만 따서 샐러드에 넣어 먹을 수 있으며 말린 꽃은 허브차로도 활용한다.

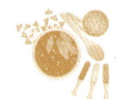

아티초크

- 식물명 및 학명 : 아티초크 *Cynara scolymus* L.
- 과명 : 국화과
- 식용 및 약용부위 : 두화(頭花, 꽃대 끝에 많은 꽃이 뭉쳐 붙어서 머리 모양을 이룬 꽃. 두상화와 같은 말)

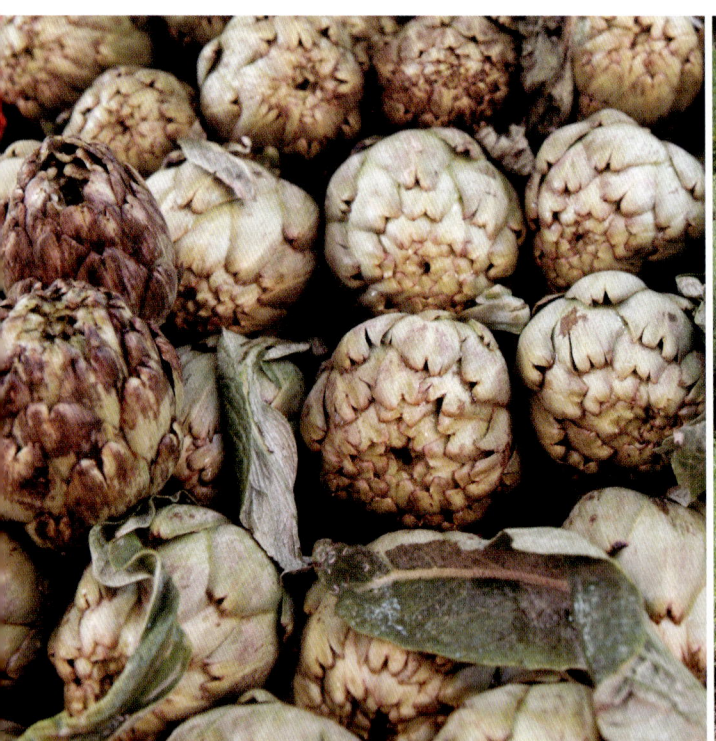

▲ 아티초크_ 두화(시장 판매품, 스페인)

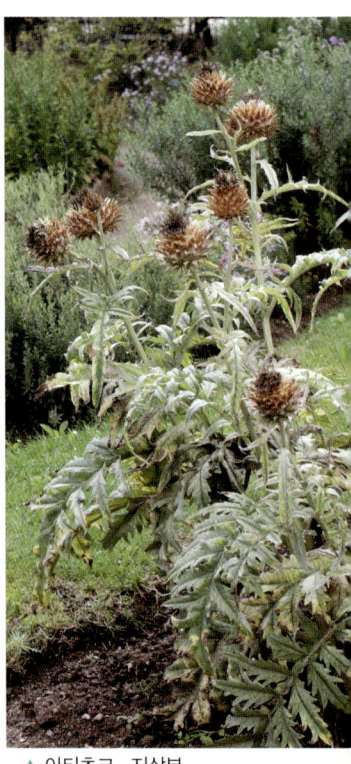

▲ 아티초크_ 지상부

| 약효 해설 |

- 간을 보호하며 간염, 지방간, 황달의 치료에 활용한다.
- 이담 작용 즉 지방질 음식을 소화시키는 담즙이 잘 배출되도록 도와주는 효능이 있다.

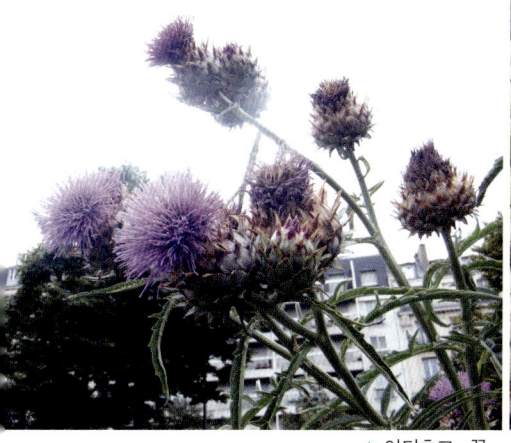
▲ 아티초크_ 꽃

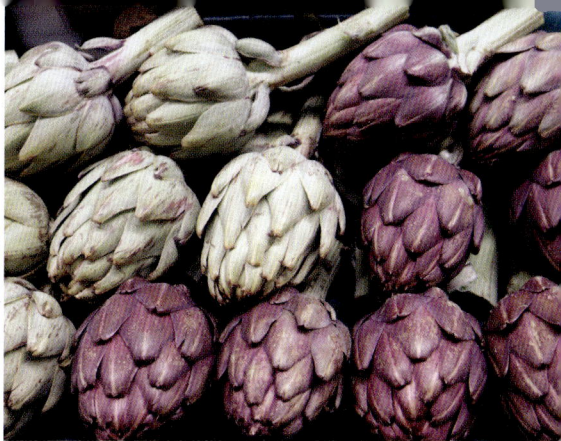
▲ 파리 상점에서 판매하는 아티초크(프랑스)

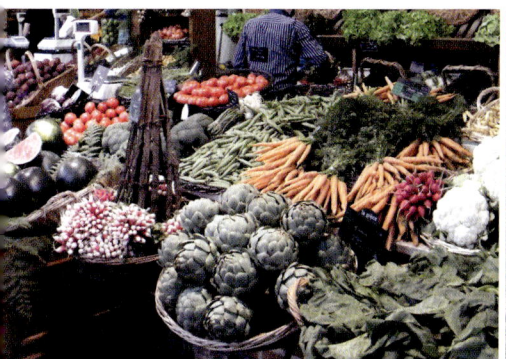
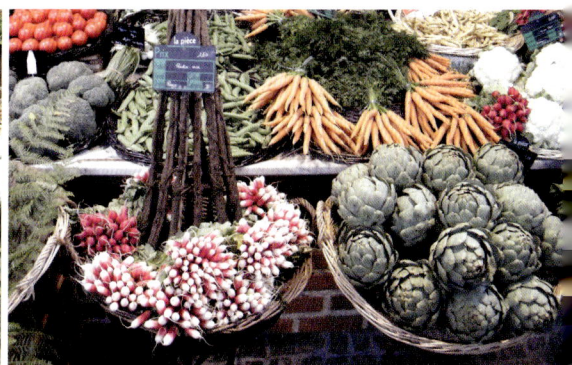
▲▲ 프랑스 루앙의 잔다르크 묘지 인근 시장에서 판매 중인 아티초크

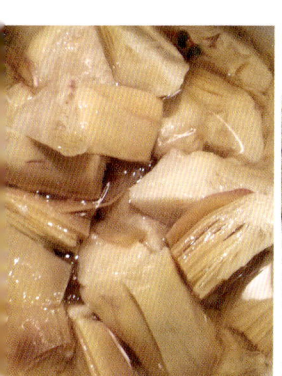
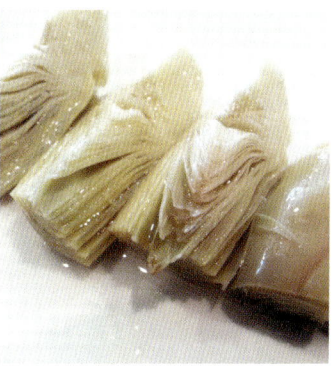
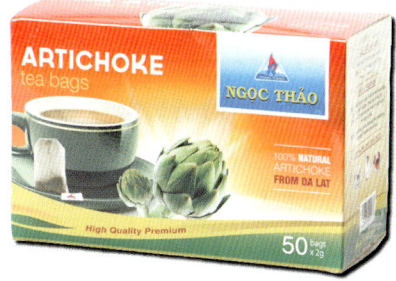

◀◀ 호텔 식당의 아티초크 요리(한국)   ▲ 아티초크 차 제품(베트남)

| 요리 및 이용 |

아티초크는 그냥 익혀 적당한 소스와 함께 먹는다. 두화는 커다란 비늘처럼 생긴 포엽(苞葉)으로 둘러싸여 있는데, 이 부분을 한 장씩 떼어 입에 넣고 눌러서 치아로 긁어 먹는다.

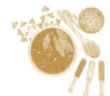

오레가노

- **식물명 및 학명** : 오레가노 *Origanum vulgare* L.
- **과명** : 꿀풀과
- **식용 및 약용부위** : 지상부
- **기타 명칭** : oregano, 우지(牛至)

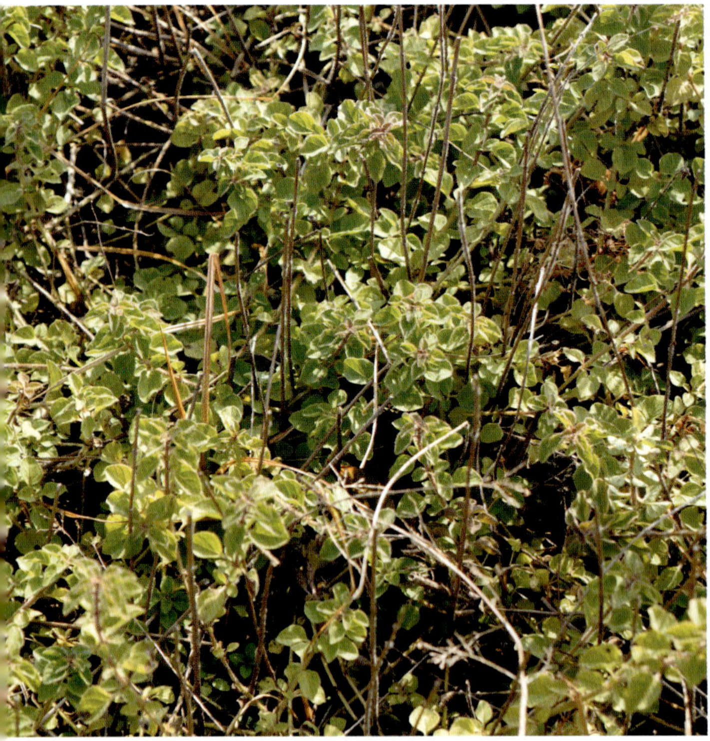

▲ 오레가노_ 지상부

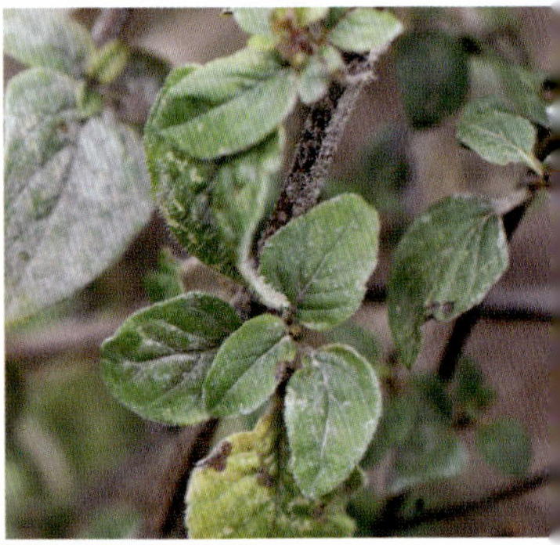

▲ 오레가노_ 잎

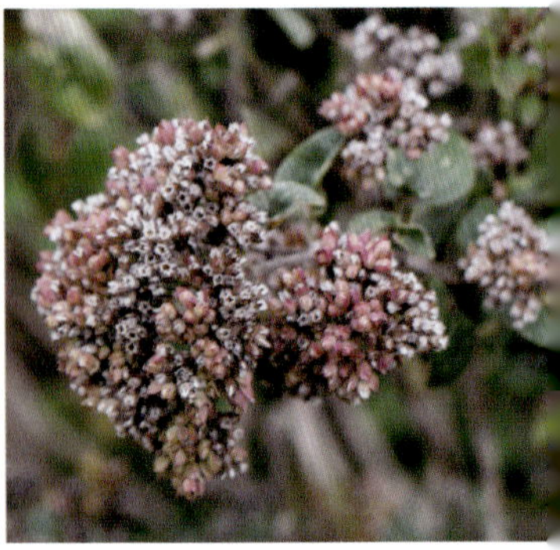

▲ 오레가노_ 열매

| 약효 해설 |

- 갑자기 가슴이 답답하면서 쓰러지고 정신이 흐려 사람을 알아보지 못하는 증상에 유효하다.
- 황달 치료에 효과가 있다.
- 복통으로 설사하고 토하는 증상에 유효하다.

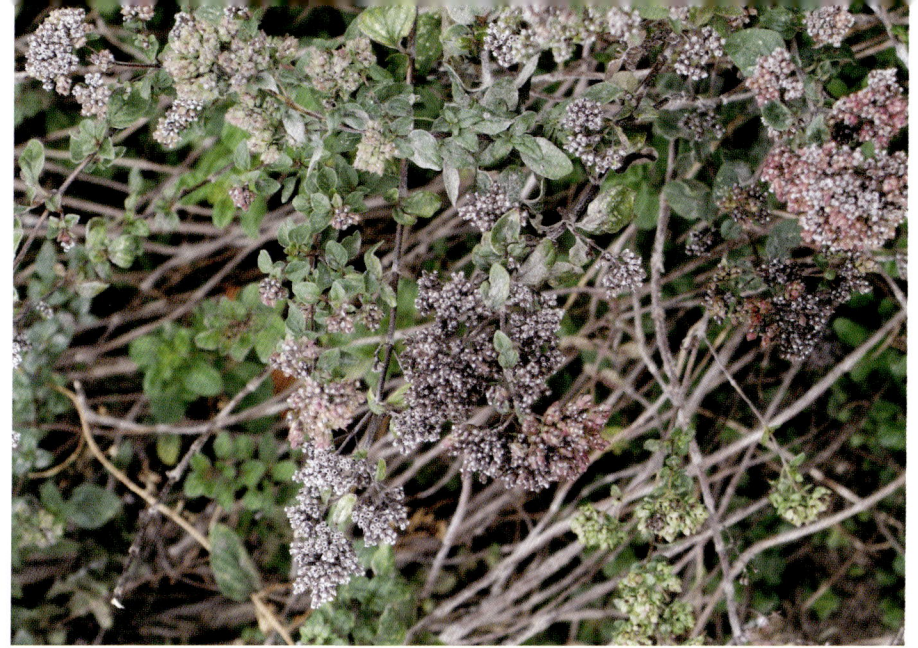

▲ 오레가노_ 무리

- 기 순환을 도와주는 효능이 있다.
- 날씨가 더워 생기는 병을 치료한다.

| 요리 및 이용 |

오레가노 잎을 샐러드와 파스타 요리에 넣어 사용한다. 강한 향을 내기 위해 바비큐 요리할 때 가루를 뿌려주기도 한다. 그렇지만 강한 향은 오히려 요리 맛을 없앨 수 있으므로 주의해야 한다. 이탈리아 남부에서는 오레가노가 토마토 요리와 구운 고기의 기본 재료이기도 하다. 그리고 오레가노의 지상부 3~9g을 물 800mL에 넣고 달여서 반으로 나누어 아침저녁으로 마시면 가슴이 답답한 증상, 복통으로 설사하는 증상의 치료에 도움된다.

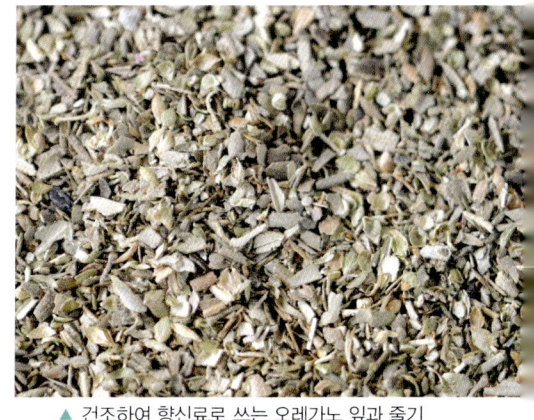

▲ 건조하여 향신료로 쓰는 오레가노 잎과 줄기

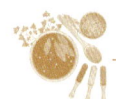

용과

- **식물명 및 학명** : 용과 *Hylocereus undatus* (Harworth) Britton & Rose
- **과명** : 선인장과
- **식용 및 약용부위** : 열매
- **기타 명칭** : pitaya, dragon fruit, 화룡과(火龍果), 검화(劍花)

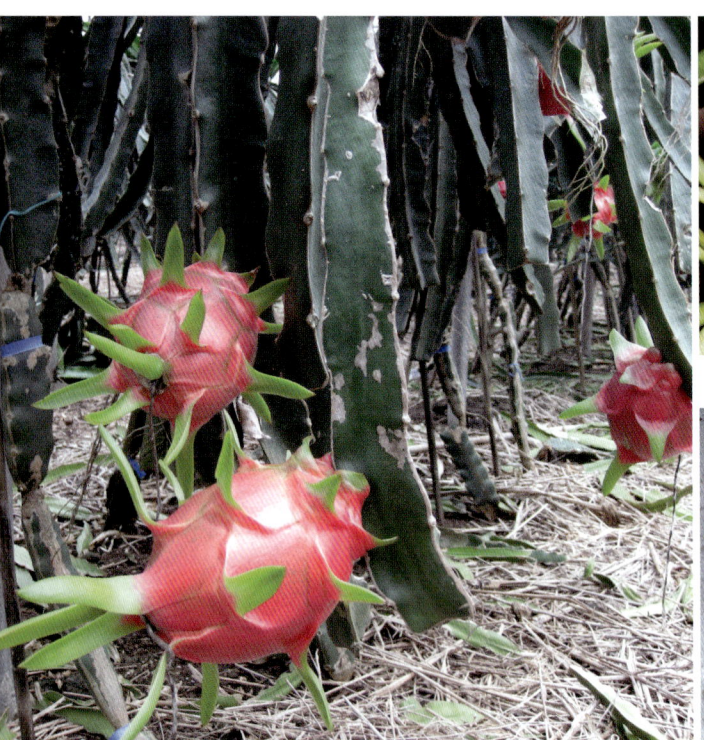

▲ 용과_ 열매(제주도)

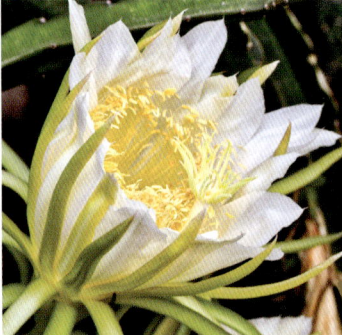

▲ 용과_ 꽃

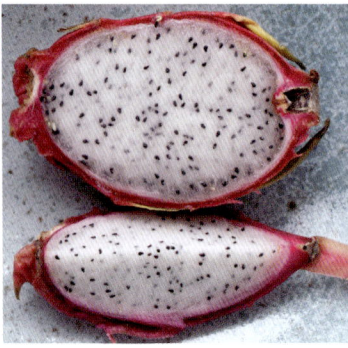

▲ 용과_ 열매(절단)

식물

용과는 흰 용과, 붉은 용과 그리고 황색 용과가 있다. 흰 용과의 과피는 붉은색이지만 과육은 흰 품종이고, 붉은 용과는 과피와 과육이 모두 붉은 품종이다. 황색 용과는 과피가 노랗고 과육은 희다. 가지에 달린 열매 모습이 마치 용이 여의주를 물고 있는 형상과 닮았다고 하여 용과(龍果)라는 이름이 붙여졌다. 그래서 영어 이름도 드래곤프루트(dragon fruit)다.

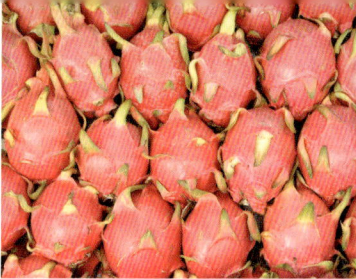
▲ 용과(시장 판매품, 태국)

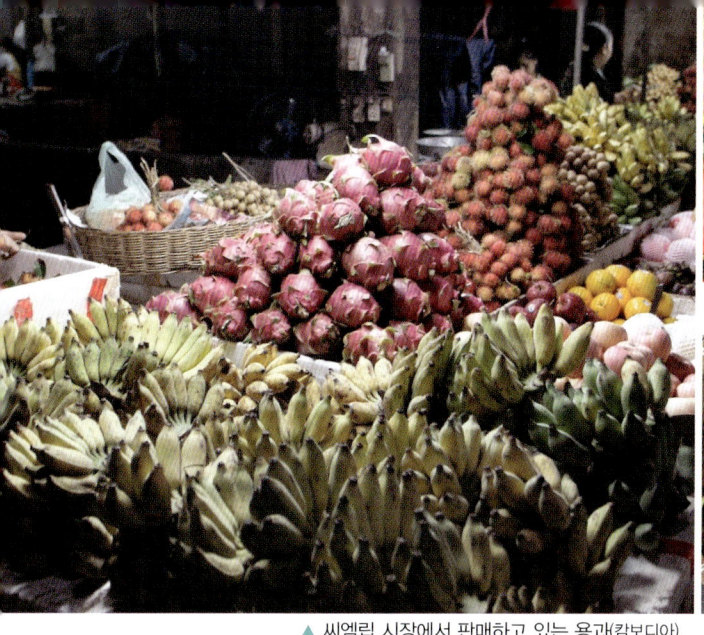

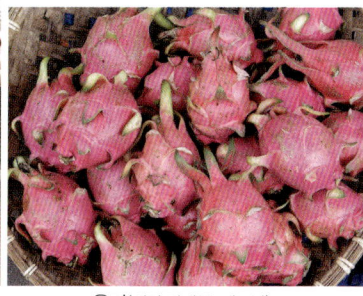

▲ 씨엠립 시장에서 판매하고 있는 용과(캄보디아)　　　▲ 용과(시장 판매품, 베트남)

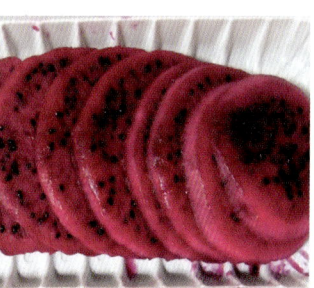
▲ 붉은 용과(중국)

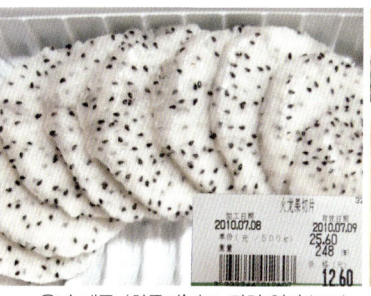
▲ 용과 제품. '화룡과'라고 적혀 있다.(중국)

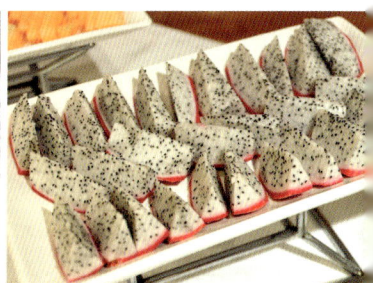
▲ 뷔페식당의 용과(중국)

| 약효 해설 |

- 기침을 없애는 작용이 있다.
- 폐결핵, 기관지염, 경부임파선결핵, 유행성 이하선염을 치료한다.
- 열기를 식히고 열기로 고갈된 폐의 진액을 보충하여 윤택하게 한다.

| 요리 및 이용 |

열대과일인 용과를 2등분해서 스푼으로 떠먹거나 또는 4등분하여 과육(果肉)을 먹기 좋은 사이즈로 살짝 칼집을 내어 먹으면 좋다. 그리고 기호에 따라 적당량의 물, 우유, 요구르트, 혹은 꿀물 등을 첨가하여 믹서에 갈아 먹어도 용과의 뛰어난 맛을 느낄 수 있다. 열매의 독특한 모양 때문에 채소 샐러드나 과일 샐러드에서 장식품으로도 즐겨 쓰인다.

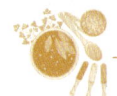

월계수

- **식물명 및 학명** : 월계수 *Laurus nobilis* L.
- **과명** : 녹나무과
- **식용 및 약용부위** : 잎, 열매
- **기타 명칭** : bay leaves, bay laurel, sweet bay, bay tree, 월계엽(月桂葉), laurier

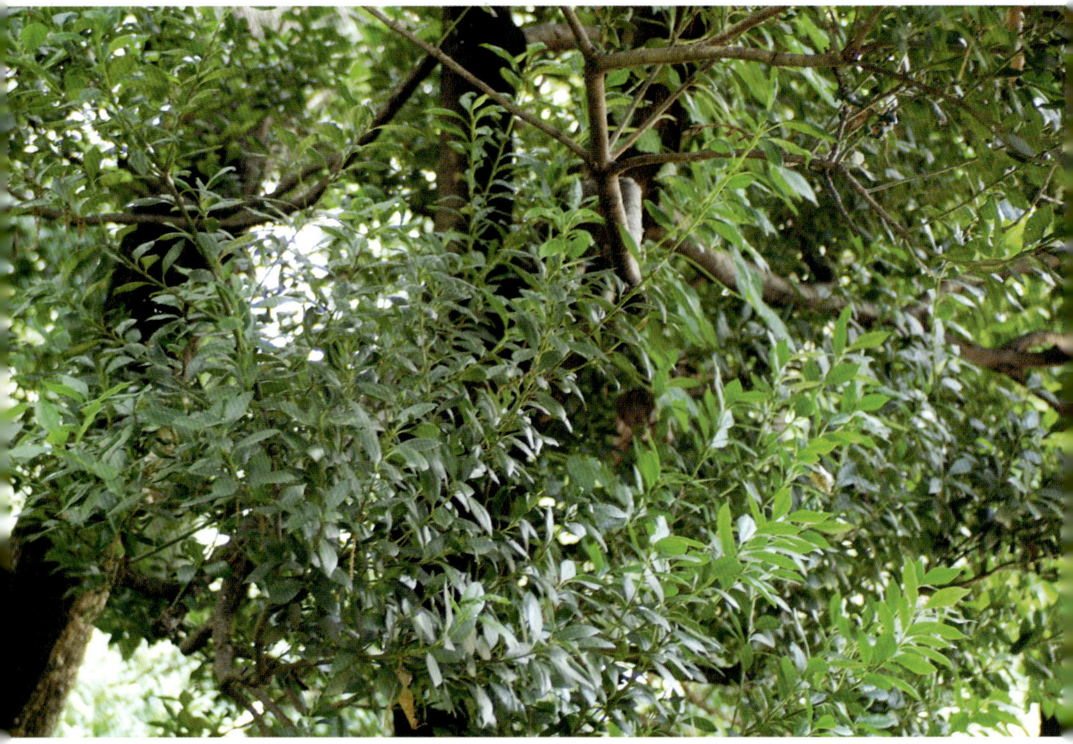

▲ 월계수_ 나무모양

약효 해설

잎

- 타박상 치료에 도움된다.
- 복통 제거에 효과가 있다.
- 위를 튼튼하게 하고 기 순환을 도와준다.

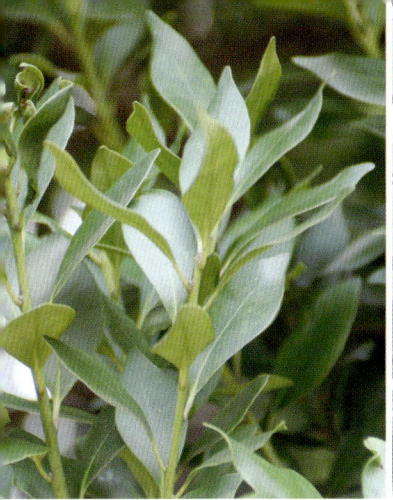
▲ 월계수_ 잎

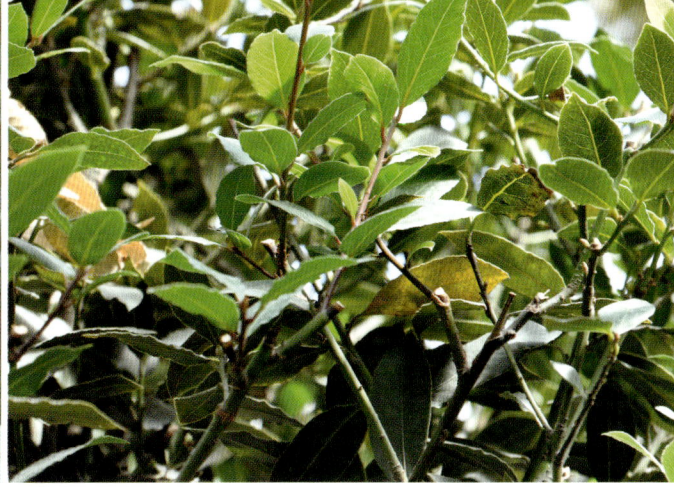
▲ 월계수_ 잎과 가지

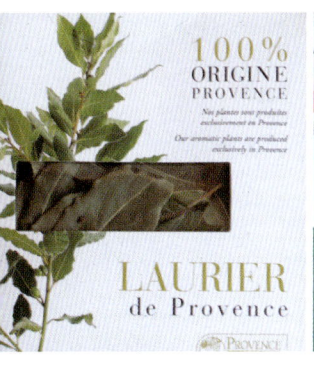

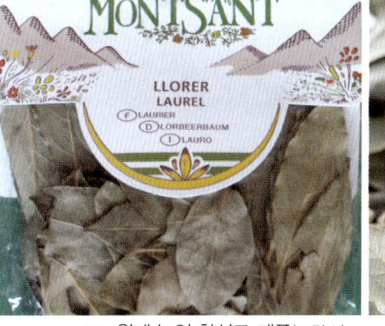

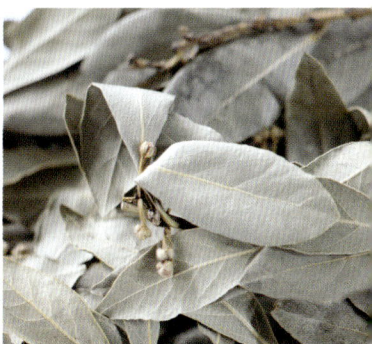

◀▲ 월계수 잎 향신료 제품(프랑스)　　▲ 건조시킨 월계수 잎과 열매

열매

- 팔다리가 저리고 아픈 증상을 없애준다.
- 습진 치료에 효과가 있다.
- 귀 뒤에 생긴 종기 치료에 효과가 있다.
- 해독 효능이 있다.

| 요리 및 이용 |

월계수 잎은 향기가 좋아 요리나 차, 향수의 원료로 쓰인다. 신선한 잎이나 말린 잎은 조리 시작 전에 넣어 사용한다. 그리고 월계수 잎 3~6g 또는 열매 3~9g을 각각 물 800mL에 넣고 달여서 반으로 나누어 아침저녁으로 마시면 팔다리가 저리고 아픈 증상을 치료하고 위를 튼튼하게 하는 데 도움된다.

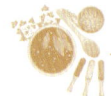

재스민

- 식물명 및 학명 : 재스민 *Jasminum sambac* (L.) Aiton
- 과명 : 물푸레나무과
- 식용 및 약용부위 : 꽃
- 기타 명칭 : jasmine, 말리화(茉莉花), 백말리(白末利)

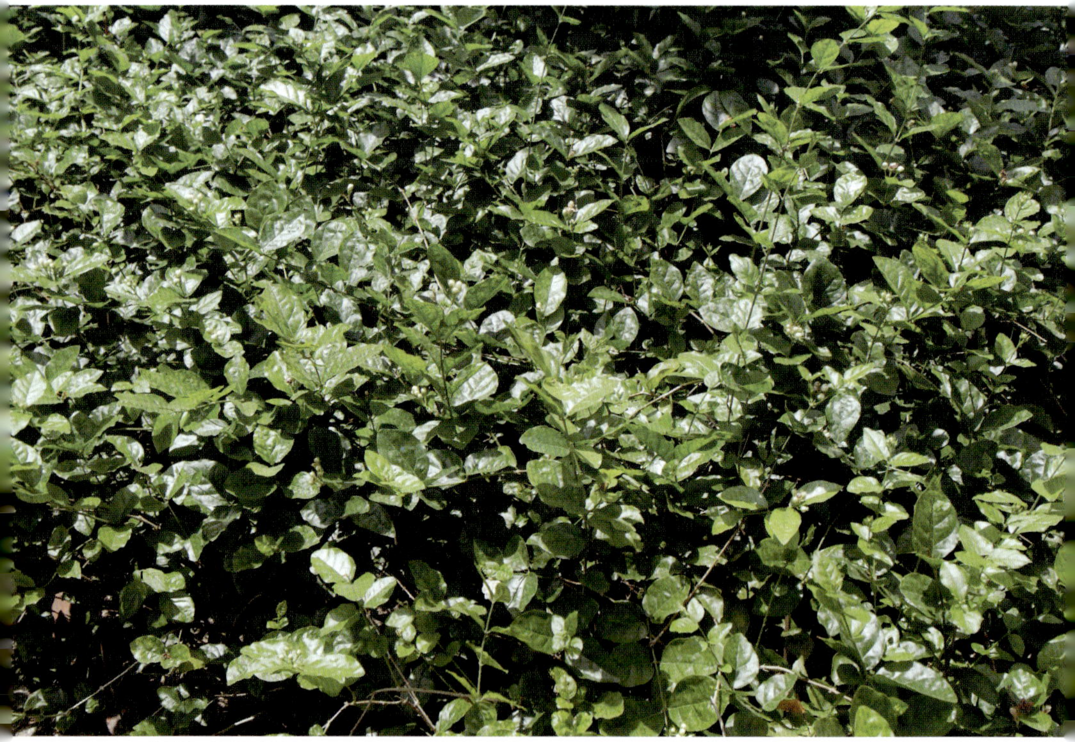

▲ 재스민_ 나무모양

| 약효 해설 |

- 눈이 충혈되는 것을 낫게 한다.
- 현기증이 나고 머리가 어지러운 증상을 낫게 한다.
- 설사가 나고 배가 아픈 증상을 낫게 한다.

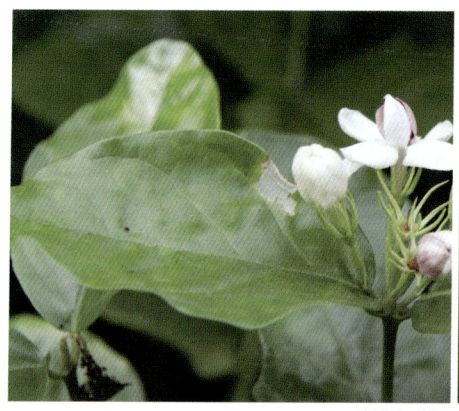
▲ 재스민_ 잎

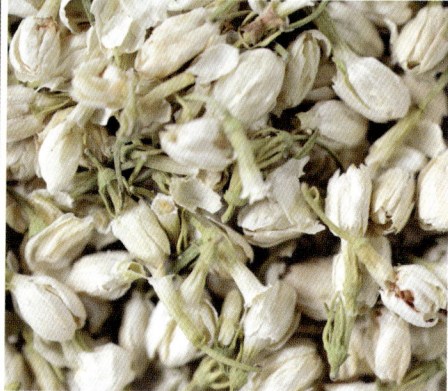
▲ 재스민_ 꽃봉오리

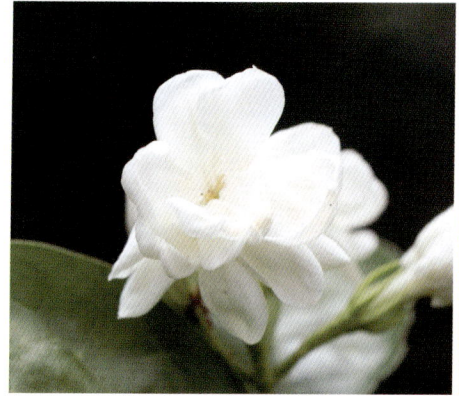
▲ 재스민_ 꽃

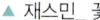
▲ 건조시켜 향신료로 쓰는 재스민 꽃

| 요리 및 이용 |

　재스민 꽃은 강한 방향을 가지고 있어 향수 등의 향료로 사용되었다. 꽃을 차나 요리에도 이용하며 입욕제로도 활용한다. 그리고 재스민의 꽃 3~10g을 물 800mL에 넣고 달여서 반으로 나누어 아침저녁으로 마시면 눈 충혈, 현기증 치료에 도움된다.

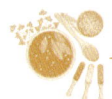

주니퍼(노간주나무)

- **식물명 및 학명** : 주니퍼(노간주나무) *Juniperus communis* L.
- **과명** : 측백나무과
- **식용 및 약용부위** : 잎, 열매

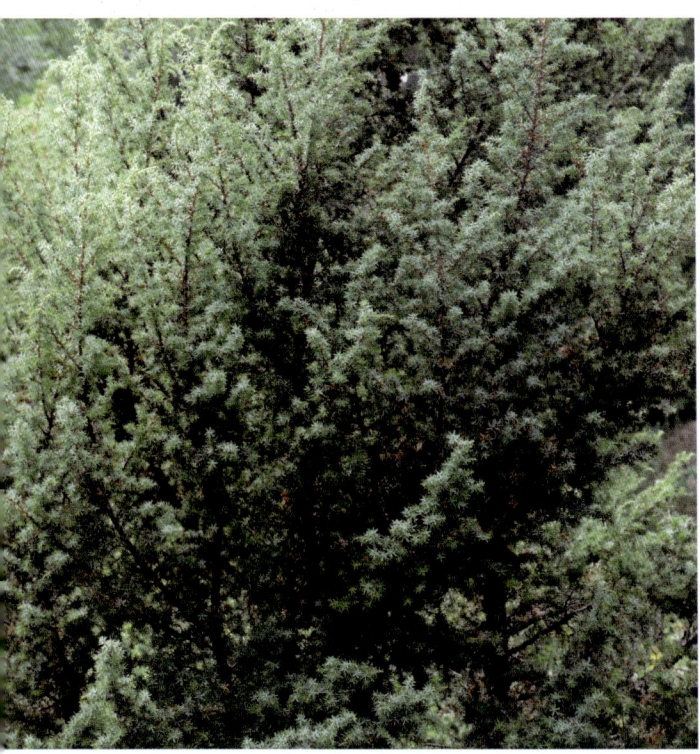

▲ 주니퍼(노간주나무)_ 나무모양(스위스)

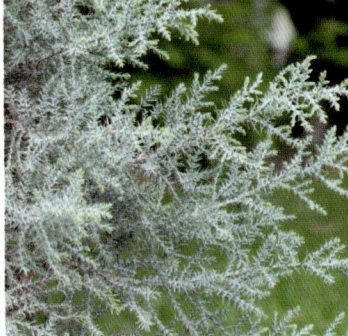

▲ 주니퍼(노간주나무)_ 잎

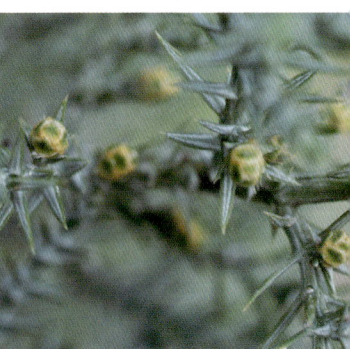

▲ 주니퍼(노간주나무)_ 열매(프랑스)

| 약효 해설 |

- 당뇨병 치료에 도움이 된다.
- 아메리카 원주민들은 피임제로 사용했다.
- 류머티즘 관절염 치료에 유효하다.
- 이뇨 작용이 있다.

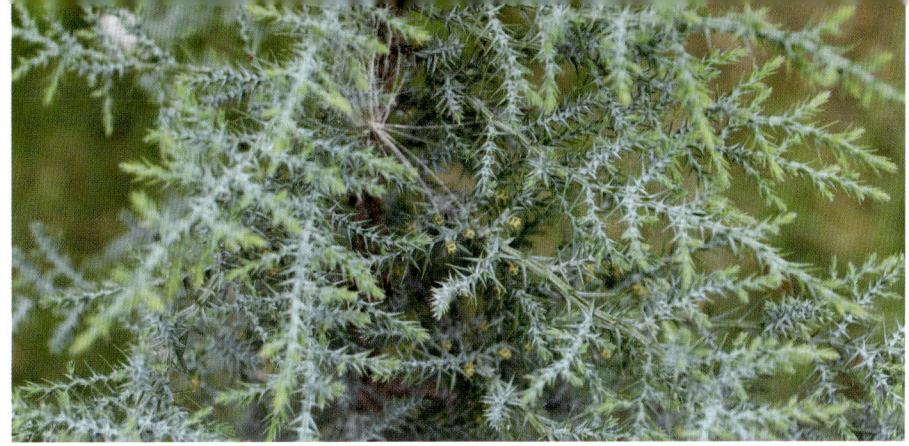

▲ 주니퍼(노간주나무)_ 잎과 줄기

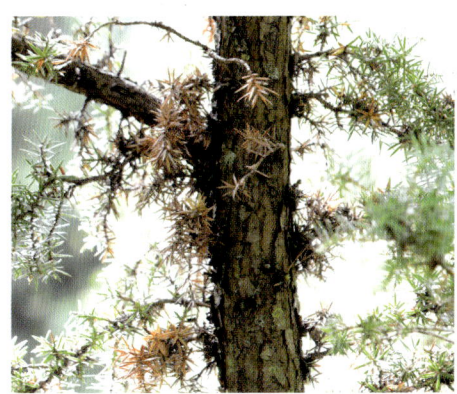

▲ 주니퍼(노간주나무)_ 나무껍질(스위스)

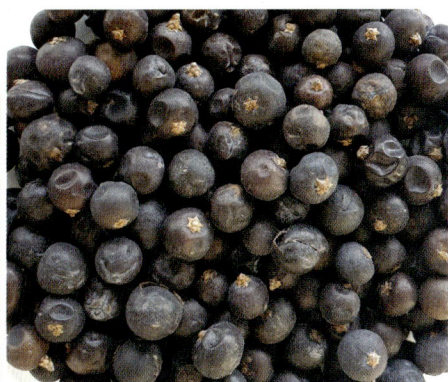

▲ 주니퍼(노간주나무)_ 열매(채취품)

요리 및 이용

주니퍼 열매에는 강한 향미가 있다. 열매, 잎을 그릴 생선 요리에 곁들이기도 하고 바비큐 요리에 사용하여 고기에 향을 돋우며 허브차로 이용하기도 한다.

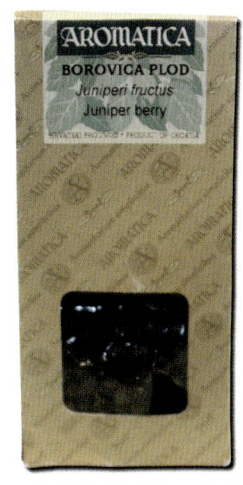

▲ 주니퍼 열매 제품(크로아티아)

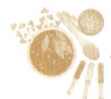

치커리

- ■ **식물명 및 학명** : 치커리 *Cichorium intybus* L.
- ■ **과명** : 국화과
- ■ **식용 및 약용부위** : 지상부, 뿌리
- ■ **기타 명칭** : chicory, 국거(菊苣)

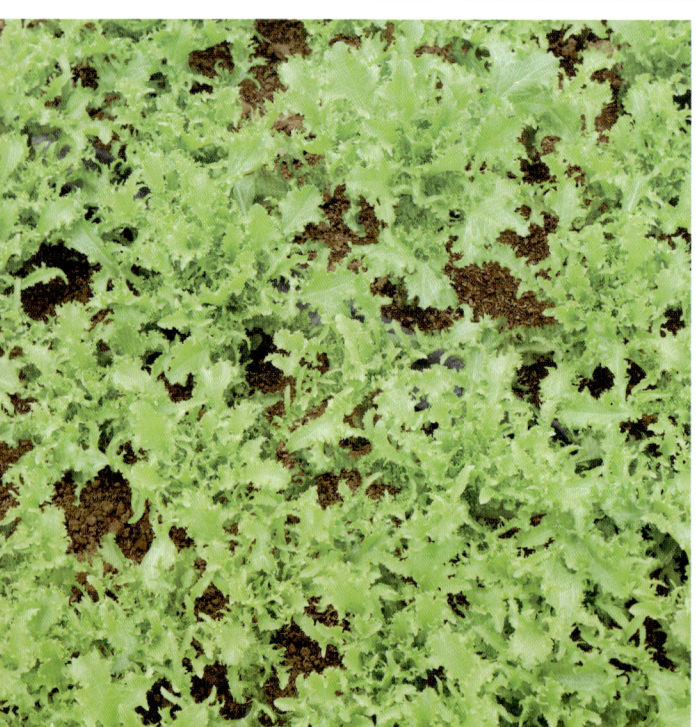

▲ 치커리_ 재배 밭

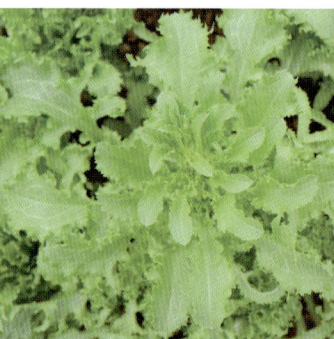

▲ 치커리_ 잎

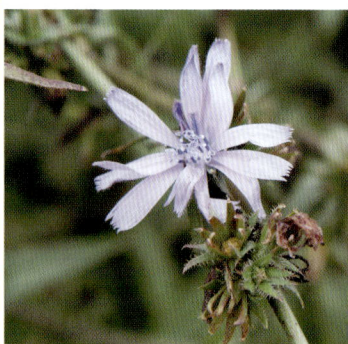

▲ 치커리_ 꽃

| 약효 해설 |

지상부

- 식욕부진에 좋다.
- 황달형 간염, 신장염에 유효하다.
- 이뇨시켜 부종을 가라앉히는 효능이 있다.

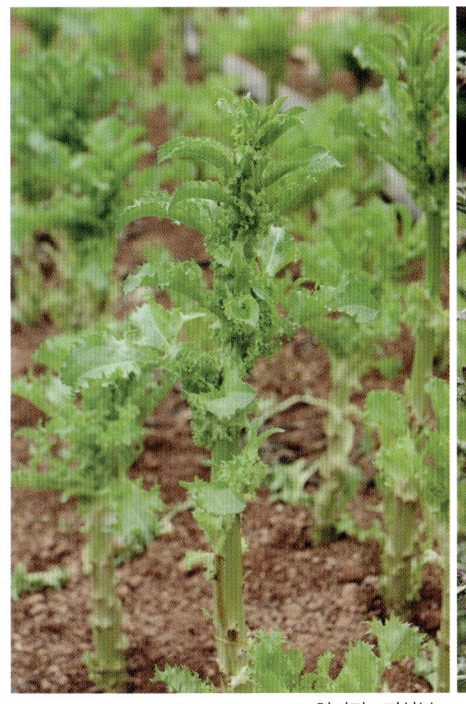 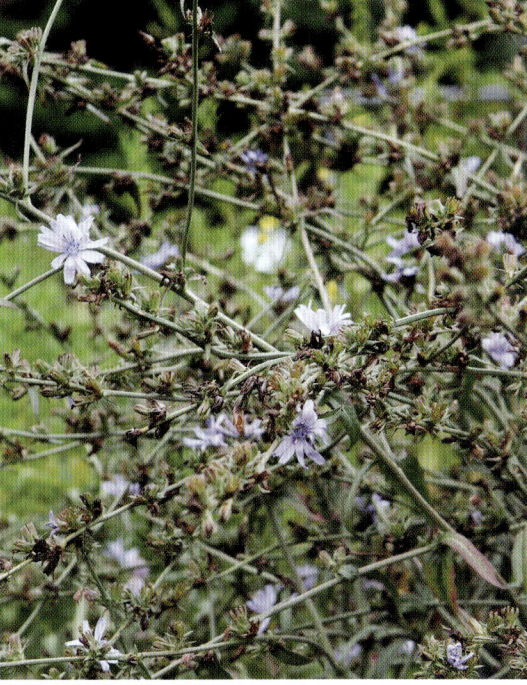

▲ 치커리_ 지상부　　　　　　　▲ 치커리_ 꽃과 줄기

뿌리

- 소화불량에 좋다.
- 배가 몹시 부르며 속이 답답한 병증을 치료한다.
- 건위 효능이 있다.
- 치커리 뿌리는 우리나라 〈건강기능식품〉에 수재되어 있고 기능성은 혈중 콜레스테롤 개선, 식후 혈당 상승 억제에 도움을 줄 수 있는 것이다.

| 요리 및 이용 |

치커리 잎을 샐러드로 식용하며 뿌리는 차로 제조하여 이용한다. 뿌리에는 카페인이 함유되어 있지 않지만 커피 대용품으로서 사용되고 있다. 그리고 치커리 지상부는 3~9g, 뿌리는 3~6g을 각각 물 800mL에 넣고 달여서 반으로 나누어 아침저녁으로 마시면 소화가 안되고 속이 답답한 증상의 치료에 도움된다.

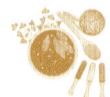

캐모마일

- **식물명 및 학명** : 독일캐모마일(헝가리캐모마일) *Matricaria chamomilla* L.,
  로마캐모마일(영국캐모마일) *Chamaemelum nobile* L.
- **과명** : 국화과
- **식용 및 약용부위** : 꽃, 잎
- **기타 명칭** : chamomile, camomile, camomille romaine

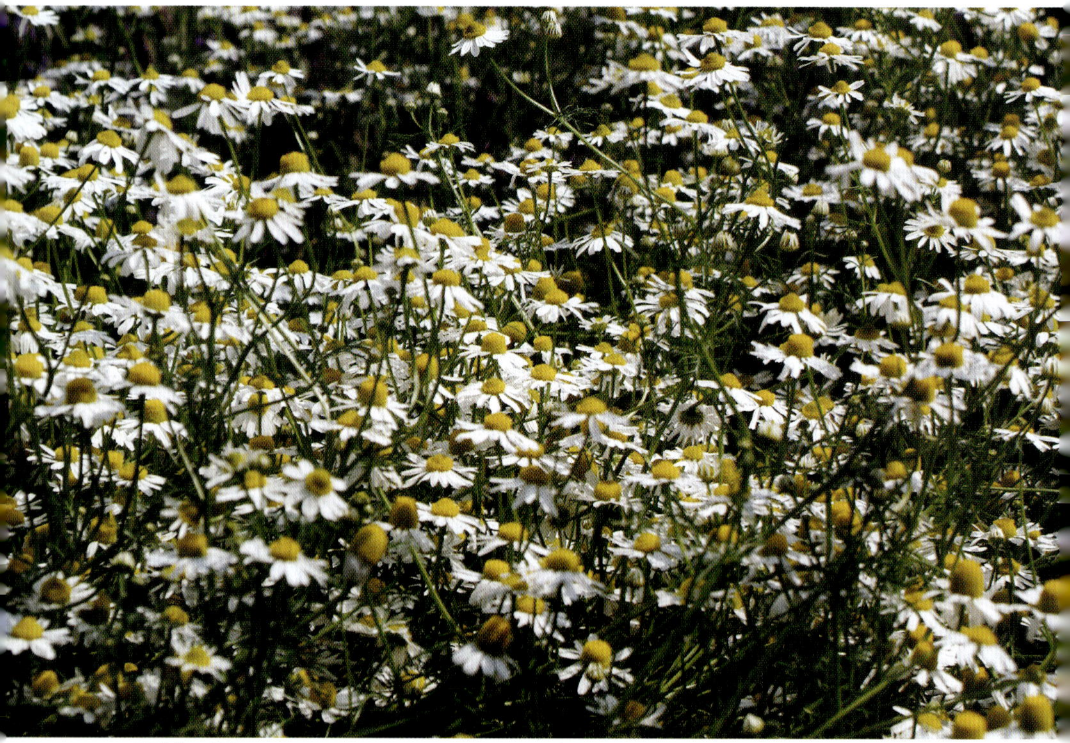

▲ 독일캐모마일(헝가리캐모마일, *Matricaria chamomilla*)_ 무리

| 약효 해설 |

- 항염증, 방부 작용이 있다.
- 진경, 구풍 효과가 있다.
- 방향성 고미건위약으로 쓰인다.

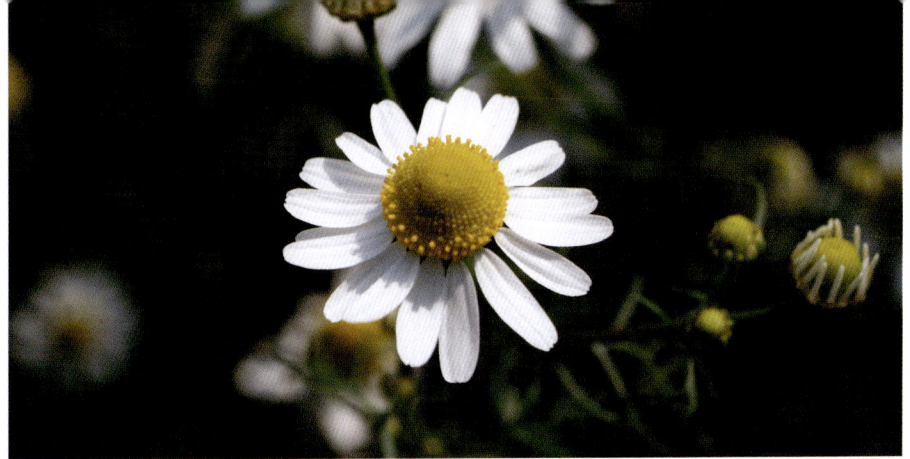

▲ 독일캐모마일(헝가리캐모마일, *Matricaria chamomilla*)_ 꽃(정면)

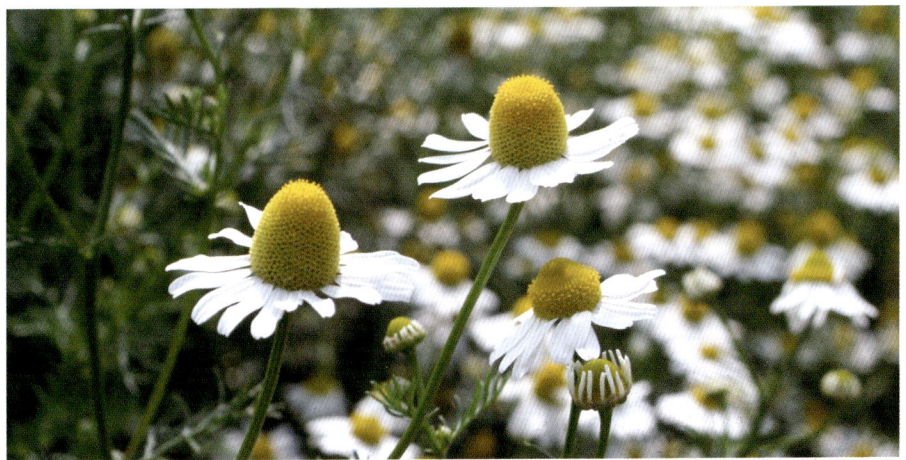

▲ 독일캐모마일(헝가리캐모마일, *Matricaria chamomilla*)_ 꽃(측면)

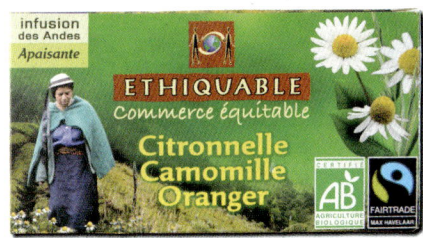 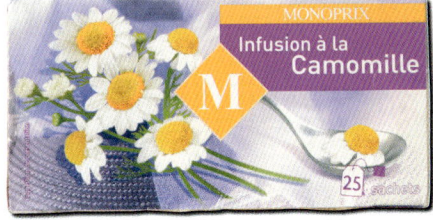

◀▲ 캐모마일 제품(프랑스)

| 요리 및 이용 |

유럽에서는 허브차라고 하면 캐모마일을 가리킬 정도로 요리보다 허브차로서 광범위하게 이용하고 있다. 말린 꽃을 차로 만들어 향기를 즐기며 마신다.

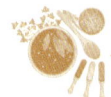

커리플랜트

- ■ **식물명 및 학명** : 커리플랜트 *Helichrysum italicum* (Roth) G.Don
- ■ **과명** : 국화과
- ■ **식용 및 약용부위** : 잎
- ■ **기타 명칭** : curry plant

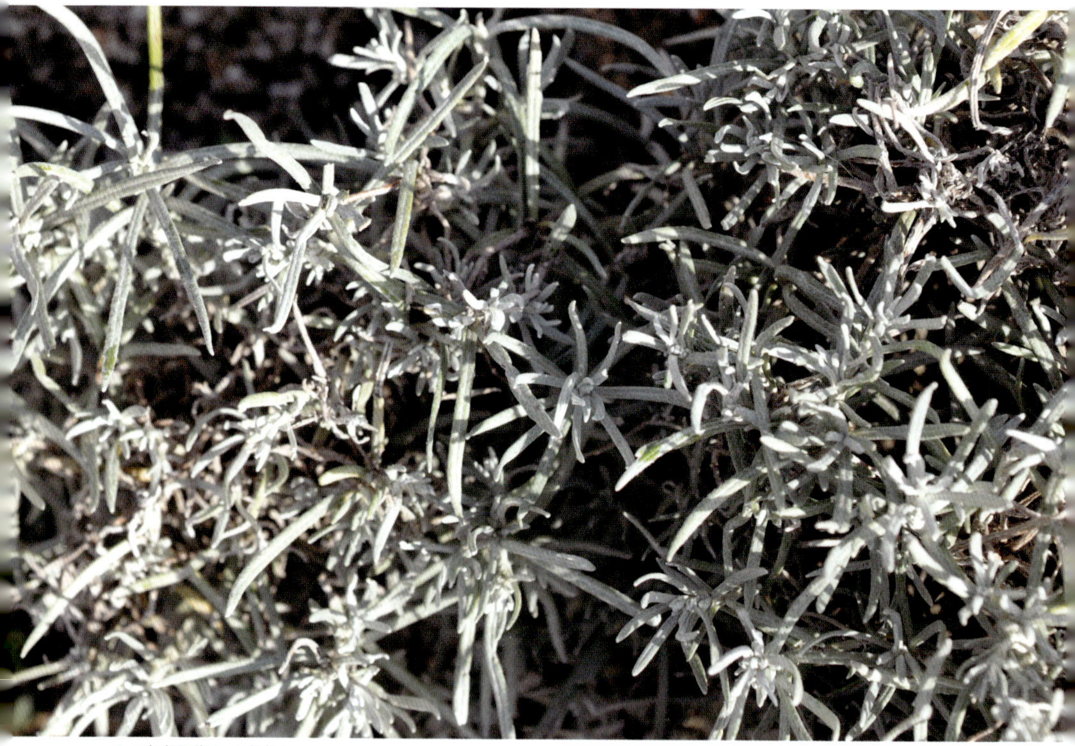

▲ 커리플랜트_ 지상부

| 약효 해설 |

- 소염 작용이 있다.
- 항진균 작용이 있다.
- 화상 치료에 효과가 있다.
- 항알레르기 효능이 있다.

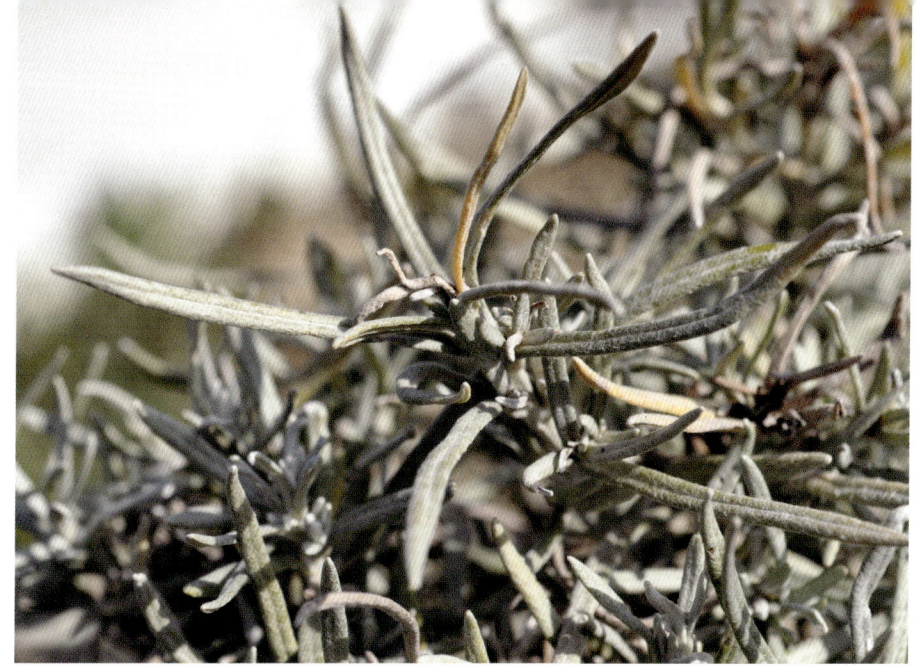

▲ 커리플랜트_ 잎

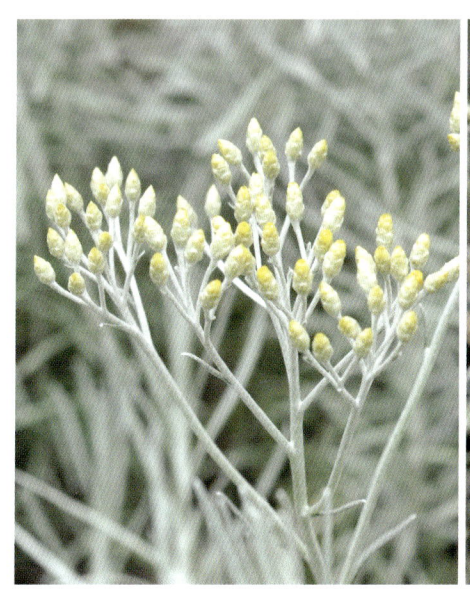

▲ 커리플랜트_ 꽃봉오리

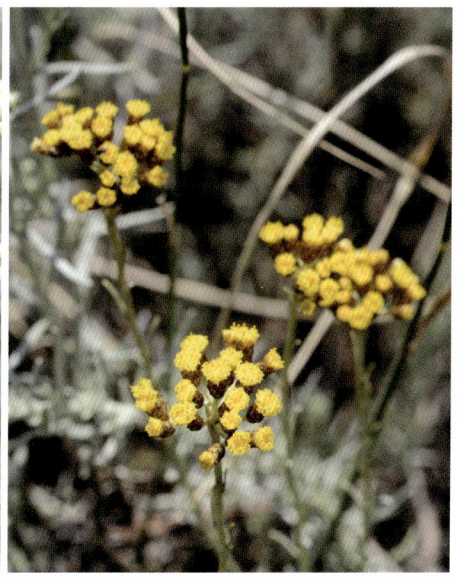

▲ 커리플랜트_ 꽃

| 요리 및 이용 |

커리플랜트 잎에서 커리 가루와 비슷한 향이 나며 향신료로서 잎을 요리에 넣어 활용한다.

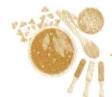

커민

- **식물명 및 학명** : 커민 *Cuminum cyminum* L.
- **과명** : 산형과
- **식용 및 약용부위** : 열매
- **기타 명칭** : 안식회향(安息茴香), 쯔란[孜然]

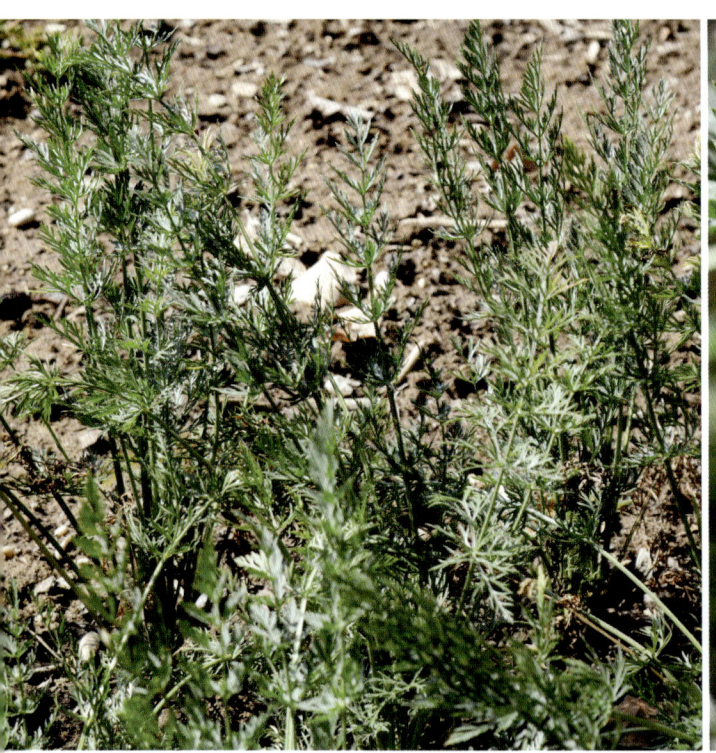

▲ 커민_ 지상부(크로아티아)

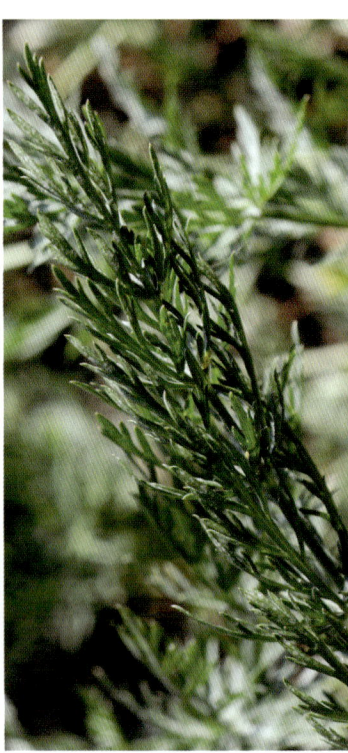

▲ 커민_ 잎(크로아티아)

| 약효 해설 |

- 소화불량에 효과가 있다.
- 월경불순에 도움이 된다.
- 복부가 차고 아픈 증상을 치료한다.
- 강장, 최음 작용이 있다.

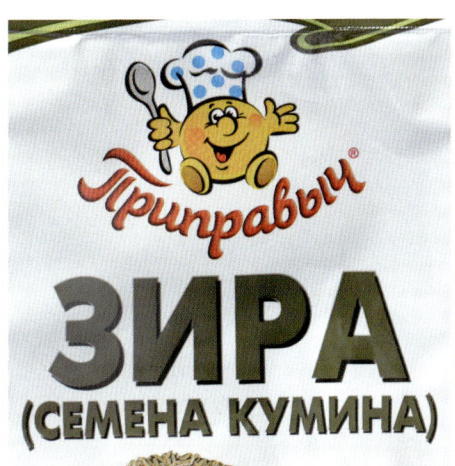
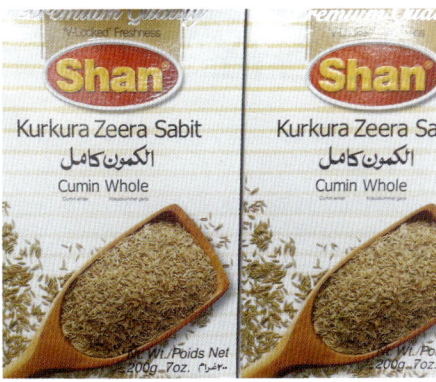

▲ 커민 제품(파키스탄)

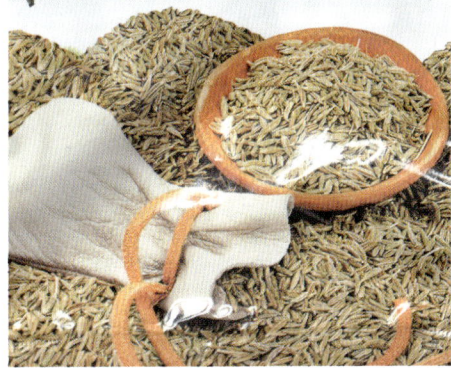

▲ 커민 제품(키르기스스탄)

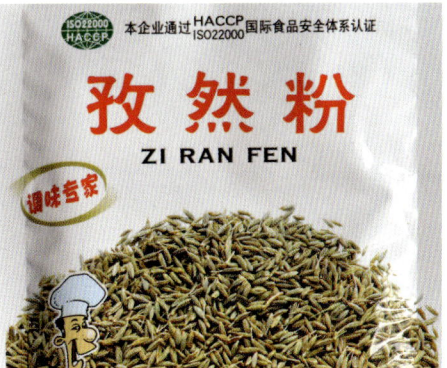

▲ 커민 제품(중국)

| 요리 및 이용 |

커민 열매는 독특하고 강한 향 그리고 약한 매운맛과 쓴맛을 가지고 있다. 동유럽에서는 이 향신료를 수프, 소스, 생선 요리, 육류 요리에 첨가한다. 인도 카레에는 커민을 반드시 배합하며 멕시코 요리에도 잘 쓰인다.

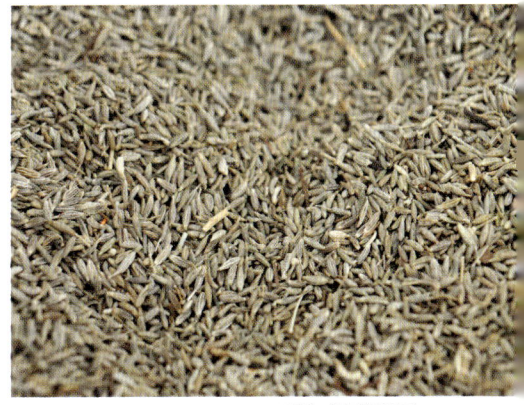

▲ 커민_ 열매(채취품)

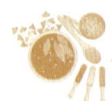

탠지(쓴국화)

- **식물명 및 학명**: 탠지(쓴국화) *Tanacetum vulgare* L.
- **과명**: 국화과
- **식용 및 약용부위**: 두상화(頭狀花, 꽃대 끝에 많은 꽃이 붙어 머리 모양을 이룬 꽃), 잎

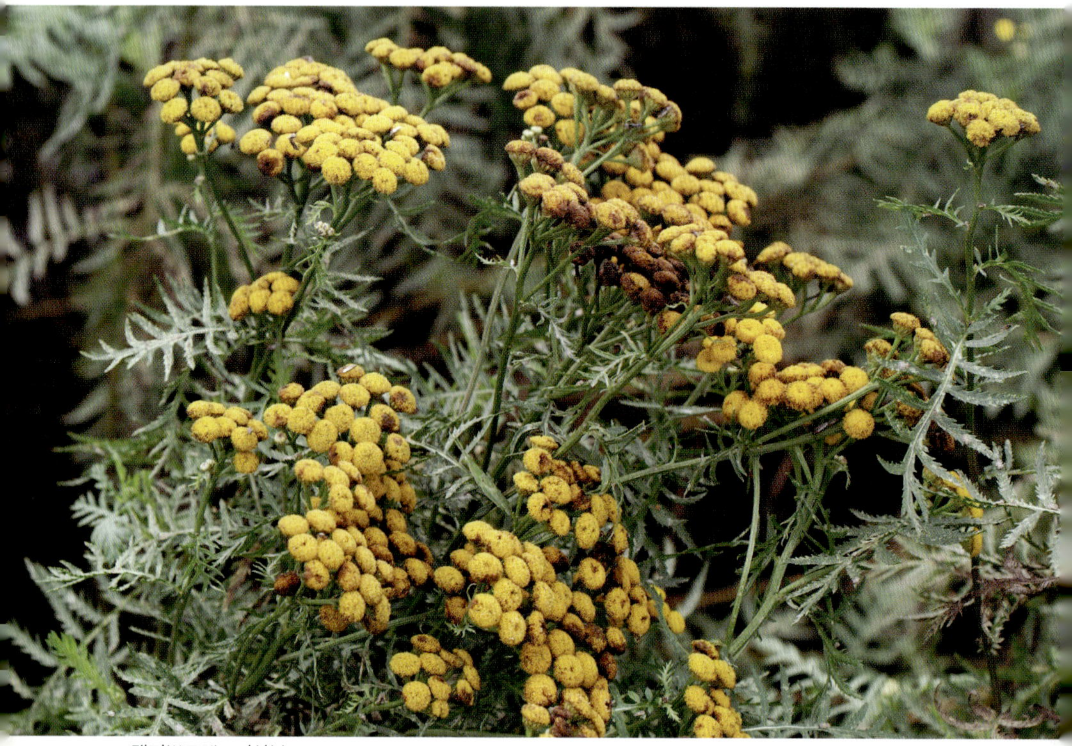

▲ 탠지(쓴국화)_ 지상부

| 약효 해설 |

- 소화 작용이 있다.
- 간 장애 치료에 쓰인다.
- 조충구제약으로 사용된다.
- 류머티즘 치료에 쓰인다.

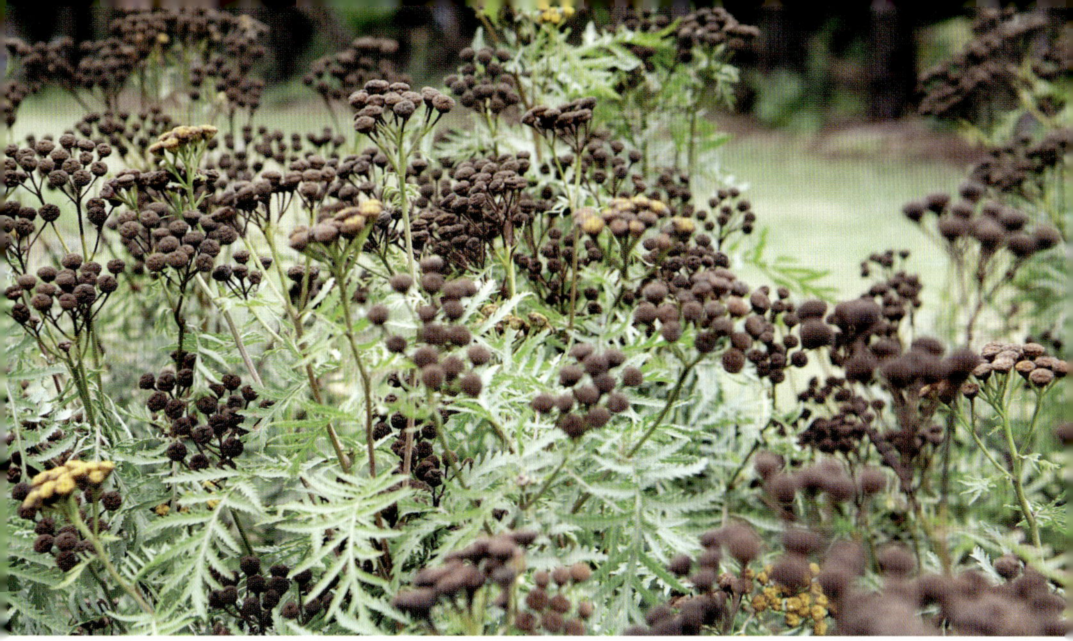

▲ 탠지(쑥국화)_ 무리

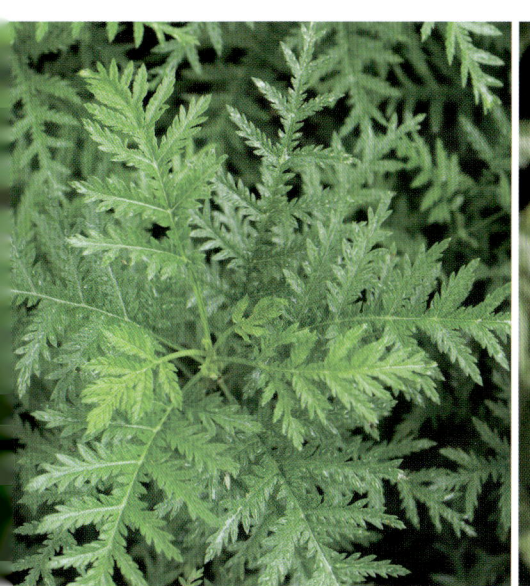

▲ 탠지(쑥국화)_ 잎

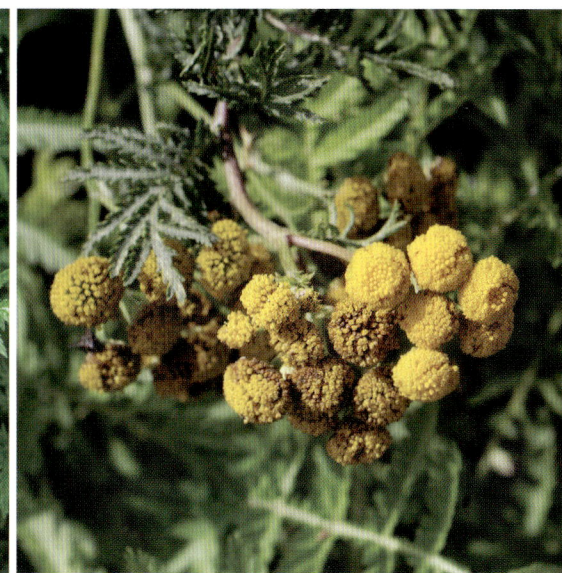

▲ 탠지(쑥국화)_ 두상화

| 요리 및 이용 |

탠지 잎에서는 장뇌(樟腦, 천연빙편이라고도 하며 독특한 방향이 있음)와 비슷한 향이 난다. 다량으로 먹으면 인체에 유해하므로 요리에 사용할 때는 소량 쓰는 것이 좋다.

판단(아단)

- 식물명 및 학명 : 판단(아단) *Pandanus tectorius* Parkinson ex Du Roi
- 과명 : 판다나과
- 식용 및 약용부위 : 열매
- 기타 명칭 : pandan, screw pine, 아단(阿檀), 노고자(櫓菇子), 노두자(露兜子)

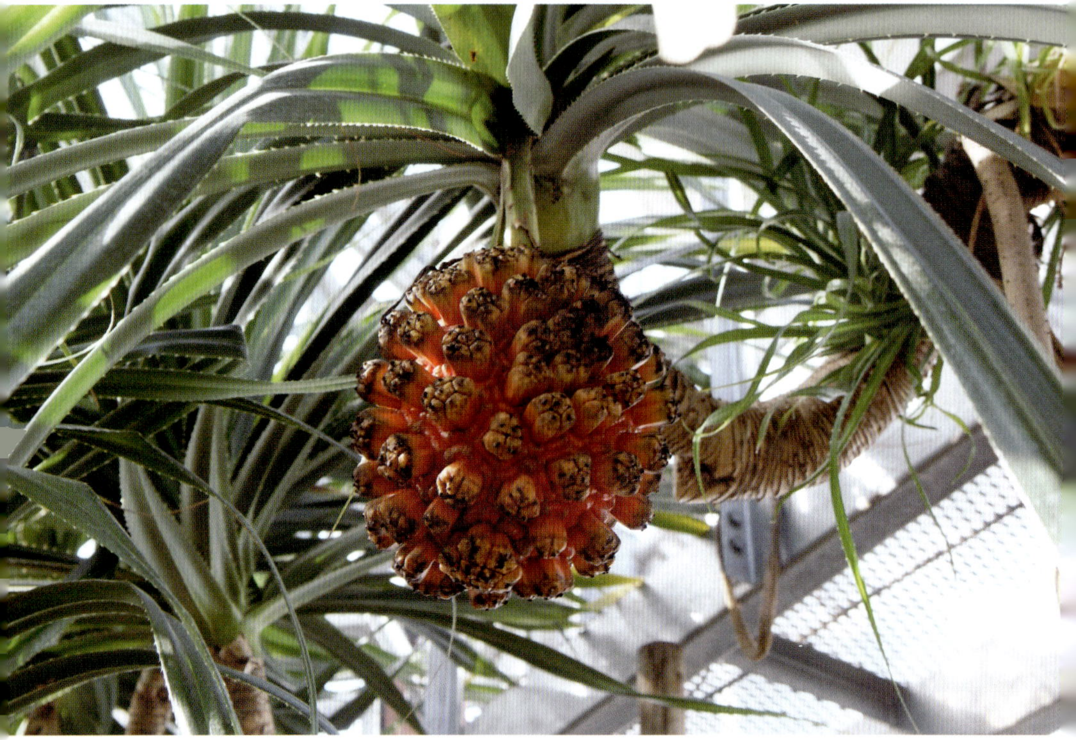

▲ 판단(아단)_ 열매(일본 미야자키현 약초 · 지역작물센터)

| 약효 해설 |

- 쇠약해진 비위를 돕고 정신을 북돋우며 가래를 삭인다.
- 주독(酒毒)을 풀며 술 마신 뒤의 갈증을 없앤다.

| 요리 및 이용 |

판단 열매는 생으로 먹거나 요리하여 먹을 수 있다. 약용으로는 열매

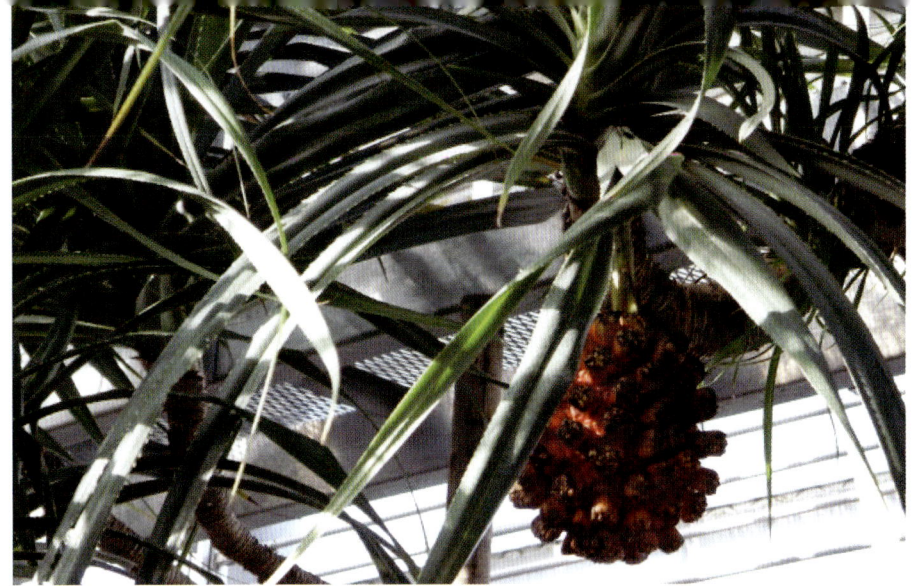

▲ 판단(아단)_ 잎(일본)

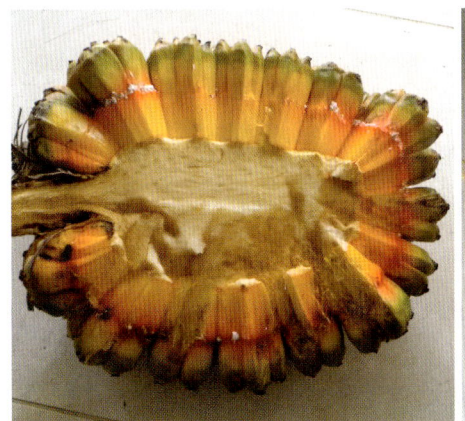

▲ 판단(아단)_ 열매(채취품, 베트남)

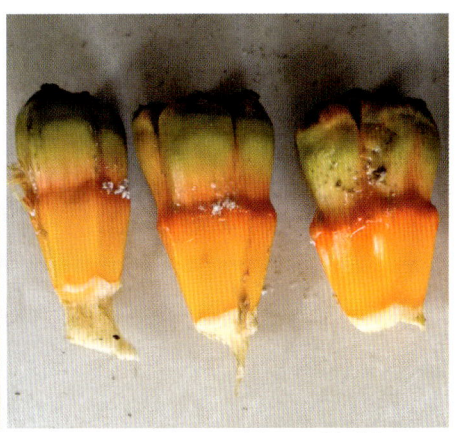

▲ 판단(아단)_ 낱개로 분리한 열매(베트남)

11~18g을 달여서 복용하면 되고 술이나 꿀에 담가 먹을 수도 있다. 판단의 포엽(苞葉, 꽃이나 꽃받침을 둘러싸고 있는 작은 잎)은 강한 장미향이 나는 정유를 함유하고 있어 허브식물로 이용하기도 한다.

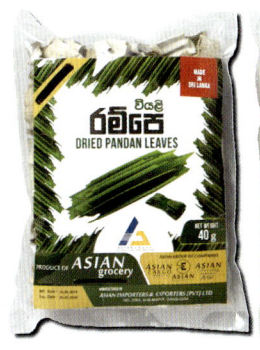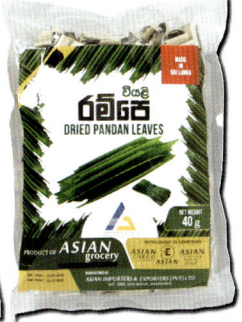

▲ 판단 제품(스리랑카)

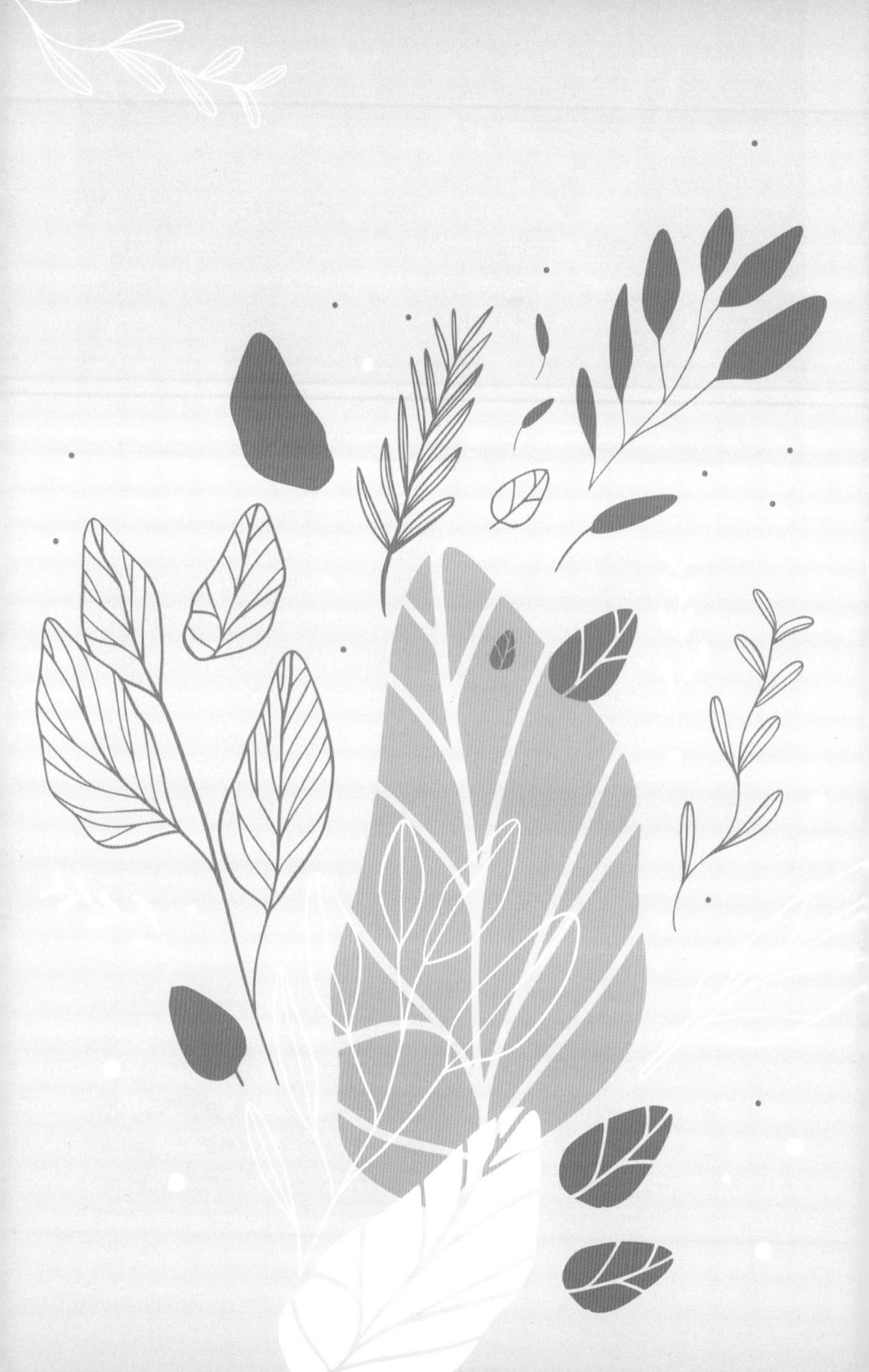

제3부
세계의 식물원

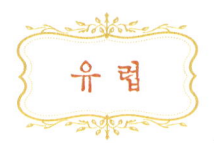

유럽

1. 체코의 카를대학교 식물원

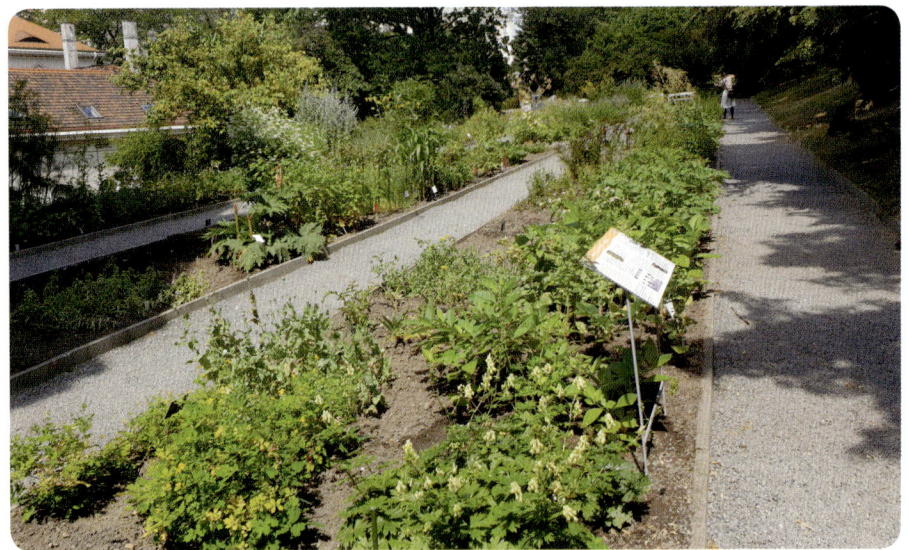

▲ 식물원 내의 유용식물구역

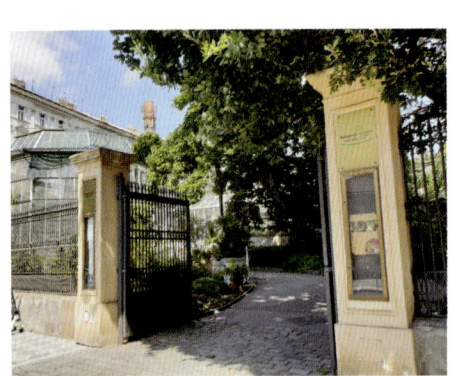

▲ 식물원 정문

체코의 수도 프라하에 소재하는 카를대학교 자연과학부가 운영하는 식물원(Botanical Garden of the Faculty of Science, Charles University in Prague)이 프라하 신시가지에 있다. 식물원은 3.5헥타르 면적으로 유용식물구역을 비롯하여 중부유럽 식물구역, 아시아 및 미국 식물구역, 지중해 암석정원, 식물분류원, 아열대 식물구역, 고산정원, 열대 온실, 아열대 온실, 선인장구역 등으로 나뉘어 있다.

- 주소 : Na Slupi 16, Praha 2, 128 00, Czech Republic
- 전화번호 : +420 221 95 18 83
- 홈페이지 : https://bz-uk.cz/en

2. 체코의 프라하 시립식물원

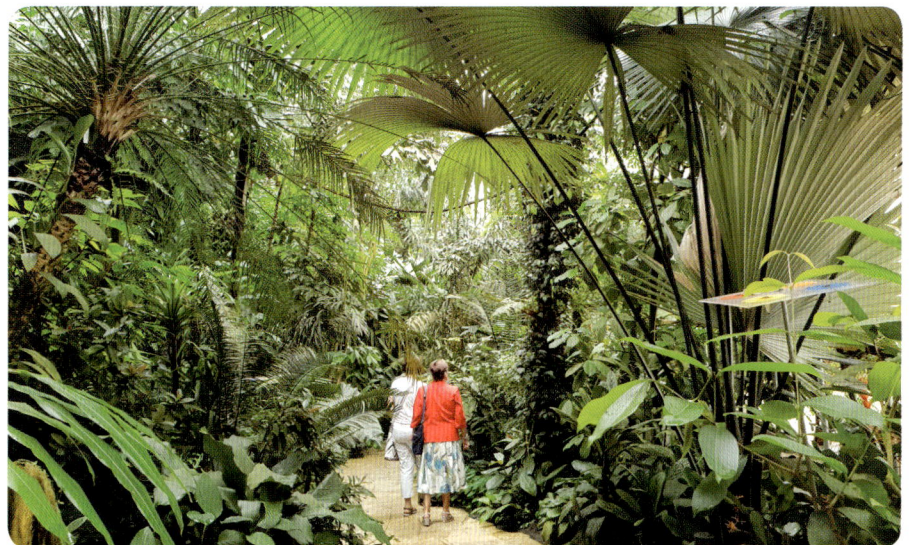

▲ 식물원 내의 온실 내부

체코의 프라하 시립식물원(영어: Prague Botanical Garden, 체코어: Botanická zahrada hlavního města Prahy)은 프라하 동물원 바로 옆인 프라하 7구역 트로야 (Troja) 지역에 자리 잡고 있다. 30헥타르의 넓은 시립식물원의 외부 정원은 휴원일이 없고 무료 입장이지만 온실은 월요일에 휴원하며 유료이다. 온실은 S자형이며 130m 길이로 길게 건립되어 있다.

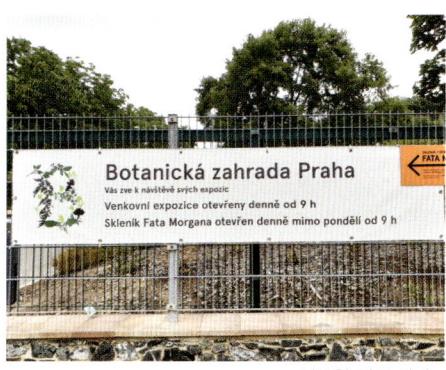

▲ 식물원 정문 간판

- 주소 : Trojská 800/196, 171 00 Praha-Troja, Czech Republic
- 전화번호 : +420 234 148 122
- 홈페이지 : https://www.botanicka.cz/hlavni-stranka/general-information-english.html?page_id=1186

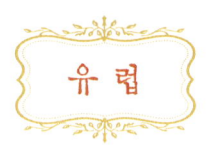

3. 독일의 뒤셀도르프대학교 식물원

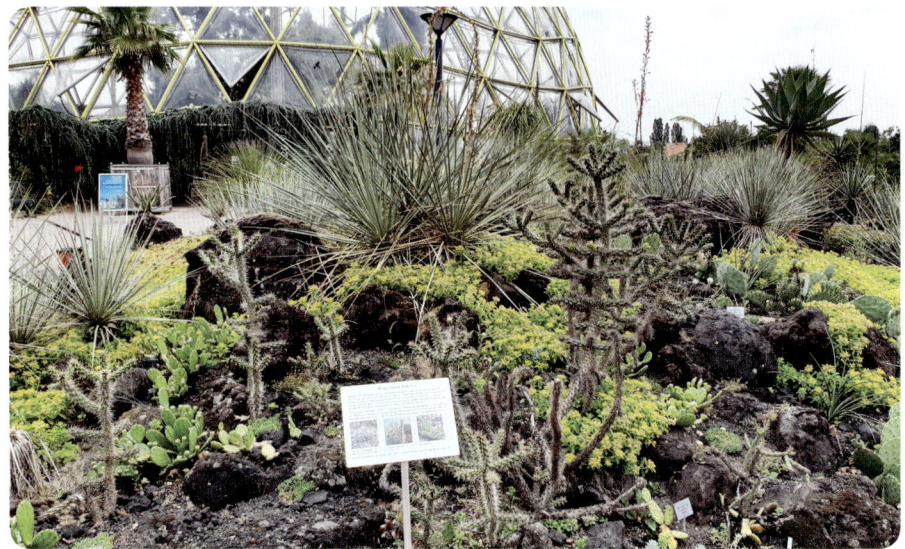

▲ 식물원 전경

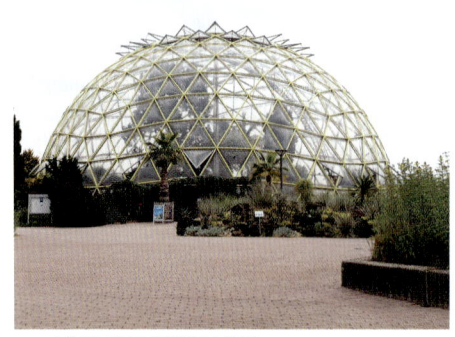

▲ 식물원 내의 중앙온실 전경

뒤셀도르프대학교는 이 도시 출신의 시인인 하인리히 하이네의 이름을 붙여 1989년 하인리히 하이네 뒤셀도르프대학교가 되었다. 보통 뒤셀도르프대학교로 부른다. 1974년에 개원한 대학 식물원 (the Botanischer Garten der Heinrich-Heine-Universität Düsseldorf)은 면적이 8헥타르이며 6,000여 종의 식물이 식재되어 있다. 약용식물정원을 포함하여 식물분류정원, 고산정원 그리고 중부유럽, 동북아시아, 일본, 중국, 북미, 남미 정원 등으로 구성되어 있다.

- 주소 : Heinrich-Heine-Universität, 40225 Düsseldorf, Northrhine-Westphalia, Germany
- 전화번호 : +49 211 8112478
- 홈페이지 : http://www.botanischergarten.hhu.de/

4. 오스트리아의 잘츠부르크대학교 식물원

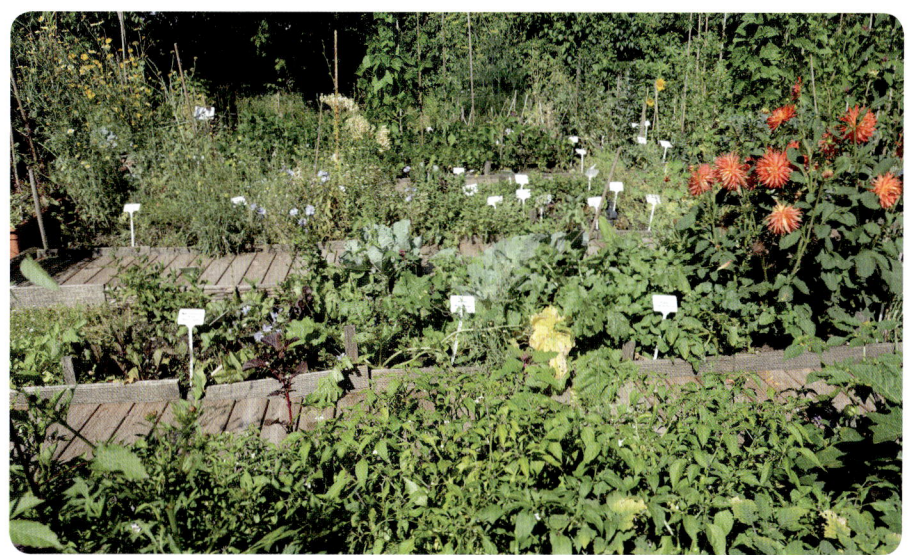

▲ 식물원 전경

오스트리아 잘츠부르크에 소재한 잘츠부르크대학교 식물원(Botanical Garden of University of Salzburg)은 1986년에 개원했으며 자연과학대학 바로 옆에 위치해 있고 면적은 1헥타르이다. 약용식물구역을 비롯하여 습지식물구역, 전통농부구역, 야생작물구역, 장미구역 및 오스트리아 고산식물에 초점을 맞춘 암석구역 등으로 이루어져 있다.

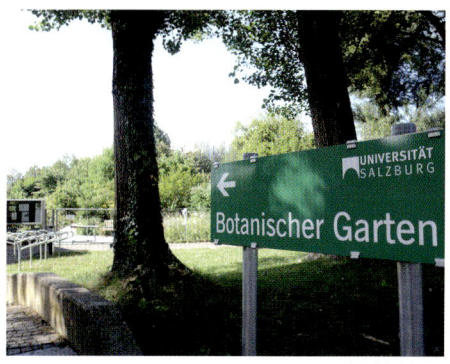

▲ 식물원 입구

- 주소 : University of Salzburg, Botanical Garden, Department of Ecology and Evolution, Hellbrunnerstrasse 34, 5020 Salzburg, Austria
- 전화번호 : +43 662 8044 5533
- 홈페이지 : https://www.uni-salzburg.at/index.php?id=201719&L=1

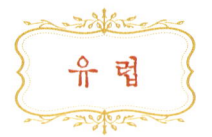

5. 오스트리아의 빈대학교 식물원

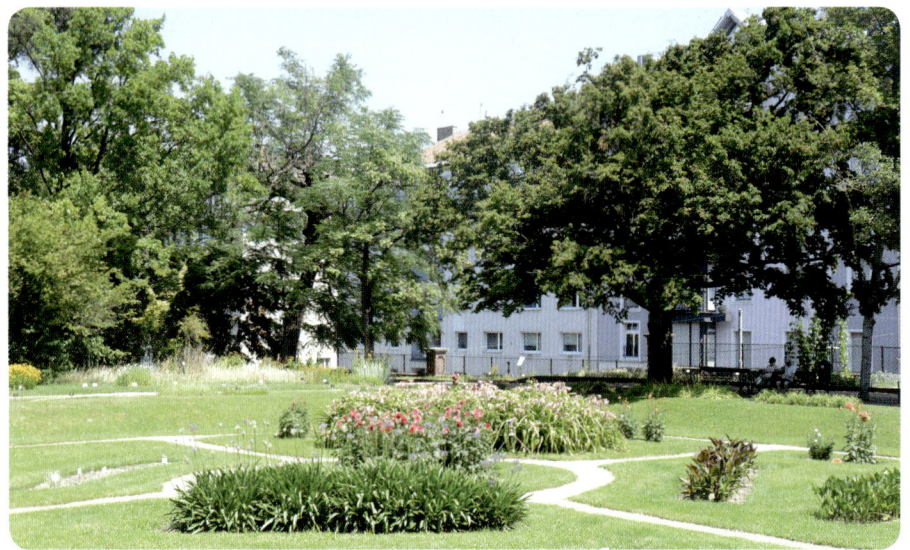

▲ 식물원 전경

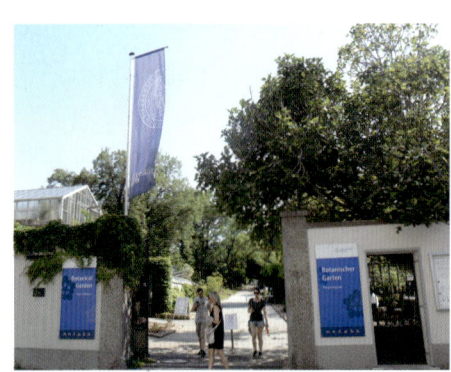

▲ 식물원 정문

오스트리아의 수도인 빈에 있는 빈대학교 식물원(Botanical Garden of the University of Vienna)은 생명과학학부 소속이다. 벨베데레 궁전 바로 옆에 이 식물원이 위치한다. 1754년에 개원한 식물원은 면적이 8헥타르이며 11,500여 종의 식물을 60개 구역에 과별로 구분하여 재배하고 있다.

- 주소 : Botanical Garden of the University of Vienna, Rennweg 14, 1030 Wien, Austria
- 전화번호 : +43 1 4277 54100
- 홈페이지 : http://www.botanik.univie.ac.at/hbv/index.php?nav=&lang=en

6. 크로아티아의 자그레브식물원

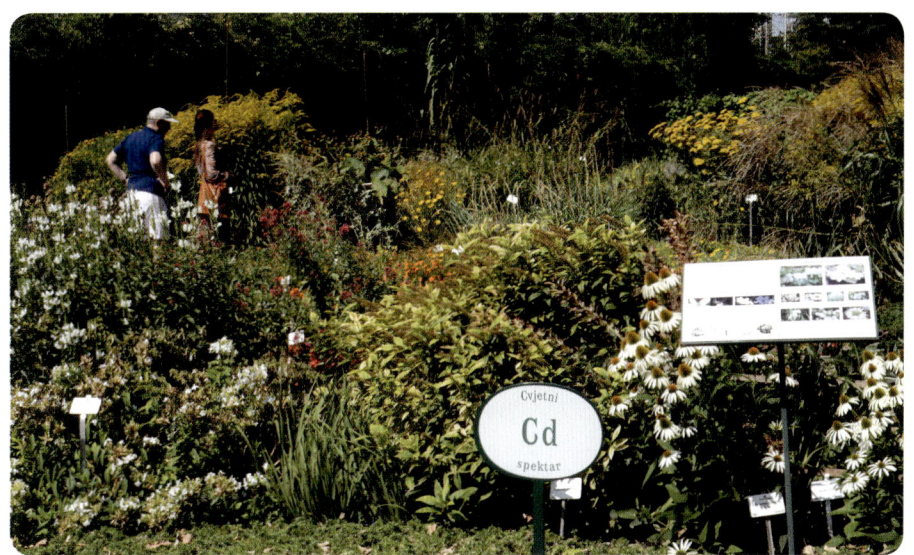

▲ 식물원 전경

크로아티아의 수도 자그레브에 위치한 자그레브식물원의 정식 명칭은 자그레브대학교 자연과학부 식물원(Botanical garden, Faculty of Science, University of Zagreb)이다. 식물원 홈페이지에 '1889년 개원'이란 사실을 알리고 있다. 면적은 5헥타르이며 수목구역, 고산구역, 서유럽 고산암석구역, 지중해 수목구역, 지중해 고산구역, 꽃정원구역, 온실구역 등 53구역으로 나누어져 있다.

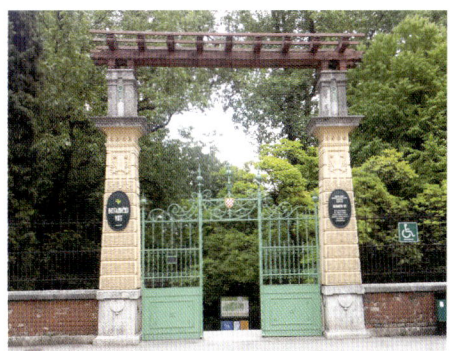

▲ 식물원 정문

- 주소 : Botanicki vrt PMF-a, Uprava, Marulicev trg 9a, HR-10000 Zagreb, Croatia
- 전화번호 : +385 1 4898 066
- 홈페이지 : http://hirc.botanic.hr/vrt/english/start.htm

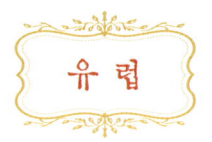

7. 스위스의 제네바식물원

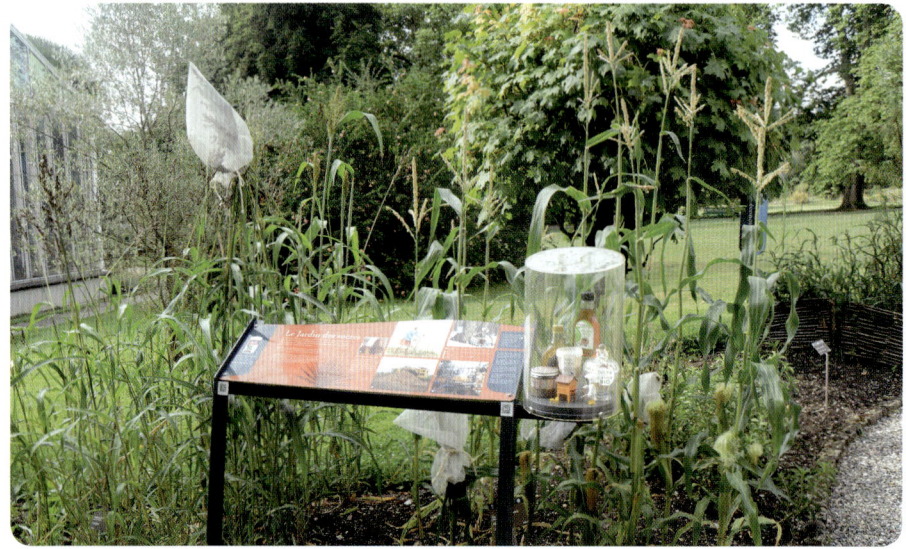

▲ 식물원 내의 당(설탕)식물구역

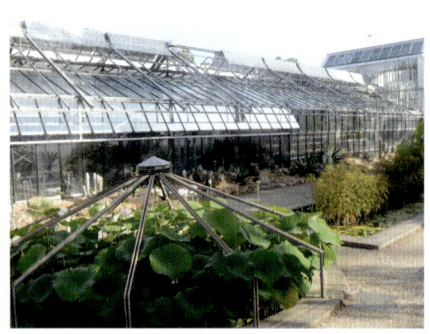

▲ 식물원 내의 온실 전경

스위스의 제네바식물원(Botanical Garden of the City of Geneva)은 1817년에 개원하였으며 28헥타르의 넓은 면적에 14,000여 종의 식물을 재배하고 있다. 정문에는 프랑스어로 조그맣게 Conservatoire et Jardin botaniques와 Ville de Geneve라고만 쓰여 있다. 식물원 내의 민족식물정원은 의약식물구역, 당식물구역, 염색식물구역, 오일과 수지식물구역, 섬유식물구역, 향신식물구역, 채소구역, 기능성식품구역, 식물치료구역과 인체 등으로 나눠져 있다.

- 주소 : Conservatory and Botanical Garden of the City of Geneva, Chemin de l'Impératrice 1, Case postale 71, 1292 Chambésy-Genève, Switzerland
- 전화번호 : +41 22 418 51 00
- 홈페이지 : http://www.ville-ge.ch/cjb/index_en.php

8. 스위스의 베른대학교 식물원

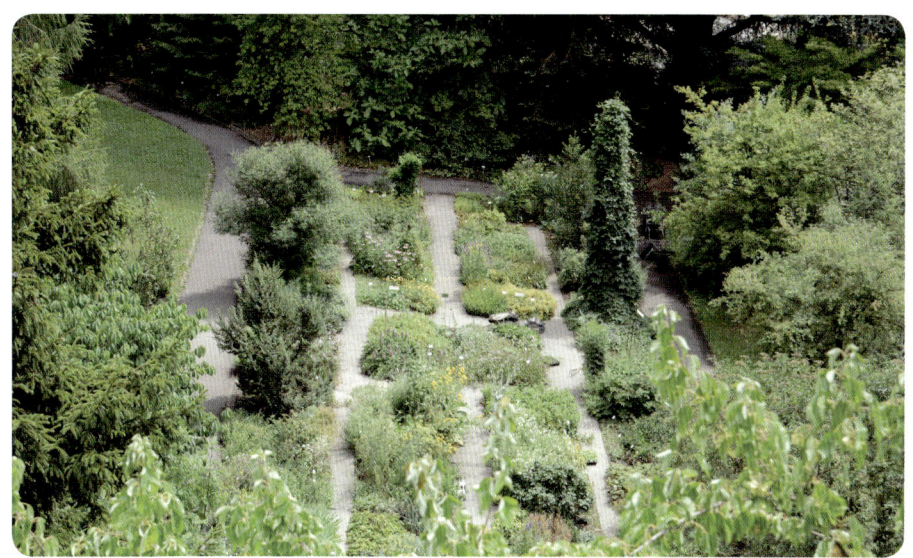

▲ 식물원 내의 약용식물구역

스위스의 수도 베른에 소재하는 베른대학교 식물원(Botanical Garden of the University of Bern)은 1859년에 설립되었으며 2헥타르 면적에 6,000여 종의 식물을 재배하고 있다. 식물원 안에는 미국, 아프리카, 아시아 구역 등이 있다.

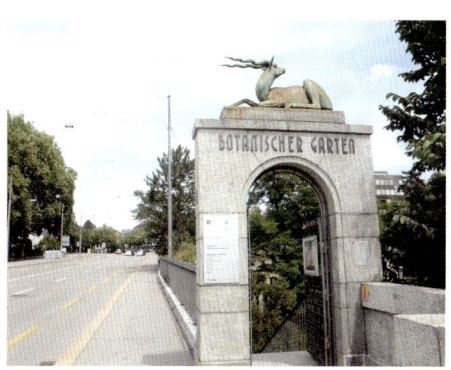

▲ 식물원 입구

- 주소 : Altenbergrain 21, 3013 Bern, Switzerland
- 전화번호 : +41 31 631 49 45
- 홈페이지 : https://www.bern.com/en/detail/botanic-garden

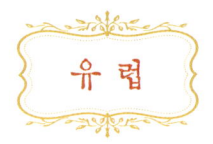

9. 프랑스의 파리식물원

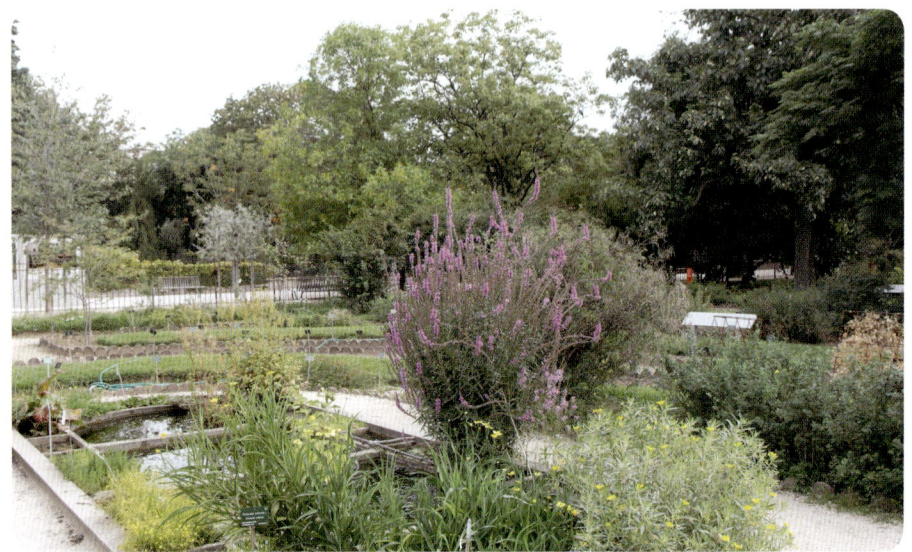

▲ 식물원 내의 약용식물구역

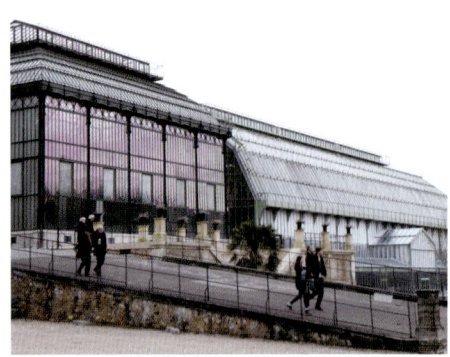

▲ 식물원 내의 온실 전경

프랑스 파리식물원의 정식 명칭은 le Jardin des Plantes de Paris이다. 파리 시내의 5구에 속해 있으며 면적은 23.5헥타르이다. 파리식물원은 루이 13세의 내과의사이던 기 드 라 브로스(Guy de La Brosse)가 1626년 고안하였으며 1635년에 약용식물원으로 설립되었다.

- 주소 : 57 Rue Cuvier, 75005 Paris, France
- 홈페이지 : http://www.jardindesplantes.net/

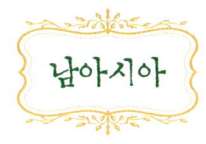

10. 인도의 자와할랄 네루 열대식물원 및 연구소

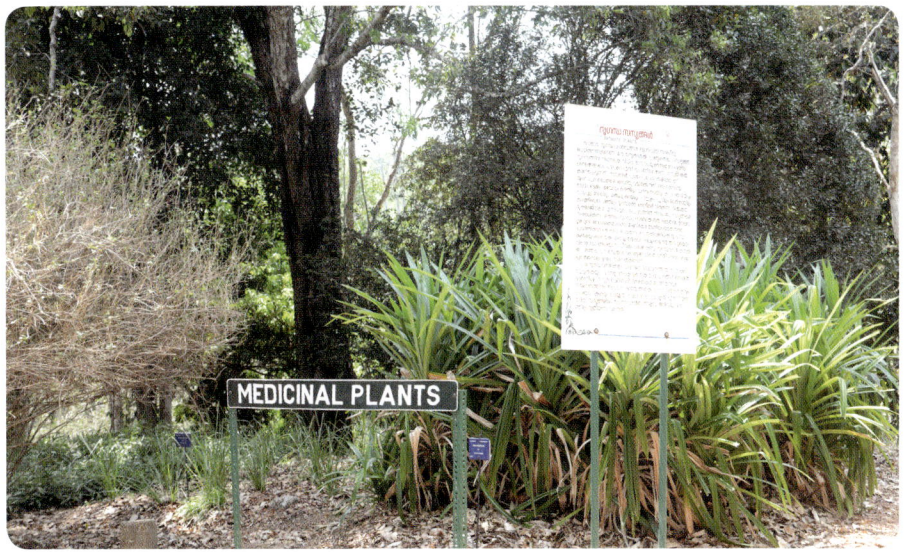

▲ 식물원 내의 약용식물구역

인도 남서부 지역의 케랄라주에 있는 자와할랄 네루 열대식물원 및 연구소(Jawaharlal Nehru Tropical Botanic Garden and Research Institute)에서는 약용식물구역 외에도 발삼구역, 파인애플구역, 선인장구역, 소철구역, 양치식물구역 및 수생식물구역 등 17개 구역으로 구분하여 다양한 식물들을 재배하고 있다.

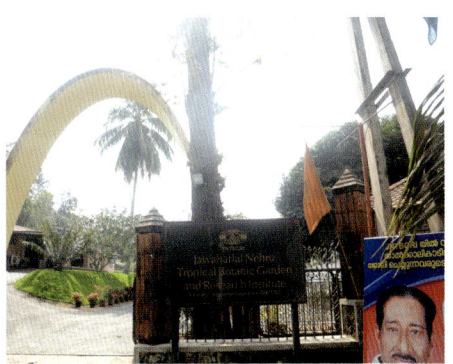

▲ 식물원 정문

- 주소 : Palode, Thiruvananthapuram, Kerala, India
- 전화번호 : +91 472 286 9626
- 홈페이지 : http://www.jntbgri.res.in

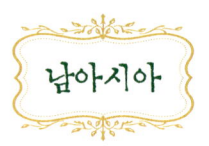

11. 인도의 케랄라산림연구소 식물원

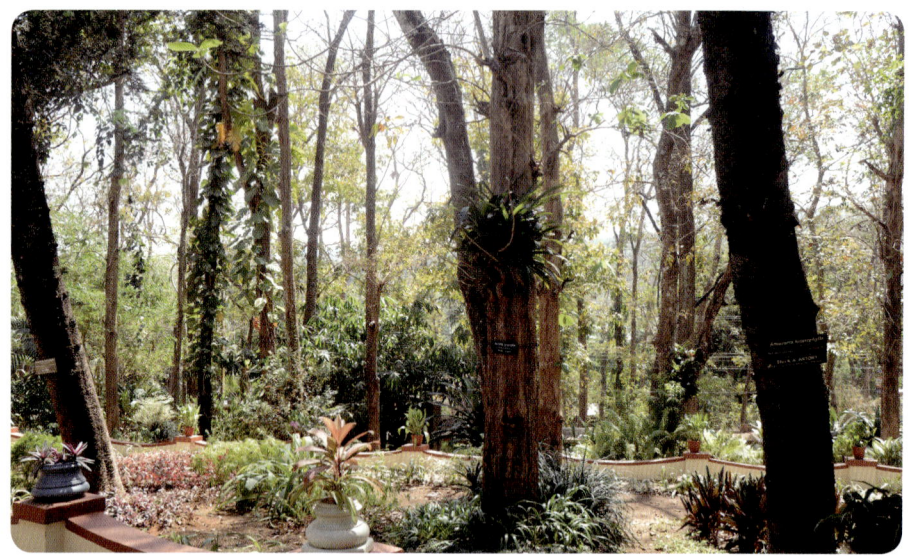

▲ 식물원 전경

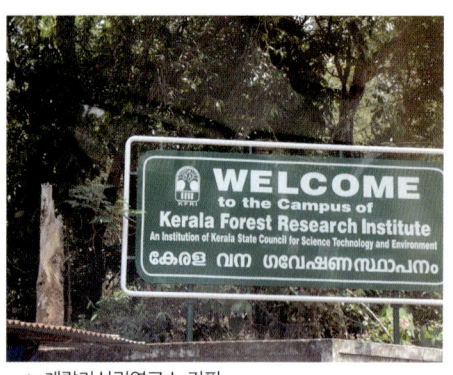

▲ 케랄라산림연구소 간판

인도 케랄라주의 케랄라산림연구소(Kerala Forest Research Institute)는 1975년에 설립되었으며 식물원은 약용식물구역을 비롯하여 수목원, 난초정원, 나비정원, 곤충자료관, 박물관 등으로 구성되어 있다.

- 주소 : Peechi, Thrissur, Kerala, India
- 전화번호 : +91 487 269 0100
- 홈페이지 : http://www.kfri.res.in

12. 스리랑카의 로열식물원

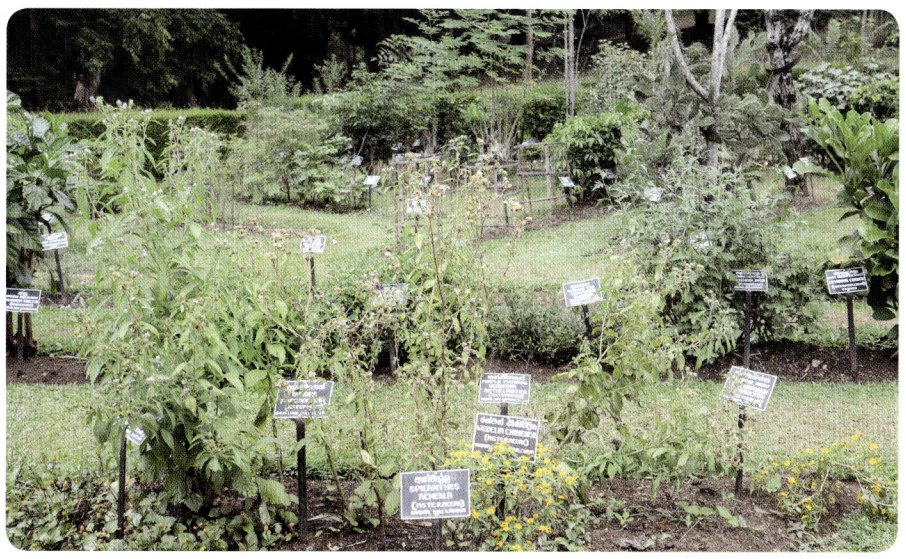

▲ 식물원 내의 약용식물구역

스리랑카의 국립식물원 중 하나인 로열(Royal) 식물원은 Peradeniya Botanical Garden으로도 불리며 스리랑카의 식물원 중에서 가장 규모가 크다. 스리랑카 섬 중심에 위치한 캔디에서 서쪽으로 약 5.5km 떨어져 있다. 60헥타르의 넓은 면적에는 약용식물구역을 비롯하여 야자구역, 소철구역, 대나무구역, 꽃정원, 향신료정원, 선인장하우스, 난초하우스, 국립식물표본관, 연못으로 분류되어 있다.

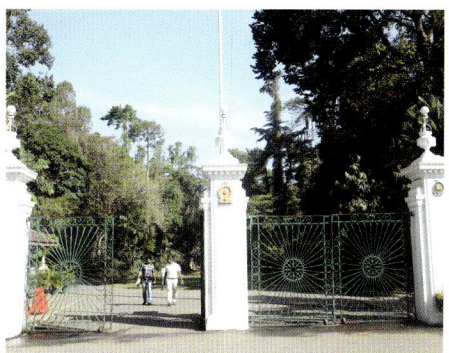

▲ 식물원 입구

- 주소 : Kandy road, Peradeniya, Sri Lanka
- 전화번호 : +94 81 238 8088
- 홈페이지 : http://www.botanicgardens.gov.lk/?page_id=4359

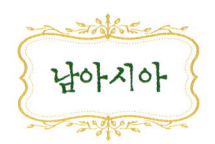

13. 스리랑카의 시타와카식물원

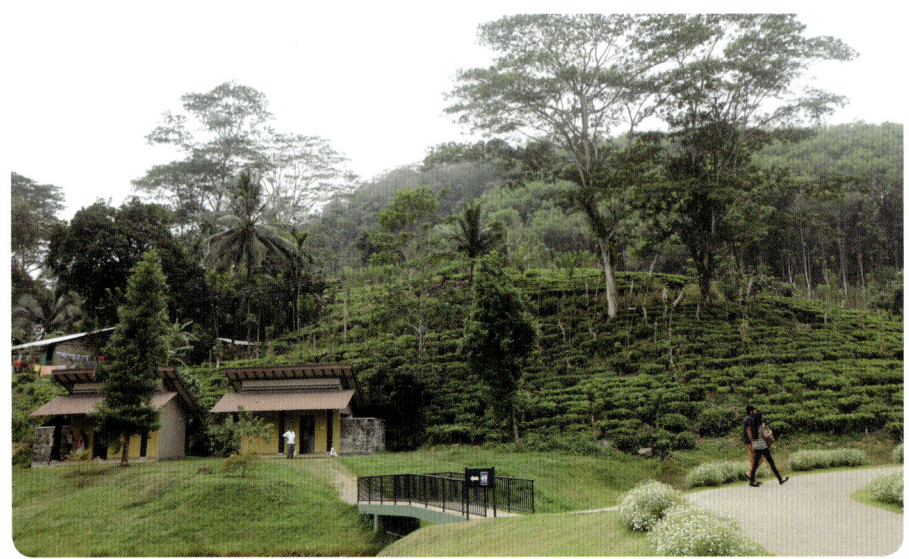

▲ 식물원 전경

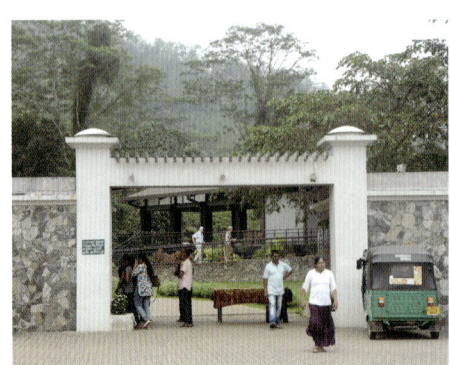

▲ 식물원 입구

시타와카식물원(Seethawaka Botanical Garden)은 스리랑카의 6개 국립식물원 중에서 가장 최근인 2014년에 개원했다. 수도 콜롬보의 오른편에 위치해 있는 이 식물원은 Seethawaka Wet Zone Botanical Garden으로도 불린다. 면적이 32헥타르이며 약용식물구역을 비롯하여 수목원, 화훼원예구역, 산꼭대기정원, 차밭 등으로 이루어져 있다.

- 주소 : Illukowita, Awissawella, Sri Lanka
- 전화번호 : +94 36 379 5295
- 홈페이지 : http://www.botanicgardens.gov.lk/?page_id=4390

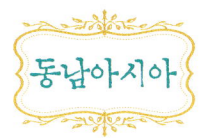

14. 인도네시아의 보고르식물원

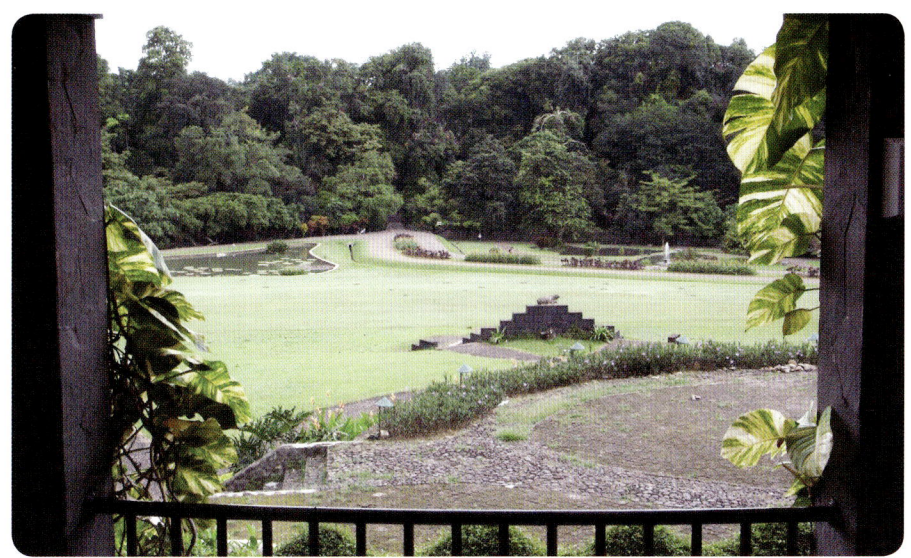

▲ 식물원 전경

인도네시아 과학원(Indonesian Institute of Sciences, LIPI) 산하의 4개 식물원 중 하나인 보고르식물원(Bogor Botanical Garden)은 자카르타에서 남쪽으로 60km 떨어진 곳에 있다. 1817년에 설립된 이 식물원은 87헥타르 면적에 14,000종 이상의 식물을 재배하고 있다.

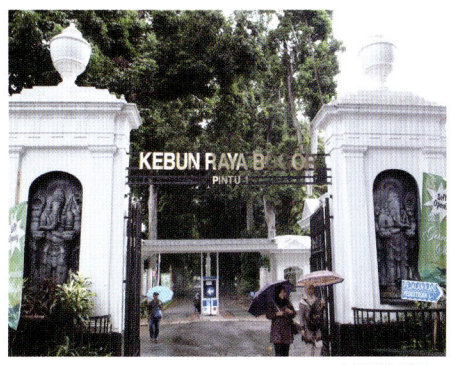

▲ 식물원 정문

- 주소 : Jl. Ir. H. Juanda 13, Bogor 16122, Indonesia
- 전화번호 : +62 251 8322187
- 홈페이지 : http://krbogor.lipi.go.id

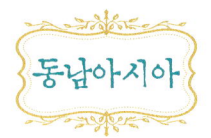

15. 인도네시아의 발리식물원

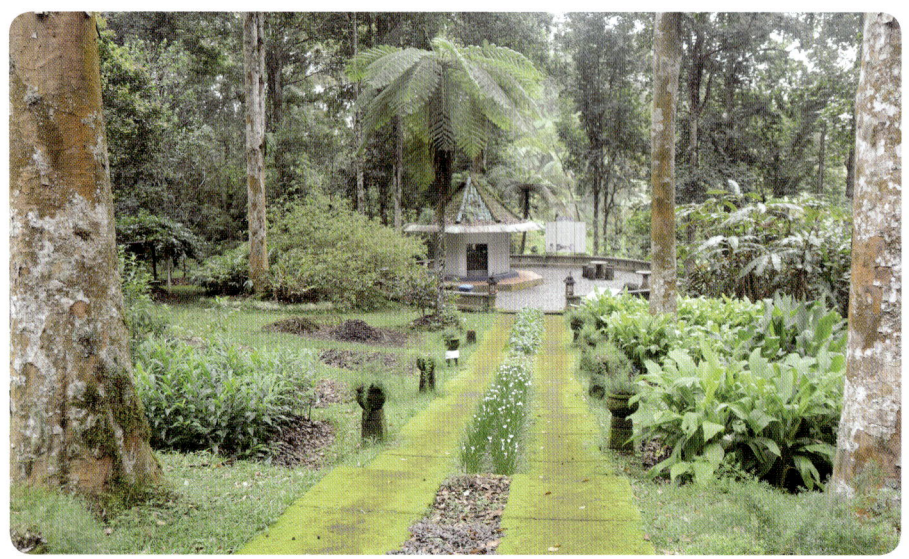

▲ 식물원 내의 약용식물구역

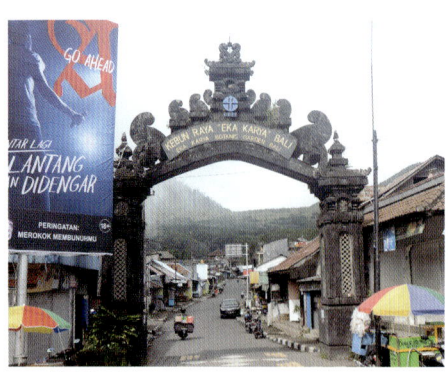

▲ 식물원 입구

발리식물원(Bali Botanic Garden)은 발리 섬의 거의 중앙에 위치해 있으며 1959년에 설립되어 157.5헥타르의 면적을 가지고 있다. 인도네시아에서 가장 큰 식물원이며 덴파사르에서 북쪽으로 90분 정도 차를 타고 가면 도착한다. 식물원은 약용식물구역을 비롯하여 장미정원, 양치식물구역, 선인장구역, 난구역, 베고니아구역, 대나무구역, 수생식물구역, 종교의식 식물구역 등으로 구성되어 있다.

- 주소 : Jl. Kebun Raya, Candikuning, Baturiti, Kabupaten Tabanan, Bali 82191 Indonesia
- 전화번호 : +62 368 2033211
- 홈페이지 : http://krbali.lipi.go.id

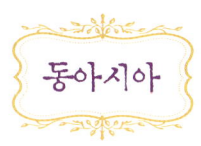

16. 한국의 서울대학교 약학대학 약초원

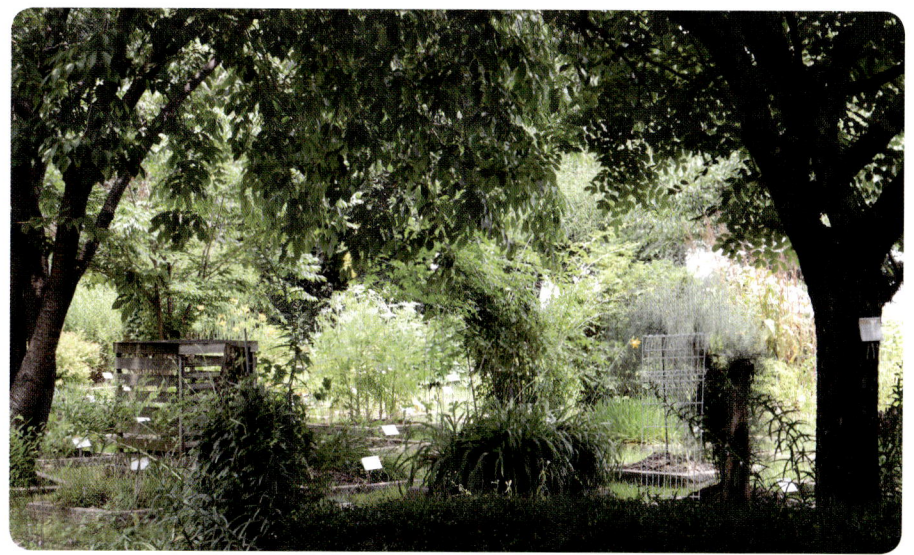

▲ 약초원 전경

서울대학교 약학대학 약초원은 우리나라에 서식하는 약용식물 및 희귀식물을 교육 및 연구 목적에 따라 수집, 분류하고, 약용식물 유래의 신약 및 기능성 신소재 개발과 식물기능 유전체의 연구 기반을 확보하기 위하여 1995년 설립되었다. 이 약초원은 약용식물표본단지를 비롯하여 자연생육단지, 재배단지, 습지원, 수생포, 과수원, 음지식물원, 1년초화원, 덩굴표본단지 등으로 구성되어 있으며 유리온실과 남부약용식물재배온실도 갖추어져 있다.

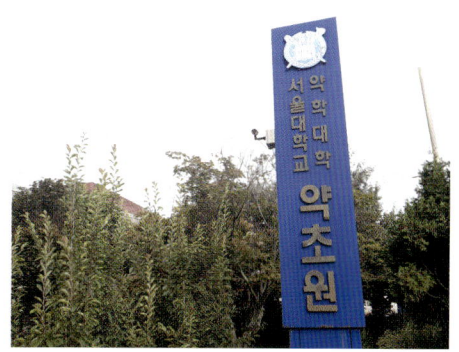

▲ 약초원 입구

- 주소 : 53, Munwon-gil, Ilsandong-gu, Goyang-si, Gyeonggi-do 10257 Rep. of Korea
- 전화번호 : +82 31 977 1521
- 홈페이지 : http://www.snuherb.ac.kr/

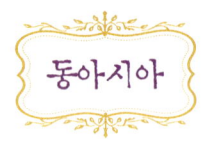

동아시아

17. 한국의 홍릉수목원

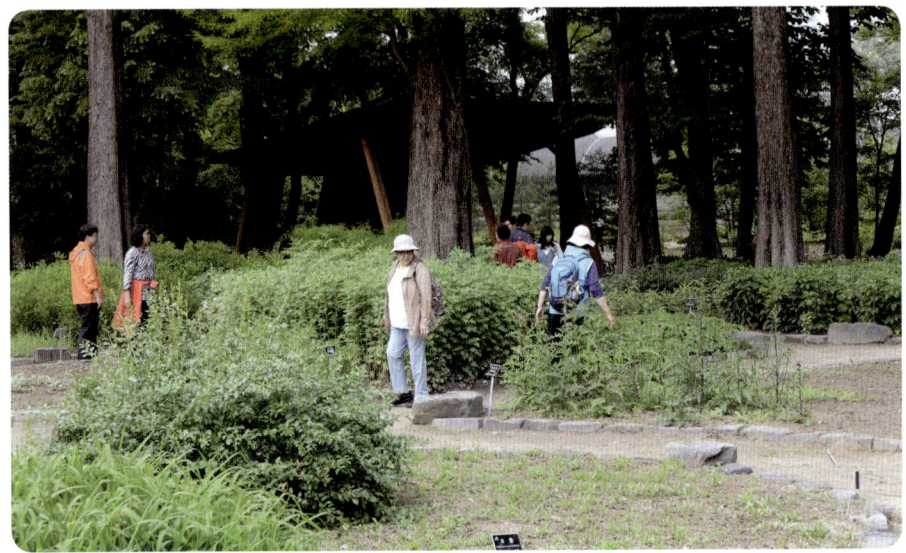

▲ 수목원 내의 약용식물원 전경

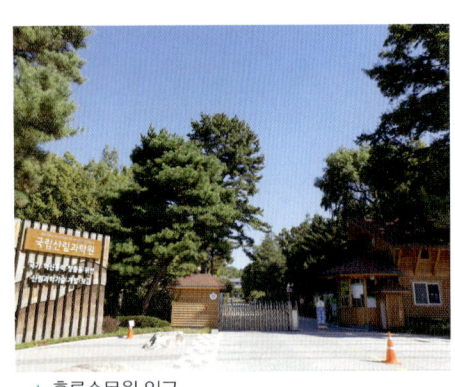

▲ 홍릉수목원 입구

홍릉수목원은 1922년에 임업시험장이 창설되면서 우리나라 최초로 조성된 수목원이다. 1897년에 명성황후의 능(陵)으로 지정되면서 붙여진 이름이지만, 1919년 능이 경기도 금곡으로 이장된 후에도 오늘날까지 이 수목원의 명칭으로 사용하고 있다. 수목원 내에는 약용식물원을 비롯하여 난대식물원, 조경수원, 외국수목원 그리고 제1수목원에서 제8수목원까지 잘 분류되어 있다.

- 주소 : 57, Hoegi-ro, Dongdaemun-gu, Seoul 02455, Rep. of Korea
- 전화번호 : +82 2 961 2777
- 홈페이지 : http://www.forest.go.kr/newkfsweb/html/HtmlPage.do?pg=/rest/rest_070212.html&mn=KFS_14_01_10_02_02&orgId=kfri

18. 중국의 광시약용식물원

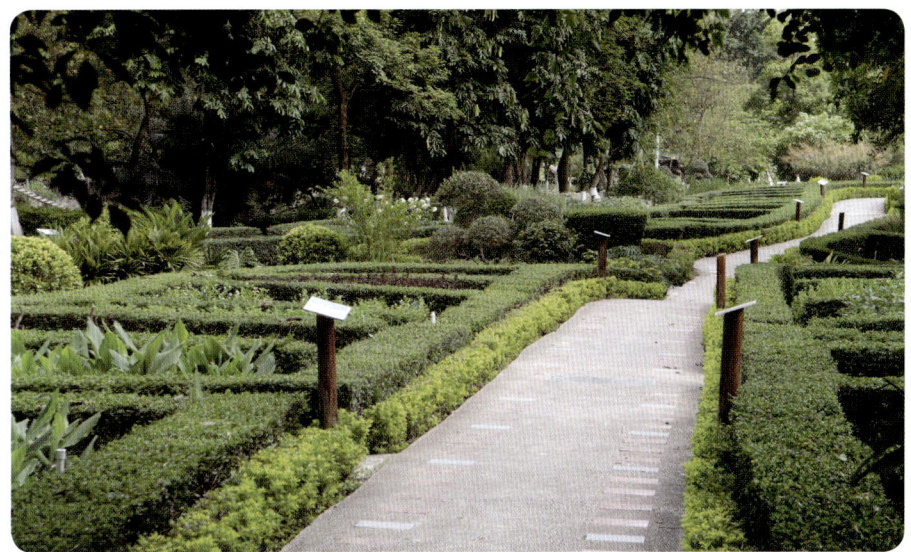

▲ 식물원 전경

광시약용식물원(廣西藥用植物園)은 중국 광시좡족(廣西壯族) 자치구의 성도인 난닝[南寧]시 동부에 위치해 있다. 식물원의 정확한 명칭은 광시좡족자치구 약용식물원이며 중국의학과학원 약용식물연구소 광서분소도 같이 있다. 1959년에 건립되었으며 당시에는 광시약물실험장으로 불렸다가 1963년 광시약용연구소로 바뀌었고 1981년에 현재 명칭인 광시약용식물원으로 변경되었다.

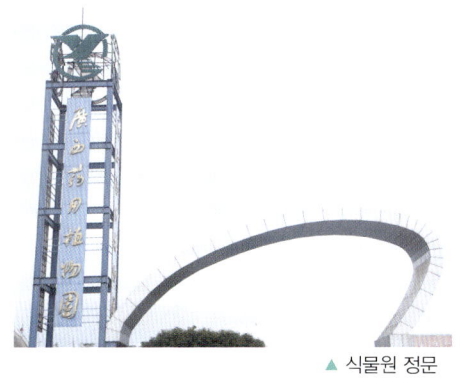

▲ 식물원 정문

- 주소 : Nanwu Road, Xingning District, Nanning 530024, P.R.China
- 홈페이지 : http://www.gxyyzwy.com/

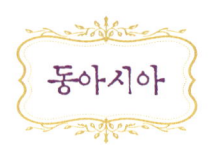

19. 중국의 시솽반나열대식물원

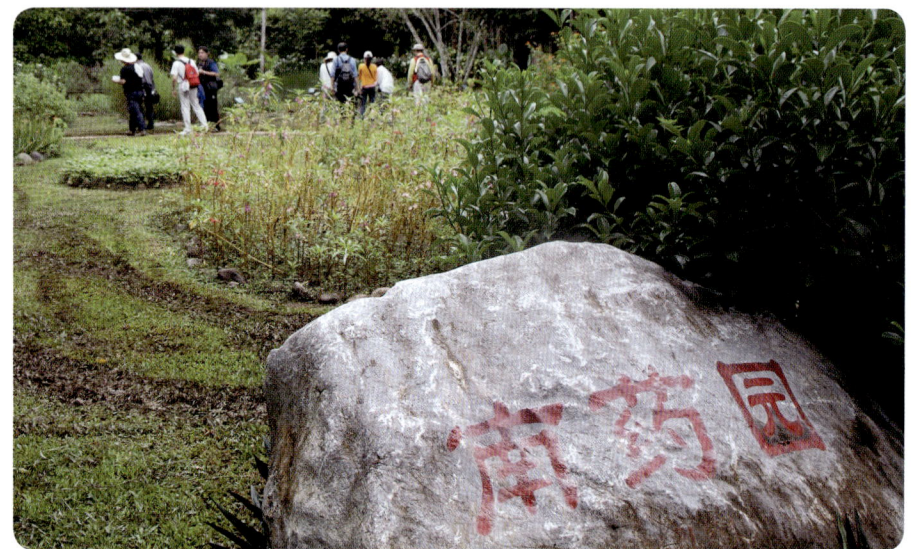

▲ 식물원 내의 남약원구역

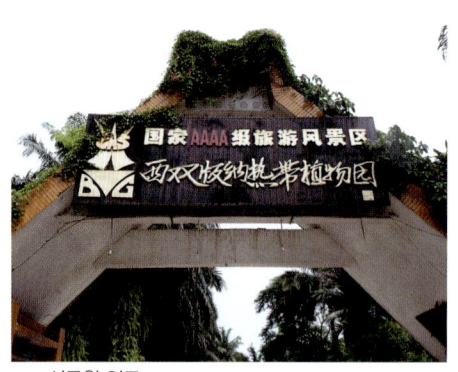

▲ 식물원 입구

시솽반나열대식물원(西雙版納熱帶植物園)은 중국 윈난성 시솽반나 다이족(傣族) 자치주에 있으며 1959년 설립되었다. 열대식물원에는 보호생물학연구센터, 삼림생태계통 연구센터, 민족식물학과 자원식물학 연구센터가 설치되어 있다. 야생멸종 희귀식물종자고, 열대우림생태계통 지정연구처, 아열대삼림생태계통 지정연구관측소, 생물지구화학실험실, 생물기술실험실, 열대우림생태계통 연구센터와 관리개방실험실, 열대식물표본관, 열대우림민족문화박물관도 건립되어 있다.

- 주소 : Xishuangbanna Tropical Botanical Garden, Chinese Academy of Sciences, Menglun, Mengla, Yunnan 666303, P.R.China
- 홈페이지 : http://www.xtbg.ac.cn/Intro/about.htm

20. 중국의 투르판사막식물원

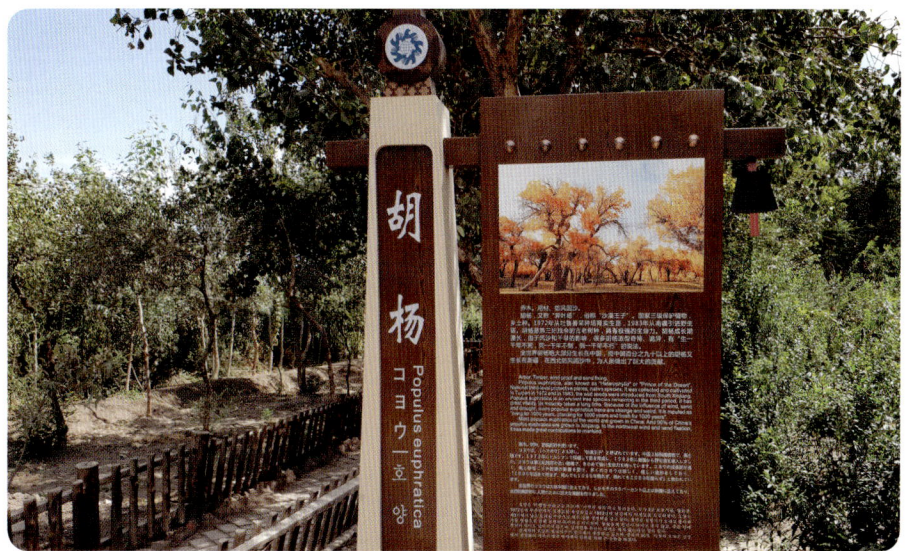

▲ 식물원 내의 호양 서식지

투르판사막식물원(吐魯番沙漠植物園)은 중국 신장위구르(新疆維吾爾) 자치구의 투르판에서 남쪽으로 10km 떨어진 곳에 위치해 있으며 중국과학원 소속으로 1976년에 건립되었다. 사막식물원은 호양관상구(胡楊觀賞區), 약용식물전류원(藥用植物專類園), 사괘전류원아구(沙柑專類園亞區), 염생식물아구(鹽生植物亞區), 백사사군락아구(白梭梭群落亞區), 사사군락아구(梭梭群落亞區) 등으로 구성되어 있다.

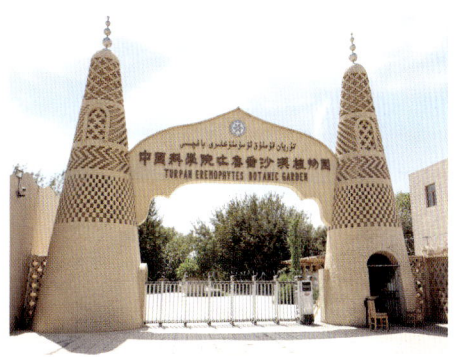

▲ 식물원 입구

- 주소 : Turpan Desert Research Station, Xinjiang Institute of Ecology and Geography, Chinese Academy of Sciences, Qiatkale Town, Turpan, Xinjiang 838008 P.R.China
- 홈페이지 : http://www.bgci.org/garden.php?id=1396

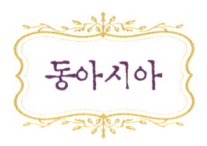

동아시아

21. 일본의 도쿄도약용식물원

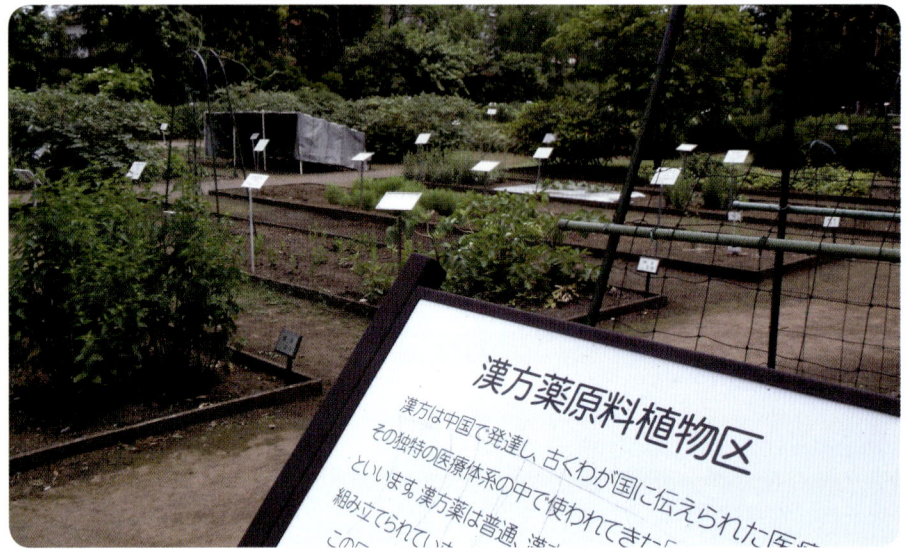

▲ 식물원 전경

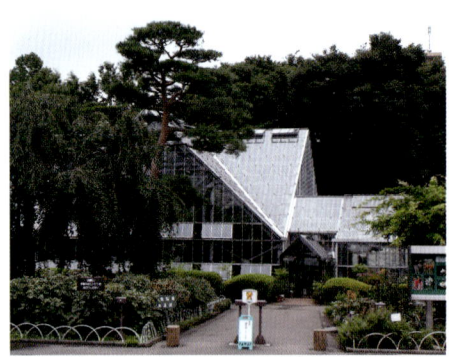

▲ 식물원 내의 온실

일본 도쿄도(東京都)에 있는 도쿄도약용식물원(東京都薬用植物園)의 정식 명칭은 도쿄도 건강안전센터 도쿄도약용식물원으로, 1941년 설립되었다. 식물원은 한방약 원료식물, 제약 원료식물, 민간약 원료식물, 염료식물, 향료식물, 유용수목, 유독식물, 외국식물 그리고 아편 등의 9개 구역으로 구분하여 다양한 약용식물들을 재배하고 있다.

- 주소 : 21-1 Nakajimacho, Kodaira, Tokyo 187-0033, Japan
- 전화번호 : +81 42 341 0344
- 홈페이지 : http://www.tokyo-eiken.go.jp/lb_iyaku/plant/

22. 일본의 호시약과대학 약용식물원

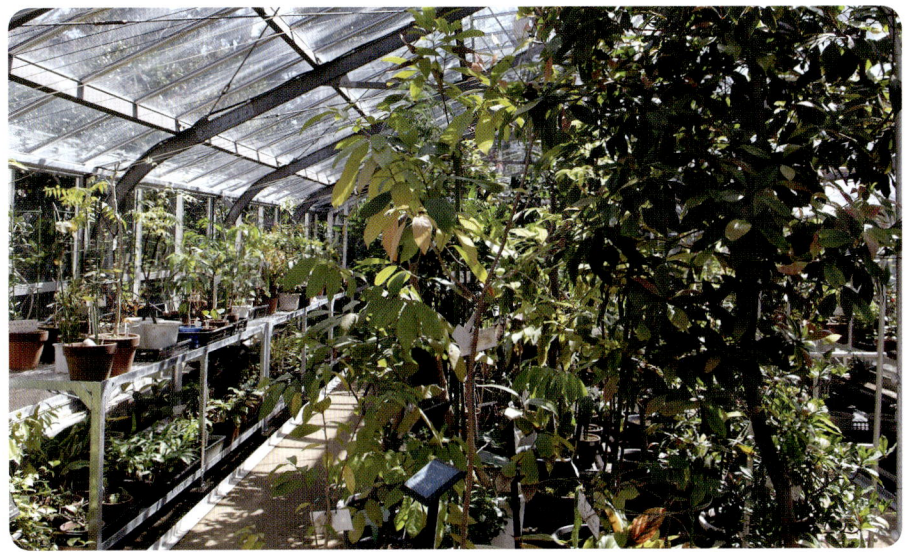

▲ 식물원 내의 온실 내부

호시약과대학(星藥科大學) 약용식물원은 일본 도쿄 시내에 있는 대학의 부속 약용식물원이다. 대학 약용식물원이지만 시민들이 자유롭게 약용식물을 둘러보고 현장 공부를 할 수 있는 유익한 장소다. 대학 정문에 있는 안내실의 방명록에 기재하고 방문증을 받으면 누구나 약용식물원으로 들어갈 수 있다.

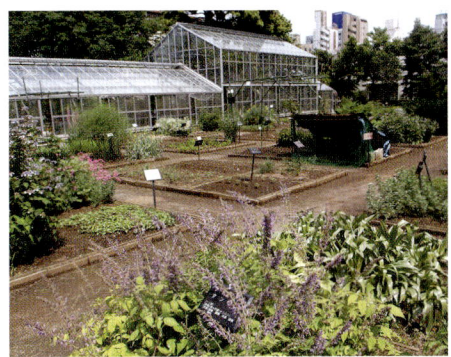

▲ 식물원 전경

- 주소 : 2-4-41 Ebara, Shinagawa ku, Tokyo 142-8501 Japan
- 전화번호 : +81 3 3786 1011
- 홈페이지 : http://w01www01.hoshi.ac.jp/yakusoen_new/index.html

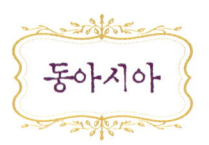

23. 일본의 유메노시마 열대식물관

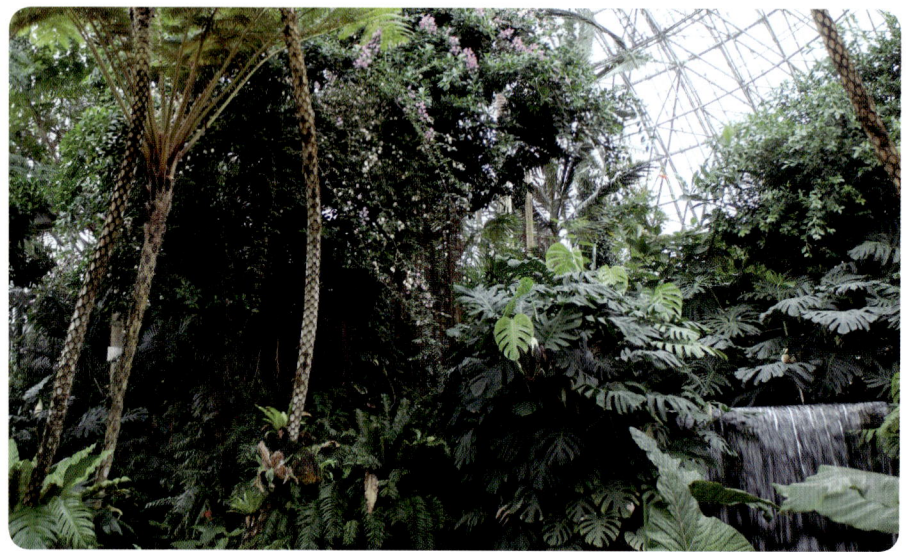

▲ 식물관 전경

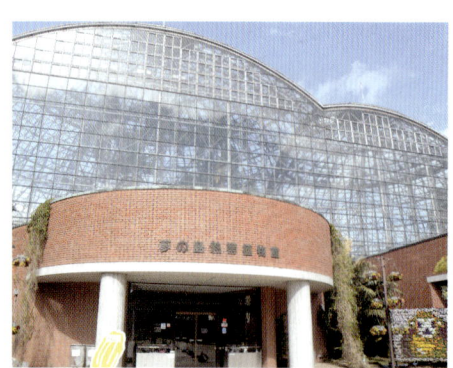

▲ 식물관 입구

유메노시마(Yumenoshima) 열대식물관은 일본 도쿄의 유메노시마 공원 안에 있으며 거대한 온실로 꾸며진 약용식물원이다. 1년 내내 기온이 높고 비가 많은 열대 우림의 환경으로 만들어 놓았다.

- 주소 : 2-1-2 Yumenoshima, Koto, Tokyo 136-0081, Japan
- 전화번호 : +81 3 3522 0281
- 홈페이지 : http://www.yumenoshima.jp/

제4부
세계의 약초 특별전

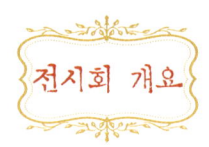

전시회 개요

'세계의 약초 특별전'은 국립순천대학교 한의약연구소장인 필자가 15년간 세계 37개국에서 수집한 450여 종의 약초 관련 자료들을 전시하는 기획 전시회이다. 서울시 강서구에 위치한 허준박물관 기획전시실에서 2019년 10월 11일부터 2020년 3월 15일까지 개최된다.

약초는 질병의 치료와 예방을 위하여 약의 재료로 쓰이는 식물을 말하며 인류는 오래전부터 약초를 전통의학에 활용해 왔다. 아시아와 유럽 대륙에서 전통의학에 사용하는 약초 실물과 현장에서 촬영한 사진 그리고 약초를 활용한 국내외 식의약 제품 등 37개국에서 수집한 450종이 넘는 전시물을 전시한다.

전시물을 수집한 나라는 동아시아(한국, 북한, 중국, 일본, 몽골), 동남아시아(인도네시아, 태국, 베트남, 미얀마, 캄보디아, 필리핀, 라오스), 남아시아(인도, 스리랑카, 방글라데시, 네팔, 파키스탄), 서남아시아(터키, 오만), 중앙아시아(키르기스스탄), 유럽(프랑스, 크로아티아, 스위스, 오스트리아, 독일, 덴마크, 체코, 노르웨이,

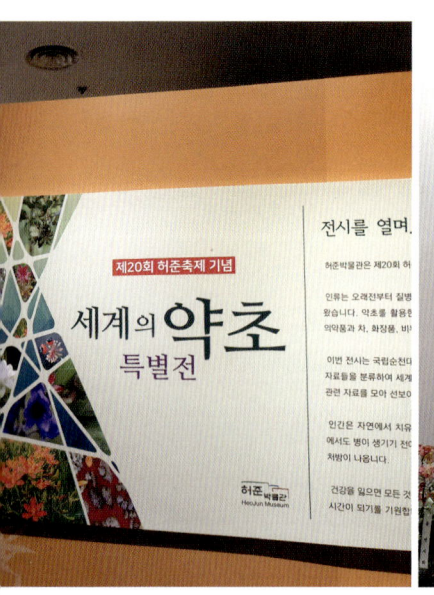
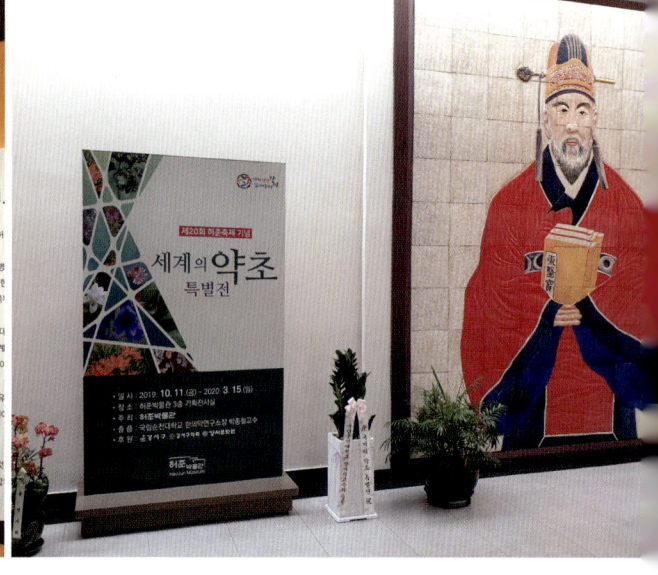

▲▶ 세계의 약초 특별전 입구

핀란드, 에스토니아, 이탈리아, 영국), 아메리카(미국, 브라질), 아프리카(이집트, 남아프리카공화국), 러시아이다.

전시물은 세계의 약초를 비롯하여 희귀 약재, 약초 활용 식·의약 제품, 약초 책자, 약초 사진 외에 《하멜 표류기》와 《열하일기》 책자에 나오는 약초도 포함한다.

공립박물관인 허준박물관은 허준 선생의 학문적 업적과 생애를 널리 기리고자 2005년 설립하였으며, 허준 선생의 관련 자료를 수집하고 업적을 기리는 사업을 하고 있다.

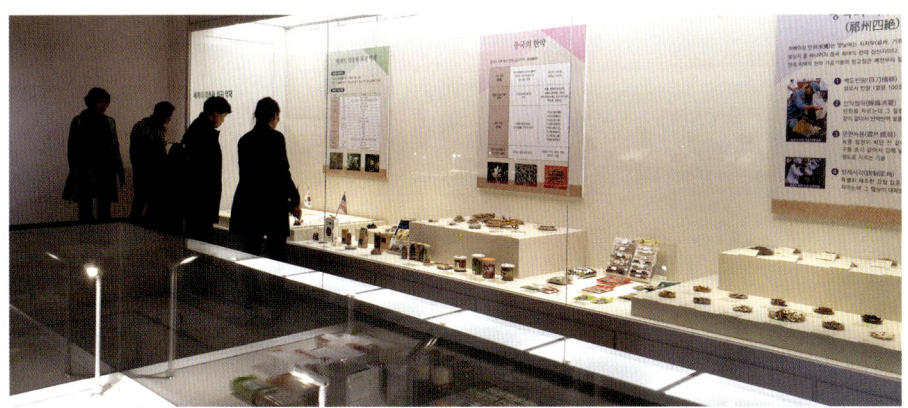

▲ 전시장 내부

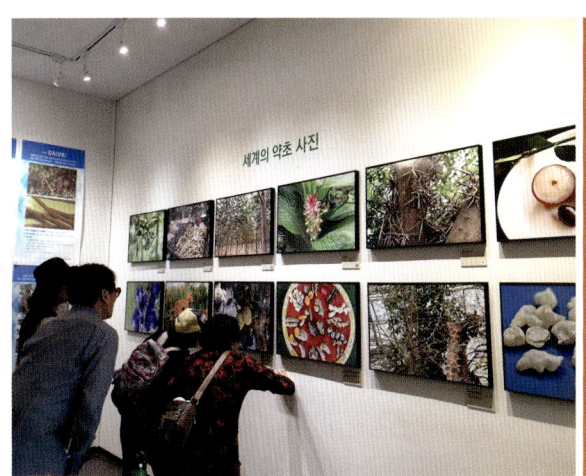

▲ 전시물을 관람하고 있는 관람객

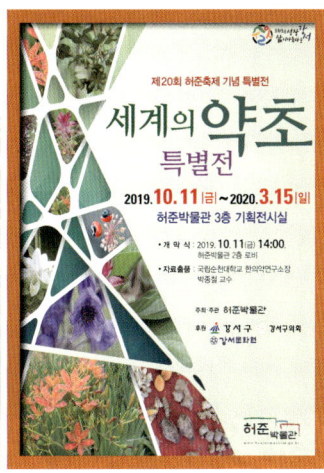

▲ 전시회 포스터

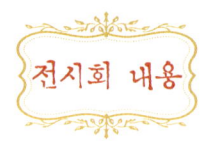

1부 세계의 약초·약재, 세계의 희귀 약초

동아시아, 동남아시아, 남아시아, 중앙아시아의 아시아 지역 및 유럽 지역의 주요 약초와 약재를 대형 세계지도 위에 국가별로 전시한다.

1. 희귀 약재

- **대표적 보양(補陽) 한약** : 육종용, 열당, 쇄양
- **주요 수지(樹脂) 한약** : 유향, 침향, 몰약, 혈갈, 아위, 용뇌, 호동루, 안식향

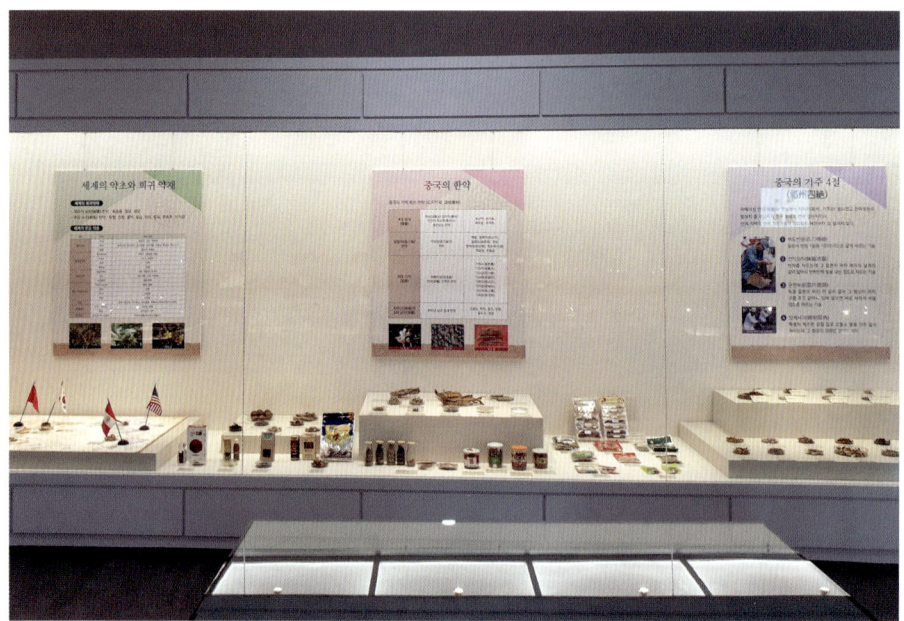

▲ 세계의 약초와 희귀 약재

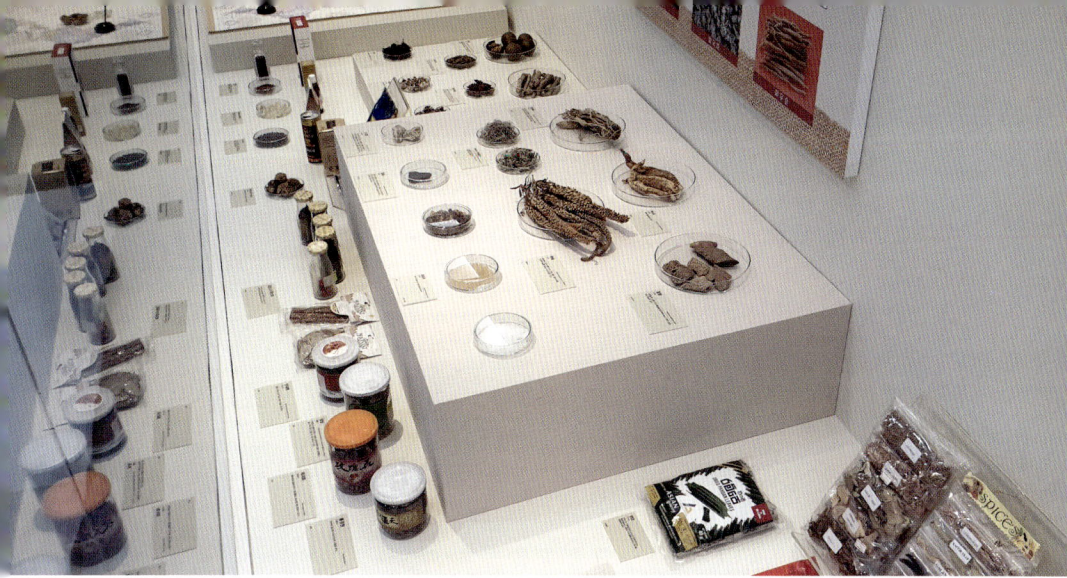

▲ 전시 중인 세계의 약초와 약재들

2. 세계의 주요 약초

1) 동아시아 약초

- **한국** : 참당귀, 인삼, 해당화
- **중국** : 중국고본, 중국천궁, 중국강활, 광서아출, 온울금, 홍경천, 흑과구기
- **일본** : 왜당귀(일당귀), 죽절삼

2) 동남아시아 약초

- **인도네시아** : 육두구, 갈랑갈, 침향나무
- **라오스** : 노니, 모링가
- **태국** : 양귀비
- **베트남** : 침향나무

3) 남아시아 약초

- **방글라데시** : 가자, 여감자, 모가자
- **인도** : 인도사목, 산내, 자단(자단향)
- **스리랑카** : 실론계피

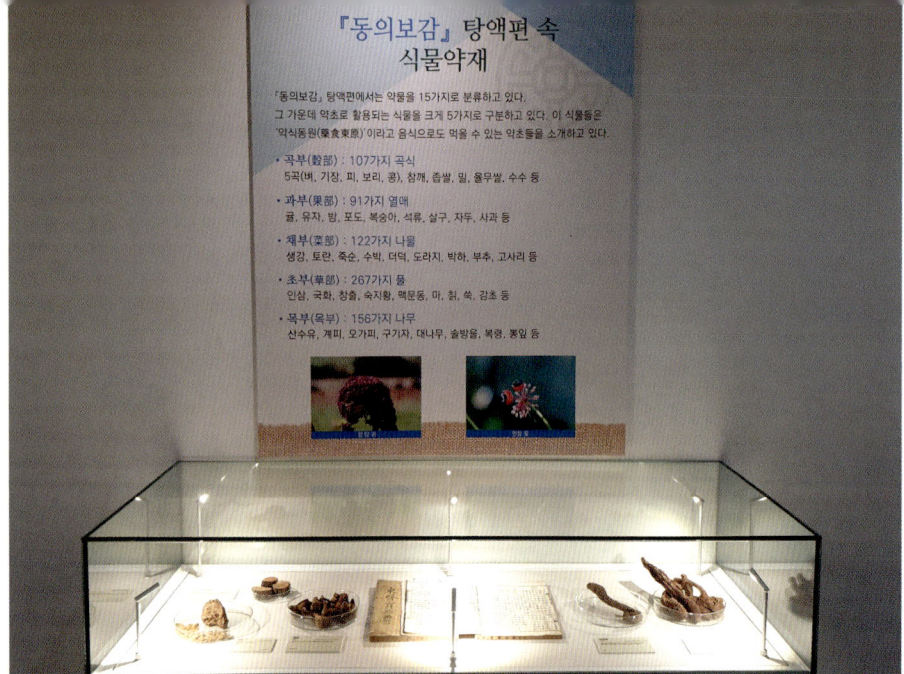

▲ 보양(補陽) 약재

4) 중앙·서남아시아 약초

- **키르기스스탄** : 쇄양, 감초
- **오만** : 유향나무
- **터키** : 소합향나무
- **이란** : 사프란

5) 유럽 약초

- 흰무늬엉겅퀴, 아티초크, 쥐오줌풀, 히페리시초(세인트존스워트)

6) 아메리카 약초

- **미국, 캐나다** : 서양삼, 초종용(열당)
- **페루** : 사차인치, 마카

7) 아프리카 약초

- **남아프리카 공화국** : 악마의발톱(하르파고피툼근)

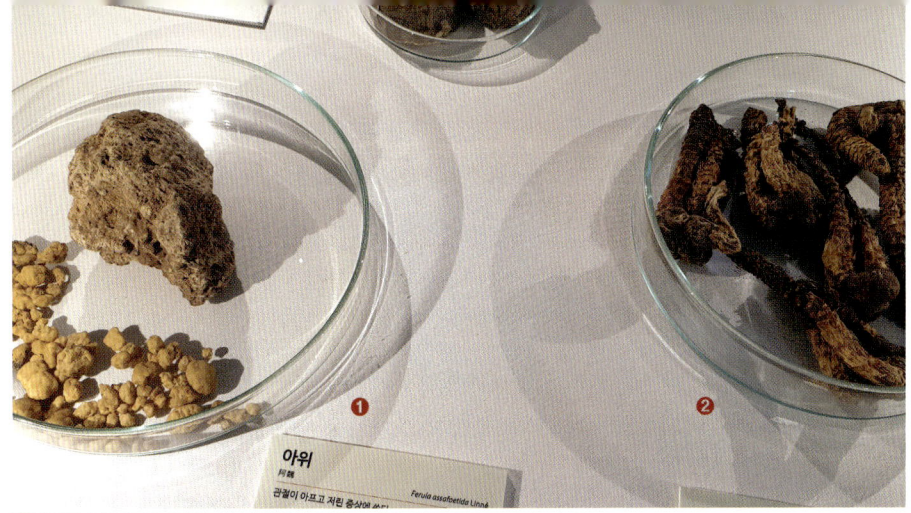

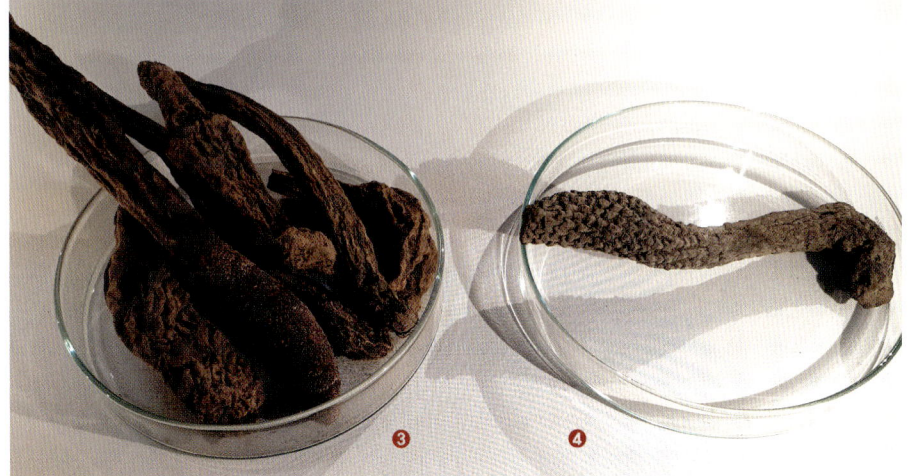

▲ 보양(補陽) 약재(① 아위, ② 열당, ③ 쇄양, ④ 육종용)

3. 주요 약재

50여 종의 실물 약재와 외국에서 구입한 약재 제품을 전시한다.

4. 중국의 한약

1) 중국의 지역 특산 한약(도지약재, 道地藥材)

- **4대 회약(怀藥)** : 허난[河南]성 정저우[鄭州] 인근의 자오쭤[焦作]시 주위에서 생산되는 한약으로 회산약, 회지황, 회우슬, 회국화가 있다.

- **절팔미(浙八味) 한약** : 저장[浙江]성의 한약으로 백출, 항백작(杭白芍), 절패모(浙貝母), 항백국(杭白菊), 현호색(元胡), 현삼, 맥문동, 온울금이 포함된다.

- **8대 기약(祁藥)** : 허베이[河北]성 안궈[安國] 지역의 한약으로 기개수(祁芥穗), 기의미(祁薏米), 기사삼(祁沙參), 기국화(祁菊花), 기백지(祁白芷), 기자원(祁紫苑), 기산약(祁山藥), 기화분(祁花粉)이다.

- **하이난[海南]의 6대 남약(南藥)** : 하이난 섬의 열대 한약으로 고량강, 익지, 호초, 빈랑, 육두구, 정향이다.

2) 한약 가공 기술인 기주4절(祁州四絶)

허베이[河北]성 안궈[安國]는 옛날 치저우[祁州, 기주]라 불리었고 한약 문화의 발상지 중 하나이자 중국 최대의 한약 집산지이다. 안궈 지역의 한약 가공 기술의 정교함은 예전부터 잘 알려지고 있다. 4가지 한약 가공 기술은 다음과 같다.

- **백도빈랑(百刀檳榔)** : 칼로써 빈랑 한 알을 100여 조각으로 얇게 자르는 기술

- **선익청하(蟬翼淸夏)** : 반하를 자르는데 그 절편이 마치 잠자리의 날개와 같이 얇아서 반짝반짝 빛을 내며, 신문지에 놓으면 얇은 절편을 통과하여 문자를 분명하게 볼 수 있을 정도로 자르는 기술

- **운편녹용(雲片鹿茸)** : 절편이 비단천같이 얇아 그 형상이 마치 구름 조각 같아서 입에 넣으면 바로 사라져 버릴 정도로 자르는 기술

- **방제서각(鎊制犀角)** : 특별히 제조한 강철 칼로 코뿔소 뿔을 아주 얇게 저미는데 그 형상이 대패밥 같다는 의미

2부 약초를 활용한 의약품 및 식품

전통의학은 동서양에 모두 존재해 왔으며 동양 전통의학의 경우 서양 전통의학보다 더욱 체계적으로 전수되어 쓰이고 있다. 동양의 전통의학으로 한국의 한의학(韓醫學), 북한의 동의학(東醫學), 중국의 중의학(中醫學), 일본의 화한의학(和漢醫學) 외에 인도의 아유르베다 의학, 방글라데시의 유나니 의학, 인도네시아의 자무 의학 등이 있다. 이들 전통의학에서 사용하는 약초(의약) 자료와 약초를 활용한 제품을 전시한다. 그리고 각국의 약초를 소재로 개발한 기능식품 및 의약품도 함께 전시한다.

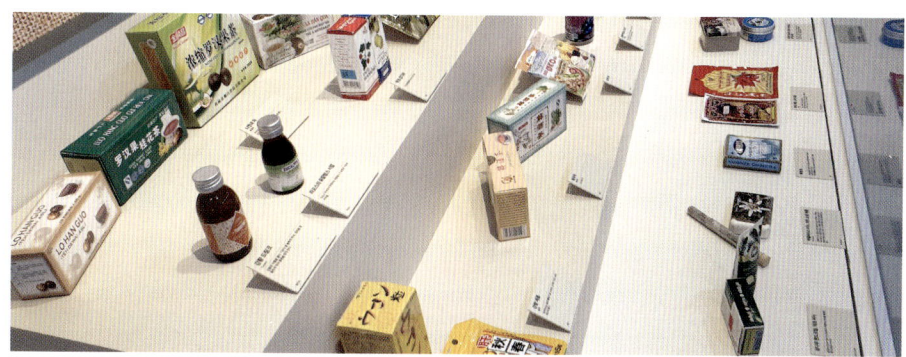

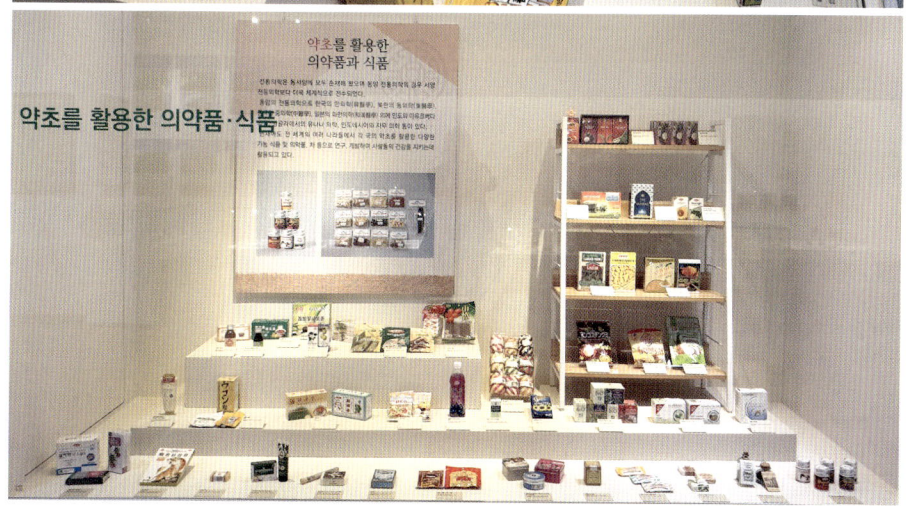

▲ 약초를 활용한 의약품과 식품들

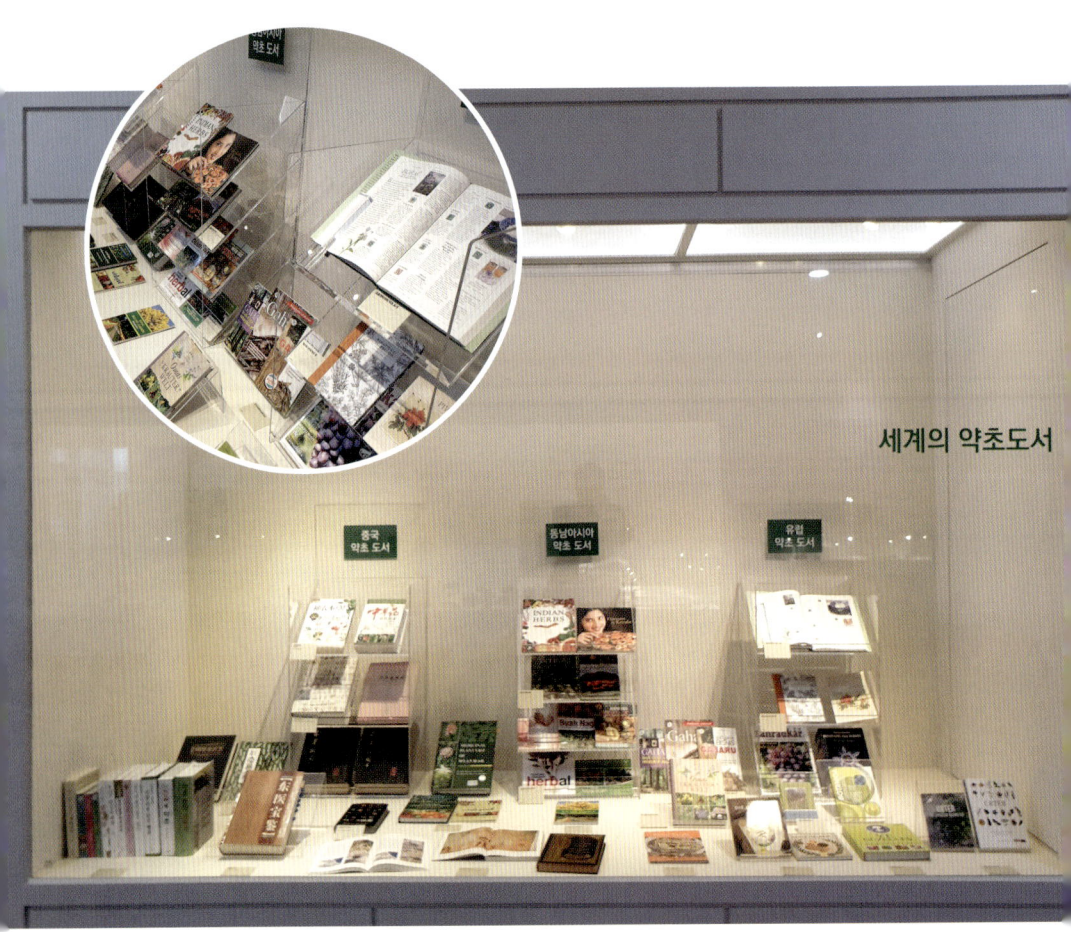

▲ 세계의 약초 도서

3부 세계의 약초 도서

25개국에서 수집한 170종의 약초 책자를 전시한다. 즉 동아시아(한국, 중국, 대만, 티베트, 일본, 몽골), 동남아시아(인도네시아, 태국, 베트남, 미얀마), 남아시아(인도, 스리랑카, 방글라데시, 네팔), 유럽(프랑스, 오스트리아, 스위스, 독일, 체코)에서 수집한 약초 책자 그리고 필자가 저술한 10여 권의 약초 도서 등이다.

4부 세계의 약초 사진

필자는 약초 조사를 위해 14년간 중국, 일본을 각각 50여 차례 다녀왔으며 동남아시아, 남아시아, 중앙아시아는 물론 유럽의 식물원과 재배지를 찾아 약초 사진을 촬영했다.

예를 들어 스위스의 취리히식물원에서 2시간의 짧은 체류 시간에 167종 식물의 사진 1,211장을 확보했으며 그 용량은 9기가바이트다. 스위스의 베른식물원에서도 2시간 동안 173종 식물의 사진 1,220장, 9기가바이트 분량을 찍었다.

오스트리아의 잘츠부르크대학교 식물원에서는 14.8기가바이트 분량으로 297종의 약용식물, 빈대학교 식물원에서는 10기가바이트 분량의 209종 식물 그리고 크로아티아의 자그레브대학교 식물원에서는 11.8기가바이트 분량의 232종 식물 사진을 촬영했다.

세계 22개 나라의 147곳 식물원과 재배지에서 약 7,300종의 식물을 카메라에 담았다. 식물원 표지판의 학명을 컴퓨터에 입력하고 다시 세계적인 식물 학명 홈페이지인 〈the Plant List〉에서 그 학명을 일일이 대조했다. 학명의 정

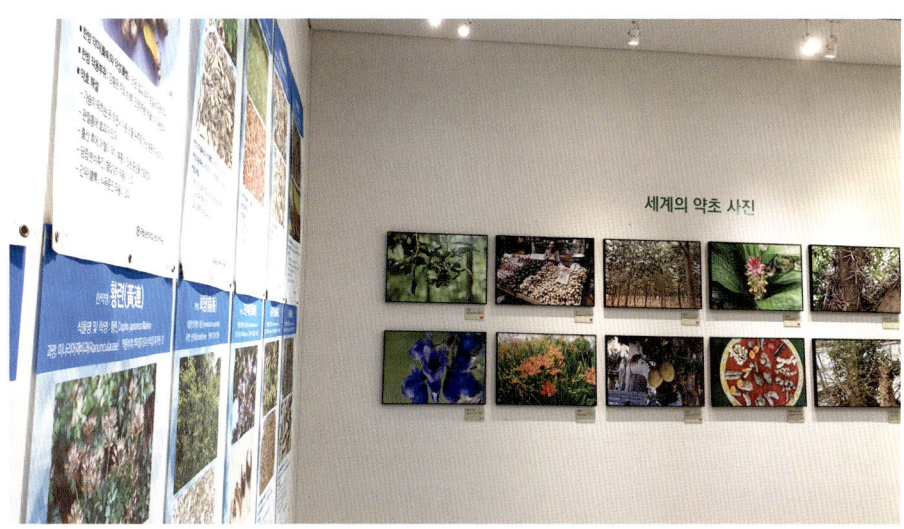

▲ 세계의 약초 사진

명과 이명을 구별하고 촬영 소재지를 기록하여 모두 데이터베이스화했다.

그중 주요한 약초의 사진과 유럽의 식물원 4곳(크로아티아 자그레브식물원, 프랑스 파리식물원, 오스트리아 잘츠부르크대학교 식물원, 체코 카를대학교 식물원)의 주요 약초 사진과 효능을 전시한다.

1. 약초 사진

1) **범부채의 꽃** : 범부채[*Belamcanda chinensis* (L.) DC.]의 뿌리줄기는 한약 사간(射干)이다. 목이 붓고 아픈 병증, 기침할 때, 숨은 가쁘나 가래 끓는 소리가 없는 증상을 낫게 한다. 혈압을 내리는 약리작용도 있다.

(촬영지 : 한국 장흥)

2) **유향(乳香)** : 유향나무(*Boswellia carteri* Birdw.) 줄기에 상처를 내어 얻은 수지(식물체로부터의 분비물 또는 상처로부터의 유출물)가 한약 유향이다. 산후 어혈통, 류머티즘 관절염을 치료하며 진통, 소염작용도 있다.

[오만산(産) 유향]

3) **광서아출(廣西莪朮)의 꽃** : 광서아출(*Curcuma kwangsiensis* S.G.Lee & C.F.Liang)의 덩이뿌리가 한약 울금(鬱金)이다. 울금은 기운을 잘 소통시키고 어혈을 없앤다. 체한 음식을 제거하고 아픈 병증을 완화시킨다.

(촬영지 : 중국 난닝)

4) **조각자나무의 가시** : 조각자나무(*Gleditsia sinensis* Lam.)의 가시가 한약 조각자(皀角刺)이다. 출산 후 유즙 분비량이 없는 증상을 치료하며 배농(排膿), 거담, 살충 작용도 있다. 열매는 조협(皀莢)이다. (촬영지 : 일본 도쿄)

5) **침향나무** : 침향나무(*Aquilaria agallocha* Roxb.)의 분비물이 침착된 수간목을 한약 침향(沈香)이라 한다. 복부가 차고 아픈 증상, 기가 치밀어 올라 발생한 천식, 허리와 무릎이 무력한 증상의 치료에 효과가 있다.

(촬영지 : 베트남 하노이 서북부 지역)

6) **팔각회향** : 팔각회향(*Illicium verum* Hook.f.)의 열매가 한약 팔각회향(八角

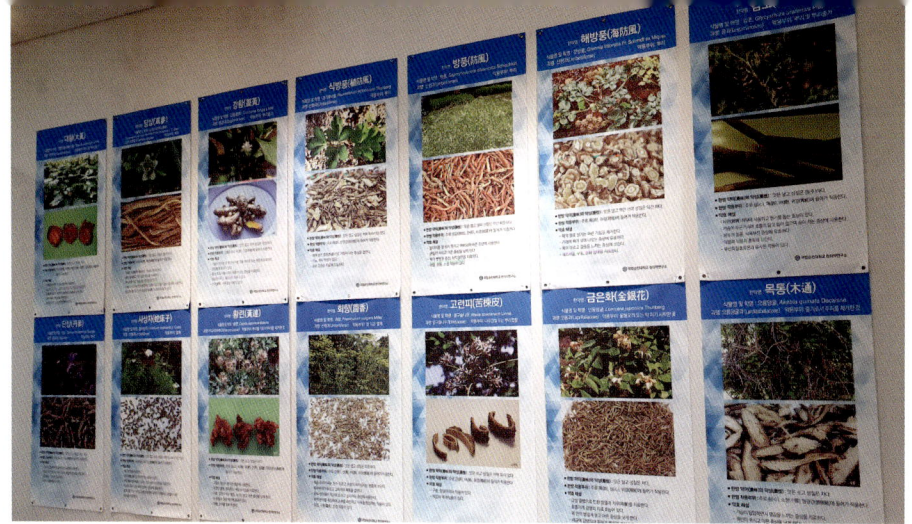

▲ 약초·약재의 효능과 사진

茴香)이다. 복부가 차고 아픈 증상, 허리와 무릎의 냉감 있는 통증을 치료한다. 신종플루의 치료제인 타미플루의 개발에 활용되었다.

(촬영지 : 중국 팡청강)

7) **나펠루스 투구꽃** : 나펠루스 투구꽃의 학명은 *Aconitum napellus* L.이며, 독성성분인 aconitine, mesaconitine을 함유하고 있다. 프랑스의 파리 식물원에서 촬영했다.

(촬영지 : 프랑스 파리)

8) **아카시아 시베리아나** : 기린이 아카시아 시베리아나[*Acacia sieberiana* var. *woodii* (Burtt Davy) Keay & Brenan]의 잎을 즐겨 먹는다. 아프리카에서는 나무껍질, 뿌리를 요로(尿路) 염증 치료에 사용하며 식용 껌을 만드는 데 쓰기도 한다.

(촬영지 : 한국 용인)

9) **여지(荔枝) 열매와 씨** : 여지(*Litchi chinensis* Sonn.)는 정신을 깨끗하게 하고 지혜를 북돋우며, 답답하고 목마른 것을 멎게 하며 안색을 좋게 한다. 양귀비가 좋아해서 양귀비 과일이라고도 부른다.

(촬영지 : 중국 광저우)

10) **랑샛(langsat)** : 말레이시아가 원산인 랑샛(*Lansium domesticum* Corrêa)은 두쿠, 란소네스라고도 불린다. 비타민 C, 니아신이 풍부하며 지사, 구충작용과 말라리아, 이질 치료작용이 있다.

(촬영지 : 필리핀 마닐라)

11) **잭프루트(jack fruit)** : 잭프루트(*Artocarpus heterophyllus* Lam.)의 열매는 바라밀, 낭카 등으로 불리기도 한다. 고기 씹는 질감이 있어 '과일의 고기'

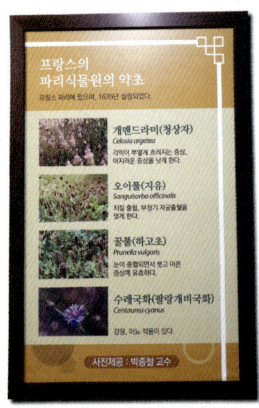 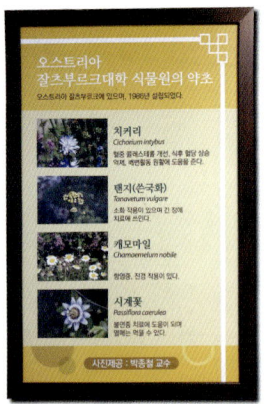 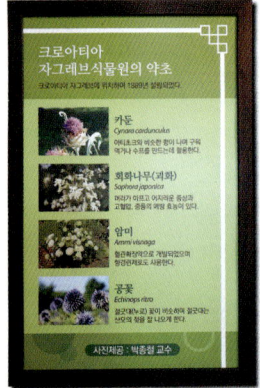

▲ 프랑스 파리식물원의 약초　　▲ 오스트리아 잘츠부르크대학교 식물원의 약초　　▲ 크로아티아 자그레브식물원의 약초

로도 불린다. 초조하고 불안한 증상을 풀어주고 원기를 북돋우는 효능이 있다. (촬영지 : 태국 치앙마이)

12) 인도네시아 전통의약, 자무(Jamu) 약 : 인도네시아의 전통의약인 자무 약을 샘플로 제작, 진열한 것이다. 동남아에서 즐겨 사용하는 생강과(科) 식물인 강황 종류가 대부분이다. (촬영지 : 인도네시아 자카르타)

2. 유럽 식물원의 약초

크로아티아 자그레브식물원의 카둔, 회화나무(괴화), 아미, 공꽃, 프랑스 파리식물원의 오이풀(지유), 개맨드라미(청상자), 꿀풀(하고초), 수레국화(팔랑개비국화), 오스트리아 잘츠부르크대학교 식물원의 치커리, 탠지(쓴국화), 캐모마일, 시계꽃 그리고 체코 카를대학교 식물원의 아위, 호로파(페뉴그리크), 금잔화(마리골드), 독말풀(다투라)의 약초 사진과 효능을 전시한다.

3. 향신 약초의 효능

갓, 바질, 보리지, 세이지, 자스민, 치자 등의 향신 약초의 사진과 효능을 전시한다.

5부 세계의 전통의약

　약초를 활용한 전통적 치료 행위나 예방 행위인 전통의학은 동서양 모두 존재해 왔다. 우리나라의 한의학(韓醫學)과 중국의 중의학(中醫學)을 비롯하여 인도의 아유르베다 의학, 인도네시아의 자무 의학 등은 잘 알려진 전통의학이다. 이들 전통의약과 인삼, 양귀비 과일인 여지, 《열하일기》와 《하멜 표류기》 속의 약초 등을 소개한다.

1. 세계의 인삼 그리고 삼(參)

　고려인삼(高麗人蔘)은 오갈피과에 속하는 다년생 초본이며 인체의 원기를 크게 보하는(대보원기, 大補元氣) 약초다. 러시아의 생물학자 C.A. Meyer가 *Panax ginseng* C.A.Mey.라고 학명을 붙인 것으로 속명(屬名)인 *Panax*는 '모든 질병을 치유한다'는 희랍어에서 유래하고 있다.

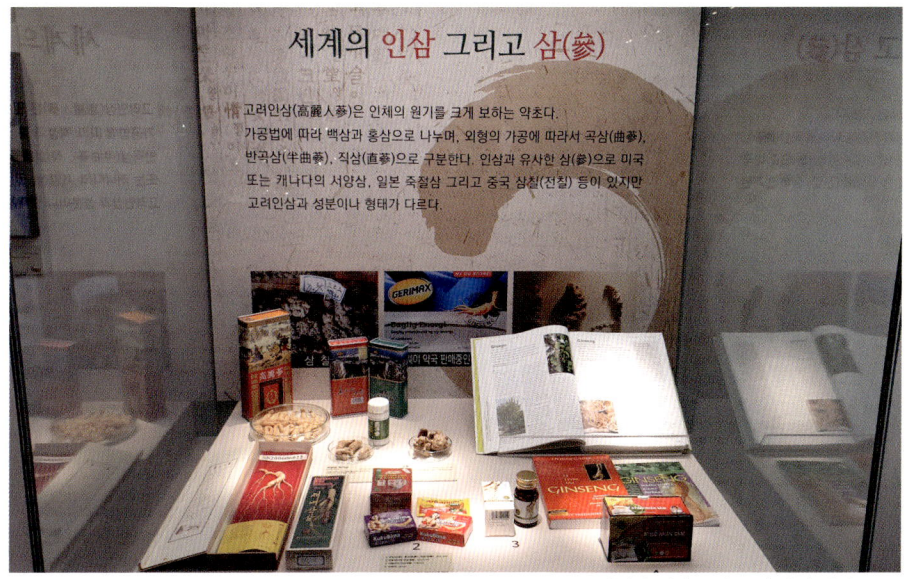

▲ 세계의 인삼 그리고 삼 관련 전시품들

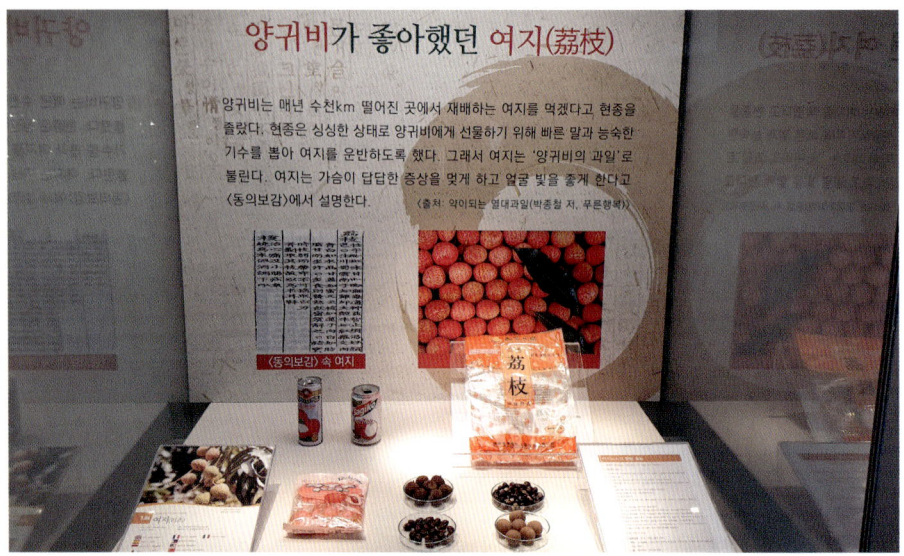
▲ 양귀비가 좋아했던 여지

　인삼은 가공방법에 따라 백삼과 홍삼으로 나누며, 외형의 가공에 따라 백삼은 다시 곡삼(曲蔘), 반곡삼(半曲蔘), 직삼(直蔘)으로 구분한다.
　우리 인삼과 비슷한 삼(參)으로는 미국 북부 또는 캐나다에서 재배하는 화기삼(서양삼, *Panax quinquefolium* L.), 일본에서 자라는 죽절삼(*Panax japonicum* L.) 그리고 중국의 동북부에서 야생하거나 재배하는 삼칠[전칠, *Panax notoginseng* (Burk) F. H. Chen] 등이 있지만 고려인삼과는 성분이나 형태가 다르다.
　이들의 실물과 사진을 비교 전시하며 이탈리아, 인도네시아, 베트남, 태국 등 외국의 인삼 제품도 진열한다.

2. 양귀비가 좋아했던 여지

　양귀비가 좋아했던 과일은 여지(荔枝) 또는 리치(Lychee)라 불리는 열매이다. 양귀비는 이 과일 맛에 반해 해마다 5월이 되면 중국 남방에서 생산되는 여지를 먹겠다고 황제를 졸랐다. 양귀비에 푹 빠진 현종은 상하기 쉬운 여지를 싱싱한 상태로 선물하기 위해 빠른 말과 능숙한 기수를 뽑아들였고, 궁에 도착하는 시간을 조금이라도 줄이기 위해 곳곳에 이들을 배치하여 릴레이식으로 운반하도록 명령했다.

여지 원산지인 남쪽지방의 광둥[廣東]에서 양귀비가 살고 있는 시안[西安]까지는 2천 km가 넘는 거리로, 오늘날의 기차로도 꼬박 26시간이 걸린다고 하는데 백성들은 왕의 여자를 위해 여지를 담은 얼음상자를 등에 진 채 쉬지 않고 말을 달렸던 것이다.

그래서 여지는 '양귀비의 과일'로 불리기도 한다.

〈출처 : 약이 되는 열대과일(박종철 저, 푸른행복)〉

3.《하멜 표류기》속 약초와《열하일기》속 약초

《하멜 표류기》는 네덜란드인 헨드릭 하멜이 일본 나가사키로 항해하던 중 태풍을 만나 조선 제주도에 표착하여 14년간 조선에 억류된 생활을 기록한 보고서로 이 책 속에 목향, 용뇌 같은 한약이 등장한다.

《열하일기》는 박지원이 청나라에 다녀온 후에 작성한 견문록으로 한약 청

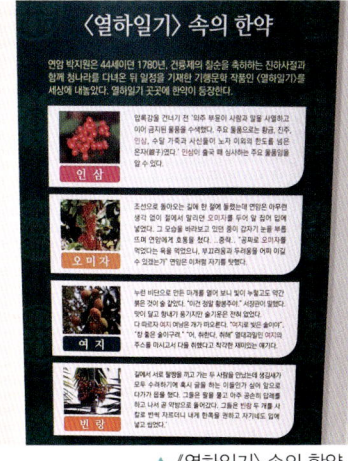

▲《열하일기》속의 한약

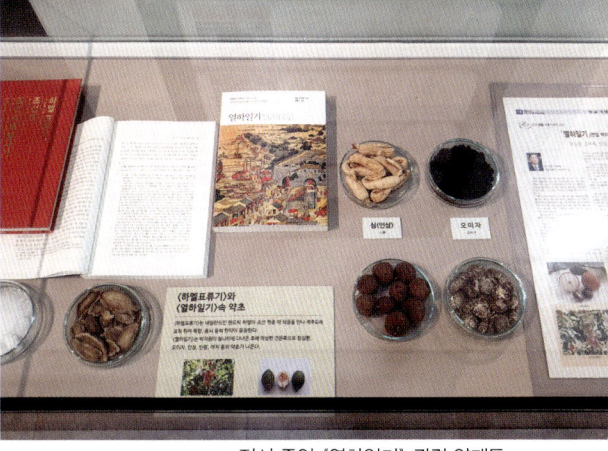

▲ 전시 중인《열하일기》관련 약재들

심환과, 오미자, 인삼, 빈랑, 여지 같은 약초가 나온다.

44세이던 1780년(정조 4년), 삼종 형인 영조의 부마 금성위 박명원(朴明元)이 청나라 건륭제 고종의 칠순을 축하하는 진하사절로 선발되었고, 박명원의 권유가 있어 박지원은 군관의 직함으로 사절을 따라나서게 되었다. 5월 25일에 한양을 떠난 사절단은 6월 24일에 압록강을 건너 8월 1일 중국 베이징에 도착했으며 다시 9월 17일 베이징을 출발하여 10월 27일에 한양으로 돌아왔다. 이후 박지원은 3년간 공을 들여 6월 24일부터 8월 20일까지의 일정을 기록한 기행문학 작품인 《열하일기》를 정리해 세상에 내놓았다.

- **인삼** : 압록강을 출발하는 현장 모습이다. '의주 부윤이 사람과 말을 사열하고 이어 금지된 물품을 수색했다. 주요 물품으로는 황금, 진주, 인삼, 수달 가죽과 사신들이 노자 이외의 한도를 넘은 은자(銀子)였다.' 인삼이 출국 때 심사하는 주요 물품임을 알 수 있다.

- **오미자** : 조선으로 돌아오는 길에 한 절에 들렀는데 연암은 아무런 생각 없이 절에서 말리던 오미자를 두어 알 집어 입에 넣었다. 그 모습을 바라보고 있던 중이 갑자기 눈을 부릅뜨며 연암에게 호통을 쳤다. … 중략 … "공짜로 오미자를 가져갔다는 욕을 먹었으니, 부끄러움과 두려움을 어찌 이길 수 있겠는가." 연암은 이처럼 자기를 탓했다.

- **여지** : 누런 비단으로 만든 마개를 열어 보니 빛이 누렇고도 약간 붉은 것이 술 같았다. "이건 정말 황봉주야." 서장관이 말했다. 맛이 달고 향내가 풍기지만 술기운은 전혀 없었다. 다 따르자 여지 여남은 개가 떠오른다. "여지로 빚은 술이야". "참 좋은 술이구려." "어, 취한다. 취해." 열대과일인 여지의 주스를 마시고서 다들 취했다고 착각한 재미있는 얘기다.

- **빈랑** : 길에서 서로 팔짱을 끼고 가는 두 사람을 만났는데 생김새가 모두 수려하기에 혹시 글을 하는 이들인가 싶어 앞으로 다가가 읍을 했다고 한다. 그들은 팔을 풀고 아주 공손히 답례를 하고 나서 곧 약방으로 들어갔다. 그들은 빈랑 두 개를 사 칼로 반씩 자르더니 내게 한쪽을 권하고 자기네도 입에 넣고 씹는다.

4. 인도네시아 약초와 자무 의약 그리고 티베트의 《사부의전》

　인도네시아의 전통 약용식물을 총망라하고 있는 자무(Jamu)는 수만 종의 식물을 포함하고 있다. 수천 년 동안 축적된 경험을 바탕으로 건강과 미용(health and beauty)을 동시에 고려하여 처방하는 민간요법이 많이 전해지고 있다. 이와 함께 인도네시아 사람들이 즐겨 쓰는 코리앤더(고수 열매), 너트메그(육두구), 스타아니스(팔각회향) 같은 향신 약초도 함께 전시한다.

　티베트 전통의학인 장의학(藏醫學)과 장약(藏藥)을 이론적인 체계를 갖추어 집대성한 책이 티베트 설산(雪山)지역의 약사 운단공포가 편찬한《사부의전(四部醫典)》이다. 이 책은 근본의전(根本醫典), 논설의전(論說醫典), 비결의전(秘訣醫典) 그리고 후속의전(後續醫典)으로 구성되어 있다. 그리고 발생학, 해부학, 생리학, 병리학, 약물학, 진단학, 산부인과학, 소아과학, 정신과학, 외과학, 독물학, 노인병학, 양생학 그리고 불임학 등 현대의학에서 세분화된 거의 대부분의 의학분과들을 망라하고 있다.

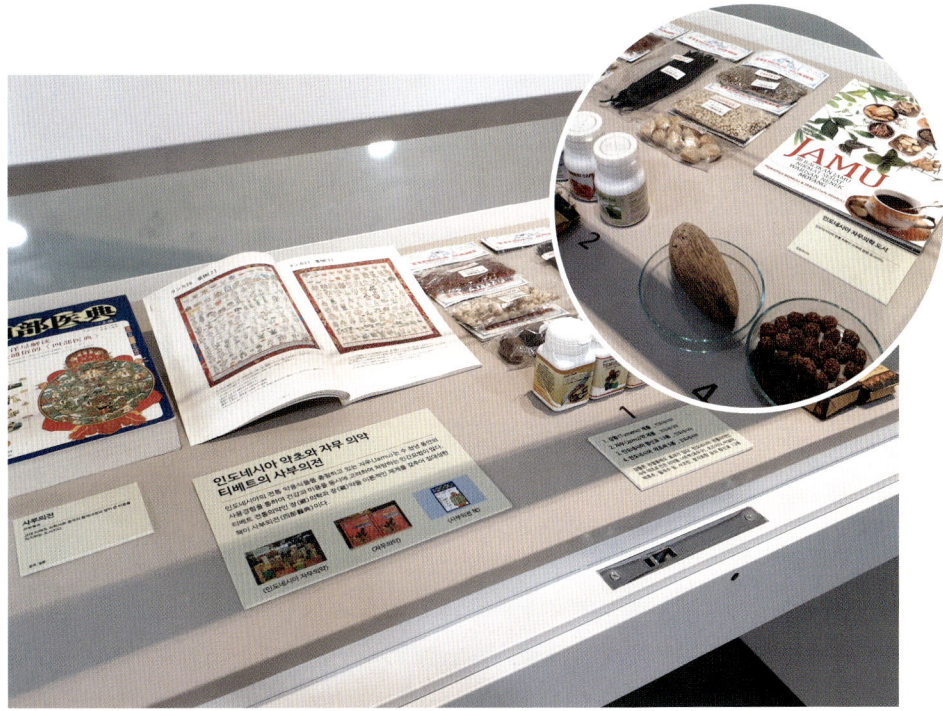

▲ 인도네시아 약초와 자무 의약 그리고 티베트의 《사부의전》

5. 인도의 아유르베다 의약, 동종요법 의약 그리고 방글라데시의 유나니 의약

아유르베다(Ayurveda)는 인도의 전승의학(傳承醫學)이다. 인체의 균형을 중요시하고 식이요법과 약재 처방을 주로 실시한다. 우주 삼라만상과 인간은 모두 공간, 공기, 불, 물, 흙의 다섯 가지 기본 원소로 구성되어 있는데, 이 5원소가 인간의 정신과 육체 속에서 상호 작용을 함으로써 인간의 생을 움직여 간다고 본다.

동종요법(同種療法)은 인체에 질병 증상과 비슷한 증상을 유발시켜 치료하는 유사과학이자 대체의학의 일종이다. 유사요법, 호메오파티(Homeopathy)라고도 한다. 증상을 억누르거나 부족한 것을 보충하는 현대 서양 의학의 치료법과 달리, 환자의 병적 상태와 유사한 증상을 유발시키는 자연약품을 복용케 함으로써 자가면역능력을 깨우쳐 스스로 치유되도록 한다. 인도의 P. Sharma

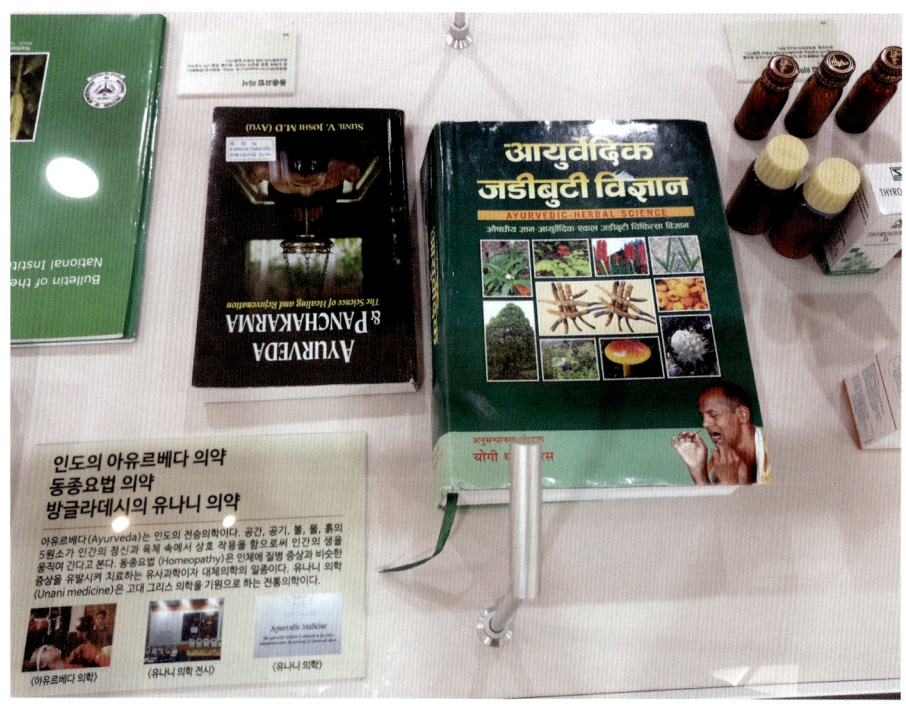

▲ 인도의 아유르베다 의약, 동종요법 의약 그리고 방글라데시의 유나니 의약

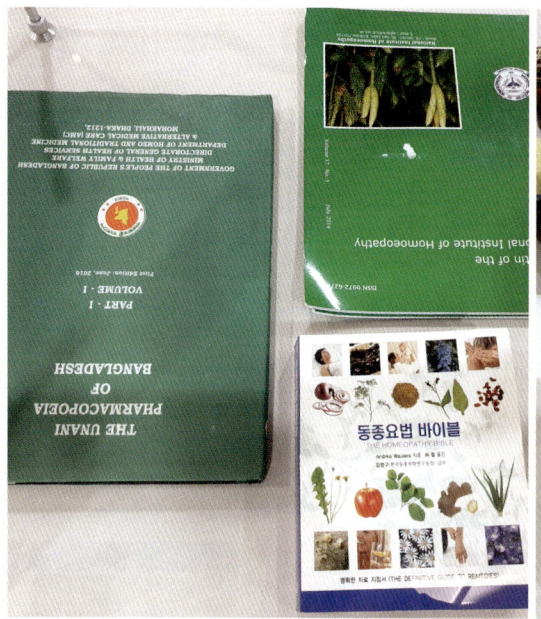
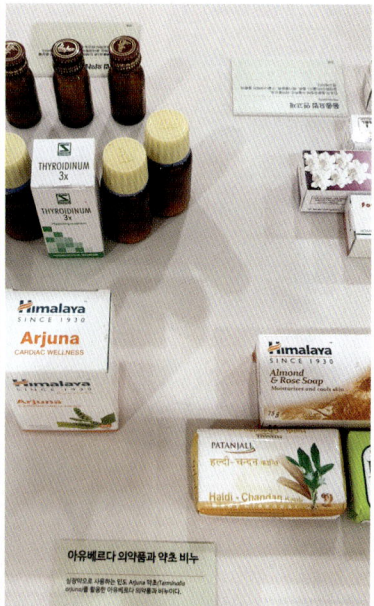

▲ 인도의 아유르베다 의약, 동종요법 의약 그리고 방글라데시의 유나니 의약 도서들

▲ 아유르베다 의약품과 약초 비누

박사가 기증한 《국립동종요법연구소 간행물》을 전시한다.

   방글라데시의 유나니 의학(Unani medicine)은 고대 그리스 의학을 기원으로 하며 중국의학, 인도 전통의학인 아유르베다와 함께 세계 3대 전통의학의 하나로 꼽힌다. 방글라데시의 Shariq H. Khan 교수가 기증한 방글라데시 정부 발행 도서인 《방글라데시 유나니 약전(藥典)》도 소개한다.

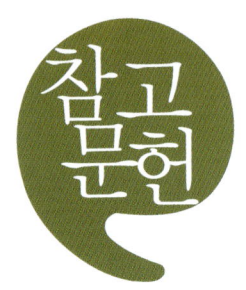

참고문헌

[한국]

- 김창민, 한약재감별도감, 아카데미서적(2014)
- 박종철, 생약 한약 기능식품 통섭사전, 푸른행복(2011)
- 박종철, 일본 약용식물 한방약 도감, 푸른행복(2011)
- 박종철, 약이되는 열대과일, 푸른행복(2013)
- 박종철, 중국 약용식물과 한약, 푸른행복(2014)
- 박종철, 향신료 백과, 푸른행복(2014)
- 박종철, 약초 한약 대백과(2015)
- 박종철, 한국의 약초(2018)
- 박종철, 세계의 약초 어디에 있는가, 신일서적(2019)
- 배기환, 천연약물도감, 교학사(2019)
- 생약학교재편찬위원회, 생약학, 동명사(2010)
- 안덕균, 한국본초도감, 교학사(2008)
- 이영종, 한약재관능검사해설서, 식품의약품안전평가원(2012)
- 주영승, 운곡본초도감, 도서출판 우석(2018)
- 주영승, 서영배, 추병길, 본초감별도감, 한국한의학연구원(2014)
- 최고야, 한약학명목록(관속식물편), 도서출판 우석(2013)
- 허준박물관, 세계의 약초 특별전 도록, 허준박물관(2019)

[중국]

- 國家藥典委員會, 中華人民共和國藥典, 中國醫藥科技出版社(2010)
- 中華本草編委會, 中華本草, 上海科學技術出版社(1999)

[그 밖의 자료]

- 산림청 국가생물종지식정보시스템 홈페이지(www.nature.go.kr)
- 식품의약품안전처 홈페이지(www.mfds.go.kr)
- 위키피디아 홈페이지(www.wikipedia.org)
- Korea Institute of Oriental Medicine. Defining Dictionary for Medicinal Herbs[Korean, 'Hanyak Giwon Sajeon'](2019). Published on the Internet; http://boncho.kiom.re.kr/codex/ (accessed 2019-11-15)

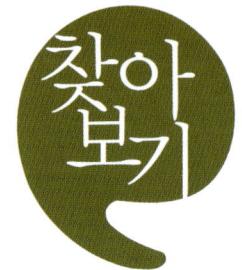

ㄱ

가시오갈피나무 • 16
가자 • 309
갈근 • 190
갈랑갈 • 228, 309
갈화 • 192
감초 • 18, 310
갓 • 22, 318
강황 • 24, 26
개맨드라미 • 28, 318
개자 • 22
갯기름나물 • 30
갯방풍 • 32
검화 • 260
격수 • 234
계단과 • 248
계혈등 • 66
고량강 • 312
고려인삼 • 319
고련피 • 60
고본 • 34
고수 • 36, 323
곡궐 • 38
골쇄보 • 38
공꽃 • 318
관엽금사도 • 90
관엽연교 • 90
광과감초 • 18
광서아출 • 26, 40, 309, 316
광시약용식물원 • 299

괴각 • 220
괴미 • 222
괴화 • 222, 318
교질몰약 • 64
국거 • 268
금은화 • 158
금잔국화 • 230
금잔화 • 230, 318
기개수 • 312
기국화 • 312
기린갈 • 42
기백지 • 312
기사삼 • 312
기산약 • 312
기의미 • 312
기자원 • 312
기화분 • 312
긴오이풀 • 123
꿀풀 • 44, 318

ㄴ

나륵 • 246
나펠루스 투구꽃 • 317
나한과 • 232
난향 • 246
남미인삼 • 56
너트메그 • 323
노간주나무 • 266
노고자 • 278
노교 • 153

328

노니 • 234, 309
노두자 • 278
노회 • 108
눈빛승마 • 100

ㄷ

다투라 • 50, 318
단삼 • 46
단향 • 48
당귀 • 175
당삼 • 58
대고량강 • 228
대황 • 164
도쿄도약용식물원 • 302
독말풀 • 50, 318
독일캐모마일 • 270
동의학 • 313
동종요법 • 324
두리안 • 236
두쿠 • 240
뒤셀도르프대학교 • 284
드래곤프루트 • 260
들현호색 • 52
딜 • 238

ㄹ

랑삿 • 240, 317
레몬그라스 • 242
로마캐모마일 • 270
로열식물원 • 293
류련 • 236
리치 • 320

ㅁ

마리골드 • 230, 318
마카 • 56, 310
만삼 • 58
만형(자) • 98
말리화 • 264

망고스틴 • 244
매괴화 • 206
맥문동 • 312
멀구슬나무 • 60, 62
메이스 • 139
모가자 • 309
모링가 • 309
모향 • 242
목통 • 142
목향 • 321
몰약(수) • 64, 308
밀화두 • 66

바위솔 • 68
바질 • 246, 318
반대해 • 70
발리식물원 • 296
방제서각 • 312
방풍 • 72
백과 • 149
백단향 • 48
백도빈랑 • 312
백말리 • 264
백수오 • 146
백출 • 312
백향과 • 248
백화수 • 106
번홍화 • 82
벌사상자 • 79
범부채 • 74, 316
베른대학교 • 289
보고르식물원 • 295
보리지 • 250, 318
봉아출 • 26, 40
부자(편) • 118
붉나무 • 76
빈대학교 • 286
빈랑 • 312, 322

찾아보기 • 329

ㅅ

사간 • 74
사부의전 • 323
사상자 • 79
사차인치 • 310
사프란 • 82, 310
산내 • 309
산사(나무) • 84
산죽 • 244
산초 • 184
삼각엽황련 • 212
삼칠 • 88, 320
서양고추나물 • 90
서양삼 • 310, 320
서양자초 • 238
서울대학교 • 297
선익청하 • 312
세이지 • 252, 318
세인트존스워트 • 90, 310
소두구 • 92
소합향나무 • 310
소화당삼 • 58
소회향 • 238
속썩은풀 • 94
쇄양 • 96, 308, 310
수레국화 • 254, 318
순비기나무 • 98
스타아니스 • 323
승마 • 100
시계과 • 248
시계꽃 • 318
시라(자) • 238
시쇼반나열대식물원 • 300
시타와카식물원 • 294
식방풍 • 30
실론계피 • 309
쓴국화 • 276, 318

ㅇ

아단 • 278
아미 • 318
아위 • 102, 308, 318
아유르베다(의학) • 313, 319, 324
아출 • 40
아카시아 시베리아나 • 317
아티초크 • 256, 310
악마의발톱 • 104, 310
안식향(나무) • 106, 308
안식회향 • 274
알로에 • 108
약용대황 • 164
양강자 • 228
양귀비 • 309
여감자 • 309
여지(핵) • 110, 317, 319, 320, 322
연교 • 153
연꽃 • 112, 114, 115
연자심 • 112
연자육 • 114
연호색 • 52
열당 • 182, 308, 310
열하일기 • 307, 319, 321
염부자 • 118
영국캐모마일 • 270
예지자 • 144
오두 • 118, 120
오레가노 • 258
오미자 • 322
오배자 • 76
오배자면충 • 76
오이풀 • 122, 318
온울금 • 26, 40, 309, 312
와송 • 68
왜당귀 • 126, 309
요고본 • 34
용과 • 260
용뇌(향) • 128, 308, 321

우질 • 115
우지 • 258
운련 • 212
운편녹용 • 312
울금 • 26
월계수 • 262
월계엽 • 262
유나니 의학 • 313, 325
유메노시마 열대식물관 • 304
유향(나무) • 130, 308, 310, 316
육계 • 132
육두구 • 136, 309, 312, 323
육종용 • 140, 308
으름덩굴 • 142, 144
은조롱 • 146
은행나무 • 149, 151
은행엽 • 151
의성개나리 • 153
익지 • 312
인도사목 • 156, 309
인동덩굴 • 158
인삼 • 160, 162, 309, 319, 322
일당귀 • 126, 309

ㅈ

자그레브대학교 • 287
자단(향) • 309
자무(의학) • 313, 318, 319, 323
자스민 • 318
자오가 • 16
자와할랄 네루 열대식물원 • 291
잘츠부르크대학교 • 285
장뇌 • 277
장엽대황 • 164
장엽지유 • 122
재스민 • 264
잭프루트 • 317
전칠 • 320
절패모 • 312

정향 • 168, 312
제네바식물원 • 288
조각자(나무) • 171, 173, 316
조협 • 173
주니퍼 • 266
주엽나무 • 171, 173
죽절삼 • 309, 320
중국강활 • 309
중국고본 • 34, 35, 309
중국천궁 • 309
중국황련 • 212
중의학 • 313, 319
쥐오줌풀 • 310
지유 • 122, 318
쯔란 • 274

ㅊ

참당귀 • 175, 309
창과감초 • 18
천당삼 • 58
천련(자) • 60, 62
천마 • 177
천문동 • 180
천연몰약 • 64
천연빙편 • 277
천오 • 120
청교 • 153
청부양 • 76
청상자 • 28, 318
청심환 • 321
초종용 • 182, 310
초피나무 • 184
촛대승마 • 100
치자(나무) • 188, 318
치커리 • 268, 318
칡 • 190, 192
침향(나무) • 194, 308, 309, 316

ㅋ

카더몬 • 93
카둔 • 318
카를대학교 • 282
캐모마일 • 318
커리플랜트 • 272
커민 • 274
케랄라산림연구소 • 292
코리앤더 • 36, 323
큰조롱 • 146

ㅌ

탕구트대황 • 164
탠지 • 276, 318
투르판사막식물원 • 301

ㅍ

파리식물원 • 290
판단 • 278
팔각회향 • 198, 316, 323
팔랑개비국화 • 254, 318
패션프루트 • 248
페뉴그리크 • 209, 318
페루인삼 • 56
포부자 • 119
프라하 시립식물원 • 283
필발 • 200

ㅎ

하고초 • 44, 318
하르파고피튬근 • 104, 310
하멜 표류기 • 307, 319, 321
하수오 • 202
한의학 • 313, 319
합지수 • 64
항백국 • 312
항백작 • 312
해당화 • 206, 309
해방풍 • 32
해파극천 • 234
향모 • 242
헝가리캐모마일 • 270
현삼 • 312
현호색 • 52, 312
혈갈 • 42, 308
호동루 • 210, 308
호로파 • 208, 318
호메오파티 • 324
호시야쿠대학 • 303
호양 • 210
호유자 • 36
호초 • 312
홋카이당귀 • 126
홍경천 • 309
홍두(구) • 228
홍릉수목원 • 298
홍모과 • 232
홍부양 • 76
홍삼 • 162
화기삼 • 320
화룡과 • 260
화초 • 184, 186
화한의학 • 313
황금 • 94
황련 • 212
황백 • 215
황벽나무 • 215
황새승마 • 100
황피수 • 215
회국화 • 311
회산약 • 311
회우슬 • 311
회지황 • 311
회향 • 218
회화나무 • 220, 222, 318
후추 • 224
흑과구기 • 309
흰독말풀 • 50

흰무늬엉겅퀴 • 310
히페리시초 • 90, 310

A

Acacia sieberiana var. woodii • 317
Acanthopanax senticosus • 16
Aconitum carmichaeli • 118, 120
Aconitum napellus • 317
Akebia quinata • 142, 144
Aloe africana • 108
Aloe barbadensis • 108
Aloe ferox • 108
Aloe spicata • 108
Alpinia galanga • 228
Anethum graveolens • 238
Angelica acutiloba • 126
Angelica acutiloba var. sugiyamae • 126
Angelica gigas • 175
Aquilaria agallocha • 194, 316
Aquilaria malacensis • 196
Artocarpus heterophyllus • 317
Asparagus cochinchinensis • 180

B

basil • 246
bay laurel • 262
bay leaves • 262
bay tree • 262
Belamcanda chinensis • 74, 316
bonbon • 240
borage • 250
Borago officinalis • 250
Boswellia carteri • 130, 316
bourrache • 250
Brassica juncea • 22

C

Calendula officinalis • 230
camomile • 270
camomille romaine • 270
cardamon • 93
catecholamine • 157
Celosia argentea • 28
Centaurea cyanus • 254
Chamaemelum nobile • 270
chamomile • 270
chicory • 268
Cichorium intybus • 268
Cimicifuga dahurica • 100
Cimicifuga foetida • 100
Cimicifuga heracleifolia • 100
Cimicifuga simplex • 100
Cinnamomum cassia • 132
Cistanche deserticola • 140
clover • 169
Cnidium monieri • 79
Codonopsis pilosula • 58
Codonopsis tangshen • 58
Commiphora molmol • 64
Commiphora myrrha • 64
common sage • 252
Coptis chinensis • 212
Coptis deltoidea • 212
Coptis japonica • 212
Coptis japonica var. dissecta • 213
Coptis teeta • 212
coriander • 37
Coriandrum sativum • 36
Corydalis remota • 53
Corydalis ternata • 52
Corydalis yanhusuo • 52
Crataegus pinnatifida • 84
Crataegus pinnatifida var. major • 86
Crataegus pinnatifida var. typica • 85
crocin • 83
Crocus sativus • 82
Cuminum cyminum • 274
Curcuma kwangsiensis • 26, 40, 316

Curcuma longa • 24, 26
Curcuma phaeocaulis • 26, 40
Curcuma wenyujin • 26, 40
curry plant • 272
Cymbopogon citratus • 242
Cynanchum wilfordii • 146
Cynara scolymus • 256
Cynomorium songaricum • 96

D

Daemonorops draco • 42
Datura metel • 50
Datura stramonium • 50
Devil's Claw • 104
dill • 238
dragon fruit • 260
Drynaria fortunei • 38
Drynaria quercifolia • 39
Dryobalanops aromatica • 128
duku • 240
durian • 236
durio • 236
Durio zibethinus • 236

E

Elettaria cardamomum • 92

F

fenugreek • 209
Ferula assafoetida • 102
Foeniculum vulgare • 218
Forsythia suspensa • 153
Forsythia suspensa var. sieboldii • 154
Forsythia viridissima • 153

G

galangal • 228
Garcinia mangostana • 244
Gardenia jasminoides • 188

garden marigold • 230
garden sage • 252
Gastrodia elata • 177
Ginkgo biloba • 149, 151
Gleditsia japonica • 173
Gleditsia japonica var. koraiensis • 171
Gleditsia sinensis • 171, 173, 316
Glehnia littoralis • 32
Glycyrrhiza glabra • 18
Glycyrrhiza inflata • 18
Glycyrrhiza uralensis • 18
Gum Myrrh • 64
Gum Opoponax • 64

H

Harpagophytum procumbens • 104
Helichrysum italicum • 272
Homeopathy • 324
Hylocereus undatus • 260
hyperforin • 91
hypericin • 91
Hypericum perforatum • 90

I

Illicium verum • 198, 316
Indian mulberry • 234

J

jack fruit • 317
Jamu • 318, 323
jasmine • 264
Jasminum sambac • 264
Juniperus communis • 266

L

langsat • 240, 317
Lansium domesticum • 240, 317
lanson • 240
lansones • 240

laurier • 262
Laurus nobilis • 262
lemongrass • 242
Lepidium meyenii • 56
Lepidium peruvianum • 56
Ligusticum jeholense • 34
Ligusticum sinense • 34
Ligusticum tenuissimum • 34
Litchi chinensis • 110, 317
longkong • 240
Lonicera japonica • 158
Lychee • 320

M

Maca • 56
mace • 139
mangosteen • 244
marigold • 230
Matricaria chamomilla • 270
Melia azedarach • 60, 62
Melia toosendan • 60, 62
Morinda citrifolia • 234
Myristica fragrans • 136

N

Nelumbo nucifera • 112, 114, 115
noni tree • 234
nutmeg • 139

O

Ocimum basilicum • 246
oregano • 258
Origanum vulgare • 258
Orobanche coerulescens • 182
Orobanche pycnostachya • 182, 183
Orostachys japonicus • 68

P

Panax ginseng • 160, 162, 319

Panax japonicum • 320
Panax notoginseng • 88, 320
Panax quinquefolium • 320
pandan • 278
Pandanus tectorius • 278
Passiflora edulis • 248
passion fruit • 248
Peruvian ginseng • 56
Peucedanum japonicum • 30
Phellodendron amurense • 215
Phellodendron chinense • 215
Piper longum • 200
Piper nigrum • 224
pitaya • 260
Polygonum multiflorum • 202
Populus diversifolia • 210
pot marigold • 230
Prunella vulgaris var. lilacina • 44
Pueraria lobata • 190, 192

R

Rauvolfia serpentina • 156
reserpine • 157
Reynoutria multiflora • 203
Rheum officinale • 164
Rheum palmatum • 164
Rheum tanguticum • 164
Rhus javanica • 76
Rhus potaninii • 76
Rhus punjabensis • 76
Rosa rugosa • 206
rutin • 223

S

sage • 252
Saint John's wort • 90
Salvia miltiorrhiza • 46
Salvia officinalis • 252
Sanguisorba longifolia • 123

Sanguisorba officinalis • 122
Sanguisorba officinalis var.
  longifolia • 122
Santalum album • 48
Saposhnikovia divaricata • 72
sauge • 252
Scaphium affine • 71
Schlechtendalia chinensis • 76
screw pine • 278
Scutellaria baicalensis • 94
Siraitia grosvenorii • 232
Sophora japonica • 220, 222
Spatholobus suberectus • 66
starflower • 250
Sterculia lychnophora • 70
Sterculia scaphigera • 71
Styrax benzoin • 106
Styrax tonkinensis • 106
sweet bay • 262
Syzygium aromaticum • 168

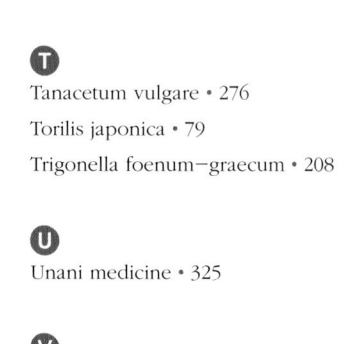

Tanacetum vulgare • 276
Torilis japonica • 79
Trigonella foenum-graecum • 208

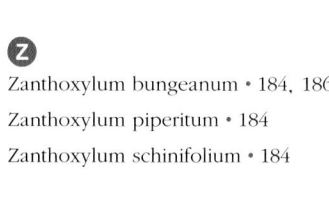

Unani medicine • 325

V

Vitex rotundifolia • 98
Vitex trifolia • 98

Z

Zanthoxylum bungeanum • 184, 186
Zanthoxylum piperitum • 184
Zanthoxylum schinifolium • 184